F. Kirsch   S. Schäfer   G. Scheuermann   R. Wagner

Fachpflege Beatmung

F. Kirsch   S. Schäfer   G. Scheuermann   R. Wagner

Fachpflege Beatmung

Mit 154 Abbildungen und 31 Tabellen

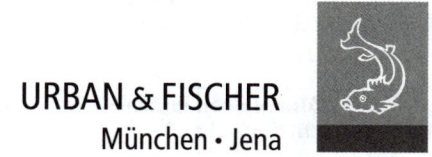

URBAN & FISCHER
München · Jena

Zuschriften und Kritik an:
Urban & Fischer Verlag, Lektorat Pflege, Karlstraße 45, 80333 München

Diejenigen Bezeichnungen, die zugleich eingetragene Warenzeichen sind, wurden nicht immer kenntlich gemacht. Es kann also aus der Bezeichnung einer Ware mit dem für diese eingetragenen Warenzeichen nicht in jedem Falle geschlossen werden, dass die Bezeichnung ein freier Warenname ist. Ebensowenig ist zu entnehmen, ob Patente oder Gebrauchsmuster vorliegen.

Wichtiger Hinweis für den Benutzer
Die Erkenntnisse in der Medizin unterliegen laufendem Wandel durch Forschung und klinische Erfahrungen. Herausgeber und Autoren dieses Werkes haben große Sorgfalt darauf verwendet, dass die in diesem Werk gemachten therapeutischen Angaben (insbesondere hinsichtlich Indikation, Dosierung und unerwünschten Wirkungen) dem derzeitigen Wissensstand entsprechen. Das entbindet den Nutzer dieses Werkes aber nicht von der Verpflichtung, anhand der Beipackzettel zu verschreibender Präparate zu überprüfen, ob die dort gemachten Angaben von denen in diesem Buch abweichen und seine Verordnung in eigener Verantwortung zu treffen.

Die Deutsche Bibliothek – CIP-Einheitsaufnahme
Ein Titeldatensatz für diese Publikation ist bei
Der Deutschen Bibliothek erhältlich

ISBN 3-437-25181-3

Lektorat: Karin Kühnel, München
Herstellung: Christine Böhme, München
Satz: Ebner & Spiegel GmbH, Ulm
Druck und Bindung: Bosch Druck, Ergolding
Umschlaggestaltung: Spieszdesign, Neu-Ulm
Umschlagzeichnung: Jutta Jäger-Lenhardt, Stuttgart

Aktuelle Informationen finden Sie im Internet unter der Adresse:
http://www.urbanfischer.de

Vorwort

Die Intensivpflege beatmeter Patienten unterscheidet sich in einigen Bereichen ganz erheblich von der Pflege nicht-beatmeter Intensivpatienten:

- Zum einen sind grundlegende Kenntnisse der Beatmungstechnik sowie der verschiedenen Beatmungsformen erforderlich, um den beatmeten Patienten kompetent überwachen und pflegen sowie Komplikationen sicher beherrschen zu können
- Zum andern erfordern eine Intubation, Tracheotomie bzw. Beatmung über eine Beatmungsmaske spezielle Pflegemaßnahmen. Dazu gehört auch die einfühlsame Begleitung sowie die Kommunikation mit dem Beatmungspatienten.

Diese ganz speziellen Kenntnisse möchten wir im vorliegenden Buch vermitteln.

Unser Ziel war es, für Mitarbeiterinnen und Mitarbeiter, die neu auf einer Intensivstation arbeiten und erstmals beatmete Patienten pflegen, sowie für die TeilnehmerInnen der Weiterbildung Intensivpflege und Anästhesie ein Fachbuch zu entwerfen, dass sich ausschließlich und umfassend mit dem Thema „maschinelle Beatmung" befasst. Beim Erstellen der Texte und Tabellen sowie bei der Auswahl der Abbildungen haben wir uns bemüht, möglichst nah an der Pflegepraxis zu bleiben und die Inhalte so anschaulich und nachvollziehbar wie möglich darzustellen. Wir hoffen, dass uns dies gelungen ist, und der teils unüberschaubar große Bereich „Beatmung" über- und durchschaubar wird.

Kein Fachbuch ist rundum perfekt – auch unseres nicht. Deshalb bitten wir unsere Leserinnen und Leser, uns ihre Meinung, gerne auch Anregungen und Kritik zukommen zu lassen, damit das Buch in der nächsten Auflage dann noch besser werden kann.

Zahlreiche Personen und Herstellfirmen haben uns beim Erarbeiten der Inhalte unterstützt. Ihnen allen danken wir ganz herzlich. Ein besonderer Dank geht an *Dieter Abel,* Praxisanleiter der Operativen Intensivstation im Diakoniekrankenhaus Schwäbisch Hall, *Markus Finckh,* Assistenzarzt Anästhesie im Klinikum Bayreuth, *Karsten Förstmann,* Stationsleiter der Inneren Intensivstation im Diakoniekrankenhaus Schwäbisch Hall, *Dr. Jörg-Detlef Hemler,* Facharzt Anästhesie im Diakoniekrankenhaus Schwäbisch Hall, *Jörg Liewald,* Fachkrankenpfleger Operative Intensivstation im Diakoniekrankenhaus Schwäbisch Hall und *Werner Vlatschil,* Praxisanleiter Anästhesie im Diakoniekrankenhaus Schwäbisch Hall. Der Firma BlueLink, Schwäbisch Hall, danken wir für das zur Verfügung stellen der Digitalkamera.

Ohne die Unterstützung unserer Familien und Freunde wäre dieses Buch nicht entstanden – danke!

Sindelfingen, im Juni 2002

Frank Kirsch, Sigrid Schäfer,
Gottfried Scheuermann und
Rainer Wagner

Autoren

Frank Kirsch, Fachkrankenpfleger für Anästhesie und Intensivpflege. Nach der Krankenpflegeausbildung im St. Joseph-Krankenhaus in Prüm seit 1990 im Diakoniekrankenhaus Schwäbisch Hall tätig. Derzeit stellvertretender Stationsleiter der Operativen Intensivstation und Praxisanleiter im Bereich der Fachweiterbildung.

Sigrid Schäfer, Fachkrankenschwester für Anästhesie und Intensivpflege. Zunächst im Klinikum der Stadt Mannheim tätig, dann im Robert-Bosch-Krankenhaus Stuttgart als Praxisanleiterin in der Fachweiterbildung. Später Volontariat im Gustav Fischer Verlag, Stuttgart mit anschließender Tätigkeit als Lektorin im Urban & Fischer Verlag, München. Seit 1999 freiberufliche Fachbuch-Lektorin.

Gottfried Scheuermann, Fachkrankenpfleger für Anästhesie und Intensivpflege. Nach der Ausbildung zum Lehrer für Pflegeberufe tätig als Leiter der Fachweiterbildung Intensivpflege und Anästhesie am Robert-Bosch-Krankenhaus, Stuttgart. Während einer Beurlaubung von 1999 bis 2001 praktische Tätigkeit auf einer Intensivstation und Pflegestudium (MSc) in Edinburgh/UK.

Rainer Wagner, Fachkrankenpfleger für Anästhesie und Intensivpflege. Zunächst in der Allgemein- und Unfallchirurgie tätig, dann auf der Operativen Intensivstation, später Fortbildung zum Praxisanleiter in der Fachweiterbildung. Danach Ausbildung zum Lehrer für Pflegeberufe. Derzeit Leiter der Fort- und Weiterbildung Pflege am Diakoniekrankenhaus in Schwäbisch Hall.

Abkürzungsverzeichnis

$AaDO_2$	Alveolo-arterielle Sauerstoff-partialdruck-Differenz	ECLS	Extracorporeal lung support
AD	Außendurchmesser	ECMO	Extracorporeal membrane oxygenation, extrakorporale Membranoxygenierung
ALA	Artifical lung assist, künstliche Lungen-unterstützung	EKG	Elektrokardiogramm
AMV	Atemminutenvolumen, auch assisted mandatory ventilation	ERV	Exspiratorisches Reservevolumen
		$etCO_2$	Endtidale CO_2-Konzentration
		f	Frequenz
APRV	Airway pressure release ventilation	FEV_1	Exspiratorische Einsekundenkapazität
APV	Adaptive pressure ventilation	FiO_2	Inspiratorische O_2-Fraktion
ARDS	Acute oder adult respiratory distress syndrome, akutes Lungenversagen oder Atemnotsyndrom des Erwachsenen	FRC	Funktionelle Residualkapazität
		FVC	Forcierte Vitalkapazität
		GefStoffV	Gefahrstoffverordnung
ARI	Akute respiratorische Insuffizienz	HD	Hilfsdruck
ASB	Assisted spontaneous breathing	HFJV	High frequency jet ventilation
ASV	Adaptive support ventilation	HFO	High frequency oscillation
ATC	Automatic tube compensation, automatische Tubuskompensation	HFPPV	High frequency positive pressure ventilation
AZV	Atemzugvolumen	HFV	High frequency ventilation
BE	Base excess, Basen-Überschuss	HME	Heat and moisture exchanger
BGA	Blutgasanalyse	HPV	Hypoxische pulmonale Vasokonstriktion
BGV	Berufsgenossenschaftliche Vorschriften für Sicherheit und Gesundheit	HZV	Herzzeitvolumen
		I. T.	Implantation tested
BiPAP	Bilevel positive airway pressure	I : E	Verhältnis von Inspiration zu Exspiration
BIPAP	Biphasic positive airway pressure		
BSG	Blutsenkungsgeschwindigkeit	IC	Inspiratorische Kapazität
C	Compliance	ICP	Intracranial pressure, intrakranieller Druck
C_aO_2	Content of arterial oxygen, arterieller Sauerstoffgehalt		
		ID	Innerer Durchmesser
CBF	Cerebral bloodflow, cerebraler Blutfluss	IFA	Inspiratory flow assistance
Ch	Charrière, Maßeinheit, 3 Ch = 1mm Durchmesser	I-help	Inspiratory help
		IHS	Inspiratory help system
cmH_2O	Zentimeter Wassersäule, Maßeinheit für den Druck	ILV	Independent lung ventilation, seitengetrennte Beatmung
CMV	Continuous/controlled mandatory/mechanical ventilation	IPPV	Intermittend positive pressure ventilation
CO_2	Kohlendioxid	IPS	Inspiratory pressure support
CO-Hb	Carboxy-Hämoglobin	IRDS	Infant respiratory distress syndrome
COLD	Chronic obstructive lung disease	IRV	Inspiratorisches Reservevolumen
COPD	Chronic obstructive pulmonary diseases, chronisch obstruktive Atemwegs-erkrankungen	IRV	Inversed ratio ventilation, Beatmung mit umgekehrten Zeitverhältnissen
CPAP	Continuous positive airway pressure, kontinuierlicher positiver Atemwegs-druck	ISB	Intermittierende Selbstbeatmung
		IVOX	Intravaskuläre(-venöse) Oxygenierung
CPP	Cerebral perfusion pressure, zerebraler Perfusionsdruck	KG	Körpergewicht
		KI	Krankenhausinfektionen
CPPB	Continous positive pressure breathing	MAP	Mittlerer Atemwegsdruck
CPPV	Continuous positive pressure ventilation	MIP	Maximal inspiratory pressure
CRP	C-reaktives Protein	mmHg	Millimeter Quecksilbersäule
C_vO_2	Content of venous oxygen, venöser Sauerstoffgehalt	MP	Medizinprodukte
		MPBetrbV	Medizinprodukte-Betreiberverordnung
DRVK	Druckregulierte-volumenkontrollierte Beatmung	MPG	Medizinproduktegesetz
		NEEP	Negative end exspiratory pressure, negativer endexspiratorischer Druck (Sog!)
DU	Druckunterstützte Beatmung		
E(C)LA	Extracorporeal lung assist	NI	Nosokomiale Infektionen
$ECCO_2$-R	Extracorporeal CO_2-removal, extrakorporale CO_2-Elimination	NINPV	Non invasive negative pressure ventilation (Unterdruckbeatmung)

NIPPV — Non invasive positive pressure ventilation

NIV — Negative inspiratory force index

NIV — Non-invasive ventilation, nicht invasive Beatmung

NO — Nitric oxyde, Stickstoffmonoxid

p — Pressure, Druck

$P_{0,1}$ — Okklusionsdruck

p_aCO_2 — CO_2-Partialdruck im arteriellen Blut

p_ACO_2 — CO_2-Partialdruck in der Alveolarluft

p_aO_2 — O_2-Partialdruck im arteriellen Blut

p_AO_2 — O_2-Partialdruck in der Alveolarluft

PAP — Pulmonal arterieller Druck

PAV — Proportional assist ventilation

PC-CMV — Pressure controlled CMV

pCO_2 — CO_2-Partialdruck

PCWP — Pulmonal kapillärer Wedge Druck

p_ECO_2 — CO_2-Partialdruck in der Exspirationsluft

PEEP — Positive end exspiratory pressure, positiver endexspiratorischer Druck

p_EO_2 — O_2-Partialdruck in der Exspirationsluft

PFC — Perfluorcarbone

PHC — Permissive Hyperkapnie

p_ICO_2 — CO_2-Partialdruck in der Inspirationsluft

p_IO_2 — O_2-Partialdruck in der Inspirationsluft

PLV — Partial liquid ventilation, partielle Flüssigkeitsbeatmung, auch pressure limited ventilation, druckbegrenzte Beatmung

pO_2 — O_2-Partialdruck

P_{peak} — Spitzendruck

$P_{plateau}$ — Plateaudruck

PPS — Proportional pressure support

PPV — Proportional pressure ventilation

PRVC — Pressure regulated volume controlled

PSV — Pressure support ventilation

p_vCO_2 — CO_2-Partialdruck im venösen Blut

p_vO_2 — O_2-Partialdruck im venösen Blut

R — Resistance

RKI — Robert Koch Institut

RSB — Rapid shallow breathing Index

RV — Residualvolumen

S-CMV — Synchronized CMV, assistierte Beatmung

S-IPPV — Synchronized IPPV, assistierte Beatmung

SaO_2 — Arterielle Sauerstoffsättigung

SAS — Schlafapnoesyndrom

SBC — Standard-Bikarbonat

S-CPPV — Synchronized CPPV, assistierte Beatmung

SIMV — Synchronized intermittend mandatory ventilation, synchronisierte intermittierende maschinelle Beatmung

SIRS — Systematic inflammatory response syndrome

SO_2 — Sauerstoffsättigung

S_pO_2 — Pulsoxymetrisch gemessene Sauerstoffsättigung

STK — Sicherheitstechnische Kontrolle

S_vO_2 — Venöse Sauerstoffsättigung

t — Time, Zeit

t_{exsp} — Exspirationszeit

t_{insp} — Inspirationszeit

TLC — Totale Lungenkapazität

TLV — Total liquid ventilation, totale Flüssigkeitsbeatmung

UVV — Unfallverhütungsvorschriften

V/Q — Ventilations/Perfusionsverhältnis

VAP — Ventilatorassoziierte Pneumonie

VC — Vitalkapazität

VC-CMV — Volume controlled CMV

VD — Volume deadspace, funktioneller bzw. physiologischer Totraum

VS — Volume support

V_t — Volume tidal, Tidalvolumen

V_T — Volume tidal, Tidalvolumen

WOB — Work of breathing

ZEEP — Zero end exspiratory pressure, atmosphärischer endexspiratorischer Druck

ZVD — Zentraler Venendruck

ZVK — Zentraler Venenkatheter

Inhaltsverzeichnis

X

Wegweiser durch das Buch

 Merksätze   Definitionen

Um den Textfluss nicht zu stören, wurde bei Patienten und Berufsbezeichnungen die grammatikalisch maskuline Form gewählt. Selbstverständlich sind in diesen Fällen immer Frauen und Männer gemeint.

Abbildungsnachweis

A300-106: H. Rintelen, Velbert in Verbindung mit Reihe Klinik- und Praxisleitfaden, Urban & Fischer Verlag, München

A300-157: S. Adler, Lübeck in Verbindung mit Reihe Klinik- und Praxisleitfaden, Urban & Fischer Verlag, München

A300-190: G. Raichle, Ulm in Verbindung mit Reihe Klinik- und Praxisleitfaden, Urban & Fischer Verlag, München

A400: U. Bazlen, T. Kommerell, N. Menche und die Reihe Pflege konkret, Urban & Fischer Verlag

A400-157: S. Adler, Lübeck in Verbindung mit U. Bazlen, T. Kommerell, N. Menche und die Reihe Pflege konkret, Urban & Fischer Verlag

A400-190: G. Raichle, Ulm in Verbindung mit U. Bazlen, T. Kommerell, N. Menche und die Reihe Pflege konkret, Urban & Fischer Verlag

A400-215: S. Weinert-Spieß, Neu-Ulm in Verbindung mit U. Bazlen, T. Kommerell, N. Menche und die Reihe Pflege konkret, Urban & Fischer Verlag

K183: E. Weimer, Würselen

L190: G. Raichle, Ulm

M115: G. Geldner, Ulm

M161: M. Zimmer, Bammental

M251: F. Kirsch, Schwäbisch Hall

O173: Dr. Born, Dr. Quintel, Mannheim

R103: L. Latasch, K. Ruck, W. Seiz: Anästhesie-Intensivmedizin-Intensivpflege, 1. Aufl., Urban & Fischer Verlag, München, 1999

S103: R. Berchtold (Hrsg.): Chirurgie, Urban & Schwarzenberg, München, 1994

S121: R. Larsen: Anästhesie, 6. Aufl., Urban & Schwarzenberg, München, 1999

T094: Alexi, dhzb, Berlin

T095: M. Wiebel, Thoraxklinik-Heidelberg GmbH, Heidelberg

U133: KCI Medizinprodukte GmbH, Höchstadt/Eich

U137: Ambu Deutschland GmbH, Friedberg

U139: Rüsch International, Esslingen

V080: Respironics Deutschland GmbH & Co. KG Herrsching

V081: ResMed GmbH & Co KG, Mönchengladbach

V082: Breas Medical GmbH, Herrsching

V083: Weinmann Geräte für Medizin und Arbeitsschutz GmbH + Co., Hamburg

V084: Heinen + Löwenstein GmbH, Bad Ems

V085: Datex-Ohmeda GmbH, Duisburg

V086: Hamilton Deutschland GmbH, Darmstadt

V088: Fisher & Paykel, Panmure Auckland, Neuseeland

V089: Laerdal, München

V090: Smiths Medical Deutschland GmbH, Kirchseeon

V137: Siemens AG, Erlangen

V162: Dräger Medical AG & Co. KGaA, Lübeck

V171: Mallinckrodt Medical GmbH, Hennef

V218: Olympus Optical Co. (Europa) GmbH, Hamburg

1 Grundlagen aus Anatomie und Physiologie

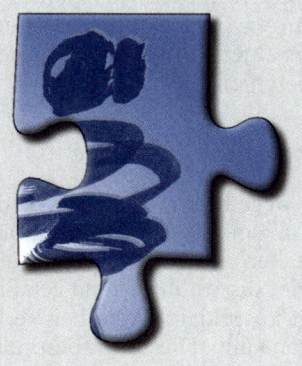

1.1   Anatomie des Respirationstrakts

Als **Respirationstrakt** wird die Gesamtheit von Atemwegen und Lunge bezeichnet.

Zum **Atmungssystem** *(Respirationssystem)* gehören alle anatomischen Strukturen des Körpers, die an der Atmung beteiligt sind, also neben Atemwegen und Lunge auch Teile des zentralen Nervensystems, z.B. die Medulla oblongata (verlängertes Mark, Sitz des Atemzentrums) und Nerven (etwa der N. phrenikus oder die Interkostalnerven), sowie Muskeln, z.B. das Zwerchfell.

1.1.1   Obere und untere Atemwege

Die **oberen Atemwege** beginnen an den beiden Nasenlöchern und umfassen die Nasenhöhle, den *Pharynx* (Rachen) und den *Larynx* (Kehlkopf ☞ unten). Die Nasenhöhle ist mit gefäßreicher Schleimhaut ausgekleidet, die bei Verletzungen stark bluten kann. Dies ist insbesondere bei der nasalen Intubation von Bedeutung (☞ 4.2.5). Unterhalb des Larynx beginnen die **unteren Atemwege,** zu denen die Trachea, die Bronchien und die Bronchiolen (zusammen als *Tracheobronchialbaum* bezeichnet) gehören.

Larynx
Der **Larynx** erfüllt zwei wichtige Funktionen:
- Zum einen kreuzen sich im Larynx Luft- und Speiseweg. Die am Kehlkopfeingang lokalisierte *Epiglottis* (Kehldeckel) legt sich beim Schlucken über den Kehlkopfeingang und verschließt ihn dadurch. Damit wird gewährleistet, dass Speisebrei vom Rachen in den *Ösophagus* (Speiseröhre) gelangt und nicht in die unteren Luftwege.
- Zum anderen erfolgt im Larynx die Stimmbildung. Die Larynxschleimhaut bildet zwei waagrecht übereinanderliegende Faltenpaare: die oben liegenden Taschenfalten und die darunter liegenden *Stimmlippen*. Die Stimmlippen enthalten die *Stimmbänder* und *Stimmmuskeln*. Als *Stimmritze* wird die Öffnung zwischen den Stimmlippen bezeichnet. Abhängig von der Stellung und Spannung der Stimmlippen entstehen Töne mit unterschiedlicher Frequenz. Der gesamte Stimmapparat, manchmal aber auch nur die Stimmritze, wird als *Glottis* bezeichnet.

 Bei oro- oder nasotrachealer Intubation (☞ 4.2) liegt der Tubus in der Stimmritze. Die betroffenen Patienten können daher *nicht* sprechen. Erwacht ein intubierter Patient erstmals (z.B. nach einem Unfallereignis) und bemerkt, dass er nicht sprechen kann, beunruhigt ihn dies oft ausgesprochen stark. Dann ist es wichtig, dass die Pflegenden ihm erklären, dass dies am Tubus liegt und nur vorübergehend so sein wird. Ggf. bieten die Pflegenden dem Patienten ein seinen Fähigkeiten angemessenes Kommunikationshilfsmittel an, z.B. eine Schreibtafel (☞ 8.8.1). Tracheotomierte Patienten können mit Hilfe spezieller Trachealkanülen bzw. Kanülenaufsätzen sprechen (☞ 4.3.2).

Laryngospasmus ☞ 4.2.9
Glottisödem ☞ 4.2.9

Trachea und Bronchien
Die **Trachea** (Luftröhre) beginnt unterhalb des Kehlkopfs. Sie ist ca. 10 – 12 cm lang und aus 16 – 20 hinten offenen Knorpelspangen aufgebaut, deren Enden durch Bindegewebsmembranen mit Muskelzügen verbunden sind. Untereinander sind die Knorpelspangen durch Bänder verbunden, das Lumen der Trachea ist mit Schleimhaut ausgekleidet. An ihrem unteren Ende gabelt sich die Trachea in den rechten und linken *Hauptbronchus*. Diese Teilungsstelle *(Bifurcatio tracheae,* auch kurz *Bifurkation* genannt) liegt ungefähr auf Höhe des 4. Brustwirbelkörpers. Zwischen den Abgängen der beiden Hauptbronchien liegt die *Carina*, ein keilartig nach innen ragendes Knorpelstück, das insbesondere bei der Bronchoskopie (☞ 8.7.4) gut sichtbar ist.
Die Hauptbronchien zweigen sich jeweils wenige Zentimeter hinter der Bifurkation weiter auf in die *Lappenbronchien* und diese wiederum in die *Segmentbronchien*. So entstehen vergleichbar den Ästen eines Baumes (daher auch die Bezeichnung Tracheobronchial*baum*) immer kleinere *Bronchien* und schließlich *Bronchiolen*, an deren Ende sich die *Alveolen* (Lungenbläschen) befinden. Während die Wand der Hauptbronchien noch ähnlich aufgebaut ist wie die Trachea (mit Knorpelspangen, Schleimhaut, Flimmerepithel und bindegewebig-muskulärer Rückwand), wird die Form der Knorpelspangen ab den Lappenbronchien unregelmäßig. In den

tiefer gelegenen Bronchien finden sich statt Knorpelspangen nur noch Knorpelplatten. Die Bronchiolen schließlich haben keine knorpeligen Stützstrukturen mehr. Statt dessen findet sich in der Wand der Bronchiolen reichlich glatte Muskulatur.

Die Atemwege sind an ihrer Oberfläche von **Flimmerepithel,** d.h. dicht aneinander liegenden, feinsten und hochbeweglichen Härchen (Zilien), überzogen. Das Flimmerepithel ist von schleimbildenden Becherzellen durchsetzt.

Diese bilden täglich ca. 100 ml sterilen, farblosen und viskösen Schleim (bei bakteriellen Infektionen ist der Schleim zäher und evtl. eitrig). An diesem Schleim bleiben auch feinste Staubpartikel „kleben". Das Flimmerepithel transportiert Schleim samt Staubpartikel Richtung Rachen (von wo aus er verschluckt oder ausgespuckt wird) und verhindert so eine Verschmutzung der Alveolen *(mukoziliäre Clearance).*

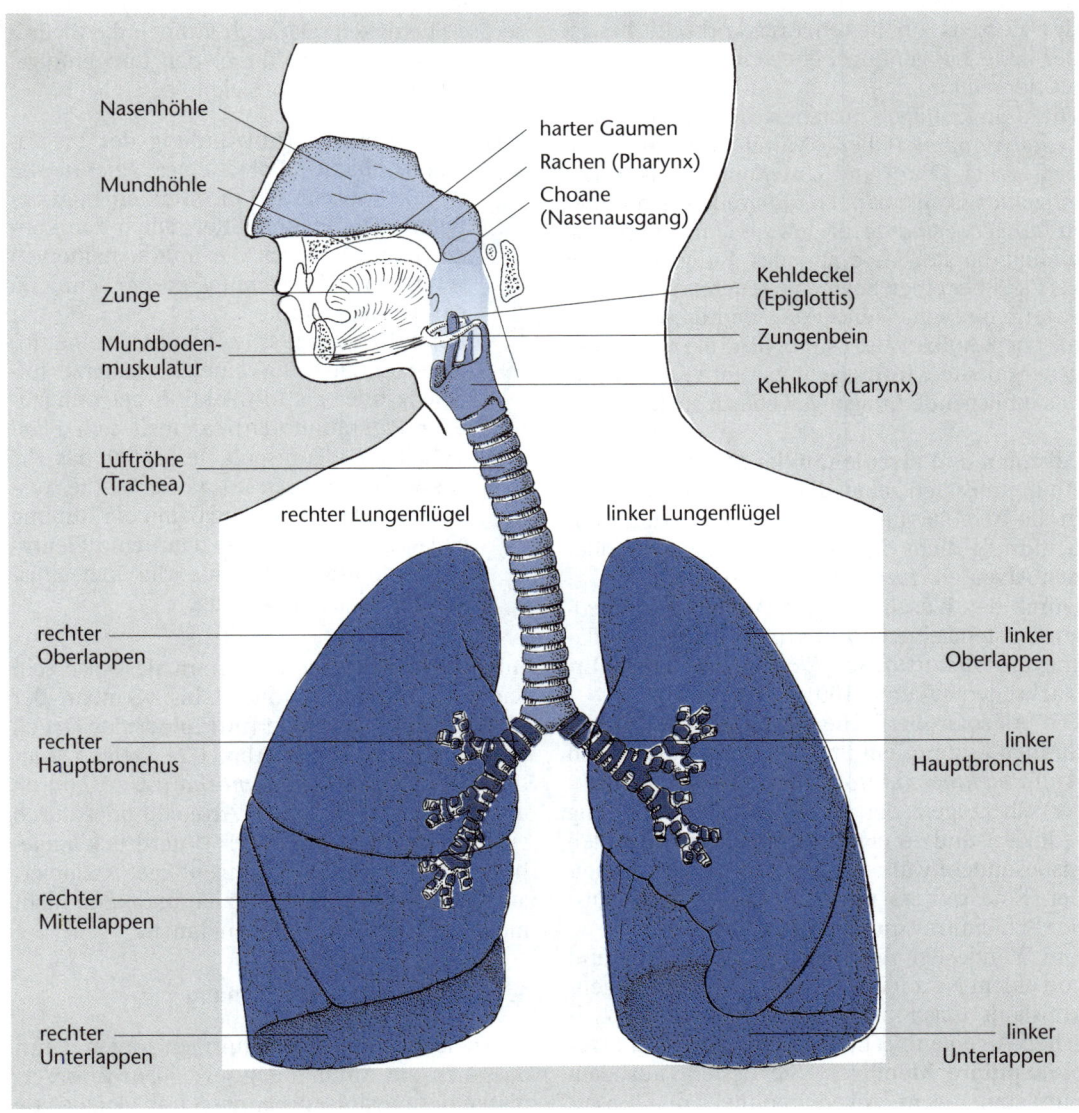

Abb. 1.1: Das Atmungssystem – Übersicht. [A400-190]

1.1.2 Lunge und Pleura

Lungenlappen und Lungensegmente

Die beiden Lungenflügel füllen den Brustkorb nahezu vollständig aus. Lediglich das Herz, die großen Gefäße und der Ösophagus sind zwischen den Lungenflügeln eingebettet. An ihrem unteren Ende liegen die Lungenflügel unmittelbar dem Zwerchfell (Diaphragma) auf. Die Lungenspitzen reichen jeweils bis in die Schlüsselbeingrube. Vorne, seitlich und hinten liegen die Lungenflügel dicht an den Rippen. Die Innenflächen der Lungenflügel begrenzen das Mediastinum (Mittelfellraum). Wegen der Lage des Herzens zur linken Brustkorbseite hin ist der linke Lungenflügel etwa ein Viertel kleiner als der rechte.

Die Lungenflügel bestehen aus insgesamt 5 *Lungenlappen* (Ober-, Mittel- und Unterlappen rechts, Ober- und Unterlappen links). Die einzelnen Lungenlappen unterteilen sich weiter in *Lungensegmente*, die jeweils eine Funktionseinheit darstellen, d.h. jedes Lungensegment verfügt über einen Segmentbronchus sowie eine Arterie und eine Vene. Aufgrund dieses anatomischen Aufbaus ist es möglich, einzelne Lungensegmente chirurgisch zu entfernen, ohne das umliegende Lungengewebe zu schädigen.

Alveolen und alveolokapilläre Membran

An ihren Enden gehen die feinsten Bronchiolen in die Alveolargänge über, um die herum traubenförmig dicht beieinander die einseitig offenen **Alveolen** *(Lungenbläschen)* liegen.

Durch den bläschenartigen Aufbau der Alveolen entsteht eine enorm große innere Oberfläche, die *Gasaustauschfläche*, die sich beim Erwachsenen auf etwa 100 m² ausdehnt.

Die Alveolaroberfläche ist mit einem hauchdünnen Lipoproteinfilm, dem **Surfactant** (auch *Antiatelektasenfaktor* oder *Oberflächenfaktor*) überzogen, der die Oberflächenspannung reduziert und so ein Kollabieren der Alveolen insbesondere während der Exspiration vermeidet. Eine weitere Funktion des Surfactant ist der Schleimtransport aus den Alveolen.

Die Wände der Alveolen sind hauchzart und von einem Netz feinster Kapillaren des Lungenkreislaufs umsponnen. Die Grenzschicht zwischen Alveole und Lungenkapillare heißt **alveolokapilläre Membran.** Sie besteht aus dem Surfactant, dem Alveolarepithel, der Basalmembran und dem Kapillarendothel. An der alveolokapillären Membran findet der **Gasaustausch** statt: Sauerstoff diffundiert aus den Alveolen in die Kapillaren, Kohlendioxid diffundiert aus den Kapillaren in die Alveolen.

Pleura

Jeder Lungenflügel ist von der hauchdünnen *Pleura visceralis* überzogen, die, nur durch den haarfeinen *Pleuraspalt* getrennt, der *Pleura parietalis* anliegt, die die Brusthöhle auskleidet und sowohl Zwerchfell als auch Mediastinum bedeckt. Beide Pleurablätter werden zusammen als *Pleura* bezeichnet.

Im Pleuraspalt befinden sich wenige Milliliter seröse Flüssigkeit. Dadurch können die Pleurablätter und mit ihnen die beiden Lungenflügel reibungslos im Brustkorb gleiten.

 Eine **Pleuritis** (Entzündung der Pleurablätter, häufig Folge einer *Pneumonie* ☞ 2.3.1) vermindert die Gleitfähigkeit der Pleura. Die Pleurablätter reiben dann aneinander, wodurch die Interkostalnerven gereizt und die Atmung extrem schmerzhaft werden kann.

Beim **Pleuraerguss** (z.B. in Folge einer lokalen Entzündung, einer Linksherzinsuffizienz oder als Mitreaktion bei Lungen- oder Pleuratumoren) sammelt sich Flüssigkeit im Pleuraspalt. Je größer das Ergussvolumen ist, desto stärker ist die Ausdehnung der Lunge und damit die Atmung eingeschränkt. Evtl. ist dann eine Pleurapunktion erforderlich, um die überschüssige Flüssigkeit abzusaugen.

Im Pleuraspalt herrscht normalerweise ein leichter Unterdruck von –4 bis –8 mbar, der atemabhängig schwankt (**intrapleuraler Druck** bei Spontanatmung ☞ Abb. 1.2). Gelangt Luft in den Pleuraspalt (*Pneumothorax*, z.B. durch die Ruptur von einzelnen Alveolen oder durch eine Verletzung) wird dieser Unterdruck aufgehoben; der betroffene Lungenflügel kollabiert aufgrund seiner Eigenelastizität und kann nicht mehr am Gasaustausch teilnehmen.

1.1.3 Steuerung der Atmung

Verschiedene Regelmechanismen sorgen dafür, dass sich die Atmung den jeweiligen Erfordernissen des Organismus anpasst und gleichzeitig der pO_2-, pCO_2- und pH-Wert im Blut im

Normbereich gehalten werden (☞ 1.3). Das **Atemzentrum** besteht aus *in-* und *exspiratorischen Neuronen,* die getrennt voneinander in der Medulla oblongata (verlängertes Mark unmittelbar oberhalb des Halsrückenmarks), im Pons (Brücke) und in den Cervicalsegmenten C1 und C2 liegen. Diese werden im rhythmischen Wechsel aktiviert und senden ihrerseits Impulse zu den Atemmuskeln und Atemhilfsmuskeln.

Über verschiedene Mechanismen gelangen Impulse zum Atemzentrum, das dann die Atmung entsprechend den Erfordernissen anpasst:

- **Pulmonale Reflexe.** Dehnungsrezeptoren in der Lunge werden bei zunehmender Dehnung der Alveolarwand erregt und senden dann über den N. vagus Impulse an das Exspirationszentrum und aktivieren dieses. Dadurch wird die Exspiration ausgelöst und damit die Tiefe der Einatmung begrenzt. Dieser Mechanismus *(Lungendehnungsreflex* oder *Hering-Breuer-Reflex)* ist wichtig für die Ökonomisierung der Atemarbeit (zu tiefe Atemzüge erhöhen die Atemarbeit überproportional). Des weiteren bewirkt eine starke Verkleinerung der Lungenflügel reflektorisch eine verstärkte Inspirationsbewegung und Rezeptoren in der Brustwand, die den Dehnungszustand der Interkostalmuskeln (Zwischenrippenmuskeln) ermitteln, wirken auf das Atemzentrum ein.
- **Chemorezeptoren** registrieren Veränderungen des pO_2, des pCO_2 und des pH-Wertes. Steigt der Sauerstoffbedarf des Organismus, z.B. bei körperlicher Arbeit oder Muskelzittern (Shivering), sinkt der pO_2 ab und der pCO_2 steigt durch den vermehrten Zellstoffwechsel an. Der erhöhte pCO_2 führt zum Anstieg der H^+-Ionenkonzentration (☞ 1.3), dadurch sinkt der pH-Wert des Blutes (Azidose). Die Chemorezeptoren registrieren diese Änderungen und aktivieren das Atemzentrum, das daraufhin die Atmung intensiviert (vertieft und beschleunigt).

 Steigerung der Atemtätigkeit bei:
- ↑ pCO_2 (CO_2-Antwort)
- ↓ pH-Wert (pH-Antwort)
- ↓ pO_2 (O_2-Antwort).

Umgekehrt *hemmen* ein hoher pO_2 bzw. pH-Wert und ein unter die Norm abgefallener pCO_2 die Atmung.

Es werden **periphere** und **zentrale Chemorezeptoren** unterschieden. Die peripheren Chemorezeptoren liegen am Aortenbogen und beidseits an den Teilungsstellen der A. carotis communis. Periphere Chemorezeptoren sind insbesondere für das Registrieren eines absinkenden pO_2 und die entsprechende O_2-Antwort (Steigerung der Atemtätigkeit bei erniedrigtem pO_2) verantwortlich. Zentrale Chemorezeptoren finden sich an der ventralen Oberfläche der Medulla oblongata. Sie registrieren vor allem erhöhte pCO_2-Werte sowie erniedrigte pH-Werte (Azidose) und sind für die entsprechende CO_2- bzw. pH-Antwort verantwortlich (Intensivieren der Atmung bei erhöhtem pCO_2 bzw. erniedrigtem pH-Wert).

Bei bestehender chronisch-obstruktiver Lungenerkrankung (kurz COPD ☞ 2.3.2) ist der pCO_2 im Blut chronisch erhöht. Die Chemorezeptoren „gewöhnen" sich an diesen Zustand und werden unempfindlich gegenüber hohen pCO_2-Werten. Eine Steigerung des Atemantriebs erfolgt bei diesen Patienten nur noch über niedrige pO_2-Werte (O_2-Antwort). Erhalten die Betroffenen zu viel Sauerstoff, etwa über eine Maske oder eine Nasensonde, so entfällt dieser Atemanreiz und es droht eine lebensbedrohliche Atemdepression. Der Patient trübt dann zunehmend ein (CO_2-Narkose) bis es zuletzt zur Atemlähmung kommt.

Um dies zu vermeiden wird bei Patienten mit chronisch-obstruktiver Lungenerkrankung die Sauerstoffzufuhr i.d.R. sehr niedrig dosiert, um den Atemanreiz zu erhalten. Spontan atmende Patienten erhalten aus demselben Grund trotz niedrigem pO_2 evtl. überhaupt keinen zusätzlichen Sauerstoff. Eine wichtige Ausnahme von dieser Regel ist der akute Asthmaanfall mit (drohender) Hypoxämie; die betroffenen Patienten erhalten 8 – 10 l Sauerstoff.

- Auch **unspezifische Reize** können die Atmung beeinflussen:
  - Kälte-Wärme-Reize regen die Atmung an, z.B. Wechselduschen
  - Bestimme Berührungen und Bewegungen können die Atmung vertiefen. Dies macht man sich z.B. mit atemstimulierenden Einreibungen zu Nutze

- Ein Anstieg und auch ein leichtes Abfallen der Körpertemperatur stimulieren die Atmung ebenfalls. Erst eine schwere Unterkühlung hemmt die Atmung.
- Schmerzen, Stress und Angst steigern die Atmung, insbesondere thorakale oder abdominelle Schmerzen können jedoch zu einer unerwünschten Schonatmung (hochfrequente, oberflächliche Atmung) führen.
- Die Hormone Adrenalin und Progesteron (Schwangerschaftshormon) stimulieren die Atmung.

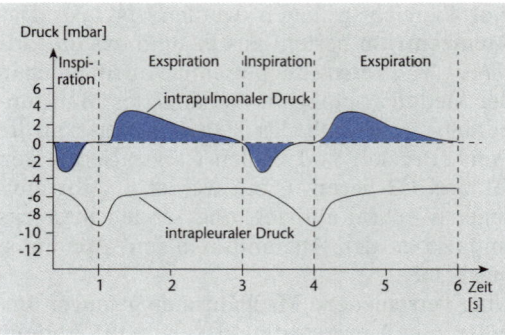

Abb. 1.2: Verlauf von intrapulmonalem und intrapleuralem Druck während Spontanatmung.

1.2 Physiologie der Atmung

Die Atmung ermöglicht den Gasaustausch zwischen dem Blut und der umgebenden Atmosphäre. Zum einen nimmt das durch die Lunge strömende Blut den für den Zellstoffwechsel notwendigen Sauerstoff auf, zum anderen gibt es Kohlendioxid ab. Dieser pulmonale Gasaustausch wird durch das Zusammenspiel der drei Faktoren **Ventilation** (Belüftung der Alveolen), **Diffusion** (Gasaustausch zwischen Alveole und Lungenkapillare) und **Perfusion** (Lungendurchblutung) bestimmt.

1.2.1 Ventilation

 Ventilation (lat. Belüftung): Transport von Luft durch die Atemwege in die Lunge und umgekehrt.

Atemmechanik

Zu Beginn der Inspiration sind der Druck in der Lunge *(intrapulmonaler Druck)* und der Atmosphärendruck (Druck der Umgebungsluft) identisch, d.h. der intrapulmonale Druck liegt bei null (der intrapulmonale Druck bezieht sich immer auf den Atmosphärendruck). Die **Inspiration** beginnt mit der Kontraktion der Inspirationsmuskeln, vor allem dem Zwerchfell, aber auch der äußeren Interkostalmuskeln. Dadurch weitet sich der Brustkorb und mit ihm die Lunge. In der Folge sinkt der intrapulmonale Druck etwas unter den Atmosphärendruck ab, was dazu führt, dass Luft in die Lunge einströmt. Die Inspiration endet, sobald sich die Inspirationsmuskeln nicht mehr weiter kontrahieren. Dann strömt keine Luft mehr in die Lunge, der

intrapulmonale Druck und der Druck der Umgebungsluft sind wieder gleich.

Die **Exspiration** beginnt damit, dass die Inspirationsmuskeln erschlaffen. Auf Grund ihrer Eigenelastizität ziehen sich Lunge und Brustkorb zusammen, dadurch steigt der intrapulmonale Druck über den Atmosphärendruck an und die Luft strömt infolge dessen aus der Lunge. Am Ende der Exspiration fällt der intrapulmonale Druck wieder auf den Atmosphärendruck ab.

Während die Inspiration ein *aktiver* Vorgang ist, erfolgt die Exspiration weitgehend *passiv*, d.h. ohne Muskelarbeit. Nur bei stark forcierter Atmung bzw. verschiedenen Lungenerkrankungen, z.B. Einengungen der Atemwege (Atemwegsobstruktion), unterstützen die Bauch- und inneren Interkostalmuskeln die Ausatmung aktiv.

Atemwegswiderstände

Bei der Atmung müssen *elastische Widerstände* und *Strömungswiderstände* überwunden werden.

Compliance

Lunge und Thorax sind elastisch, d.h. sie dehnen sich, wenn eine Kraft auf sie einwirkt, und sie ziehen sich wieder zusammen, sobald die einwirkende Kraft nachlässt. Der elastische Widerstand bestimmt die *Compliance* (Volumendehnbarkeit) des Atemapparates.

Die **Compliance (C)** gibt an, wie viel Volumen der Lunge bei einem bestimmten Druck zugeführt werden kann oder anders ausgedrückt, wie groß die Volumenzunahme bei einer Drucksteigerung ist. Dem zu Folge wird die Compliance gemessen in Volumen pro Druck:

$$C = \frac{\Delta V}{\Delta p} \quad [l/mbar]$$

Der **Normalwert** für die Compliance liegt beim gesunden Erwachsenen bei 0,1 l/mbar, d.h. wenn 1 l Luft eingeatmet wurde, steigt der intrapulmonale Druck um 10 mbar an bzw. umgekehrt wenn der intrapulmonale Druck um 1 mbar ansteigt (oder angehoben wird), nimmt das Lungenvolumen um 100 ml zu.
Kann ein großes Volumen bei nur geringem Druck in die Lunge gelangen, ist die Compliance gut (hoch). Bei schlechter (niedriger) Compliance muss dagegen für das gleiche Volumen ein höherer Druck aufgewendet werden.
Die Compliance der Lunge verschlechtert sich beispielsweise bei Einlagerung von Wasser (Lungenödem) oder bei bindegewebigen Veränderungen des Parenchyms (z.B. beim Lungenemphysem). Die Compliance des Thorax ist beispielsweise vermindert bei Thoraxwanddeformitäten (z.B. bei schwerer Skoliose).

Resistance
Die **Resistance** (**R**, *Atemwegswiderstand*) wirkt der Luftströmung während der Ein- und Ausatmung entgegen. Um den Atemwegswiderstand zu überwinden, muss während der Atmung ein Druckgefälle zwischen Alveolen und Umgebung aufgebaut werden. Das Verhältnis zwischen dieser Druckdifferenz und dem Atemgasfluss ($\dot{V}$, Flow) ergibt die Resistance:

$$R = \frac{\Delta p}{\Delta \dot{V}} \quad [mbar/(l/sec.)]$$

Beim beatmeten Patienten errechnet sich die Resistance wie folgt:

$$R_{effektiv} = \frac{p_{peak} - p_{plateau}}{\dot{V}} \quad [mbar/(l/sec.)]$$

Der **Normalwert** für die Resistance liegt beim Erwachsenen bei 1 – 2 mbar/(l/sec.).
Bei gleichmäßiger (laminarer) Luftströmung verhält sich der Atemwegswiderstand direkt proportional zur Länge der Atemwege und umgekehrt proportional zum Durchmesser der Atemwege, d.h. die Weite der Atemwege (bzw. des Tubus oder der Trachealkanüle) ist der wichtigste, die Resistance bestimmende Faktor. Ist das Lumen der Atemwege beispielsweise um 15 % eingeengt, verdoppelt sich der Atemwegswiderstand, halbiert sich der Durchmesser der Atemwege, steigt der Widerstand auf das 16-fache an. Dies kann beispielsweise durch Schwellungen der Bronchialschleimhaut, Bronchokonstriktion, Schleim oder Fremdkörper in den Atemwegen bedingt sein.
Bei turbulenter Luftströmung (Bildung von Wirbeln in den Atemwegen) ist zur Überwindung des Strömungswiderstandes eine höhere Druckdifferenz erforderlich. Turbulente Luftströmungen entstehen bei sehr hohem Gasfluss sowie an Verzweigungen und an Engstellen der Atemwege.

Lungenvolumina und -kapazitäten

Der maximal mögliche Gasgehalt der Lunge wird in einzelne **statische Lungenvolumina** unterteilt. Diese werden – mit Ausnahme des Residualvolumens – während langsamer Atmung spirometrisch gemessen.

Lungenvolumina:
- *Tidalvolumen (volume tidal, kurz V_T)*, auch Atemzugvolumen (AZV) oder Atemhubvolumen: Luftmenge, die pro Atemzug eingeatmet wird
- *Inspiratorisches Reservevolumen (IRV):* Luftmenge, die nach einer normalen Inspiration zusätzlich eingeatmet werden kann
- *Exspiratorisches Reservevolumen (ERV):* Luftmenge, die nach einer normalen Exspiration zusätzlich ausgeatmet werden kann
- *Residualvolumen (RV):* Luftmenge, die nach einer maximalen Exspiration in der Lunge verbleibt.

Die **Lungenkapazitäten** setzen sich jeweils aus verschiedenen Lungenvolumina zusammen:
- **Inspiratorische Kapazität (IC) = V_T + IRV,** d.h. Luftmenge, die nach einer normalen Exspiration maximal eingeatmet werden kann

- **Vitalkapazität (VC) = IRV + V_T + ERV,** d.h. Luftmenge, die maximal ein- bzw. ausgeatmet werden kann
- **Totale Lungenkapazität (TLC) = VC + RV,** d.h. Luftmenge, welche die Lunge maximal fassen kann
- **Funktionelle Residualkapazität (FRC) = ERV + RV,** d.h. Luftmenge, die nach einer normalen Ausatmung in der Lunge verbleibt.

Lungenvolumina und -kapazitäten sind abhängig von Alter, Geschlecht, Körpergröße und Körpergewicht.

Dynamische Lungenvolumina werden bei forcierter Ausatmung, d.h. schnellstmöglicher Ausatmung nach maximaler Einatmung, gemessen:
- Forcierte Vitalkapazität (FVC): Luftmenge, die nach maximaler Einatmung schnellstmöglich ausgeatmet werden kann
- Exspiratorische Einsekundenkapazität (Forciertes exspiratorisches Volumen, kurz FEV1): Luftmenge, die bei forcierter Ausatmung während der ersten Sekunde ausgeatmet wird
- Der Tiffeneau-Wert ist eine errechnete Größe aus FEV1/FVC.

Alveoläre Ventilation und Totraum

Das *Atemminutenvolumen (AMV)* errechnet sich aus dem Tidalvolumen (V_T) und der Atemfrequenz (f):

$$AMV = V_T \times f \ (l/Min.)$$

Ein gesunder Erwachsener atmet in Ruhe etwa 400 – 500 ml pro Atemzug ein (V_T ca. 7 ml/kgKG), die Atemfrequenz liegt dabei zwischen 12 – 20/Min. Daraus ergibt sich ein AMV von 4 800 – 8 000 ml.

Totraum
Bei jedem Atemzug füllt ein Teil der eingeatmeten Luftmenge die Luftwege (Nase, Rachen, Trachea, Bronchien), ohne die Alveolen zu erreichen, d.h. diese Luftmenge nimmt nicht am Gasaustausch teil. Dieser Anteil des Tidalvolumens heißt **anatomischer Totraum**. Der anatomische Totraum beträgt normalerweise 2 ml/kg Körpergewicht, d.h. bei einem 75 kg schweren Erwachsenen liegt er bei ca. 150 ml.
Pathologische Zustände, etwa eine Lungenembolie, können dazu führen, dass Alveolarbereiche zwar belüftet (ventiliert), aber nicht durchblutet (perfundiert) werden. Die in diesen Alveolarbereich eingeatmete Luftmenge kann nicht am Gasaustausch teilnehmen, da keine Diffusion stattfinden kann, und wird als **alveolärer Totraum** bezeichnet.
Anatomischer und alveolärer Totraum ergeben zusammen den gesamten Totraum *(volume deadspace, kurz VD)*, der als **funktioneller** oder **physiologischer Totraum** bezeichnet wird.

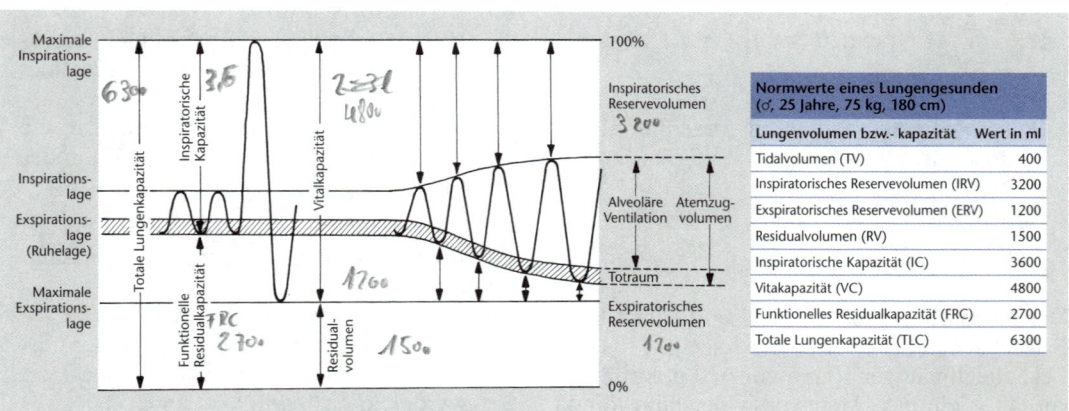

Abb. 1.3: Lungenvolumina und -kapazitäten. Die rechte Spalte enthält Normwerte eines gesunden jungen Mannes (ca. 75 kg Körpergewicht, ca. 180 cm Körpergröße). Alveoläre Ventilation ☞ unten, Totraum ☞ unten.

Normwerte eines Lungengesunden ($\male$, 25 Jahre, 75 kg, 180 cm)	
Lungenvolumen bzw.- kapazität	Wert in ml
Tidalvolumen (TV)	400
Inspiratorisches Reservevolumen (IRV)	3200
Exspiratorisches Reservevolumen (ERV)	1200
Residualvolumen (RV)	1500
Inspiratorische Kapazität (IC)	3600
Vitakapazität (VC)	4800
Funktionelles Residualkapazität (FRC)	2700
Totale Lungenkapazität (TLC)	6300

Alveoläre Ventilation

Die **alveoläre Ventilation,** d.h. die tatsächlich am Gasaustausch teilnehmende Luftmenge, errechnet sich aus der Differenz zwischen Tidalvolumen (V_T) und funktionellem Totraum (VD). Sie ist eine entscheidende Größe dafür, ob die Atmung eines Patienten ausreichend (suffizient) ist oder nicht!

> Alveoläre Ventilation = Tidalvolumen – funktioneller Totraum

 Bei oberflächlicher und schneller Atmung ist die alveoläre Ventilation geringer als bei tiefer und langsamer Atmung.
- Atmet ein Patient oberflächlich und schnell, etwa wegen Schmerzen oder Atemnot, kann das Atemminutenvolumen zwar konstant bleiben, das Totraumvolumen nimmt jedoch zu und die alveoläre Ventilation ab (☞ Tab. 1.4). Kann der Patient das Tidalvolumen nicht steigern, muss er extrem hochfrequent atmen, um dieselbe alveoläre Ventilation zu erreichen (☞ letztes Beispiel in Tab. 1.4). Dies kann zur Dekompensation führen, wenn der Patient die dazu notwendige enorme Atemarbeit nicht mehr leisten kann
- Atmet ein Patient bei gleichbleibendem Atemminutenvolumen langsam und tief, verringert sich das Totraumvolumen und die alveoläre Ventilation nimmt zu.

VD/VT-Verhältnis

Das Verhältnis des Totraumvolumens (volume deadspace, kurz VD) zum Atemzugvolumen (volume tidal, kurz VT) heißt **VD/VT-Verhältnis** oder *Totraumquotient*. Es liegt normalerweise bei etwa 0,3, d.h. das Totraumvolumen beträgt etwa 30 % des Atemzugvolumens, und lässt sich nach der Bohrgleichung errechnen:

$$VD/VT = \frac{p_aCO_2 - p_ECO_2}{p_aCO_2}$$

Steigt der Totraumquotient auf Werte ≥ 0,5 an, so reicht die alveoläre Ventilation i.d.R. nicht mehr aus, um das anfallende Kohlendioxid in ausreichendem Maß abzuatmen (nur 50 % des Tidalvolumens nehmen tatsächlich am Gasaustausch teil). Es kommt zur CO_2-Retention (der pCO_2-Wert im Blut steigt an). Ab einem VD/VT-Verhältnis ≥ 0,6 ist eine Spontanatmung i.d.R. nicht mehr möglich, da der Patient das durch die vermehrte Atemarbeit anfallende Kohlendioxid nicht mehr abatmen kann.

1.2.2 Diffusion

 Diffusion: Rein passiver Transport von Teilchen (Ionen, Moleküle) vom Ort höherer zum Ort niedrigerer (Teilchen-)Konzentration bis zum Konzentrationsausgleich.

Atem-frequenz (f)	Tidalvolu-men (V_T)	Atemminuten-volumen (AMV)	Totraum		Alveoläre Ventilation	
			pro Atemzug	pro Minute	pro Atemzug	pro Minute
15	400 ml	6,0 l	150 ml	2,25 l	250 ml	3,75 l
20	300 ml	6,0 l	150 ml	3,0 l	150 ml	3,0 l
24	250 ml	6,0 l	150 ml	3,6 l	100 ml	2,4 l
36	250 ml	9,0 l	150 ml	5,25 l	100 ml	3,75 l

Tab.1.4: Je schneller und oberflächlicher ein Patient atmet, desto mehr steigt das Totraumvolumen und sinkt die alveoläre Ventilation, d.h. die Atmung wird immer ineffektiver. Kann das Tidalvolumen nicht gesteigert werden, ist eine normale alveoläre Ventilation nur durch eine enorm schnelle (und damit sehr anstrengende) Atmung möglich.

Gas	Inspirations-luft	Alveolarluft	Arterielles Blut	Venöses Blut	Exspirations-luft
Sauerstoff (O$_2$)	p$_I$O$_2$ ca. 150	p$_A$O$_2$ ca. 100	p$_a$O$_2$ ca. 90	p$_v$O$_2$ ca. 40	p$_E$O$_2$ ca. 115
Kohlendioxid (CO$_2$)	p$_I$CO$_2$ ca. 0,03	p$_A$CO$_2$ ca. 40	p$_a$CO$_2$ ca. 40	p$_v$CO$_2$ ca. 46	p$_E$CO$_2$ ca. 30

Tab. 1.5: Ungefährer Partialdruck (in mmHg) von Sauerstoff und Kohlendioxid im Verlauf des Gasaustausches bei Raumluftatmung.

Partialdrücke

Die Einatemluft ist ein Gasgemisch, das überwiegend aus Stickstoff (ca. 79 %) und Sauerstoff (ca. 20,9 %) besteht. Jedes der im Gasgemisch enthaltenen Gase übt entsprechend seinem prozentualen Anteil einen **Partialdruck** (Teildruck) aus.

Der Partialdruck eines Gases errechnet sich aus dem Gesamtluftdruck (760 mmHg auf Meereshöhe), dem Wasserdampfdruck (nach Passage der oberen Luftwege ist die Atemluft zu 100 % mit Wasserdampf gesättigt) und dem prozentualen Anteil des Gases:

> Partialdruck = (Gesamtluftdruck – Wasserdampfdruck) x Gaskonzentration

Entsprechend errechnet sich der Sauerstoffpartialdruck bei Raumluft:

p$_I$O$_2$ = (760 – 47) x 0,209 = 150 mmHg

Der Partialdruck des Sauerstoffs in der Inspirationsluft (p$_I$O$_2$) beträgt ca. 150 mmHg. In der Alveole sinkt der Sauerstoffpartialdruck (p$_A$O$_2$) durch Mischung mit der dort vorhandenen Residualluft (☞ *Lungenvolumina*) auf etwa 100 mmHg ab. Der arterielle Sauerstoffpartialdruck (p$_a$O$_2$) beträgt noch ca. 90 mmHg, da durch verschiedene Shuntmechanismen (Shunt ☞ 2.24) sauerstoffarmes Blut zum sauerstoffreichen Blut zugemischt wird. Nachdem der Sauerstoff aus dem Blut ins Gewebe abgegeben wurde, liegt der Sauerstoffpartialdruck des gemischtvenösen Blutes (p$_{\overline{v}}$O$_2$) bei etwa 40 mmHg.

Das **Partialdruckgefälle** zwischen Alveole und Lungenkapillare und umgekehrt zwischen Lungenkapillare und Alveole ist die treibende Kraft für den Gasaustausch. So diffundieren Sauerstoffmoleküle aus der Alveole (Ort hoher Konzentration) durch die alveolokapilläre Membran in die Lungenkapillare (Ort niedriger Konzentration) und CO$_2$-Moleküle aus der Lungenkapillare (Ort hoher Konzentration) in die Alveole (Ort niedriger Konzentration).

Die Differenz zwischen dem Sauerstoffpartialdruck in der Alveole und dem in der Arterie heißt **Alveoloarterielle Sauerstoffpartialdruck-Differenz** (kurz AaDO$_2$). Sie errechnet sich aus dem alveolären pO$_2$ und dem arteriellen pO$_2$:

$$AaDO_2 = p_AO_2 – p_aO_2$$

Beim Lungengesunden liegt die AaDO$_2$ unter Raumluftatmung bei 5 – 10 mmHg, bei Atmung von 100 % Sauerstoff (F$_i$O$_2$ 1,0) bei 20 – 35 mmHg. Diese Differenz entspricht dem physiologischen Shuntanteil von 3 – 5 % (Shunt ☞ 2.24). Nimmt der pulmonale Rechts-Links-Shunt zu (☞ 2.24), z.B. weil durch Atelektasen Lungenbezirke zwar durchblutet, aber nicht belüftet sind, steigt das intrapulmonale Shuntvolumen und die AaDO$_2$ nimmt zu.

Diffusionsfläche und Diffusionsstrecke

Die Diffusion von Sauerstoff und Kohlendioxid an der alveolokapillären Membran wird in erster Linie vom Partialdruckgefälle bestimmt. Weitere, die Diffusion beeinflussende Faktoren sind die **Diffusionsfläche** und die **Diffusionsstrecke:**

- Die Diffusionsfläche ist die zur Verfügung stehende *Gasaustauschfläche* (☞ 1.1.2). Ein Lungenemphysem (blasiger Umbau der Lunge durch Zerstörung der Alveolarsepten und terminalen Bronchioli) beispielsweise kann die Diffusionsfläche erheblich reduzieren
- Die Diffusionsstrecke entspricht der Dicke der alveolokapillären Membran. Diese ist

normalerweise sehr dünn (0,1 – 1 μm), so dass der alveoläre Sauerstoffpartialdruck fast vollständig ins Kapillarblut übertragen wird. Einige Lungenerkrankungen können dazu führen, dass sich die Diffusionsstrecke verlängert, etwa ein Lungenödem oder eine Lungenfibrose.

 Kohlendioxid (CO_2) diffundiert etwa 20-mal leichter durch die alveolokapilläre Membran als Sauerstoff. Daher treten bei respiratorischer Insuffizienz (☞ Kapitel 2) i.d.R. zuerst verminderte pO_2-Werte und erst bei weiterer Verschlechterung erhöhte pCO_2-Werte auf.

1.2.3 Perfusion

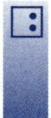 **Perfusion** (lat.): Durchströmung, hier Durchblutung des Kapillarstrombetts der Lunge. Entspricht normalerweise dem Herzminutenvolumen, d.h. die Lunge eines Erwachsenen in Ruhe wird mit ca. 5 – 6 l Blut/Min. durchströmt.

Sauerstofftransport

Das Blut, das die Lunge durchströmt, nimmt pro Minute etwa 250 ml Sauerstoff auf und transportiert ihn zu den Zellen. Der weitaus größte Teil des Sauerstoffs (ca. 98 %) wird chemisch an Hämoglobin gebunden. Nur etwa 2 % werden physikalisch gelöst im Blut transportiert.

Sauerstoffbindungskapazität

1 g Hämoglobin kann maximal 1,34 ml Sauerstoff binden (Hüfner-Zahl). Aus der Hämoglobinkonzentration ergibt sich damit die **maximale Sauerstoffbindungskapazität** des Blutes (Hämoglobinkonzentration in g/l x 1,34). So liegt beispielsweise bei einer Hämoglobinkonzentration von 130 g/l (13 g/dl) die maximale Sauerstoffbindungskapazität bei 130 x 1,34 = 174 ml O_2 pro Liter Blut.

Beeinträchtigt wird die Sauerstoffbindungskapazität des Blutes beispielsweise durch Azidose, Hyperkapnie und Fieber (☞ auch Sauerstoffbindungskurve). Umgekehrt verstärken eine Alkalose, eine Hypokapnie oder eine leichte Unterkühlung die Sauerstoffbindungskapazität.

 Die **Sauerstoffsättigung** (☞ 8.2.4) gibt an, wie viel Prozent des Gesamthämoglobins mit Sauerstoff „beladen" (gesättigt, oxygeniert) sind. Die arterielle Sauerstoffsättigung (S_aO_2) liegt bei Raumluftatmung normalerweise bei 95 – 98 %.

Ein geringer Anteil des in der Lunge ins Blut aufgenommenen Sauerstoffs wird im Blut physikalisch gelöst. Wie hoch dieser Sauerstoffanteil ist, hängt hauptsächlich vom arteriellen Sauerstoffpartialdruck ab: Pro mmHg Sauerstoffpartialdruck werden 0,003 ml Sauerstoff physikalisch gelöst, d.h. bei einem p_aO_2 von 100 mmHg werden 0,3 ml Sauerstoff physikalisch im Blut gelöst. Das Beispiel zeigt, dass sich der Gesamtsauerstoffgehalt des Blutes durch Steigerung des Anteils an physikalisch gelöstem Sauerstoff nur unwesentlich beeinflussen lässt und daher im klinischen Alltag kaum Bedeutung hat. Ausnahme ist die *hyperbare Oxygenation* in der Überdruckkammer.

Der **Gesamtsauerstoffgehalt des arteriellen Blutes** (C_aO_2, C = Content) errechnet sich aus dem chemisch gebundenen Sauerstoff (max. O_2-Bindungskapazität [Hämoglobingehalt in g/l x 1,34] x Sauerstoffsättigung) plus dem physikalisch gelösten Sauerstoff (0,003 x p_aO_2).

Sauerstoffbindungskurve

Die Sauerstoffbindungskurve *(Sauerstoffdissoziationskurve)* zeigt den Zusammenhang von arteriellem Sauerstoffpartialdruck (p_aO_2) und Sauerstoffsättigung des Blutes. Die Kurve verläuft S-förmig und weist typische Merkmale auf:
- Im unteren Bereich (Bereich niedriger p_aO_2-Werte) verläuft die Kurve sehr steil, d.h. eine geringfügige Zunahme des p_aO_2 führt zu einer relativ starken Steigerung der Sauerstoffsättigung und umgekehrt
- Im oberen Bereich (Bereich hoher p_aO_2-Werte) verläuft die Kurve flach, d.h. Steigerungen des p_aO_2 erhöhen die Sauerstoffsättigung nur wenig. Umgekehrt sinkt die Sauerstoffsättigung bei sinkenden p_aO_2-Werten nur geringfügig.

Unter bestimmten Voraussetzungen kann sich der Kurvenverlauf nach rechts oder links verschieben:
- Eine **Rechtsverschiebung der Sauerstoffbindungskurve** entsteht z.B. durch Fieber, Azidose (pH ↓) oder Hyperkapnie (pCO_2 ↑). Die

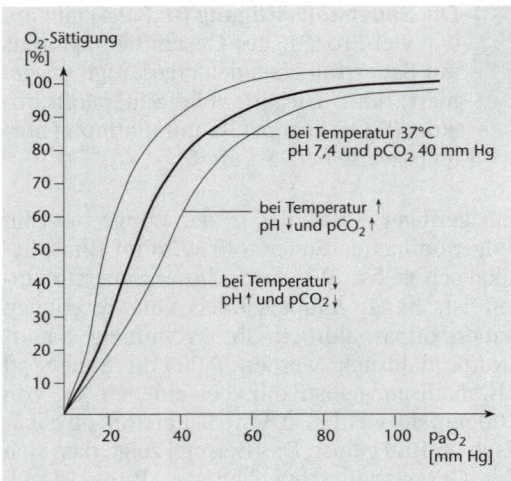

Abb. 1.6: Sauerstoffbindungskurve. Die dicke Linie zeigt den normalen Kurvenverlauf, die dünnen Linien eine Rechts- bzw. Linksverschiebung der Kurve (☞ unten).

 Für die Versorgung des Organismus mit Sauerstoff ist nicht nur die Sauerstoffkonzentration maßgebend. Auch der Hämoglobingehalt des Blutes und das Herzzeitvolumen können die Sauerstoffversorgung verbessern oder verschlechtern.

Sauerstoffausschöpfung

An den Körperzellen löst sich der Sauerstoff vom Hämoglobin und diffundiert in die Zelle. Auch hier ist das Partialdruckgefälle die treibende Kraft. Die **Sauerstoffausschöpfung** gibt an, wie viel Sauerstoff an das Gewebe abgegeben wurde. Durchschnittlich liegt die Sauerstoffausschöpfung bei 25 %, zwischen den verschiedenen Organen gibt es jedoch erhebliche Schwankungen, z.B. ca. 7 % an den Nieren und ca. 60 % am Herzen. Bei den Skelettmuskeln beträgt die Sauerstoffausschöpfung in Ruhe etwa 30 %, bei extremer Belastung steigt sie auf ca. 80 % an.

Rechtsverschiebung hat zur Folge, dass der aufgenommene Sauerstoff schlechter an das Hämoglobin gebunden, aber leichter an die sauerstoffverbrauchende Zelle abgegeben wird

- Eine **Linksverschiebung der Sauerstoffbindungskurve** entsteht z.B. durch Unterkühlung, Alkalose (pH ↑) oder Hypokapnie (pCO$_2$ ↓). Folge der Linksverschiebung ist eine bessere (schnellere und stärkere) Bindung von Sauerstoff an Hämoglobin und eine erschwerte Abgabe des Sauerstoffs an die Zellen.

 Insgesamt beeinträchtigt eine Azidose die Sauerstoffversorgung des Gewebes weniger stark als eine Alkalose, da bei Azidose die Sauerstoffabgabe an die Zelle erleichtert ist. Zudem ist die Wirkung von Katecholaminen bei Azidose besser als bei Alkalose. Aus diesen Gründen wird bei einer Reanimation eher eine leichte Azidose als eine Alkalose toleriert.

Sauerstofftransportkapazität

Die Sauerstofftransportkapazität, d.h. die Sauerstoffmenge, die pro Zeiteinheit transportiert wird, errechnet sich aus dem Gesamtsauerstoffgehalt des arteriellen Blutes (C$_a$O$_2$) und dem Herzzeitvolumen (HZV):

O$_2$-Transportkapazität = C$_a$O$_2$ x HZV.

CO$_2$-Transport

Der Organismus produziert in Ruhe ca. 150 ml CO$_2$/Min. Dieses wird im Blut auf drei verschiedene Weisen transportiert:

- Etwa 80 % des CO$_2$ wird in Form von Bikarbonat transportiert. Dazu diffundieren die CO$_2$-Moleküle in die Erythrozyten hinein und bilden dort zusammen mit H$_2$O Kohlensäure. Diese wiederum zerfällt in Bikarbonat (Hydrogenkarbonat, HCO$_3^-$) und H$^+$-Ionen:
  CO$_2$ + H$_2$O ↔ H$_2$CO$_3$ ↔ HCO$_3^-$ + H$^+$
  In der Lunge findet diese Reaktion in umgekehrter Reihenfolge statt, und das dabei frei werdende CO$_2$ wird abgeatmet. Das Enzym Karboanhydrase beschleunigt diese chemische Reaktion
- Etwa 10 % des CO$_2$ werden chemisch an Hämoglobin gebunden
- Etwa 10 % werden physikalisch im Blut gelöst.

In der Lunge wird das Kohlendioxid nicht komplett abgeatmet, da ein gewisser Kohlendioxidgehalt im Blut notwendig ist, um den Säure-Basen-Haushalt (☞ 1.3) ausgeglichen zu halten.

1.2.4   Ventilations-Perfusionsverhältnis

Beim Lungengesunden stehen die Ventilation (gemeint ist hier die alveoläre Ventilation,

☞ 1.2.1) und die Perfusion in einem bestimmten Verhältnis zueinander. Das **Ventilations-Perfusionsverhältnis (V/Q)** ist der Quotient aus alveolärer Ventilation (in l/Min.) und Perfusion (in l/Min.) und beträgt beim Lungengesunden in Ruhe 0,8 (einer alveolären Ventilation von 4 l/Min. steht eine Perfusion von ca. 5 l/Min. gegenüber; 4 : 5 = 0,8).

$$V/Q = \frac{\text{Ventilation}_{\text{Alveolär}}\ (l/\text{Min.})}{\text{Perfusion (l/Min.)}}$$

Dieses optimale Ventilations-Perfusionsverhältnis herrscht jedoch nicht überall in der Lunge, sondern ist in den oben liegenden Lungenabschnitten höher und in den unteren Lungenabschnitten geringer als der Optimalwert, der nur in den mittleren Lungenabschnitten zu finden ist.

Der Organismus verfügt über Systeme, die es ermöglichen, die Lungendurchblutung der Belüftung anzupassen. Ein wichtiges System ist der **alveolokapilläre Reflex** *(hypoxische pulmonale Vasokonstriktion,* kurz *HPV,* auch *Euler-Liljestrand-Reflex):* In minderbelüfteten Lungenabschnitten kommt es reflektorisch zur Verengung der zugehörigen Kapillaren (Vasokonstriktion). Auf diese Weise wird das Blut in besser belüftete Lungenabschnitte umgeleitet, d.h. es fließt nicht „ungenutzt" an schlecht oder gar nicht belüfteten Alveolen vorbei.

Störungen des Ventilations/Perfusionsverhältnisses nennt man *Verteilungsstörungen* (☞ 2.2.4).

1.3 Atmung und Säure-Basen-Haushalt

Säure-Basen-Haushalt: Sammelbezeichnung für alle Regulierungsvorgänge im Organismus, die dazu dienen, den für den Organismus optimalen pH-Wert (Maß für die Konzentration der Wasserstoffionen) von 7,4 (± 0,04) aufrecht zu erhalten.

Alle Stoffwechselvorgänge und die elektrophysiologischen Vorgänge an den erregbaren Membranen sind pH-abhängig, d.h. sie funktionieren nur dann optimal, wenn der pH-Wert (Maß für die Wasserstoffionenkonzentration) des Blutes im Normbereich liegt.

Bei den Stoffwechselvorgängen entstehen ständig Wasserstoffionen (H^+-Ionen). Um den pH-Wert konstant innerhalb der engen Grenzen von 7,36 – 7,44 halten zu können, verfügt der Organismus über eine Reihe von Regulationsmechanismen. Dazu gehören die *Puffersysteme, renale* und *respiratorische Regulationsvorgänge.* Damit ist die Lunge und deren Funktion wesentlich an der Konstanthaltung eines physiologischen Blut-pH-Wertes beteiligt.

1.3.1 Regulationsmechanismen zur Konstanthaltung des Blut-pH

Puffersysteme

Puffersysteme bestehen aus einer schwachen Säure, die H^+-Ionen freisetzen, und einer Base, die H^+-Ionen aufnehmen kann. Dadurch sind Puffersysteme in der Lage, pH-Schwankungen des Blutes innerhalb bestimmter Grenzen auszugleichen.

Zu den Puffersystemen, die pH-Schwankungen abfangen können, gehören:
• Das Bikarbonatpuffersystem
• Proteinpuffer (Plasmaproteine und Hämoglobin)
• Phospatpuffer.

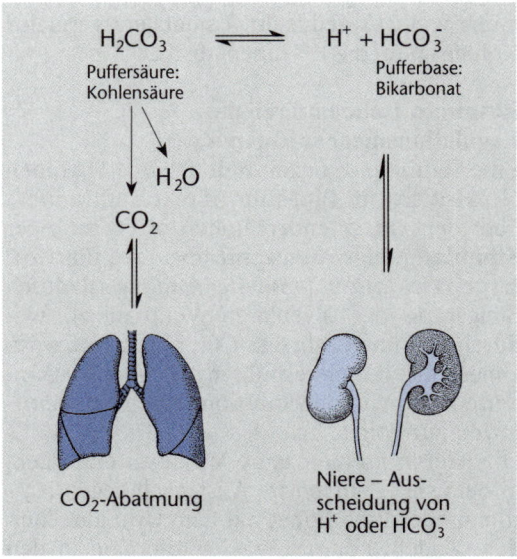

Abb. 1.7: Das Bikarbonatpuffersystem. [A400]

Störung	pH	p_aCO_2 (mmHg)	Bikarbonat (mmol/l)	BE (base excess) (mmol/l)
Normwerte	7,36 – 7,44	35 – 45	22 – 26	- 3 – + 3
Respiratorische Azidose	↓ oder ↔	↑	↔ oder ↑	positiv
Respiratorische Alkalose	↑ oder ↔	↓	↔ oder ↓	negativ
Metabolische Azidose	↓ oder ↔	↔ oder ↓	↓	negativ
Metabolische Alkalose	↑ oder ↔	↔ oder ↑	↑	positiv

Bei kompensierten Störungen ist der pH durch physiologische Gegenregulation (Puffersysteme, respiratorische und renale Kompensationsmechanismen) noch im Normbereich, pCO_2, Bikarbonat und BE sind jedoch verändert.

Faustregel: **M**etabolisch **M**iteinander → Bei metabolischen Störungen verändern sich pH, Bikarbonat und pCO_2 stets gleichsinnig.

Tab. 1.8: Normwerte und Störungen des Säure-Basen-Gleichgewichts. ↔ = normal, ↑ über die Norm erhöht, ↓ unter die Norm erniedrigt.

Proteinpuffer und Phosphatpuffer werden zusammenfassend als *Nicht-Bikarbonat-Puffer* (kurz *NBP*) bezeichnet.

Das wichtigste Puffersystem ist das **Bikarbonatpuffersystem,** das etwa zwei Drittel der gesamten Pufferkapazität des Blutes ausmacht. Überschüssige H^+-Ionen werden von der Pufferbase HCO_3^- (Bikarbonat) abgefangen. Zusammen bilden sie die Puffersäure H_2CO_3 (Kohlensäure). Diese wiederum zerfällt in H_2O und CO_2. Letzteres wird über die Lunge abgeatmet. Bei einem Mangel an H^+-Ionen wird die Abatmung von CO_2 reduziert. Es entsteht vermehrt Kohlensäure, die H^+-Ionen abgibt.

Respiratorische und renale Regulationsmechanismen

Eine erhöhte Konzentration von H^+-Ionen (↓ pH-Wert) im Blut führt direkt und indirekt über den entstehenden hohen pCO_2 zu einer **Stimulation des Atemzentrums.** Dies führt zur *Hyperventilation* (vertiefte Atmung, dadurch Steigerung der alveolären Ventilation), wodurch das überschüssige CO_2 abgeatmet wird. Umgekehrt hat ein erhöhter pH-Wert (verminderte H^+-Ionenkonzentration) eine *Hypoventilation* zur Folge.

Die **Nieren** können saure Valenzen entfernen, in dem sie H^+-Ionen im Austausch gegen Na^+-Ionen oder Bikarbonat mit dem Urin ausscheiden. Zudem können Wasserstoffionen in den Nieren an Ammoniak (NH_3, aus dem Amino-

säurestoffwechsel) gebunden werden. Das so entstehende Ammonium (NH_4) wird ebenfalls mit dem Urin ausgeschieden. Schließlich können die Nieren Wasserstoffionen auch an Phosphat binden und damit ausscheiden.

 Die Atmung reagiert innerhalb weniger Minuten auf Veränderungen des pH-Wertes. Die Nieren dagegen reagieren langsamer und langanhaltender. Die renalen Regulationsvorgänge stellen sich erst nach Stunden bis Tagen in vollem Umfang auf die Veränderungen des pH-Wertes ein.

1.3.2 Störungen des Säure-Basen-Gleichgewichts

Sind die Regulationsmechanismen des Organismus überfordert, kann der pH-Wert des Blutes nicht mehr konstant gehalten werden. Ist der pH-Wert erniedrigt (↑ Konzentration von H^+-Ionen), liegt eine **Azidose** vor; ist der pH-Wert erhöht (↓ Konzentration von H^+-Ionen), handelt es sich um eine **Alkalose.** In beiden Fällen können respiratorische oder metabolische Störungen ursächlich sein. In manchen Fällen liegt eine kombinierte Störung zu Grunde.

Respiratorisch bedingte Störungen des Säure-Basen-Gleichgewichts zeigen sich primär in einem veränderten $paCO_2$, **metabolisch** bedingte Störungen des Säure-Basen-Gleichgewichts in einer **veränderten** Bikarbonatkonzentration.

Azidose

Azidose: Störung im Säure-Basen-Haushalt mit Abfall des pH-Wertes im Blut unter 7,36. Nach dem zeitlichen Verlauf unterschieden in *akute* und *chronische,* nach der Ursache unterschieden in *respiratorische* und *metabolische Azidosen.* Durch physiologische Gegenregulation kann die Störung kompensiert und der pH-Wert normalisiert werden (voll kompensierte Azidose).

Respiratorische Azidose

Eine **respiratorische Azidose** entsteht, wenn CO_2 nicht ausreichend abgeatmet werden kann, etwa auf Grund einer Lungenfunktionsstörung (☞ 2.1) oder einer Atemdepression (z.B. bei Opiatüberhang). Der p_aCO_2 im Blut steigt an, dadurch erhöht sich die H^+-Ionenkonzentration und der pH-Wert fällt ab. **Kompensatorisch** reagiert zunächst der Bikarbonatpuffer, nach einigen Stunden beginnt außerdem die Niere damit, vermehrt H^+-Ionen auszuscheiden. Die renalen Regulationsmechanismen funktionieren allerdings erst nach etwa 3 – 4 Tagen in vollem Umfang. Daher können sie bei einer akuten respiratorischen Azidose kaum wirksam werden. Eine akute respiratorische Azidose kann deshalb rasch bedrohliche Ausmaße annehmen und akut dekompensieren, wenn die Kapazität der Puffersysteme erschöpft ist. Bei einer chronischen respiratorischen Azidose dagegen kann die renale Kompensation so vollständig sein, dass das vermehrt anfallende CO_2 durch Bikarbonatretention ausgeglichen wird, d.h. der pH-Wert liegt dann noch im Normbereich (*metabolisch kompensierte respiratorische Azidose* ☞ Tab. 1.8).

Klinisch sind bei den betroffenen Patienten wegen der i.d.R. zu Grunde liegenden Lungenfunktionsstörung die **Symptome** der respiratorischen Insuffizienz zu beobachten (☞ 2.4). Die **Therapie** besteht in der Behandlung der (meist pulmonalen) Grunderkrankung sowie – bei akuter respiratorischer Azidose oder akuter Dekompensation einer chronischen respiratorischen Azidose – der umgehenden Senkung des p_aCO_2 durch Verbesserung der alveolären Ventilation, ggf. durch maschinelle Beatmung bzw. beim beatmeten Patienten durch Anpassen der Beatmungsparameter und/oder der Beatmungsform.

Metabolische Azidose

Eine **metabolische Azidose** liegt vor, wenn die Ursache für die erhöhte H^+-Ionenkonzentration im Stoffwechsel liegt. Häufige Ursachen für

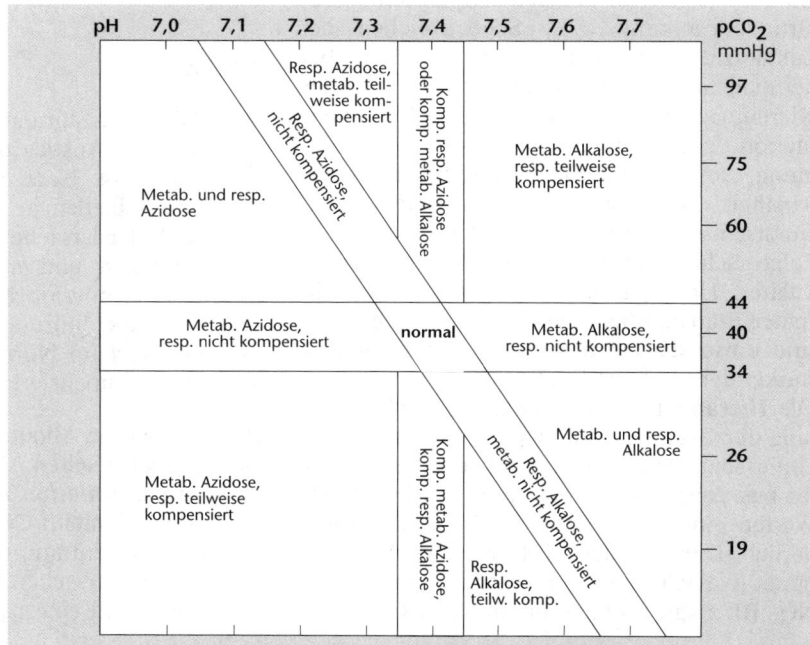

Abb. 1.9: Säure-Basen-Normogramm. Der pH-Wert und der pCO_2 lassen Rückschlüsse auf die Art der Störung sowie den Grad der Kompensation zu. [A300-190]

metabolische Azidosen beim Intensivpatienten sind:

- *Laktatazidose*. Laktat (Michsäure) entsteht, wenn Glucose *anaerob* abgebaut wird. Wichtigste Ursache dafür ist eine Gewebshypoxie, z.B. im Schock oder bei schwersten Lungenfunktionsstörungen
- Akutes oder chronisches *Nierenversagen* mit nachfolgender Verminderung der renalen H^+-Ionen-Ausscheidung
- *Ketoazidose*. Hierbei entstehen auf Grund einer gesteigerten Lipolyse (Verbrennung von Fett) die sauren Ketonkörper. Ursächlich ist häufig ein Insulinmangel (diabetische Ketoazidose)
- *Intoxikationen, z.*B. mit Salizylaten, Methanol oder Ethylenglykol
- Starker *Bikarbonatverlust*, etwa bei massiver Diarrhoe oder über ein Ileostoma.

Die Anhäufung saurer Valenzen im Blut bewirkt eine Steigerung des Atemantriebs. So wird vermehrt CO_2 (und damit H^+-Ionen) abgeatmet. Später setzen dann auch die renalen Kompensationsmechanismen ein, und die Niere scheidet vermehrt H^+-Ionen aus. Gelingt es, durch diese Mechanismen die Störung auszugleichen und den pH-Wert wieder zu normalisieren, liegt eine *(respiratorisch) kompensierte metabolische Azidose* vor.

Klinisch zeigen sich neben den **Symptomen** der Grunderkrankung (z.B. Schockzeichen bei Laktatazidose, Zeichen der Hyperglykämie bei der diabetischen Ketoazidose oder Zeichen der Niereninsuffizienz) meist auch eine Hyperventilation zur CO_2-Abatmung (Kussmaul-Atmung) sowie zerebrale Auswirkungen (Verwirrtheit, Muskelschwäche, zunehmende Bewusstseinseintrübung) und kardiovaskuläre Folgeerscheinungen (Tachykardie und ventrikuläre Herzrhythmusstörungen, RR-Abfall, später Bradykardie). Die klinischen Symptome sind umso stärker ausgeprägt, je rascher und stärker der pH-Wert abfällt.

Die **Therapie** besteht vorrangig in der Behandlung der Grunderkrankung. Ist diese rasch beeinflussbar, gleicht sich die Azidose meist spontan aus. Ansonsten ist bei extrem niedrigen pH-Werten eine medikamentöse Pufferung erforderlich. Diese erfolgt i.d.R. mit Natriumbikarbonat ($NaHCO_3^-$) nach folgendem Schema:

Neg. BE x kgKG x 0,3 = mmol $NaHCO_3^-$

Von der so errechneten Menge wird zunächst die Hälfte verabreicht (um eine Überkorrektur zu vermeiden, die entstehen kann, wenn medikamentös gepuffert wird und gleichzeitig die körpereigenen Regulationsmechanismen „anlaufen"). Dann erfolgt eine Blutgasanalyse. Von den Ergebnissen der BGA hängt es ab, ob nochmals Pufferlösung gegeben werden muss.

 Wegen der hohen Osmolarität soll 8,4%ige Natriumbikarbonatlösung über einen zentral-venösen Katheter verabreicht werden.

In seltenen Fällen (insbesondere bei Hypernatriämie) wird statt Natriumbikarbonat natriumfreier THAM-Puffer (Trometamol, Tris-Puffer) verwendet.

 Achtung: Eine zu rasche und/oder übermäßige Pufferung der Azidose kann zu Herzrhythmusstörungen durch Hypokaliämie führen (K^+-Ionen, die zuvor im Austausch mit H^+-Ionen vom Intra- in den Extrazellulärraum gewandert sind, wandern zurück in den Intrazellulärraum. Dadurch sinkt der Kaliumspiegel im Blut). Bei Überkorrektur der Azidose wird darüber hinaus Kalium zusammen mit dem überschüssigen Bikarbonat über die Niere ausgeschieden.

Alkalose

 Alkalose: Störung im Säure-Basen-Haushalt mit Anstieg des pH-Wertes im Blut über 7,44. Nach dem zeitlichen Verlauf unterschieden in *akute* und *chronische*, nach der Ursache unterschieden in *respiratorische* und *metabolische Alkalosen*. Durch physiologische Gegenregulation kann die Störung kompensiert und der pH-Wert im Normbereich gehalten werden (kompensierte Alkalose).

Respiratorische Alkalose

Der **respiratorischen Alkalose** liegt eine *alveoläre Hyperventilation* zu Grunde. Dabei atmet der Patient vermehrt CO_2 ab, dadurch sinkt die H^+-Ionenkonzentration und der pH-Wert steigt an. Mögliche Ursachen für die alveoläre Hyperventilation sind eine psychisch oder hirnorganisch bedingte Atemstimulation (z.B. bei extremer Angst, Schädel-Hirn-Trauma, Tumoren oder Entzündungen des ZNS) sowie eine akute Hypoxie („Bedarfshyperventilation", z.B. bei einer Lungenembolie). Die alveoläre Hyperventilation kann auch therapeutisch gewollt sein, etwa bei einer kontrollierten Hyperventilation zur Senkung des Hirndrucks (Ultima ratio bei akuter Einklemmungsgefahr bis zur Not-OP) oder durch eine Fehleinstellung des Respirators bedingt sein (zu hohes Atemzugvolumen, ☞ 1.2.1).

Klinisch stehen die **Symptome** der auslösenden Grunderkrankung im Vordergrund. Beim nicht beatmeten Patienten mit psychogen bedingter Hyperventilation ist eventuell eine *Hyperventilationstetanie* mit typischer Pfötchenstellung der Hände zu beobachten. Diese entsteht durch die Abnahme der Kalziumionen im Blut (relativer Mangel an Ca^{++} durch Fehlverteilung in Folge der pH-Wert Verschiebung).

Die **Therapie** besteht in der Behandlung der zu Grunde liegenden Erkrankung. Ggf. ist eine Sedierung zur Dämpfung des gesteigerten Atemantriebs erforderlich.

Metabolisch Alkalose

Metabolische Alkalosen entstehen meist durch *Säureverlust* aus dem Gastrointestinaltrakt (z.B. Verlust von saurem Magensaft durch massives Erbrechen oder über eine Magensonde),

im Gefolge einer Diuretikatherapie oder eines schweren Kaliummangels. Auch eine *übermäßige Zufuhr von Bikarbonat* (☞ 1.3.1) kann eine metabolische Alkalose verursachen. Metabolische Alkalosen werden vom Körper zunächst respiratorisch kompensiert: Der Patient atmet weniger CO_2 ab (kompensatorische Hpyoventilation), dadurch steigen der p_aCO_2 und die H^+-Ionenkonzentration, der pH-Wert sinkt. Klinisch stehen neben den **Symptomen** der Grunderkrankung meist auch Symptome der begleitenden Hypokaliämie im Vordergrund (mit dem Verlust von saurem Magensaft geht auch ein hoher Kaliumverlust einher; des weiteren ist eine Hypokaliämie wichtige Nebenwirkung einer Diuretikabehandlung).

 Die meist zusammen mit der metabolischen Alkalose auftretende Hypokaliämie kann Herzrhythmusstörungen hervorrufen, die insbesondere bei kardialen Vorerkrankungen rasch lebensbedrohlich werden können.

Die **Therapie** besteht in der Substitution von Kalium und Chlorid (der Säureverlust geht meist mit einem Chloridverlust einher). Ggf. müssen Diuretika reduziert, umgesetzt (auf kaliumsparende Präparate) oder abgesetzt werden. Selten ist eine Pufferung mit Salzsäure, Arginin- oder Lysinhydrochlorid erforderlich.

2 Respiratorische Insuffizienz

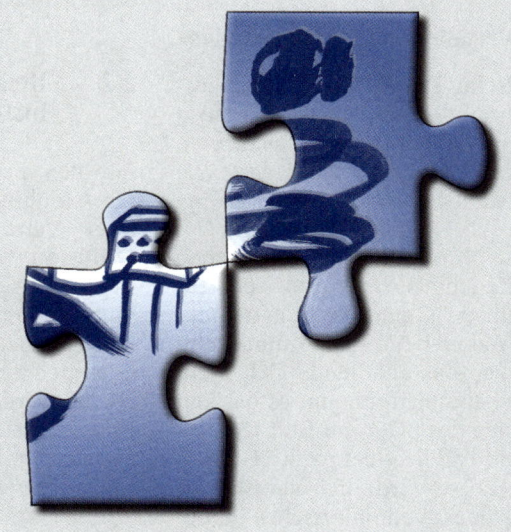

2.1 Definition und Einteilung

Respiratorische Insuffizienz *(Ateminsuffizienz):* Störung der Atmung mit Unfähigkeit des Atmungssystems, die arteriellen Blutgase im Normbereich zu halten. Nach dem zeitlichen Verlauf unterschieden in **akute** und **chronische respiratorische Insuffizienz,** nach dem Ausmaß der Störung unterschieden in **Partial-** und **Globalinsuffizienz.**

Respiratorische Partial- und Globalinsuffizienz

Eine **respiratorische Partialinsuffizienz** liegt vor, wenn der arterielle pO_2 unter 70 mmHg (bei Raumluftatmung) abfällt *(Hypoxämie).* Der pCO_2 ist dabei normal *(Normokapnie)* oder – bei Patienten die kompensatorisch hyperventilieren (☞ 1.3.1) – leicht erniedrigt *(Hypokapnie).* Diese Form der respiratorischen Insuffizienz wird auch als **oxygenatorische Insuffizienz** bezeichnet. Nimmt die Lungenfunktionsstörung im weiteren Verlauf zu und kann der Betroffene auch das anfallende CO_2 nicht mehr ausreichend abatmen, kommt es darüber hinaus zum Anstieg des pCO_2 im Blut *(Hyperkapnie);* in diesem Fall liegt dann eine **Globalinsuffizienz** vor. Diese wird auch **ventilatorische Insuffizienz** oder „ventilatorisches Pumpversagen" genannt.

Die Unterscheidung in respiratorische Partial- und Globalinsuffizienz erfolgt anhand der Blutgasanalyse (☞ 2.4.2). Die Differenzierung ist entscheidend für die Behandlung der respiratorischen Insuffizienz.

Partialinsuffizienz: *Hypoxämie* und *Normo-* oder *Hypokapinie:* $pO_2 < 70$ mmHg (bei Raumluft), pCO_2 normal oder etwas erniedrigt.
Globalinsuffizienz: *Hypoxämie* und *Hyperkapnie:* $pO_2 < 70$ mmHg (bei Raumluft), $pCO_2 > 45$ mmHg.

Die **akute respiratorische Insuffizienz** entwickelt sich rasch, eventuell innerhalb weniger Minuten, z.B. bei einem Schädel-Hirn- oder einem Thoraxtrauma. Die **chronische respiratorische Insuffizienz** dagegen entwickelt sich langsam über einen längeren Zeitraum hinweg. Ihr liegen meist chronische Erkrankungen der Atmungsorgane zu Grunde, z.B. ein Lungenemphysem, d.h. die chronische respiratorische Insuffizienz ist meist das Endstadium einer chronischen Lungenerkrankung.

Die respiratorische Insuffizienz – insbesondere die akute respiratorische Insuffizienz (kurz ARI) und die akute Dekompensation einer chronischen Lungenerkrankung – ist ein zentrales Problem in der Intensivmedizin und eine der wichtigsten Ursachen dafür, dass ein Patient intensivmedizinisch behandelt und maschinell beatmet werden muss.

2.2 Ursachen einer respiratorischen Insuffizienz

Für den pulmonalen Gasaustausch sind die Funktion und das Zusammenspiel der drei Faktoren **Ventilation** (Belüftung der Alveolen), **Diffusion** (Gasaustausch zwischen Alveole und Lungenkapillare) und **Perfusion** (Lungendurchblutung) entscheidend. Erkrankungen können dazu führen, dass ein einzelner Faktor oder mehrere gleichzeitig gestört sind. Entsprechend werden Ventilations-, Diffusions- und Perfusionsstörungen sowie Störungen des Ventilations-Perfusionsverhältnis (Verteilungsstörungen) unterschieden.

2.2.1 Ventilationsstörungen

Bei **Ventilationsstörungen** ist die Lunge nicht ausreichend belüftet. Es kommt zur **alveolären Hypoventilation** (alveoläre Ventilation ☞ 1.2.1). Die Ursachen für eine alveoläre Hypoventilation sind vielfältig und können eingeteilt werden in Störungen bei gesundem Lungenparenchym (Beeinträchtigung des Atemantriebs oder der Atemmuskulatur) und Störungen in Folge einer obstruktiven oder restriktiven Lungenerkrankung.

Zentrale Atemdepression und peripher-neuromuskuläre Störungen

Häufige **Ursachen** für eine **zentrale Atemdepression** sind:
- *Erhöhter Hirndruck,* z.B. infolge eines Schädel-Hirn-Traumas, eines Hirnödems oder eines Hirntumors
- *Entzündliche Erkrankungen des Gehirns,* z.B. ein Hirnabszess oder eine Enzephalitis

- *Hirninfarkt*
- *Medikamentenwirkungen* (auch Intoxikationen), z.B. von Sedativa und Opioiden
- *Schlafapnoesyndrom*
- *Eklampsie.*

Bei den **peripher-neuromuskulären Störungen** kann der Atemimpuls nicht vom Atemzentrum zur Atemmuskulatur übertragen werden. Mögliche Ursachen dafür sind z.B.:

- *Hohe Querschnittslähmung* (ab C4 aufwärts; hier entspringt der Plexus cervicalis, dessen wichtigster Nerv – der N. phrenicus – das Zwerchfell innerviert)
- *Entzündliche Veränderungen peripherer Nerven*, z.B. bei Polyneuritis (Entzündung und Degeneration peripherer Nerven), Polyradikulitis (Polyneuritis mit Entzündung der Spinalnervenwurzeln), Poliomyelitis (epidemische spinale Kinderlähmung) oder Guillain-Barré-Syndrom (ursächlich ungeklärte Entzündung der peripheren Nerven und Spinalganglien mit Sensibilitätsstörungen, rasch aufsteigenden Lähmungen und vegetativen Störungen)
- *Toxinwirkung*, z.B. Botulismus oder Tetanus
- *Myasthenia gravis* (Autoimmunerkrankung mit Bildung von Autoantikörpern, welche die Azetylcholinrezeptoren der motorischen Endplatte blockieren)
- *Muskelrelaxanzien.*

Obstruktive und restriktive Ventilationsstörungen

Bei **obstruktiven Ventilationsstörungen** ist der endobronchiale Strömungswiderstand (Resistance ☞ 1.2.1) erhöht, z.B. in Folge eines Asthma bronchiale oder einer chronischen Bronchitis. Dadurch kommt es zu einer ungleichmäßigen Belüftung der Alveolen, d.h. manche Lungenabschnitte werden besser, manche schlechter belüftet, und zu einer zunehmenden Lungenüberblähung.

Bei **restriktiven Ventilationsstörungen** ist die Dehnbarkeit von Lunge und Thorax (Compliance ☞ 1.2.1) vermindert. Mögliche Ursachen sind z.B. ein Pleuraerguss, eine Lungenfibrose, ausgedehnte Pleuraschwarten, ein Pneumo- oder Hämatothorax (☞ 2.3.4) oder ein ARDS (☞ 2.3.6).

Bei **Atelektasen** sind einzelne Lungenbereiche nicht belüftet (☞ Verteilungsstörungen 2.2.4).

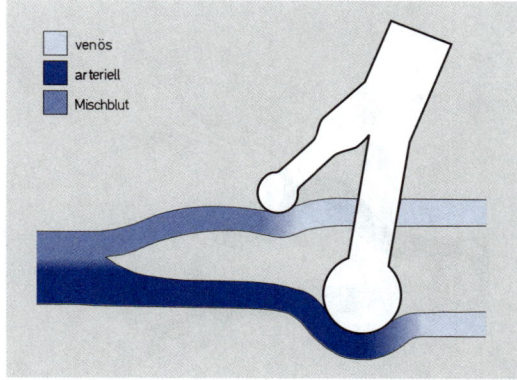

Abb. 2.1: Ventilationsstörung bei Atemwegsobstruktion (schematische Darstellung). Das Blut, das am minderbelüfteten Alveolarabschnitt vorbei fließt, kann sich nur unzureichend mit Sauerstoff sättigen.

2.2.2 Diffusionsstörungen

Bei einer **Diffusionsstörung** ist die *Diffusionskapazität* der Lunge (Maß für die Diffusion von O_2 und CO_2 durch die alveolokapilläre Membran) vermindert. In aller Regel ist nur die Diffusion von Sauerstoff gestört, da Kohlendioxid sehr viel leichter (ca. 20 mal besser) durch die alveolokapilläre Membran diffundieren kann. Ursache ist in den meisten Fällen eine Verlängerung der Diffusionsstrecke (☞ unten), seltener eine Verminderung der gesamten Gasaustauschfläche mit Verkürzung der Kontaktzeit.

Verlängerung der Diffusionsstrecke

Eine **Verlängerung der Diffusionsstrecke** *(alveolokapillärer Block)* liegt vor, wenn die normalerweise sehr dünne alveolokapilläre Membran (☞ 1.1.2) verdickt ist. Trotz hoher Partialdruckdifferenz kann dann nicht ausreichend Sauerstoff in die Kapillare diffundieren. Häufigste Ursache hierfür ist ein Lungenödem, etwa infolge einer Linksherzinsuffizienz. Seltener ist eine interstitielle Pneumonie oder eine Lungenfibrose (bindegewebiger Umbau des Lungenparenchyms) ursächlich.

Eine wichtige Ursache für eine Verlängerung der Diffusionsstrecke ist das **ARDS** (☞ 2.3.6).

Verkürzung der Kontaktzeit

Erkrankungen, die mit einer **Verminderung der gesamten Gasaustauschfläche** einherge-

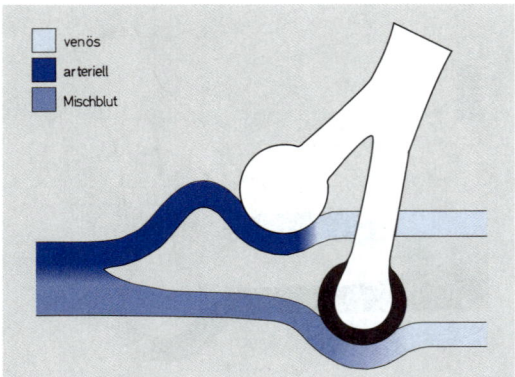

Abb. 2.2: Diffusionsstörung bei alveolokapillärem Block (Verdickung der alveolokapillären Membran). Je dicker die alveolokapilläre Membran, desto schlechter können O_2 und CO_2 hindurch diffundieren.

hen, z.B. ein Lungenemphysem oder eine Lungenfibrose, können dazu führen, dass das Kapillarstrombett der Lunge abnimmt. Daraus resultiert dann eine beschleunigte Strömungsgeschwindigkeit des Blutes im Lungenkreislauf, d.h. die *Kontaktzeit* des einzelnen Erythrozyten an der alveolokapillären Membran ist verkürzt. Die Sauerstoffsättigung des Blutes nimmt daher ab.

2.2.3 Perfusionsstörungen

Bei einer **Perfusionsstörung** ist die Lungendurchblutung vermindert mit der Folge, dass die Alveolen zwar belüftet, aber nur schlecht oder gar nicht durchblutet sind, also kaum oder gar

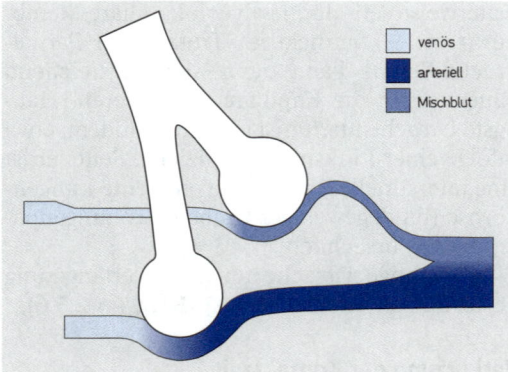

Abb. 2.3: Alveoläre Totraumventilation (schematische Darstellung). Der oben liegende Lungenabschnitt ist zwar belüftet, aber kaum durchblutet.

nicht am Gasaustausch teilnehmen. So entsteht die **alveoläre Totraumventilation** (Totraum ☞ auch 1.2.1), d.h. die Belüftung nicht perfundierter Lungenabschnitte. Mögliche Ursachen für Perfusionsstörungen sind eine Lungenembolie, Kompression von Lungenkapillaren durch sehr hohen Beatmungsdruck (☞ 8.2.3) oder ein Abfall des Herzzeitvolumens (etwa in Folge einer Rechtsherzinsuffizienz oder eines massiven Volumenmangels).

2.2.4 Störungen des Ventilations-Perfusionsverhältnis

Störungen des Ventilations-Perfusionsverhältnis *(Verteilungsstörungen)* liegen vor, wenn das physiologische Verhältnis von Lungenbelüftung und -durchblutung (☞ auch *.*) über- oder unterschritten wird. Im Extremfall ist das Ventilations-Perfusionsverhältnis 0 (bei Totalatelektase der gesamten Lunge) oder unendlich (bei völliger Unterbrechung der Lungendurchblutung).

Atelektasen

Atelektasen sind nicht belüftete Lungenabschnitte, in denen die Alveolen kollabiert sind, d.h. die Alveolarwände liegen aneinander. Atelektasen werden anhand ihres Entstehungsmechanismus, ihrer Lage in der Lunge und ihrer Ausdehnung unterschieden.
- Bei Erwachsenen werden **Obturations** (Verstopfungs-)atelektasen von **Kompressionsatelektasen** unterschieden. Obturationsatelektasen entstehen durch Verlegung der Atemwege mit Schleim, Blut oder Fremdkörpern und nachfolgender Resorption der Luft aus den betroffenen Alveolen. Bei Kompressionsatelektasen führt Druck von außen auf die Atemwege (etwa durch einen Erguss, große Emphysemblase, Zwerchfellhochstand oder Tumor) dazu, dass die abhängigen (d.h. hinter dem betroffenen Bronchialabschnitt liegenden) Alveolen nicht mehr belüftet werden
- Sind plattenförmige Lungenbezirke atelektatisch verändert, spricht man von **Plattenatelektasen.** Diese liegen meist in den basalen Lungensegmenten und verlaufen horizontal oder schräg. Bei **Segmentatelektasen** ist ein Segmentbronchus, bei **Lappenatelektasen** ein Lappenbronchus verschlossen. Extrem-

form ist die **Totalatelektase**, bei der ein Lungenflügel überhaupt nicht belüftet ist. Dies kann beispielsweise auch Folge einer einseitigen Intubation sein (☞ 4.2.8).

Mikroatelektasen sind kleinste Atelektasen, die häufig durch intra- und postoperative Hypoventilation entstehen, und die sich im Gegensatz zu den anderen Formen von Atelektasen im Röntgenbild lediglich durch einen Zwerchfellhochstand zeigen. Alle anderen radiologischen Zeichen einer Atelektase fehlen.

Pulmonaler Rechts-Links-Shunt

Werden einzelne Lungenbereiche nicht ausreichend belüftet, so kann sich das an diesen Bereichen vorbeifließende Kapillarblut kaum oder gar nicht mit Sauerstoff sättigen, d.h. es fließt „ungenutzt" an den Alveolen vorbei. So entsteht ein **pulmonaler Rechts-Links-Shunt** *(Shunt = Nebenschluss, Kurzschlussverbindung):* Blut fließt vom rechten zum linken Herzen, ohne am Gasaustausch teilzunehmen.

Das schlecht sauerstoffgesättigte Blut aus den minderbelüfteten Lungenabschnitten fließt nach Passage des Kapillarstrombetts mit dem gut sauerstoffgesättigten restlichen Blut in den Lungenvenen zusammen. Dadurch sinkt der Sauerstoffpartialdruck im Blut insgesamt ab.

Ein Maß für den pulmonalen Rechts-Links-Shunt ist die alveolo-arterielle Sauerstoffpartialdruck-Differenz (kurz $AaDO_2$ ☞ 1.2.2).

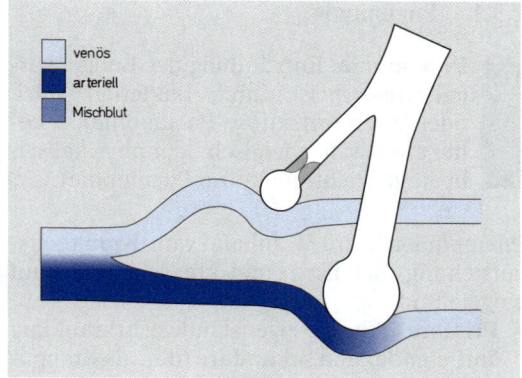

Abb. 2.5: Intrapulmonaler Recht-Links-Shunt (schematische Darstellung). Das Blut, das am nicht belüfteten Lungenabschnitt vorbeifließt, nimmt nicht am Gasaustausch teil. Dadurch verringert sich die Sauerstoffsättigung.

2.3 Respiratorische Insuffizienz: Häufige Erkrankungen von Lunge und Thorax

Zahlreiche Erkrankungen und Verletzungen von Lunge und/oder Brustkorb können zur respiratorischen Insuffizienz führen. Die auf der Intensivstation häufig anzutreffenden Erkrankungen und Verletzungen sind hier jeweils im Überblick dargestellt. Detaillierte Informationen zu den einzelnen Erkrankungen oder Verletzungen entnehmen Sie bitte der entsprechenden Fachliteratur.

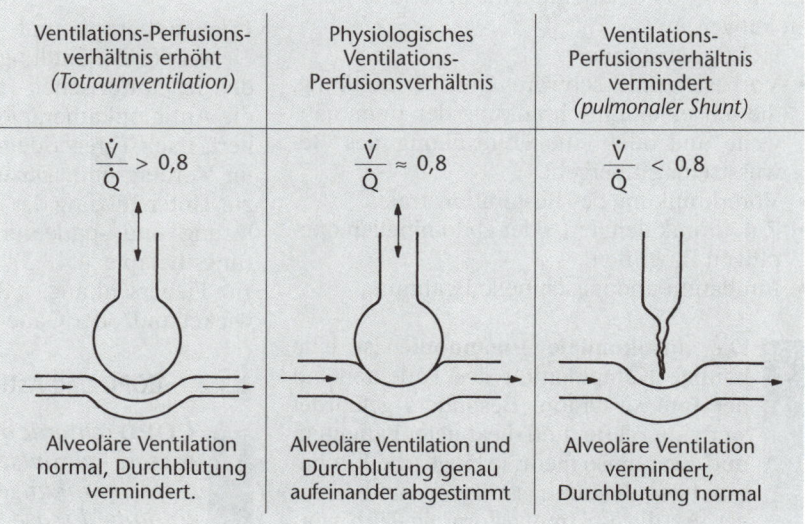

Abb. 2.4: Das physiologische Ventilations-Perfusionsverhältnis und Verteilungsstörungen (Störungen des Ventilations-Perfusionsverhältnis).

Ventilations-Perfusionsverhältnis erhöht *(Totraumventilation)*	Physiologisches Ventilations-Perfusionsverhältnis	Ventilations-Perfusionsverhältnis vermindert *(pulmonaler Shunt)*
$\frac{\dot{V}}{\dot{Q}} > 0{,}8$	$\frac{\dot{V}}{\dot{Q}} \approx 0{,}8$	$\frac{\dot{V}}{\dot{Q}} < 0{,}8$
Alveoläre Ventilation normal, Durchblutung vermindert.	Alveoläre Ventilation und Durchblutung genau aufeinander abgestimmt	Alveoläre Ventilation vermindert, Durchblutung normal

2.3.1   Pneumonie

Pneumonie: Entzündung des Lungenparenchyms, meist durch Bakterien, Pilze oder Viren (infektiöse Pneumonie), seltener allergisch, chemisch oder physikalisch bedingt (nicht-infektiöse Pneumonie).

Pneumonien werden anhand von Krankheitsentstehung, Befallstyp und klinischem Verlauf eingeteilt in:
- **Primäre** (d.h. als eigenständige Erkrankung auftretende) und **sekundäre** (d.h. als Komplikation einer anderen Erkrankung auftretende) **Pneumonien**
- **Bronchopneumonien** (Entzündung betrifft die Bronchiolen und das umliegende Gewebe), **Lobärpneumonien** (Entzündung betrifft einen Lungenlappen), **interstitielle Pneumonie** (häufigste Form, Entzündung betrifft vor allem das Lungeninterstitium) und **Pleuropneumonie** (Entzündung betrifft nicht nur die Lunge, sondern auch die Pleura)
- **Typische Pneumonie** mit akut einsetzenden Symptomen und **atypische Pneumonie** mit langsam einsetzenden und weniger stark ausgeprägten Symptomen
- **Ambulant** („zu Hause", ohne stationären Aufenthalt erworbene) und **nosokomiale** (im Krankenhaus erworbene) **Pneumonie.**

Prädisponierende Faktoren für eine nosokomiale Pneumonie in der Intensivmedizin
Besonders gefährdet für eine nosokomiale Pneumonie sind Patienten, die folgende Kriterien aufweisen:
- Hohes Lebensalter
- Vorbestehende schwere Grunderkrankung, die mit einer Einschränkung der Immunabwehr und/oder einer Eintrübung des Bewusstseins einhergeht
- Vorerkrankung des Respirationstrakts
- Z.n. thorakalen und/oder abdominellen operativen Eingriffen
- Intubation und maschinelle Beatmung.

Die **nosokomiale Pneumonie** ist eine häufige Komplikation des Patienten auf der Intensivstation. Besonders gefährdet sind intubierte und beatmete Patienten, und zwar umso mehr, je länger die Intubation bzw. Beatmung andauert und je invasiver die Beatmungsform gewählt werden muss. Man geht heute davon aus, dass wenige Tage nach der Intubation eine Kolonisation der Atemwege stattgefunden hat und etwa 15 – 25 % aller beatmeten Patienten während der Beatmungstherapie an einer Pneumonie erkranken *(Beatmungspneumonie*, auch *Respirator-* oder *Ventilatorassoziierte Pneumonie*, kurz *VAP)*.

Beatmungspneumonie, Ätiologie und Prävention ☞ 5.7.1

Symptome und Diagnostik
Die typische Pneumonie zeigt sich durch rasch einsetzendes hohes Fieber, Schüttelfrost, Husten (später mit eitrigem Trachealsekret, das evtl. durch Blutbeimengungen rötlich-braun gefärbt ist) und atemabhängige Schmerzen (bei begleitender Pleuritis). Bei der körperlichen Untersuchung sind Rasselgeräusche und Bronchialatmen auskultierbar, der Klopfschall über dem betroffenen Lungenabschnitt ist gedämpft. Bei der atypischen Pneumonie setzen die Symptome langsam ein, das Allgemeinbefinden des Patienten ist insgesamt weniger stark beeinträchtigt. Abhängig von Ausmaß und Schwere der Pneumonie treten die Zeichen der respiratorischen Insuffizienz hinzu (☞ 2.4).
Die **Diagnostik** umfasst Röntgen-Thorax (Verschattungen?), Blutgasanalyse (☞ 2.4.2), Blutbild (Leukozytose?), BSG und CRP sowie Erregernachweis (z.B. in Trachealsekret oder Pleurapunktat).

Intensivtherapie und -pflege
Neben der Behandlung der eventuell bestehenden respiratorischen Insuffizienz (☞ 2.5) steht die Antibiotikatherapie (meist zunächst kalkuliert, nach Erregeridentifizierung dann gezielt) im Vordergrund. Dazu kommen Maßnahmen zur Unterstützung der Atmung und zur Sekretlösung und -entleerung einschließlich Lagerungstherapie (☞ 8.3) sowie ggf. Maßnahmen zur Fiebersenkung, z.B. Waschungen, Wadenwickel und/oder Gabe von Antipyretika.

2.3.2   COPD und Asthma bronchiale

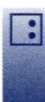

COPD *(chronic obstructiv pulmonary diseases, chronisch obstruktive Atemwegserkrankungen* oder *chronic obstructiv lung disease*, kurz **COLD**): Sammel-

begriff für chronisch-entzündliche Erkrankungen der Atemwege und der Lunge, die mit einer Atemwegsobstruktion einhergehen:
• Chronisch obstruktive Bronchitis
• Obstruktives Lungenemphysem.

Asthma bronchiale: Anfallsweise auftretende, mit Dyspnoe einhergehende reversible Atemwegsobstruktion. Schwerstform **Status asthmaticus:** Schwerer, über Stunden bis Tage anhaltender Asthmaanfall mit starker, im Verlauf weiter zunehmender Atemwegsobstruktion.

Manche Autoren zählen auch das Asthma bronchiale zu den chronisch obstruktiven Lungenerkrankungen. Zwar haben beide Erkrankungen viele Gemeinsamkeiten (v.a. die von entzündlichen Veränderungen begleitete Atemwegsobstruktion), es existieren jedoch auch zahlreiche Unterschiede:
• Eine COPD tritt meist erst in fortgeschrittenem Lebensalter auf, i.d.R. sind die Patienten mindestens 40 Jahre alt, während vom Asthma bronchiale oft schon Kinder betroffen sind
• COPD-Patienten sind überwiegend langjährige Raucher, Patienten mit Asthma bronchiale sind überwiegend Nichtraucher
• Beim Asthma bronchiale tritt die Atemwegsobstruktion intermittierend auf (Dyspnoe anfallsartig, auch nachts) und ist unterschiedlich stark ausgeprägt. Das Asthma bronchiale ist häufig allergisch bedingt, der Verlauf der Erkrankung ist variabel. Bei chronisch-obstruktiven Lungenerkrankungen persistiert die Atemwegsobstruktion (d.h. sie ist ständig vorhanden), die Belastungsdyspnoe tritt praktisch nur tagsüber auf und ist – abgesehen von infektbedingten Verschlimmerungen der Erkrankung – immer ungefähr gleich stark ausgeprägt. Allergien sind selten, insgesamt verläuft die Erkrankung progredient (fortschreitend).

 In der Intensivmedizin ist vor allem die akute Dekompensation einer COPD und der Status asthmaticus mit daraus folgender akuter respiratorischer Insuffizienz von Bedeutung.

Pathophysiologie
Bei der **COPD** führen meist exogene Noxen (überwiegend Nikotin) zu einer entzündlichen Einengung der Bronchiolen. Durch die andauernde Einengung der Atemwege kann ein *Lungenemphysem* entstehen: Die Lunge wird überbläht, es kommt zu einer Zerstörung der Alveolen, d.h. die Alveolaroberfläche und das Kapillarstrombett geht verloren, und es entstehen Hohlräume, die über relativ wenig Gasaustauschfläche verfügen. Die Zerstörung des Lungengewebes beim Lungenemphysem ist irreversibel (unumkehrbar). Im Endstadium der Erkrankung kommt es durch die Veränderungen zur respiratorischen Globalinsuffizienz (☞ 2.1) und zur *pulmonalen Hypertension* (mittlerer arterieller Druck in der Pulmonalarterie > 20 mmHg) mit Rechtsherzbelastung bis hin zum *Cor pulmonale.*
In sehr seltenen Fällen ist das Lungenemphysem durch einen angeborenen Mangel an Alpha-1-Antitrypsin (körpereigener Eiweißkörper) bedingt.
Beim **Asthmatiker** sind die Atemwege überempfindlich und reagieren sehr sensibel auf Umweltreize (bronchiale Hyperreagibilität). Allergene, Infekte, körperliche Anstrengung, psychische Faktoren oder bestimmte Medikamente, z.B. Azetylsalizylsäure, können eine Entzündung der Bronchialschleimhaut auslösen, die dann zur Atemwegsobstruktion führt: Der Atemwegswiderstand (Resistance ☞ 1.2.1) nimmt zu, dadurch steigen beim schweren Asthmaanfall die FRC und die TLC (☞ 1.2.1) an. Da die Atemwegsobstruktion i.d.R. nicht gleichmäßig über die Lunge verteilt ist, kommt es zu Störungen des Ventilations-Perfusionsverhältnis (☞ 1.2.4).

Symptome, Befund und Diagnostik
Die ersten Symptome einer **COPD** sind meist chronisch produktiver Husten und eine Belastungsdyspnoe, die bei Exazerbation (akuter Verschlechterung, hier meist infektbedingt) zunimmt. Auskultatorisch sind pfeifende und giemende Atemgeräusche zu hören, der Klopfschall ist hypersonor. Im weiteren Verlauf tritt dann auch eine Ruhedyspnoe auf, es zeigen sich die Zeichen einer respiratorischen Insuffizienz (☞ 2.2.1) häufig begleitet von Zeichen der Rechtsherzinsuffizienz (Ödeme, obere Einflussstauung). Häufig sind der Einsatz der Atemhilfsmuskulatur und der Lippenbremse zu beobachten. Im Endstadium verliert der Patient oft auch

an Gewicht, da selbst Essen eine Anstrengung bedeutet.

Typisches Symptom des **Asthma bronchiale** ist die anfallsartig auftretende Dyspnoe, wobei der Grad der Atemnot und die Häufigkeit der Asthmaanfälle variieren. Im Atemnotanfall sind pfeifende, giemende und brummende Atemgeräusche auskultierbar. Typischerweise sitzt der Patient während des Asthmaanfalls aufrecht mit vornübergebeugtem Oberkörper und hustet am Ende des Anfalls zähen, glasigen Schleim ab. Häufig setzt der Betroffene die Atemhilfsmuskeln ein. Abhängig von der Schwere des Asthmaanfalls zeigen sich die Zeichen der respiratorischen Insuffizienz (☞ 2.4).

Beim Status asthmaticus ist die Klinik i.d.R. eindeutig, insbesondere wenn ein Asthma bronchiale bekannt ist. Wichtig für die Ursachenklärung, die Schweregradeinschätzung und die Behandlungsplanung sind die folgenden **diagnostischen Maßnahmen:**

- *Röntgen-Thorax* (tiefstehendes Zwerchfell und Fassthorax bei Lungenemphysem, Zeichen einer Pneumonie?)
- *Blutgasanalyse* (☞ 2.4.2). Zeigt das Ausmaß der respiratorischen Insuffizienz
- *Laboruntersuchungen.* Blutbild (Polyglobulie als Zeichen einer chronischen Hypoxie? Leukozytose?), CRP, evtl. Sputumuntersuchungen
- *EKG* (Zeichen der Rechtsherzbelastung?)
- Insbesondere bei COPD: *Lungenfunktionsprüfung.* Richtungsweisend ist vor allem die exspiratorische Einsekundenkapazität (kurz FEV1 ☞ 1.2.1), die Rückschlüsse auf den Schweregrad der Obstruktion zulässt. Das Residualvolumen, die funktionelle Residualkapazität und die Totalkapazität sind erhöht (☞ 1.2.1). Wichtig ist es, nicht nur die ermittelten Werte und deren Abweichung von der Norm zu betrachten, sondern auch (bei mehreren Lungenfunktionsprüfungen im Verlauf der Erkrankung) deren Tendenz. Ggf. *Bodyplethysmographie* zur Ermittlung weiterer Lungenfunktionswerte, z.B. Atemwegswiderstand, Residualvolumen oder Diffusionskapazität.

Bei V.a. allergisch bedingtes Asthma kann dann im anfallsfreien Intervall eine Allergieaustestung erfolgen.

Intensivtherapie und -pflege
Therapie der respiratorischen Insuffizienz
☞ *2.5*
Die Intensivtherapie und -pflege umfasst:
- Sauerstoffgabe (☞ 5.2.3), dabei insbesondere bei COPD-Patienten auf zunehmende Eintrübung achten
- Gabe von Bronchospasmolytika (führen zur Erschlaffung der Bronchialmuskulatur) und Glukokortikoide (wirken entzündungshemmend) sowie ggf. Sekretolytika
- Ggf. Antibiotikabehandlung
- Unterstützung der Sekretolyse durch ausreichende Flüssigkeitszufuhr (Vorsicht bei Herzinsuffizienz bzw. begleitendem Cor pulmonale), Atemgymnastik und Lagerungsdrainagen soweit möglich (Arztrücksprache)
- Ggf. Sedierung bei Panikattacken oder extremer Unruhe
- Ggf. Intubation (☞ 4.2) und maschinelle Beatmung (Indikationen ☞ 5.1.1).

2.3.3 Thoraxtrauma

Thoraxtrauma: Unfallbedingte Verletzung thorakaler Strukturen (Brustwand, Tracheo-Bronchialsystem, Lungenparenchym, Pleura, Zwerchfell, Herz, thorakale Gefäße und Ösophagus).

Bei etwa 10 % aller Unfallverletzten findet sich ein Thoraxtrauma, polytraumatisierte Patienten haben zu über 50 % auch ein Thoraxtrauma. In ca. 90 % der Fälle handelt es sich um ein geschlossenes Thoraxtrauma, nur bei ca. 10 % liegen offene Thoraxverletzungen vor (Zahlen bezogen auf Deutschland). Ursache ist meist eine stumpfe Gewalteinwirkung, z.B. Anprall an Gurt oder Lenkrad, Sturz aus großer Höhe, Tritt oder Schlag vor den Brustkorb. Selten sind spitze, penetrierende Gewalteinwirkungen ursächlich, z.B. Messerstiche, Schuss- oder Pfählungsverletzung.

Häufige Thoraxverletzungen, die intensivmedizinisch behandelt werden müssen, sind der Pneumo- und Hämatothorax, die Rippenserienfraktur mit instabilem Thorax und die Lungenkontusion. Relativ selten sind Bronchus- und Trachealrupturen (meist mit Blutungen in das Tracheo-Bronchialsystem), Gefäßverletzungen

(z.B. Aortenruptur), Zwerchfellrisse sowie Verletzungen des Herzens (z.B. Herzkontusion).
Pneumothorax und Hämatothorax ☞ *2.3.4*

Symptome, Befund und Diagnostik bei V.a. Thoraxtrauma

Der Unfallhergang, Prellmarken und sichtbare Verletzungen sowie nicht-seitengleiche oder paradoxe Atembewegungen weisen auf ein Thoraxtrauma hin. Abhängig vom Verletzungsausmaß hat der Patient mehr oder weniger starke Schmerzen und meist auch eine unterschiedlich stark ausgeprägte Schonatmung. Der Patient mit schwerem Thoraxtrauma leidet unter Atemnot und zeigt – abhängig vom Ausmaß des Thoraxtraumas und evtl. vorbestehender kardiopulmonaler Erkrankungen – die Zeichen einer respiratorischen Insuffizienz (☞ 2.4). Mittels Palpation, Perkussion und Auskultation prüft der Arzt Brustkorb und Lunge auf pathologische Veränderungen hin.

Die Diagnostik bei V.a. Thoraxtrauma umfasst:

• Röntgen-Thorax
• CT oder MRT des Thorax
• EKG
• Echokardiographie
• Angiographie bei V.a. Verletzungen thorakaler Gefäße
• Bronchoskopie bei V.a. Verletzungen des Tracheo-Bronchialsystems.

Eine gründliche körperliche Untersuchung sowie ggf. weiterführende diagnostische Maßnahmen dienen dem Ausschluss bzw. der Diagnostik weiterer Verletzungen.

Rippenserienfraktur mit instabilem Thorax

Bei der Rippenserienfraktur sind mindestens drei nebeneinander liegende Rippen gebrochen. Ist dabei jeweils ein Stück der Rippe herausgebrochen (Doppelfraktur der Rippe), kann ein **instabiler Thorax** entstehen mit **paradoxer Atmung:** Der „lose" Brustwandbereich über den Frakturen bewegt sich bei der Inspiration nach innen, bei der Exspiration nach außen (Dreschflegelbewegung, daher auch die Bezeichnung *Dreschflegel-Thorax* oder *flail-chest*). Dadurch pendelt Luft innerhalb des von der Verletzung betroffenen Lungenflügels (Pendelluft). Die Therapie ist meist konservativ mit Analgesie (häufig thorakaler Periduralkatheter), Physiotherapie und engmaschiger Kontrolle der Blutgase. Bei massiven Störungen des Gasaustau-

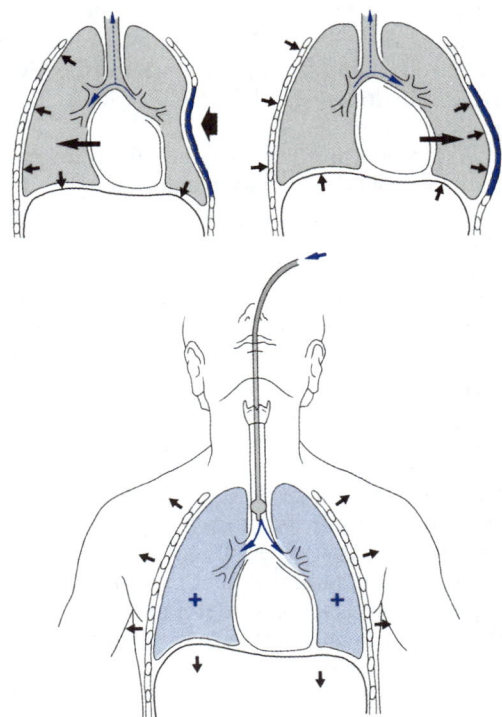

Abb. 2.6: Paradoxe Atmung bei instabilem Thorax. Oben links: Während der Inspiration bewegt sich das instabile Thoraxsegment nach innen, während der Exspiration nach außen (oben rechts). Unten: Die maschinelle Beatmung mit PEEP bewirkt eine Stabilisierung („innere Schienung") der verletzten Thoraxwand. [S103]

sches muss der Patient intubiert und mit PEEP (☞ 5.2.4) beatmet werden (dadurch „innere Schienung" der Fraktur). Nur selten ist eine operative Stabilisierung der Frakturen mittels Plattenosteosynthese erforderlich.

 Ein instabiler Thorax entsteht i.d.R. nur durch sehr große Gewalteinwirkung. Daher liegen in vielen Fällen auch schwere intrathorakale Begleitverletzungen und evtl. auch intraabdominelle Verletzungen vor.

Lungenkontusion

Bei der **Lungenkontusion** (Lungenprellung) sind Teile des Lungenparenchyms durch die Thoraxkompression geschädigt. Es kommt zu Einblutungen in das Lungenparenchym, bei schweren Formen mit nachfolgendem interstitiellem und intraalveolären Ödem im geschädigten Lungenbereich und evtl. auch darüber hinaus. Dadurch entstehen Mikroatelektasen, wodurch der Rechts-Links-Shunt zunimmt (☞ *.*); die Compliance der Lunge und die FRC (☞ 1.2.1) nehmen durch die Flüssigkeitseinlagerungen ab.

Unterschieden werden die **einfache Lungenkontusion,** bei der das Röntgenbild des Thorax zwar Verschattungen zeigt, der Patient aber gar keine oder nur geringfügige Zeichen einer respiratorischen Insuffizienz zeigt und die Blutgasanalyse unauffällig ist, und die **schwere Lungenkontusion** (Lungenkontusion mit respiratorischer Insuffizienz), bei der die klinischen Zeichen der respiratorischen Insuffizienz ausgeprägt sind und die Blutgasanalyse entsprechend pathologisch verändert ist.

Das im Röntgenbild sichtbare Ausmaß der Lungenkontusion korreliert nicht immer mit der Schwere der Lungenfunktionsstörung. Häufig beeinträchtigen ausgedehnte Kontusionsherde in der Lunge den Gasaustausch nur gering bzw. ist umgekehrt der Gasaustausch massiv beeinträchtigt bei scheinbar nur geringen Kontusionsherden.

Die Therapie ist i.d.R. konservativ. Liegt ein begleitender Hämatopneumothorax vor, entspricht die Behandlung der in 2.3.4 beschriebenen Grundsätze. Bei leichter Lungenkontusion genügen evtl. Sauerstoffgabe und Analgesie. Bei schwerer Lungenkontusion ist i.d.R. rasch eine maschinelle Beatmung mit PEEP erforderlich, etwa bei gleichzeitiger Thoraxwandinstabilität, initial bestehender respiratorischer Globalinsuffizienz oder sich im Verlauf verschlechternder Lungenfunktion. Operative Eingriffe sind nur selten erforderlich, etwa bei massiven persistierenden Blutungen. Eine konsequente Lagerungstherapie dient der Atelektasen-Wiedereröffnung („Rekrutierung") sowie der Mobilisation und Reduktion des Bronchialsekrets und des interstitiellen Lungenödems. Bei den häufig polytraumatisierten Patienten ist eine konventionelle Lagerungstherapie im Intensivpflegebett oft kontraindiziert, z.B. wegen Schädel-Hirn- oder Wirbelsäulenverletzungen. In diesen Fällen ist dann meist eine kinetische Therapie in einem Spezialbett angezeigt (z.B. im Rotorest®-Bett ☞ 8.6.4).

2.3.4 Pneumothorax und Hämatothorax

Pneumothorax: Luftansammlung im Pleuraspalt mit partiellem oder komplettem Kollaps des betroffenen Lungenflügels.
Hämatothorax: Ansammlung von Blut im Pleuraspalt. Evtl. liegt gleichzeitig ein Pneumothorax vor **(Hämatopneumothorax).** Meist verletzungsbedingt als Folge eines stumpfen oder penetrierenden Thoraxtraumas.

Pathophysiologie
Aufgrund ihrer Eigenelastizität hat die Lunge das Bestreben sich zusammen zu ziehen. Da die Flüssigkeit im Pleuraspalt jedoch nicht dehnbar ist, haftet die Lunge an der Innenwand des Brustkorbs, d.h. sie dehnt sich während der Inspiration aus und wird während der Exspiration etwas kleiner (☞ auch 1.2). Dieses System wird durch einen Pneumo- oder Hämatothorax gestört: Der Unterdruck im Pleuraspalt wird aufgehoben und die Lunge kollabiert ganz oder teilweise.

Ätiologie und Einteilung
Dem **Pneumothorax** können ganz verschiedenartige Ursachen zu Grunde liegen:
*   Beim **idiopathischen Pneumothorax** entsteht durch bislang ungeklärte Ursachen ein Riss im Lungengewebe
*   Der **iatrogene Pneumothorax** entsteht im Rahmen einer diagnostischen oder therapeutischen Maßnahme (z.B. Legen eines ZVK)
*   Dem **symptomatischen Spontanpneumothorax** liegt eine Lungenerkrankung zu Grunde, z.B. eine COPD, eine Tuberkulose oder ein Bronchialkarzinom
*   Ein **traumatischer Pneumothorax** entsteht durch ein stumpfes Thoraxtrauma (z.B. mit Einriss der viszeralen Pleura, Rippenfrakturen mit Anspießung der Pleura durch Frakturfragmente oder Tracheobronchialverletzungen) oder penetrierende Verletzungen der Thoraxwand (z.B. Stich-, Schuss- oder Pfählungsverletzungen). Unterschieden werden:
    – **Offener Pneumothorax** mit offener Verbindung entweder zwischen Außenwelt und Pleuraspalt (offener äußerer Pneumothorax) oder zwischen Tracheobronchialsystem und Pleuraspalt (offener innerer Pneumothorax). Die Luft tritt jeweils während der Inspiration in den Pleuraspalt ein

und teilweise bei der Exspiration wieder aus. Der Lungenflügel der betroffenen Seite kollabiert völlig und es kommt zum *Mediastinalflattern* (auch *Mediastinalpendeln*), d.h. das Mediastinum wird mit jeder Inspiration zur gesunden Seite hin verlagert

- **Geschlossener Pneumothorax.** Dieser entsteht, wenn sich die Lufteintrittspforte bei einem offenen Pneumothorax verschließt
- **Spannungspneumothorax.** Dabei entsteht ein Ventilmechanismus an der Lufteintrittspforte (daher auch die Bezeichnung *Ventilpneumothorax*): Während der Inspiration öffnet sich das Leck in der Pleura und Luft tritt in den Pleuraspalt ein. Bei der Exspiration verschließt sich das Leck, d.h. die Luft kann nicht aus dem Pleuraraum entweichen. Mit der nächsten Inspiration tritt dann erneut Luft in die Pleurahöhle ein usw. Dadurch steigt der Druck in der Pleurahöhle kontinuierlich an, wodurch das Mediastinum (und damit auch das Herz und die großen Gefäße) zur gesunden Seite hin gedrängt wird. Es kommt zur Dyspnoe, Tachykardie und Hypotonie mit zunehmenden Schocksymptomen durch Kompression der großen Gefäße; der Patient ist in akuter Lebensgefahr.

 Kommt es unter maschineller Beatmung zum Spannungspneumothorax, wird bei jeder Inspiration Luft in die Pleurahöhle gepresst. Der Patient zeigt zunächst die Zeichen der Hypovolämie (Tachykardie, Hypotonie) und gerät rasch in einen Kreislaufschock. Die Atemzugvolumina nehmen ab und der Beatmungsdruck steigt massiv an; innerhalb kürzester Zeit kann der Patient kaum noch beatmet werden.

Ein **Hämatothorax** entsteht meist verletzungsbedingt, selten in Folge einer Pleuraerkrankung (z.B. Pleurakarzinose).

Symptome, Befund und Diagnostik
Typische **Symptome und Befunde** sind thorakale Schmerzen, Husten, Dyspnoe, Tachypnoe, verminderte Atembewegungen der betroffenen Thoraxseite und – insbesondere bei Spannungspneumothorax und beim massiven Hämatotho-

rax – Zeichen des Kreislaufschocks. Beim Spannungspneumothorax sind darüber hinaus evtl. eine Zyanose sowie eine Einflussstauung und ein überblähter Thorax mit aufgehobenen Atemexkursionen sichtbar. Die Atemgeräusche sind abgeschwächt oder aufgehoben, der Klopfschall ist hypersonor, evtl. sind asymetrische Atembewegungen und ein Hautemphysem sicht- bzw. tastbar. Nicht selten ist ein Pneumo- oder Hämatothorax auch asymptomatisch.
Die **Diagnostik** umfasst:
- Anamnese (Unfallhergang? Vorangegangene diagnostische oder therapeutische Maßnahmen, z.B. Pleurapunktion?)
- Körperliche Untersuchung (Klopfschall? Atemgeräusche? Thoraxexkursionen? Zeichen der Hypovolämie?)
- Röntgen-Thorax (im Stehen in Exspiration, bei V.a. Hämatothorax evtl. auch in Seitenlage), ggf. zusätzlich Sonographie des Thorax und/oder CT-Thorax
- Blutgasanalyse (Zeichen der respiratorischen Insuffizienz?).

Intensivtherapie und -pflege
Beim **Pneumothorax** ist i.d.R. die Anlage einer Thorax-Saugdrainage (Bülau-Drainage) indiziert. Darunter sollte sich die Lunge in 3 – 5 Tagen vollständig wieder ausdehnen. Zusätzlich erhält der Patienten bei Bedarf Analgetika und evtl. auch Antitussiva nach Arztanordnung. Lediglich bei kleinem iatrogenem Pneumothorax („Mantelpneumothorax") kann evtl. auf die Drainagebehandlung verzichtet werden, wenn der Patient *nicht* beatmet werden muss. Eine Operation mit Verschluss des Luftlecks oder Entfernung des luftlecktragenden Lungenareals ist angezeigt bei Rezidiv-Pneumothorax, persistierender Luftfistel und unvollständiger Ausdehnung der Lunge trotz Drainagenbehandlung.

Notfall! Erstmaßnahmen bei V.a. Spannungspneumothorax
Lebensrettende Sofortmaßnahme ist die umgehende Entlastungspunktion, die (aus Zeitgründen) meist ohne vorherige Röntgenaufnahme des Thorax erfolgen muss. Der Arzt punktiert die betroffene Lungenseite im 2. oder 3. ICR medioclavicular mit einer dicken Kanüle oder führt an derselben Stelle eine Inzision mit Skalpell und Schere durch. Beides bewirkt eine Überführung des Spannungs- in einen offenen

Pneumothorax: Der Druck in der Pleurahöhle lässt nach, dadurch wandert das Mediastinum zurück in seine Ausgangslage und die gesunde Lunge kann sich wieder entfalten. Zur endgültigen Versorgung erhält der Patient dann eine Thorax-Saugdrainage.

Auch ein **Hämatothorax** wird primär mit einer Thorax-Saugdrainage behandelt. Zudem wird der Volumenverlust durch Infusionstherapie ausgeglichen, ggf. ist eine Schockbehandlung notwendig. Bei massivem Hämatothorax oder anhaltend hohen Blutverlusten (Blutverlust initial > 1500 ml oder > 200 ml/h) ist eine Operation (meist über Thorakotomie) erforderlich. Insgesamt können etwa 80 % der Thoraxverletzungen konservativ behandelt werden.

2.3.5 Lungenembolie

 Lungenembolie: Verlegung der arteriellen Lungenstrombahn durch Einschwemmung eines Thrombus, selten von Fett, Luft, Fruchtwasser oder Gewebeteilen. Meist sind die Lungenunterlappen betroffen (rechts häufiger als links). Bei etwa 10 % kommt es innerhalb von 1 – 2 Tagen zum **Lungeninfarkt** (Untergang von Lungenparenchym).

Häufig liegt der Lungenembolie eine (evtl. noch nicht erkannte) Phlebothrombose der Bein- und Beckenvenen zu Grunde. Dabei löst sich ein Thrombus aus dem erkrankten Blutgefäß und wird mit dem Blutstrom in die Lungenstrombahn eingeschwemmt. Selten stammen die Thromben aus dem rechten Herzen oder dem Einstrombereich der oberen Hohlvene.
Ursachen für die sehr seltene **Fettembolie** sind zumeist Knochentraumen (durch Frakturen oder operative Eingriffe), seltener sind eine kardiopulmonale Reanimation oder ausgedehnte Weichteilverletzungen ursächlich für die Fettembolie.

Pathophysiologie
Durch die Verlegung der Lungenstrombahn werden die betroffenen Lungenabschnitte ventiliert (belüftet), aber nicht perfundiert (durchblutet): Es kommt zur Totraumventilation (☞ 2.2.3). Diese ist die wesentliche Ursache für die Dyspnoe.

Weiter kommt es durch die Verlegung der Lungenstrombahn zu einer akuten Widerstandserhöhung im Lungenkreislauf. Lungengesunde können eine pulmonalarterielle Obstruktion von bis zu 50 % i.d.R. tolerieren, d.h. es tritt keine wesentliche Erhöhung des pulmonalarteriellen Druckes auf. Ansonsten muss bei Lungengefäßobstruktionen > 50 % mit pulmonaler Hypertonie und akutem *Cor pulmonale* (Dilatation und Insuffizienz des rechten Ventrikels auf Grund einer akuten Drucksteigerung im Lungenkreislauf) gerechnet werden. Bei vorbestehenden kardiopulmonalen Erkrankungen können schon kleinere Embolien massive Steigerungen des Druckes in der Pulmonalarterie (PAP) verursachen.

Symptome und Befunde
Die Symptome und Befunde einer Lungenembolie sind wesentlich vom Ausmaß der Lungengefäßobstruktion abhängig. Tabelle 2.7 zeigt die vier Schweregrade einer Lungenembolie sowie die entsprechenden Symptome und Leitbefunde. Zusätzlich sind oft auch Symptome der Grunderkrankung vorhanden, also z.B. Zeichen einer Phlebothrombose (Beinschwellung, Beinschmerzen).

 Beim beatmeten Patienten weisen eine plötzlich auftretende, anderweitig nicht erklärbare Hypoxämie, evtl. begleitet von Tachykardie, Blutdruckabfall und akuter pulmonaler Hypertonie, auf eine Lungenembolie hin.

Diagnostik
Die Diagnostik bei V.a. Lungenembolie umfasst:
- *Blutgasanalyse* (zeigt Ausmaß der respiratorischen Insuffizienz ☞ 2.4.2). Achtung: Eine unauffällige Blutgasanalyse schließt eine Lungenembolie *nicht* aus!
- *EKG* (Zeichen der Rechtsherzinsuffizienz?)
- *Röntgen-Thorax* (meist nicht pathologisch, zum Ausschluss anderer pulmonaler Ursachen geeignet)
- *Echokardiographie* (Dilatation des rechten Ventrikels? Evtl. direkter Thrombusnachweis mittels transösophagealer Echokardiographie)
- *Angio-CT* (Computertomographie mit Kontrastmittelgabe) der Lunge. Diese hat die *Lungenszintigraphie* zurückgedrängt, die

bisher i.d.R. als diagnostisch entscheidend galt (bei unauffälligem Befund ist eine Lungenembolie mit großer Wahrscheinlichkeit auszuschließen)
- *Pulmonalisangiographie* (heute Methode der Wahl bei unklarem Befund der Szintigraphie und geplanter Lysetherapie).

Dazu kommen je nach vermuteter Ursache weitere Untersuchungen, z.B. Doppler- und Duplexsonographie der Beinvenen zum Thrombosenachweis.

Intensivtherapie und -pflege
Die Behandlung hat zum Ziel, ein weiteres Wachstum des Embolus zu verhindern, seine Auflösung zu beschleunigen und Rezidive zu vermeiden:
- Ruhigstellung (absolute Bettruhe)
- Atemerleichternde Lagerung. Patienten mit erhöhtem Oberkörper lagern, bei Schocksymptomen zusätzlich Beine auf Herzniveau anheben
- Schmerztherapie, evtl. mit Opioiden, ggf. auch Sedierung
- Sauerstoffgabe zur Behandlung der Hypoxämie
- Ggf. Intubation und Beatmung
- Abhängig vom Schweregrad:
  - Heparinbolus und anschließende Vollheparinisierung bei Lungenembolie Grad I und II
  - Lysetherapie mit rt-PA, Urokinase oder Streptokinase bei Lungenembolie Grad III und IV
- Ggf. Schockbehandlung mit kreislaufwirksamen Medikamenten, z.B. Dobutamin, Adrenalin oder Noradrenalin
- Bei Patienten mit Lungenembolie Schweregrad III oder IV *und* absoluter Kontraindikation für Lysetherapie evtl. *Fragmentierung des Embolus* über Pulmonaliskatheter oder thoraxchirurgische *pulmonale Embolektomie* (*Pulmonalisembolektomie* oder *Trendelenburg-Operation*).

 In vielen Kliniken wird bei zu erwartender Lysetherapie wegen der Gefahr von Verletzungen mit nachfolgenden Blutungen der Nasenschleimhaut *nicht* nasal intubiert.

Kavafilter sind indiziert zur **Prophylaxe rezidivierender Lungenembolien** bei Patienten mit Rezidiv-Lungenembolie trotz durchgeführter Antikoagulation oder Vorliegen von Kontraindikationen für eine Antikoagulation. Des weiteren werden sie eingesetzt bei Beinvenenthrombose mit frei flottierendem Thrombus und Kontraindikationen für eine Thrombolyse oder eine Thrombektomie, um eine Lungenembolie zu verhindern. Kavakatheter werden im Rahmen einer Angiographie entweder über die V. femoralis communis oder retrograd über die V. jugu-

	I (klein)	II (submassiv)	III (massiv)	IV (fulminant)
Gefäßverschluss	Periphere Äste	Segmentarterien	Ein Pulmonal-arterienast	Pulmonalarterien-hauptstamm oder mehrere Lappen-arterien
Klinik	Leichte Dyspnoe und thorakale Schmerzen	Akute Dyspnoe, Tachypnoe, Tachy-kardie, thorakale Schmerzen	Akute schwere Dyspnoe, thorakale Schmerzen, Zyanose, Unruhe, Synkope	Wie Grad III, zusätzlich Schock-symptomatik, evtl. Herzkreislaufstill-stand
RR	Normal	Leicht erniedrigt	Stark erniedrigt	Schock
Pulmonalarterien-druck (PAP)	Normal	15 – 25 mmHg	25 – 30 mmHg	> 30 mmHg
p_aO_2	≥ 80 mmHg	< 80 mmHg	< 70 mmHg	< 60 mmHg

Tab. 2.7: Schweregradeinteilung der Lungenembolie.

laris interna eingeführt und unterhalb der Nierenvenen platziert.

2.3.6 ARDS

ARDS (**a**cute oder **a**dult **r**espiratory **d**istress **s**yndrome, auch *akutes Lungenversagen, Schocklunge, Atemnotsyndrom des Erwachsenen, hyalines Membran-Syndrom):* Syndrom einer akuten schweren Gasaustauschstörung unterschiedlicher Genese. Oft Komplikation schwerer systemischer Erkrankungen oder schwerer Traumen.

Pathophysiologie

Unterschiedliche Krankheitszustände können ein ARDS auslösen. Dabei wird unterschieden zwischen direkten (pulmonalen) und indirekten (nicht-pulmonalen, systemischen) Ursachen (☞ Tab. 2.8).

Beim ARDS löst die ursächliche Erkrankung/Verletzung bestimmte Veränderungen an der Lunge aus. Der Verlauf lässt sich in eine *exsudative* und eine *proliferative Phase* gliedern:

- **Exsudative Phase.** Durch die Stimulation von Phagozyten werden verschiedenste Mediatoren freigesetzt, die an der Lunge eine **Zunahme der Permeabilität** (Durchlässigkeit) des Kapillar- und Alveolarendothels sowie eine **Vasokonstriktion** mit nachfolgender pulmonaler Hypertonie verursachen. Durch die Permeabilitätsstörung entwickelt sich zunächst ein **interstitielles**, später dann ein **alveoläres Lungenödem.** Dadurch kommt es zur Zerstörung des Surfactant und zum Alveolarkollaps (Atelektasen ☞ 2.2.4) mit intrapulmonalem Rechts-Links-Shunt, die FRC und die Compliance der Lunge nehmen ab.

- **Proliferative Phase:** Infolge der Entzündungsreaktionen entstehen hyaline Membranen, die die Alveolarmembran verlegen. In den Lungenkapillaren finden sich Mikrothromben. Im weiteren Verlauf kommt es zum zunehmenden bindegewebigen Umbau der Lunge mit interstitieller Fibrose (dadurch nimmt die Compliance weiter ab).

Diese Veränderungen sind nicht gleichmäßig über die Lunge verteilt, d.h. es können beim ARDS gesunde Lungenareale neben krankhaft veränderten bestehen. Nach Gattinoni gibt es in der ARDS-Lunge **drei Zonen,** die nebeneinander existieren können:

- *Zone H* („healthy"). Dies sind gesunde Lungenareale mit normaler Compliance und FRC sowie normalem Ventilations-Perfusionsverhältnis
- *Zone R* („recruitable"). Dabei handelt es sich um Lungenareale mit Atelektasen, die durch Erhöhung des Atemzugvolumens und/oder PEEP eröffnet und damit wieder für den Gasaustausch genutzt werden können (rekrutierbare Lungenareale)
- *Zone D* („diseased"). Dies sind zerstörte Lungenareale die nicht mehr am Gasaustausch teilnehmen können.

Symptome, Befund und Diagnostik

Am Anfang steht die auslösende Erkrankung/Verletzung mit all ihren Symptomen. Innerhalb kurzer Zeit (etwa 12 bis 24 Stunden) entwickeln sich die Zeichen einer Hypoxämie (☞ 2.4.1). Diese nehmen im weiteren Verlauf zu und die Symptome der Hyperkapnie treten hinzu. Auskultatorisch sind feinblasige Rasselgeräusche zu hören.

Die **Diagnostik** umfasst:

- *Anamnese* (ARDS-Auslöser?)
- *BGA* (zeigt Ausmaß der respiratorischen Insuffizienz)
- *Röntgen-Thorax* (anfänglich Zeichen eines interstitellen Lungenödems, später typischerweise „weiße Lunge")
- Evtl. Messung des *PCWP* (pulmonalkapillärer Verschlussdruck) zum Ausschluss eines kardial (mit)bedingten Lungenödems.

Direkte (pulmonale) Ursachen	Indirekte (nicht-pulmonale, systemische) Ursachen
• Aspiration • Diffuse pulmonale Infektionen • Lungenkontusion • Beinahe-Ertrinken • Inhalation toxischer Gase	• Sepsis und SIRS • Polytrauma • Akute schwere Pankreatitis • Massivtransfusion (selten) • Operation mit kardiopulmonalem Bypass (selten)

Tab. 2.8: Ursachen für ein ARDS („ARDS-Auslöser").

Sta-dium	Kriterien
I	Auslösendes Ereignis, ansonsten keine klinischen Symptome
II	Hyperventilation, BGA: Hypoxämie, respiratorische Alkalose. Rö-Thorax unauffällig
III	Tachypnoe, Zeichen der Hyperkapnie, BGA: respiratorische Globalinsuffizienz. Rö-Thorax: interstitielles Lungenödem (häufig erst beginnende Veränderungen)
IV	Häufig therapieresistente Hypoxie (infolge Rechts-Links-Shunt), Koma, Schock, hypoxisches Herzversagen

Tab. 2.9: Stadien des ARDS.

Diagnosekriterien des ARDS:
- Auslösendes Ereignis in der Anamnese
- p_aO_2/F_IO_2 ≤ 200 mmHg oder p_aO_2 < 75 mmHg bei F_IO_2 > 0,5 und PEEP > 5 mbar
- Bilaterale diffuse Verschattung im Röntgen-Thorax
- Keine Hinweise auf kardial bedingtes Lungenödem, PCWP ≤ 18 mmHg.

Intensivtherapie und -pflege
Im Mittelpunkt der Intensivtherapie und -pflege beim ARDS steht die Verbesserung des pulmonalen Gasaustausches und die Bilanzierung des Flüssigkeitshaushalts.
- **Verbesserung des pulmonalen Gasaustausches.** Um eine ausreichende Oxygenierung aufrechterhalten zu können, müssen Patienten mit ARDS i.d.R. frühzeitig maschinell beatmet werden. Wesentlich ist die Anwendung eines PEEP (☞ 5.2.4), um die rekrutierbaren Lungenareale wieder zu eröffnen und damit den Rechts-Links-Shunt zu vermindern. Ziel ist es, mit Sauerstoffkonzentrationen unter 50 % eine ausreichende Oxygenierung zu erreichen und hohe Beatmungsdrücke (> 35 mmHg) zu vermeiden (evtl. *permissive Hyperkapnie*, d.h. tolerieren sehr hoher pCO_2-Werte ☞ 7.5). Frühzeitige und konsequente **Lagerungstherapie** (Seiten- und insbesondere Bauchlagerung, ggf. Anwendung spezieller Betten zur kinetischen Therapie) verbessert das Ventilations-Perfu-

sionsverhältnis (bessere Ventilation gut durchbluteter Lungenabschnitte). In schwersten Fällen ist evtl. eine extrakorporale CO_2-Elimination (ECCO ☞ 7.1.1) indiziert. Außerdem sind in ausgewählten Fällen die Anwendung von Stickstoffmonoxid zur Verminderung der pulmonalen Vasokonstriktion (☞ 7.3) die intratracheale Surfactant-Applikation (☞ 7.2) sowie die partielle Flüssigkeitsbeatmung (☞ 7.4) zur Behandlung des ARDS möglich
- **Bilanzierung des Flüssigkeitshaushalts.** Flüssigkeitsüberlastungen verstärken das Lungenödem und müssen deshalb vermieden bzw. zügig behandelt werden. Der ZVD soll niedrig gehalten und der Patient insgesamt ausgeglichen bis leicht negativ bilanziert werden. Bei Niereninsuffizienz sind frühzeitig Nierenersatzverfahren indiziert, z.B. Hämofiltration
- **Weitere wichtige Maßnahmen** sind die Stabilisierung des Kreislaufs (ggf. mit Katecholamintherapie), Behandlung bestehender Infektionen (ggf. chirurgische Sanierung, z.B. bei Peritonitis) sowie die Behandlung der auslösenden Erkrankung.

2.4 Leitsymptome und Diagnostik der respiratorischen Insuffizienz

2.4.1 Leitsymptome der respiratorischen Insuffizienz

Die respiratorische Insuffizienz geht mit einer *Hypoxämie* (p_aO_2 < 70 mmHg bei Raumluftatmung) und – sofern eine respiratorische Globalinsuffizienz vorliegt – auch mit einer *Hyperkapnie* (pCO_2 > 45 mmHg) einher. Sowohl die Hypoxämie als auch die Hyperkapnie führen zu typischen Veränderungen, die jedoch etwa infolge einer Sedierung und evtl. auch Muskelrelaxierung überdeckt und daher kaum beobachtbar sein können.
Neben den typischen Leitsymptomen der respiratorischen Insuffizienz liegen immer auch mehr oder weniger ausgeprägt die Symptome der Grunderkrankung vor, z.B. Fieber und typische feuchte Rasselgeräusche bei Pneumonie, Atemgeräusche (Giemen, Brummen) bei chronisch obstruktiven Atemwegserkrankungen oder Schocksymptome bei akuter Linksherzdekompensation oder schwerer Lungenembolie.

Symptome der Hypoxämie

Fällt der Sauerstoffgehalt des arteriellen Blutes ab, versucht der Organismus zunächst, dies zu kompensieren, um die Sauerstoffversorgung der lebenswichtigen Organe aufrecht zu erhalten. Dies geschieht durch:

- Steigerung der Atemtätigkeit (☞ Steuerung der Atmung 1.1.3), insbesondere der Atemfrequenz. Es kommt zur Tachypnoe (Atemfrequenz > 35), die – je weiter sie zunimmt – mit einer immer oberflächlicheren Atmung einhergeht (Tidalvolumina werden geringer)
- Stimulation des Sympathikus. Dadurch kommt es zu Tachykardie, Hypertonie und Steigerung des Herzzeitvolumens (HZV). Gehirn, Herz und Lunge werden dadurch zwar besser durchblutet (und damit besser mit Sauerstoff versorgt), gleichzeitig steigt aber mit der Herzfrequenz auch der Sauerstoffbedarf des Herzmuskels (myokardialer O_2-Bedarf), weshalb eine Tachykardie insbesondere bei vorbestehenden Herzerkrankungen ungünstig ist. Die Durchblutung von Haut, Schleimhaut und Verdauungsorganen dagegen nimmt ab.

Sind diese Kompensationsmöglichkeiten ausgeschöpft, etwa bei schwerer und langanhaltender Hypoxämie oder bei pulmonalen und/oder kardialen Vorerkrankungen, kommt es im Spätstadium der Hypoxämie zu Bradykardie, Hypotonie und Abfall des HZV.

Zerebrale und vegetative Veränderungen

Patienten mit Hypoxämie zeigen meist typische zelebrale und vegetative Veränderungen. Häufig sind die Betroffenen unruhig, desorientiert und sehr erregt. Oft schwitzen sie sehr stark. Selten sind sie schläfrig (dies ist eher typisch für die Hyperkapnie (☞ 2.4.1).
Diese Symptome sind jedoch unspezifisch und können in dieser Kombination beispielsweise auch bei Erkrankungen des Gehirns, hohem Fieber oder einem Alkoholentzugsdelir auftreten. Deshalb ist es wichtig, beim Auftreten der genannten Symptome zuerst eine Hypoxämie auszuschließen und ggf. zu behandeln, bevor der betroffene Patient Sedativa erhält, da eine (unerkannte) Hypoxämie dadurch verstärkt werden kann.

Dyspnoe

 Dyspnoe: Erschwerte Atmung mit subjektiv empfundenem Gefühl der Atemnot.

Eine Hypoxämie geht sehr häufig – jedoch nicht immer! – mit einer Dyspnoe einher. Dabei ist die Atemarbeit meist sichtbar verstärkt: Der Patient atmet hochfrequent, oberflächlich und setzt die Atemhilfsmuskulatur ein. Patienten mit schwerer Dyspnoe sitzen typischerweise – sofern ihnen dies möglich ist – aufrecht im Bett und ringen nach Luft. Meist signalisieren die weit aufgerissenen Augen und der gespannte Gesichtsausdruck das Ausmaß der Angst und Panik, das die Betroffenen durchleben.

 Beim intubierten oder tracheotomierten Patienten weisen starke Atembemühungen, ein angstvoller, angestrengter Gesichtsausdruck und ein geöffneter Mund auf Atemnot hin.

Unterschieden wird die *Belastungsdyspnoe*, die nur bei körperlicher Anstrengung auftritt, von der *Ruhedyspnoe*, einer Atemnot in Ruhe ohne körperliche Anstrengung.

Zyanose

Die **Zyanose** (bläulich-rote Färbung von Haut und Schleimhaut durch verminderten Sauerstoffgehalt des Blutes) ist ein spätes Zeichen der Hypoxämie. Sie tritt erst dann auf, wenn mehr als 50 g Hämoglobin pro Liter Blut in ungesättigter Form (reduziertes Hämoglobin) vorliegen (Sauersoffsättigung ☞ 1.2.3). Häufig tritt die Zyanose begleitend mit einer Dyspnoe auf und verursacht beim Patienten Kopfschmerzen, Müdigkeit und Konzentrationsschwäche. Zudem frieren die Betroffenen typischerweise rasch.

 Bei Anämie mit Hb < 4,8 g/dl sowie bei Zyanid- oder Kohlenmonoxid (CO)-Vergiftung kommt es trotz massiver Hypoxämie *nicht* zur Zyanose.

Symptome der Hyperkapnie

Eine Hyperkapnie zeigt sich vor allem durch Schläfrigkeit und zunehmende **Bewusstseinseintrübung** bis hin zur CO_2-Nakose (☞ 1.1.3). Die Durchblutung des Gehirns nimmt zu, dadurch kann ein bereits erhöhter Hirndruck wei-

ter steigen. Weitere klinische Symptome der Hyperkapnie sind:
- Gerötete Haut
- Schwitzen
- Hypertonie, Tachykardie, Herzrhythmusstörungen
- Muskelzuckungen und -krämpfe bei extremer Hyperkapnie.

Durch den erhöhten CO_2-Gehalt des Blutes kommt es zur Azidose (ϖ 1.3.2), die wiederum eine Rechtsverschiebung der Sauerstoffbindungskurve (ϖ 1.2.3) nach sich zieht. Dadurch sinkt bei gleichbleibendem paO_2 die arterielle Sauerstoffsättigung.

2.4.2 Blutgasanalyse

Die Symptome der respiratorischen Insuffizienz geben Hinweise auf Art und Ausmaß sowie eventuell auch auf die Ursache der Atemstörung. Eine sichere Diagnose lässt sich allerdings erst durch eine Blutgasanalyse stellen.

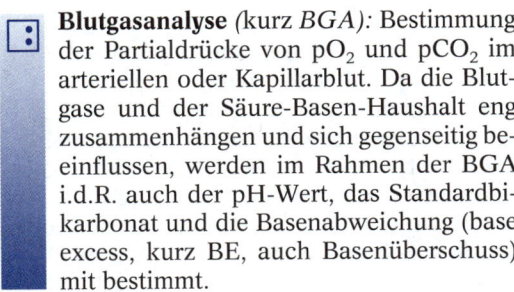

Blutgasanalyse *(kurz BGA):* Bestimmung der Partialdrücke von pO_2 und pCO_2 im arteriellen oder Kapillarblut. Da die Blutgase und der Säure-Basen-Haushalt eng zusammenhängen und sich gegenseitig beeinflussen, werden im Rahmen der BGA i.d.R. auch der pH-Wert, das Standardbikarbonat und die Basenabweichung (base excess, kurz BE, auch Basenüberschuss) mit bestimmt.

Der pH-Wert sowie pO_2 und pCO_2 werden mit spezifischen Elektroden gemessen. Standardbikarbonat, Basenabweichung und Sauerstoffsättigung werden aus den gemessenen Parametern errechnet.
Blutentnahme zur Blutgasanalyse ϖ *8.2.4*

Normwerte der Blutgasanalyse

Normwerte der Blutgasanalyse ϖ *Tab. 2.10*
Bei besonderer Fragestellung können mittels Blutgasanalyse darüber hinaus die gemischtve-

Parameter	Normwert im arteriellen bzw. Kapillarblut	Bewertung und Bemerkungen
pH	7,35 – 7,45	↓ metabolische oder respiratorische *Azidose* (ϖ 1.3.2), ↑ metabolische oder respiratorische *Alkalose* (ϖ 1.3.2)
p_aO_2 (Sauerstoffpartialdruck)	70 – 100 mmHg (9,3 – 13,3 kPa)	↓ bei Hypoxämie Bei der Beurteilung der Sauerstoffsättigung muss immer auch der Hämoglobingehalt des Blutes berücksichtigt werden, da bei einem niedrigen Hb-Wert der Gesamtsauerstoffgehalt des Blutes (ϖ Sauerstoffbindungskapazität 1.2.3) trotz hoher Sättigung nicht ausreichend sein kann. p_aO_2 und S_aO_2 verändern sich stets gleichsinnig. Im Alter sind beide Werte physiologisch etwas niedriger.
S_aO_2 (Sauerstoffsättigung, auch O_{2sat} oder sO_2)	95 – 97 %	
p_aCO_2 (Kohlendioxidpartialdruck)	35 – 45 mmHg (4,7 – 6 kPa)	↓ bei respiratorischer Alkalose bzw. respiratorisch kompensierter metabolischer Azidose (ϖ 1.3.2). ↑ bei respiratorischer Azidose bzw. bei respiratorisch kompensierter metabolischer Alkalose (ϖ 1.3.2). Bei Schwangeren ist der p_aCO_2 physiologisch etwas erniedrigt.
SBC (Standard-Bikarbonat, auch $StHCO_3^-$)	22 – 26 mmol/l	↓ bei metabolischer Azidose bzw. bei metabolisch kompensierter respiratorischer Alkalose ↑ bei metabolischer Alkalose bzw. bei metabolisch kompensierter respiratorischer Azidose.
BE (base excess, Basenabweichung oder Basenüberschuss)	−3 – +3 mmol/l	

Tab. 2.10: Blutgasanalyse. Die Normwerte beziehen sich auf Standardbedingungen (Körpertemp. 37 °C, Hämoglobingehalt 15 g/dl)

nöse Sauerstoffsättigung ($S_v O_2$, normal 40 – 70 %) und der venöse Sauerstoffpartialdruck ($p_v O_2$, normal 40 – 52 mmHg, entspr. 5,3 – 6,9 kPa) bestimmt werden. Beide Werte lassen Rückschlüsse auf die Sauerstoffausschöpfung des Gewebes zu (☞ 1.2.3). Zur Bestimmung der gemischtvenösen Sauerstoffsättigung wird Blut aus der A. pulmonalis entnommen (hier befindet sich venöses Mischblut des gesamten Organismus). Der venöse Sauerstoffpartialdruck wird aus venösem Blut bestimmt und variiert abhängig davon, aus welcher Vene Blut entnommen wurde, da die Sauerstoffausschöpfung der einzelnen Gewebe unterschiedlich ist.

Veränderungen der Blutgasanalyse bei respiratorischer Insuffizienz

Bei der **respiratorischen Partialinsuffizienz** ist der pO_2 vermindert. Der pCO_2 ist dabei normal oder – wenn der Patient hyperventiliert, um den Sauerstoffgehalt zu steigern – etwas vermindert. Bei der **respiratorischen Globalinsuffizienz** ist der pO_2 vermindert und der pCO_2 erhöht, d.h. es entsteht eine respiratorische Azidose (☞ 1.3.2). Tritt diese rasch auf, kann der Organismus sie i.d.R. nicht oder nur teilweise kompensieren. Dann ist der pH-Wert erniedrigt. Entsteht die respiratorische Globalinsuffizienz langsam, etwa durch eine chronische Lungenerkrankung, kann der Organismus die Veränderung des Säure-Basen-Haushalts eventuell vollständig kompensieren. Dann ist der pH-Wert im Normbereich (Kompensationsmechanismen ☞ 1.3.1).

2.4.3   Weitere Diagnostik bei respiratorischer Insuffizienz

Die weiteren diagnostischen Maßnahmen dienen dazu, Art und Ausmaß der zu Grunde liegenden Erkrankung zu diagnostizieren. In der Regel erfolgt die weitere Diagnostik erst nachdem bereits Therapiemaßnahmen vorgenommen wurden, z.B. Sauerstoffgabe, endotracheale Intubation und maschinelle Beatmung, welche die akute vitale Bedrohung des Patienten beseitigen sollen.
Die weiterführende Diagnostik umfasst:
- **Körperliche Untersuchung** mit Palpation (Tastuntersuchung) des Thorax, Auskultation (Abhören) und Perkussion (Abklopfen) der Lunge (Atemgeräusche?)

- **Röntgen-Thorax** (Zeichen für Pneumonie, Lungenödem, Pleuraerguß, Lungenüberblähung, Atelektase oder Pneumothorax?)
- **EKG** (Herzrhythmusstörungen? Akuter Myokardinfarkt? Zeichen der Rechtsherzinsuffizienz?).

Die weitere Diagnostik ist dann abhängig von der Verdachtsdiagnose, z.B. mikrobiologischer Erregernachweis und Resistenzbestimmung bei Verdacht auf Pneumonie.

2.5   Therapie der respiratorischen Insuffizienz

Die **Initialtherapie** bei **akuter respiratorischer Insuffizienz** soll die akute Bedrohung für den Patienten beseitigen, seine Luftnot lindern und eventuelle Folgeschäden, etwa durch den Sauerstoffmangel, vermeiden.
Die Intitialtherapie bei akuter respiratorischer Insuffizienz umfasst:
- Oberkörper hochlagern, ggf. Atemwege freimachen und freihalten (Maßnahmen ☞ 3.1)
- Bei Patienten mit erhaltener Spontanatmung **Sauerstoffgabe** über Nasensonde oder Sauerstoffmaske. Über die Nasensonde können bis zu 6 l O_2/Min. verabreicht werden, dies entspricht einer Sauerstoffkonzentration in der Einatemluft von 30 – 40 %. Benötigt der Patient höhere Sauerstoffmengen (> 6 l/Min), sollten diese über eine Sauerstoffmaske verabreicht werden, insbesondere wenn längerfristig Sauerstoff verabreicht wird. Damit kann die Sauerstoffkonzentration der Einatemluft auf bis zu 60 % gesteigert werden. Sauerstoffmasken mit Nicht-Rückatemventil und Reservoirbeutel ermöglichen eine Sauerstoffkonzentration von annähernd 100 %.
- Bei hochgradiger respiratorischer Insuffizienz bzw. wenn die Spontanatmung bereits zum Erliegen kam, muss der Patient intubiert und beatmet werden (Intubation ☞ 4.2, Indikationen zur Beatmung ☞ 5.1.1).

 Viele Patienten mit akuter respiratorischer Insuffizienz tolerieren eine Sauerstoffmaske nicht, da diese das Gefühl der Luftnot verschlimmert. In diesem Fall ordnet der Arzt dann evtl. kurzfristig höhere Sauerstoffdosierungen über die Nasensonde an.

Erhalten Patienten mit chronischen Lungenerkrankungen Sauerstoff, überwachen die Pflegenden sie sehr genau, um eine Atemlähmung infolge der Sauerstoffgabe (☞ auch 1.1.3, erkennbar an einer zunehmenden Eintrübung) frühzeitig erkennen zu können.

Die **weitere Behandlung** einschließlich der Auswahl der Beatmungsform ist dann abhängig von der Grunderkrankung, welche die respiratorische Insuffizienz verursacht hat.

3 Allgemeine Maßnahmen bei respiratorischer Insuffizienz

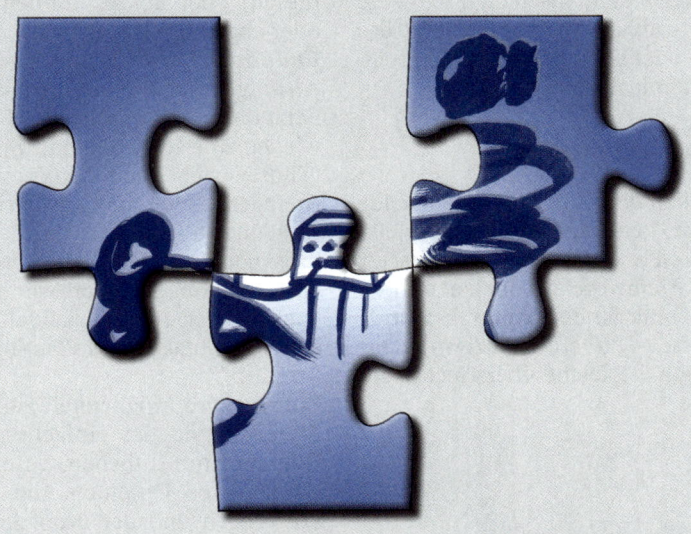

3.1   Maßnahmen zum Freimachen und Freihalten der Atemwege

In manchen Fällen, insbesondere in der unmittelbar postoperativen Phase sowie bei bewusstseinseingetrübten oder bewusstlosen Patienten, ist eine Verlegung der Atemwege die Ursache für eine akute respiratorische Insuffizienz. Diese ist meist bedingt durch ein Zurücksinken der Zunge und/oder eine Sekretansammlung im Rachenraum oder in den Atemwegen. Bei den betroffenen Patienten müssen dann rasch die Atemwege freigemacht und – abhängig vom Zustand des Patienten – kurz- oder längerfristig durch geeignete Maßnahmen freigehalten werden.

3.1.1   Freimachen der Atemwege

Ist ein Zurücksinken der Zunge die Ursache für eine Verlegung der Atemwege, können spezielle Lagerungstechniken bzw. Handgriffe eingesetzt werden, um die Atemwege wieder zu öffnen. Eine wichtige Technik ist der **Esmarch-Handgriff** (auch *Esmarch-Heiberg-Handgriff*): Der Kopf des Patienten ist leicht überstreckt, die

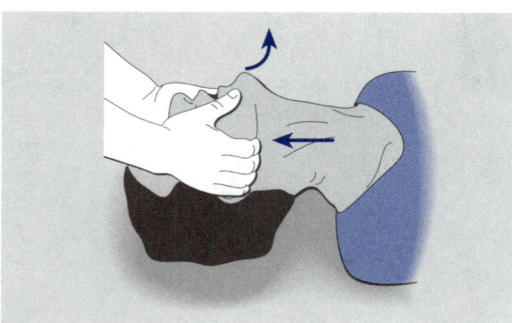

Abb. 3.1: Esmarch-Handgriff. [A300-106]

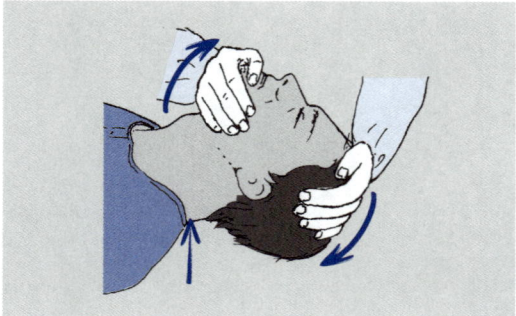

Abb. 3.2: Überstrecken des Kopfes zum Freimachen der Atemwege. [A400-190]

Pflegende umgreift mit den Fingern beide Kieferwinkel, die Daumen liegen am Kinn des Patienten. Der Mund wird geöffnet und der Unterkiefer vorsichtig nach vorn gezogen, so dass die untere Zahnreihe *vor* der oberen liegt (☞ Abb. 3.1). Dadurch wird der Zungengrund von der Rachenhinterwand abgehoben und die Luftwege sind in diesem Bereich maximal weit offen. Zudem ermöglicht der Esmarch-Handgriff eine gute Einsicht in Mund und Rachen. Erbrochenes, Blut, Fremdkörper (auch lockere Zahnprothesen) oder Sekret können manuell entfernt oder abgesaugt werden.
Endotracheales Absaugen ☞ 8.7
Absaugen des Rachenraumes ☞ 8.4.2
Setzt unter Anwendung des Esmarch-Handgriff wieder eine ausreichende Spontanatmung ein (Thorax hebt und senkt sich, seitengleiche Atemgeräusche sind auskultierbar, Sauerstoffsättigung steigt wieder an, Zeichen der respiratorischen Insuffizienz bessern sich), kann der Griff langsam gelockert werden. Kommt es danach wieder zum Zurückfallen der Zunge, ist evtl. die Einlage eines Pharyngealtubus sinnvoll (☞ 3.1.2).
Eine weitere Möglichkeit zum Freimachen der Atemwege ist das einfache Überstrecken des Kopfes: Kinn anheben, eine Hand unter den Nacken des Patienten, die andere auf seine Stirn legen und den Kopf leicht überstrecken (☞ Abb. 3.2).

 Bei V.a. Verletzungen der Halswirbelsäule den Kopf nicht überstrecken!

3.1.2   Freihalten der Atemwege

Das Freihalten der Atemwege erfolgt abhängig von der Situation des Patienten durch die oben beschriebenen speziellen Handgriffe (Esmarch-Handgriff, Überstrecken des Kopfes), Einführen von Pharyngealtuben, Intubation (☞ 4.2) oder Tracheotomie (☞ 4.3).

Pharyngealtuben

 Pharyngealtuben *(Rachentuben):* Gebogene Tuben aus Gummi oder Kunststoff, die über Mund *(Oropharyngealtuben)* oder Nase *(Nasopharyngealtuben)* in den Rachen eingeführt werden und die Atemwege freihalten, indem sie ein Zurücksinken der Zunge verhindern.

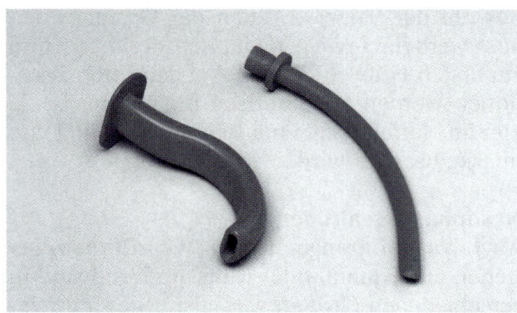

Abb. 3.3: Pharyngealtuben. Links ein Guedeltubus (Oropharyngealtubus), rechts ein Wendl-Tubus (Nasopharyngealtubus). [K183]

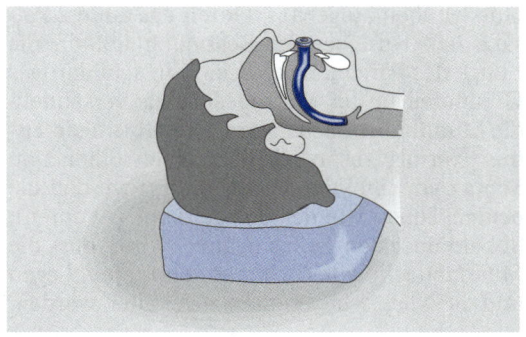

Abb. 3.5: Richtige Lage eines Guedeltubus (die Spitze muss ca. 1 cm oberhalb der Epiglottis liegen). [A300-157]

Oropharyngealtuben

Oropharyngealtuben nach Guedel *(Guedeltuben)* gibt es in verschiedenen Größen (☞ Tab. 3.4). Sie sind so geformt, dass sie – bei korrekt ausgewählter Größe – ein Zurücksinken der Zunge verhindern bzw. beheben können (korrekte Lage eines Guedeltubus ☞ Abb. 3.9). Die geeignete Größe wird durch Abmessen des Abstandes zwischen Mundwinkel und Ohrläppchen ermittelt. Tabelle 3.5 zeigt die gängigen Größen von Guedeltuben und die jeweils geeignete Patientengruppe. Abb. 3.6 – 3.8 zeigen das Einführen und die korrekte Lage eines Guedeltubus.

Im Bereich der Zahnreihen ist die Wand des Guedeltubus besonders fest. Dadurch ist gewährleistet, dass der Patient nicht durch Zu-

sammenbeißen der Zähne das Lumen des Guedeltubus verschließen kann. Aus diesem Grund wird der Guedeltubus häufig auch als Beißschutz bei oral intubierten Patienten eingesetzt (ein Zubeißen des Endotrachealtubus ist dann nicht mehr möglich).

Über das Lumen des Guedeltubus kann der Rachenraum des Patienten abgesaugt werden. Bei der manuellen Beatmung mit Maske und Beutel bzw. bei der Mund-zu-Mund-Beatmung fließt die Atemluft über das Lumen des Guedeltubus.

> **Vorsicht!**
> - Der Guedeltubus kann durch Reizung an Zungengrund, Gaumen, Zäpfchen und Rachenhinterwand starken Würgereiz mit der Gefahr des Erbrechens auslösen. Deshalb beim Einführen darauf achten, dass die Schutzreflexe weitgehend erloschen sind
> - Zu klein gewählte Guedeltuben können den Zungengrund gegen die Rachenhinterwand drücken und dadurch die Verlegung der Atemwege verstärken
> - Zu groß gewählte Guedeltuben können den Kehldeckel auf den Kehlkopfeingang drücken und dadurch die Atemwege verschließen. Zudem können sie einen Laryngospasmus auslösen
> - Bei längerer Liegedauer besteht die Gefahr von Druckulzera an Lippen und Zunge.

Sonderformen des Guedeltubus ermöglichen eine Mund-zu-Mund-Beatmung über den eingelegten Guedeltubus. Der **Safartubus** (☞ Abb. 3.10) ist wie zwei in S-Form aneinandergefügte

Guedeltubus Größe	Geeignete Patientengruppe
000, 00	Früh- und Neugeborene, Säuglinge
0	Kleinkinder
1	Kinder
2	Jugendliche
3	Erwachsene (klein)
4	Erwachsene (normal)
5	Erwachsene (sehr groß – selten erforderlich)

Tab. 3.4: Wahl der Größe bei Guedeltuben.

Guedeltuben aufgebaut. Durch das äußere Ansatzstück wird bei der Beatmung Luft in die Lunge des Patienten geblasen. Ein schildartiges Gummiteil in der Mitte des Tubus verschließt die Mundhöhle nach außen. Der **Göttinger-Tubus**® verfügt zusätzlich über einen Filter zum Schutz vor Infektionen. Eingeführt werden die beiden Tuben wie der Guedeltubus (☞ unten). Sobald über den Tubus beatmet wird, muss die Mundabdeckplatte dicht auf den Lippen liegen und die Nase des Patienten zugehalten werden.

Sowohl der Safar- als auch der Göttinger-Tubus® werden vorwiegend im Rettungsdienst und zur ersten Hilfe eingesetzt. Auf den Intensivstationen werden sie praktisch nicht benutzt, da hier im Notfall immer mit Beatmungsbeutel und -maske beatmet wird.

Nasopharyngealtuben

Auch **Nasopharyngealtuben** *(Wendltuben)* bestehen aus Gummi oder Kunststoff und sind in verschiedenen Größen verfügbar. Sie sind rela-

Einführen eines Guedeltubus. [K183]

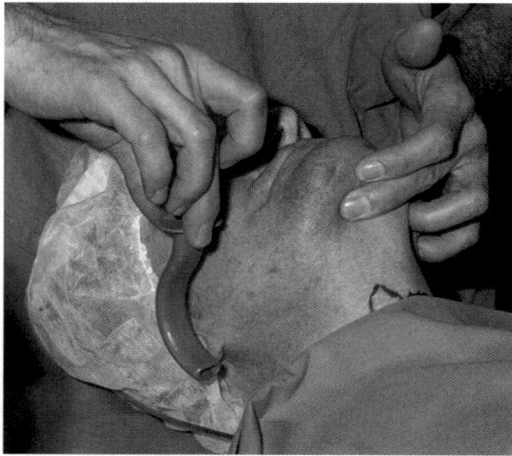

Abb. 3.6: Richtige Größe des Guedeltubus abschätzen (soll ungefähr vom Mundwinkel bis zum Ohrläppchen reichen)

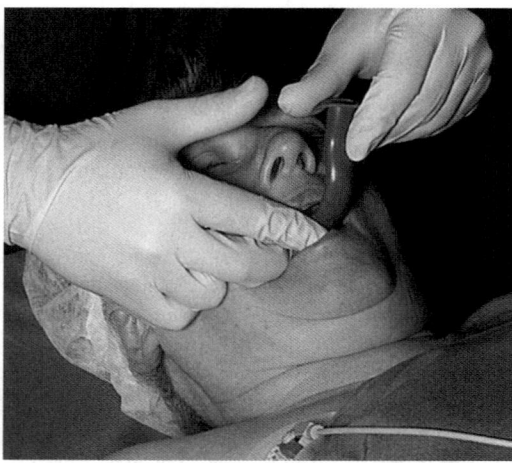

Abb. 3.6: Guedeltubus so in den Mund einführen, dass die distale Öffnung nach oben (in Richtung Nase) zeigt.

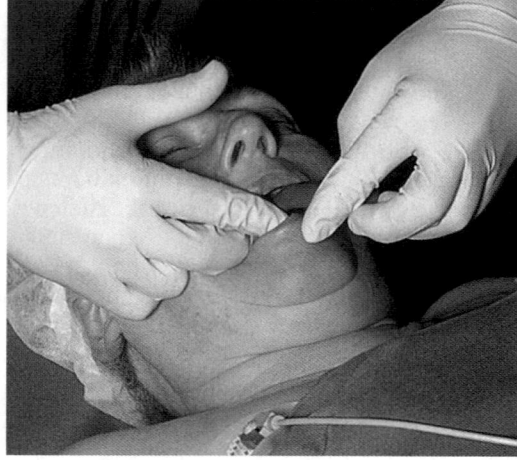

Abb. 3.7: Nach etwa 2/3 den Guedeltubus um 180° drehen und dabei in den Rachenraum vorschieben.

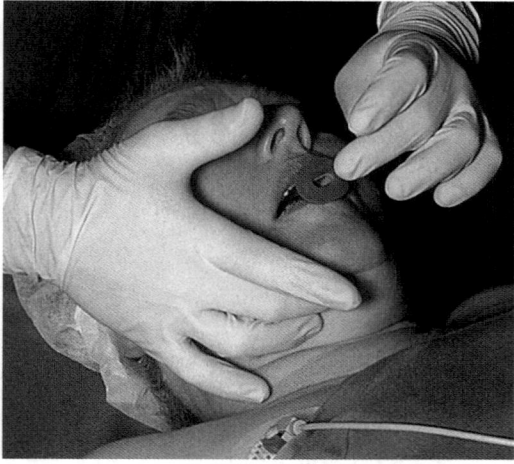

Abb. 3.8: Guedeltubus so weit einführen, dass die Platte vor den Lippen liegt.

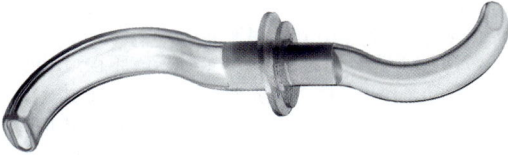

Abb. 3.10: Oropharyngealtubus nach Safar. [U139]

tiv weich und flexibel. Die geeignete Tubuslänge wird durch Messung des Abstandes zwischen Nasenspitze und Ohrläppchen ermittelt.
Einführen des Wendltubus:
• Passende Größe des Tubus auswählen (Kinder 20 – 24 Ch, Jugendliche 26 Ch, Erwachsene klein 28 Ch, mittel 30 Ch, groß 32 Ch). Wichtige Richtwerte: Der Wendltubus sollte nicht dicker sein als der Klein- bzw. Ringfinger des Patienten, die richtige Länge entspricht dem Abstand zwischen Nasenspitze und Ohrläppchen des Patienten
• Wendltubus mit Gleitgel (z.B. Xylocain-Gel®) bestreichen
• Nasenspitze etwas anheben
• Wendltubus vorsichtig senkrecht in den unteren Nasengang einführen und in den Rachen vorschieben. Dabei den Unterkiefer etwas anheben, damit der Zungengrund nicht zum Kehlkopf hin abgedrängt wird. Wendltu-

bus unter Kontrolle der Atemgeräusche soweit vorschieben, bis eine freie Strömung der Atemluft über den Tubus fühl- und hörbar ist. Ggf. Lage des Wendltubus durch Zurückziehen korrigieren
• Ist beim Vorschieben des Wendltubus ein Widerstand zu spüren, den Tubus durch das andere Nasenloch einführen. Gelingt auch dies nicht ohne Widerstand, den nächstdünneren Tubus verwenden.

 Im Gegensatz zu Guedeltuben werden Wendltuben auch von Patienten mit erhaltenen Schutzreflexen i.d.R. gut toleriert. Trotz vorsichtigem Einführen kann es zu Verletzungen der Nasenschleimhaut kommen mit der **Gefahr** von Blutungen und einer pulmonalen Aspiration. Zu tief eingeführte Wendltuben (zu lange Tuben) können starken Würgereiz mit der Gefahr von Erbrechen und nachfolgender Aspiration sowie einen Laryngospasmus auslösen.
Bei der Übernahme eines Patienten mit liegendem Wendltubus muss die Durchgängigkeit überprüft werden, da es leicht zu Verkrustungen im Innenlumen kommen kann. Der Wendltubus muss mindestens einmal täglich gewechselt werden, bei Bedarf häufiger.

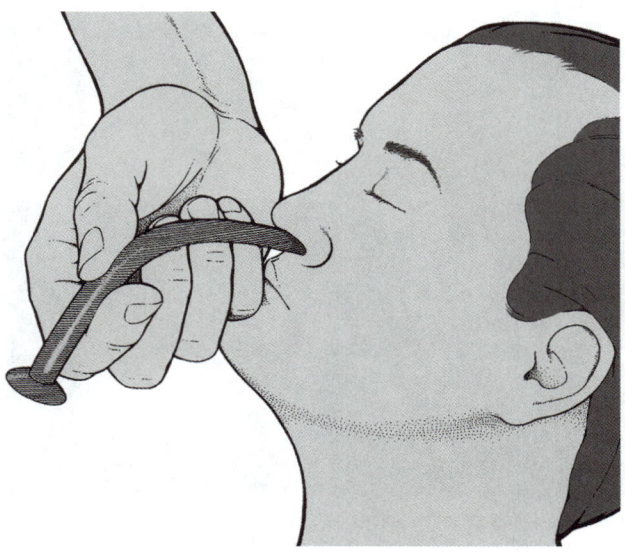
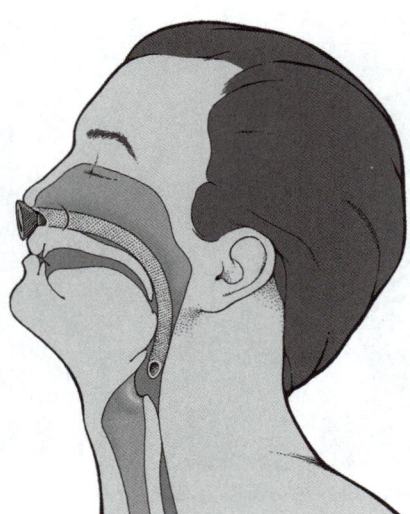

Abb. 3.11: Richtige Lage eines Wendltubus. [R103]

3.2 Manuelle Beatmung

Bei der **manuellen Beatmung** (Beatmung „von Hand") wird mit Hilfe eines Beatmungsbeutels Luft über eine Gesichtsmaske, eine Larynxmaske, einen Endotrachealtubus oder eine Trachealkanüle in die Lunge des Patienten geblasen. Im klinischen Sprachgebrauch wird der Begriff manuelle Beatmung überwiegend für die Beatmung mit Beatmungsbeutel und -maske verwendet.

Endotrachealtuben ☞ *4.2.2*
Trachealkanülen ☞ *4.3.2*

3.2.1 Beatmungsbeutel und Beatmungsmasken

Beatmungsbeutel

Beatmungsbeutel sind i.d.R. aus Kunststoff gefertigt. Die Beutel sind so aufgebaut, dass der Anwender mit einer Hand die Luft aus dem Beutel pressen kann. Nach dem Ausdrücken dehnen sich die Beutel von selbst vollständig aus und füllen sich dabei mit Luft. Beatmungsbeutel sind in verschiedenen Größen mit jeweils unterschiedlichen Hubvolumina verfügbar, z.B. Baby-Beutel mit ca. 200 ml Hubvolumen, Kinderbeutel mit ca. 350 ml Hubvolumen und Beutel für Erwachsene mit ca. 1 000 ml Hubvolumen, die Hubvolumina variieren abhängig von der Herstellfirma. Bei den neueren Kombibeuteln ist der Beutel in verschiedene Segmente unterteilt. Mit diesen Beatmungsbeuteln können sowohl Kinder als auch Erwachsene mit den passenden Volumina beatmet werden (z.B. Hanaulife® Beatmungsbeutel der Firma Wero-medical).

An einem Ende des Beatmungsbeutels ist ein Ansaugventil (Einwegventil) angebracht, über das nach Ausdrücken des Beutels Raumluft angesaugt wird oder an das ein O_2-Reservoirbeutel angeschlossen werden kann. Außerdem befindet sich hier ein Anschlussstutzen für den Sauerstoffschlauch. Am anderen Ende des Beatmungsbeutels ist das auswechselbare **Nicht-Rückatemventil** angebracht, das an die Gesichtsmaske, den Tubus oder die Trachealkanüle angeschlossen werden kann. Dieses Ventil gewährleistet, dass die Exspirationsluft des Patienten nicht zurück in den Beutel gelangen kann, sondern in die Umgebung abströmt. Die Atemventile von Beatmungsbeuteln für Säuglinge und Kinder sind immer mit Überdruckventilen ausgestattet, die einen zu hohen Beatmungsdruck verhindern. Bei Beatmungsbeuteln für Erwachsene gibt es Atemventile mit oder ohne Überdruckventil.

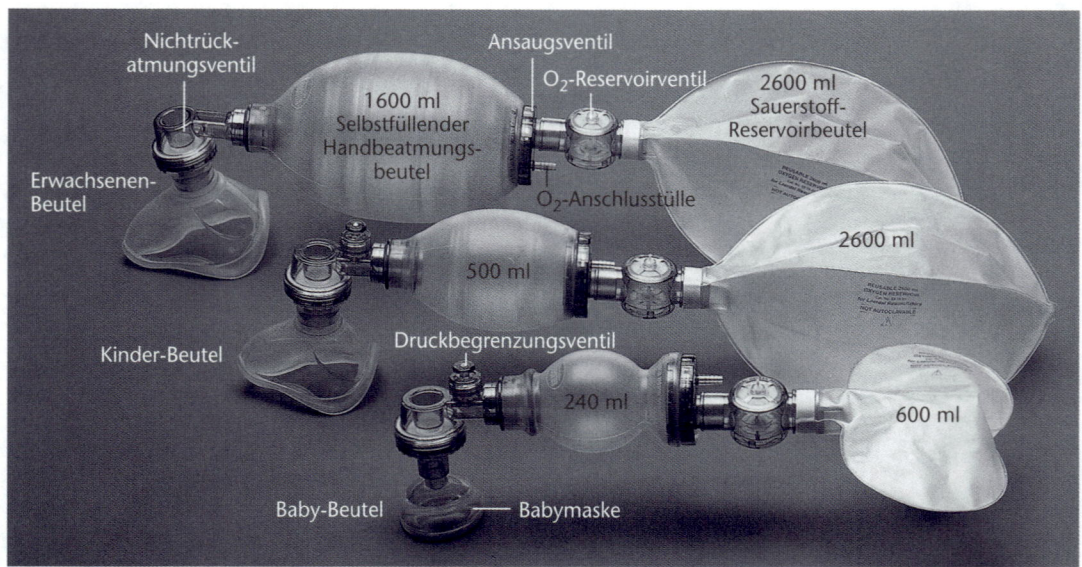

Abb. 3.12: Verschieden große Beatmungsbeutel, hier Beutel der Firma Laerdal für Säuglinge, Kinder und Erwachsene. Die Beatmungsbeutel sind jeweils mit einem Reservoirbeutel versehen, dadurch ist eine manuelle Beatmung mit höherer Sauerstoffkonzentration möglich (☞ Tab. 3.1.4). [V089]

	Beatmungsbeutel für Erwachsene	Beatmungsbeutel für Kinder	Babybeutel
Gewicht des Patienten	> 30 kg	7 – 30 kg	< 7 kg
Rauminhalt des Beutels	1 600 ml	500 ml	240 ml
Maximales Tidalvolumen	1 000 ml	350 ml	205 ml
Volumen Reservoirbeutel	2 600 ml	2 600 ml	600 ml
Maximale Beatmungsfrequenz	96/Min.	196/Min.	197/Min.
Kompression mit	ganzer Hand	ganzer Hand	Daumen und 2 – 3 Finger
Der **Totraum der Patientenventile** beträgt **7 ml** bei allen Beutelgrößen			

Tab. 3.13: Resu®-Beatmungsbeutel. Richtwerte der verschiedenen Beutelgrößen.

Meist besteht die Möglichkeit, an das Atemventil des Beatmungsbeutels ein PEEP-Ventil aufzusetzen oder am Ventil einen PEEP einzustellen. Dies ist vor allem bei der vorübergehenden manuellen Beatmung von Patienten wichtig, die mit PEEP beatmet werden (Beatmung mit PEEP ☞ 5.2.4).

 An jedem Bett eines beatmeten Patienten muss ein funktionsbereiter Beatmungsbeutel jederzeit zur Verfügung stehen, um den Patienten im Bedarfsfall, z.B. bei technischen Defekten am Respirator, manuell beatmen zu können. Am Beatmungsbeutel besteht die Möglichkeit ein O_2-Reservoir anzubringen, so dass der Patient mit 100 % Sauerstoff beatmet werden kann. Zu empfehlen ist, dass zusätzlich auch eine passende Beatmungsmaske bereit liegt, um im Fall einer unbeabsichtigten Extubation oder Dekanülierung eine Masken-Beutelbeatmung vornehmen zu können.
Auf vielen Intensivstationen wird an jedem Patientenbettplatz – auch bei nicht beatmeten Patienten – ein Beatmungsbeutel mit einer passenden Beatmungsmaske für den Notfall bereitgehalten. Wo dies nicht üblich ist, müssen Beatmungsbeutel und -masken in Reichweite bereit liegen.
Die Pflegenden vergewissern sich jeweils zu Schichtbeginn, dass Beatmungsbeutel und -masken vorhanden sind und überprüfen den Beatmungsbeutel auf seine Funktionsfähigkeit bzw. vor dem Verpacken und Sterilisieren muss die Funktionsfähigkeit überprüft werden.

Funktionskontrolle
Um zu gewährleisten, dass der am Patientenbett bereitgehaltene Beatmungsbeutel funktionstüchtig ist, muss eine **Funktionskontrolle** durchgeführt werden. In den meisten Kliniken erfolgt dies, wenn der Beutel gewechselt wird, d.h. wenn ein Beatmungsbeutel neu am Patientenbett deponiert wird, und zusätzlich meist auch jeweils zu Schichtbeginn.
Zur Funktionskontrolle gehört die Überprüfung von:
• Ansaugventil: Nach dem Ausdrücken des Beutels muss dieser sich selbst wieder entfalten. Beim Abdichten des Ansaugventils und des O_2-Stutzens darf er sich nicht selbst füllen. Beim Öffnen des O_2-Stutzens kann er sich langsam und beim Öffnen des Ansaugventils muss er sich wieder schnell füllen
• Nicht-Rückatemventil: Beim Ausdrücken des Beutels (bei angebrachter Testlunge am Ventilauslass) muss sich das Atemventil zur Testlunge hin öffnen. Die Testlunge muss sich langsam füllen. Während dem Ausdrücken der Testlunge muss das Ventil geschlossen bleiben
• Dichtigkeit des Beutels: Atemventil zuhalten, gleichzeitig den Beatmungsbeutel leicht zusammendrücken und prüfen, ob Luft aus dem Beutel verloren geht
• Druckbegrenzungsventil: Prüfung wie oben, jedoch den Beutel kräftig zusammendrücken. Dabei muss Luft aus dem Überdruckventil entweichen. Im Zweifelsfall Druckmanometer an den Ventilauslass anschließen und Beutel kräftig ausdrücken. Dabei muss Manometer 35 – 45 cmH2O anzeigen.

Beatmungsmasken

Beatmungsmasken gibt es als Nasen- oder Gesichtsmasken. Für die manuelle Beatmung werden **Gesichtsmasken** verwendet. Diese umschließen Mund und Nase des Patienten. **Nasenmasken** umschließen nur die Nase und werden vor allem für die nicht-invasive Beatmung und für nasal-CPAP (Nasen-CPAP ☞ 5.3.5) verwendet. Detaillierte Informationen zu Aufbau und Anwendung von Nasenmasken finden sich in Kap. 5.4.1.

Gesichtsmasken für die manuelle Beatmung bestehen aus Gummi oder Kunststoff (meist Silikon). Die Größen und Größenbezeichnungen der Masken variieren abhängig vom Hersteller (z.B. Rüsch® 1–3, Dräger® 1–4 und Ambu® 1–6). Bevorzugt werden Masken aus durchsichtigem Kunststoff verwendet. Dies hat den Vorteil, dass das Beschlagen der Maskeninnenwand (Maskendom) während der Exspiration beobachtbar ist und ein eventuelles Erbrechen während der Beatmung rasch bemerkt werden kann.

Gesichtsmasken für Erwachsene haben meist einen weichen, teils aufblasbaren Randwulst, der es ermöglicht, die Maske den Gesichts-konturen des Patienten anzupassen und sie gleichzeitig gegen die Außenwelt abzudichten (☞ 3.1.5). Alle Masken haben einen genormten Anschlussstutzen (22 mm ID), an den das Atemventil des Beatmungsbeutels bzw. die Beatmungsschläuche angeschlossen werden können. Meist verfügen diese Masken auch über Vorrichtungen zum Befestigen von *Haltebändern* (z.B. mit Häkchen versehene Ringe, die um den Anschlussstutzen gelegt werden). Damit können die Masken längerfristig (z.B. zum Nasen-CPAP) so am Kopf des Patienten befestigt werden, dass Mund und Nase dicht umschlossen sind.

Gesichtsmasken für Kinder: Für Früh- und Neugeborene, Säuglinge und Kleinkinder werden spezielle Masken mit minimalem Totraum bevorzugt (*Rendell-Baker-Masken*; Größen 0–3). Diese Masken passen sich der typischen kindlichen Gesichtskontur an. Alternativ stehen für kleine Kinder runde Masken mit weichem Wulst zur Verfügung.

 Bei der Maskenbeatmung erhöht sich der funktionelle Totraum (☞ 1.2.1) des Patienten um das Totraumvolumen der Maske

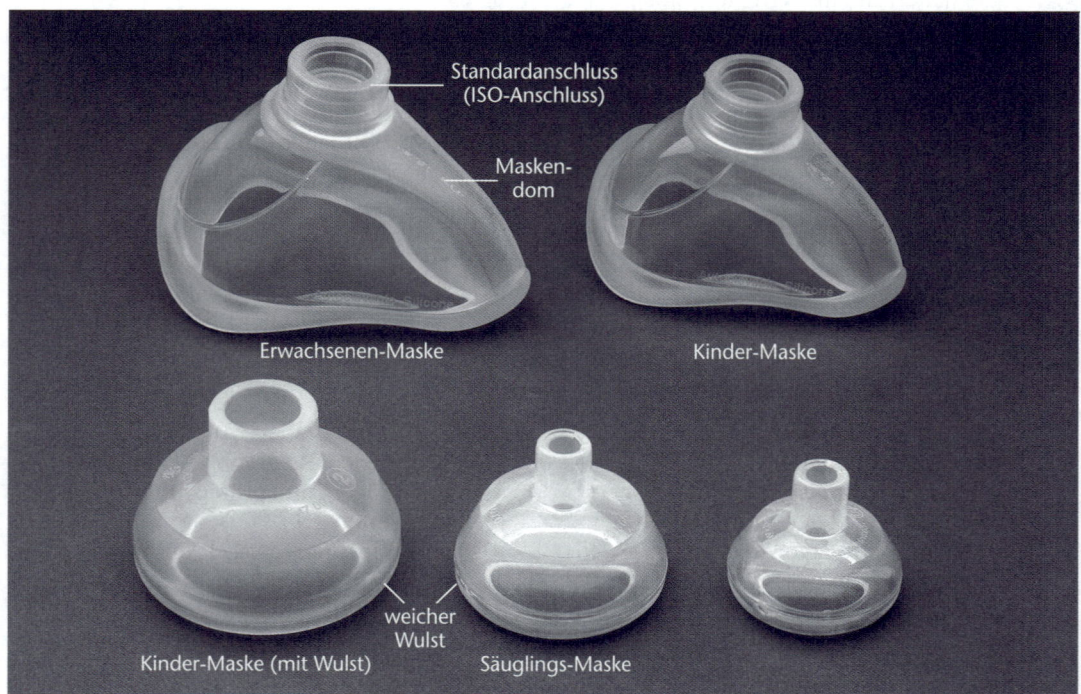

Abb. 3.14: Verschieden große Gesichtsmasken für Erwachsene, Kinder und Säuglinge. [V089]

(Luftmenge zwischen Innenwand der Maske und Gesicht des Patienten). Dies ist vor allem für kleine Kinder, Säuglinge und Neugeborene relevant. Daher werden bei diesen Patienten besondere Masken mit kleinstmöglichem Totraum verwendet.

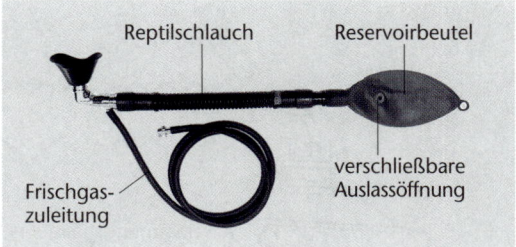

Abb. 3.15: Aufbau des Kuhn-Systems. [R103]

3.2.2 Kuhn-System

 **Kuhn-System:** Beatmungssystem ohne Ventile für die manuelle Beatmung insbesondere von Kindern bis etwa 20 kg Körpergewicht. Der Frischgasflow muss mindestes das 2,5 – 3-fache des Atemminutenvolumens des Patienten betragen.

Abb. 3.1.6 zeigt den Aufbau des Kuhn-Systems. Das Kuhn-System wird überwiegend zur manuellen Beatmung von Kindern bis ca. 20 kg Körpergewicht eingesetzt. Es können jedoch auch Patienten mit höherem Körpergewicht damit beatmet werden. Dann müssen größere Beutel (bis 2,3 l) verwendet werden. Das Kuhn-System kann auch zur Spontanatmung (z.B. bei der Narkoseeinleitung) verwendet werden. Dann wird die Maske dem Patienten lediglich vorgehalten und er atmet Luft aus dem Kuhn-System ein und auch in das System hinein aus.
Die **Vorteile** des Kuhn-Systems sind der einfache Aufbau, das geringe Gewicht, der geringe Atemwiderstand und der minimale Totraum (ca. 7 ml). Das System ist sterilisierbar (Angaben des Herstellers beachten).

Manuelle Beatmung mit dem Kuhn-System
Bei der manuellen Beatmung mit dem Kuhn-System wird die Auslassöffnung im Beatmungsbeutel während der Inspiration mit dem Daumen verschlossen und der Beutel entsprechend dem zu verabreichenden Volumen komprimiert. Während der Exspiration wird die Auslassöffnung freigegeben (Funktionsprinzip des Kuhn-Systems ☞ Abb. 3.1.7), wobei das Ausatemgas zusammen mit dem nachströmenden Frischgas wieder in den Atembeutel und teilweise aus der Öffnung im Beatmungsbeutel in die Raumluft entweicht. Beim Einsatz des Systems in der Anästhesie muss daher für die Narkosegasfortleitung gesorgt werden, sobald Inhalationsanästhetika verwendet werden (z.B. in Form eines Überbeutels, der an die Narkosegas-

absaugung angeschlossen ist). Zusätzlich ist bei Narkosen mit dem Kuhn-System ein zusätzliches Atemgasmonitoring (CO_2-Messung) erforderlich.
Sobald der Anwender die Auslassöffnung des Beatmungsbeutels verschließt, steigt durch den Frischgasstrom der Druck im Kuhn-System und damit, da keine Ventile vorhanden sind, auch in der Lunge des Patienten an.

Spontanatmung über das Kuhn-System
Bei Spontanatmung über das Kuhn-System bleibt die Auslassöffnung im Beatmungsbeutel während In- und Exspiration immer offen. Während der Inspiration strömt Frischgas aus der Frischgasleitung über ein Rohr im Maskenkrümmer in die Maske. Bei der Exspiration fließt die ausgeatmete Luft zusammen mit frisch zuströmendem Gas über den Faltenschlauch in den Atembeutel und entweicht über die Auslassöffnung im Beatmungsbeutel.

3.2.3 Technik der manuellen Beatmung

Manuelle Beatmung mit Gesichtsmaske und Beatmungsbeutel
Zur manuellen Beatmung mit Gesichtsmaske und Beatmungsbeutel steht man am günstigsten hinter dem Kopf des Patienten, also am Kopfende des Patientenbettes. Zur manuellen Beatmung eines intubierten oder tracheotomierten Patienten ist dies nicht notwendig. Zur Durchführung der Masken-Beutel-Beatmung geht man wie folgt vor:
- Passenden Beatmungsbeutel (Erwachsenen-, Kinder- oder Babybeutel ☞ 3.2.1) falls erforderlich mit der Sauerstoffzufuhr bzw. einem Sauerstoff-Reservoirbeutel verbinden und Sauerstofflow einstellen
- Passende Maske (diese muss Nase und Mund vollständig umschließen) fest mit dem Atem-

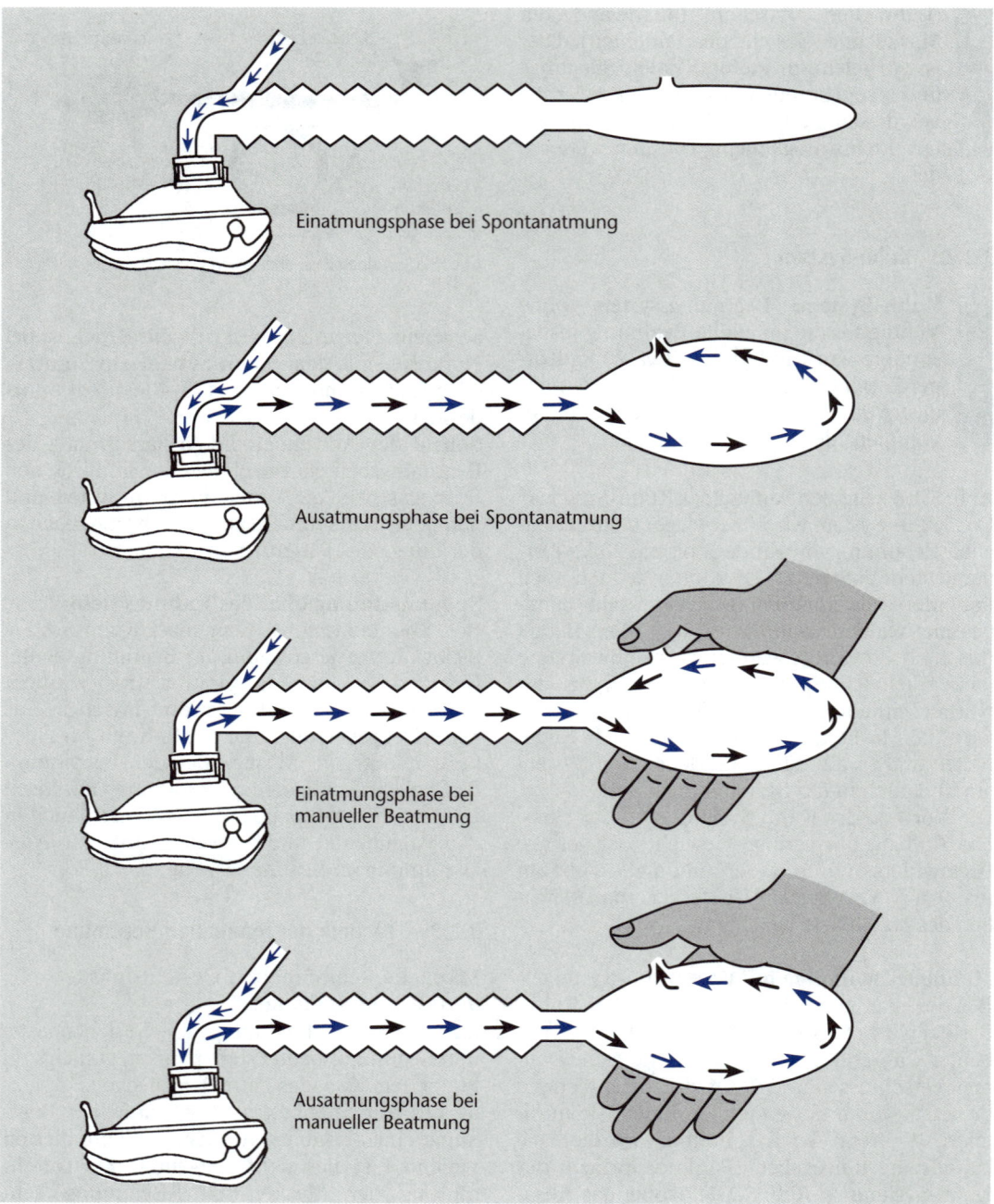

Einatmungsphase bei Spontanatmung

Ausatmungsphase bei Spontanatmung

Einatmungsphase bei
manueller Beatmung

Ausatmungsphase bei
manueller Beatmung

Abb. 3.16: Funktionsprinzip des Kuhn-Systems (blaue Pfeile = Frischgas, schwarze Pfeile = Ein- bzw. Ausatemluft). Bei der manuellen Beatmung strömt während der Exspiration die Ausatemluft des Patienten zusammen mit dem Frischgas in den Atembeutel. Über die Öffnung im Atembeutel strömt ein Teil des Gemisches aus Exspirationsluft und Frischgas in die Umgebung. Während der Inspiration wird die Auslassöffnung verschlossen und der Atembeutel komprimiert. Dadurch gelangen Luft aus dem Atembeutel und Frischgas in die Lunge des Patienten.

ventil des Beatmungsbeutels verbinden (Masken- und Beutelachse stehen rechtwinklig zueinander)

- Kopf lagern und Maske fixieren:
  - Den Kopf des Patienten leicht überstrecken („Schnüffelposition" oder verbesserte Jackson-Position). Esmarch-Handgriff durchführen (☞ 3.1.1) und diesen mit Mittel-, Ring- und kleinem Finger der linken Hand halten
  - Mit der rechten Hand die Gesichtsmaske an der Nasenwurzel aufsetzen und nach unten klappen
  - Mit Daumen und Zeigefinger der linken Hand die Maske fest auf das Gesicht des Patienten halten. Daumen und Zeigefinger umfassen dabei den Maskenkonus C-förmig, daher wird dieser Griff auch *C-Griff* genannt (☞ Abb. 3.1.9)
- Patienten beatmen. Dazu mit der rechten Hand den Beatmungsbeutel rhythmisch komprimieren. Zwischen den Inspirationen auf genügend Zeit für die Ausatmung des Patienten und das wieder Befüllen des Beatmungsbeutels achten. Beatmungsfrequenz und -hubvolumen richten sich nach den patientenspezifischen Erfordernissen, entschei-dend sind vor allem Alter und Körpergewicht des Patienten.

Erreichbare O_2-Konzentration bei der manuellen Beatmung

Die erreichbare O_2-Konzentration bei der manuellen Beatmung mit Maske und Beatmungsbeutel ist abhängig vom eingestellten O_2-Flow, dem Atemhubvolumen, der Beatmungsfrequenz und einem evtl. zusätzlich eingesetzten Reservoirbeutel zur Beatmung. Tab. *.* zeigt beispielhaft die Sauerstoffkonzentration bei verschiedenen Atemhubvolumina und Beatmungsfrequenzen, jeweils mit und ohne Verwendung eines Reservoirbeutels.

Wirksamkeit der manuellen Beatmung kontrollieren

Während der manuellen Beatmung den Patienten beobachten. Für eine wirksame manuelle Beatmung sprechen folgende Kriterien:

- Der Thorax des Patienten hebt sich während der Inspiration und senkt sich während der Exspiration
- Die Maskenkuppel beschlägt während der Exspiration für kurze Zeit

O_2-Flow (l/Min.)	O_2-Konzentration in % Atemhubvolumen (ml) x Beatmungsfrequenz (pro Minute)			
Beatmung ohne Reservoirbeutel				
	250 x 24	600 x 12	750 x 24	1 000 x 12
2	34	28	26	26
5	43	34	32	31
10	60	44	39	39
15	82	54	51	46
Beatmung mit Reservoirbeutel				
	250 x 24	600 x 12	750 x 24	1 000 x 12
2	47	43	30	34
5	87	76	43	57
10	100	100	65	87
15	100	100	87	100

Tab. 3.17: Beispiele von erreichbaren O_2-Konzentrationen bei der manuellen Beatmung mit dem Ambu®-Beatmungsbeutel.

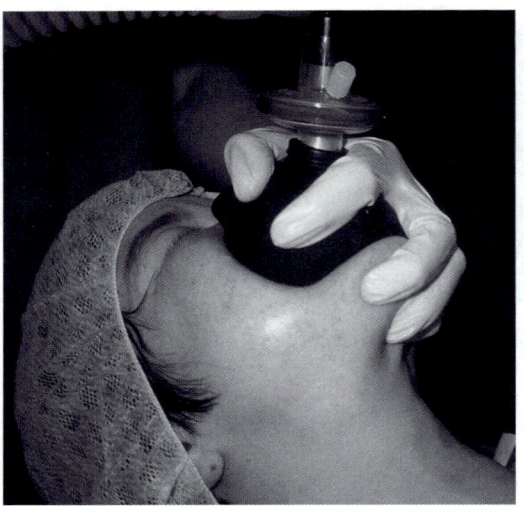

Abb. 3.18: Manuelle Beatmung mit Beatmungsbeutel und Gesichtsmaske. Der C-Griff (Daumen und Zeigefinger umgreifen den Maskenkonus C-förmig) ermöglicht es, die Maske längere Zeit dicht auf Mund und Nase des Patienten halten zu können. [M115]

- Das Nicht-Rückatemventil öffnet sich während der Inspiration und ist während der Exspiration verschlossen
- Gesicht und Lippen des Patienten sind rosig bzw. vorbestehende Zeichen einer respiratorischen Insuffizienz bessern sich.

Schwierigkeiten bei der manuellen Beatmung

- Bei hohem Beatmungsdruck Kopf etwas mehr überstrecken. Guedeltubus einlegen, falls noch nicht erfolgt
- Bei Undichtigkeit zwischen Maskenrand und Gesicht C-Griff lösen und Finger neu anlegen. Besteht Leck weiter Maske neu auf dem Gesicht positionieren. Ggf. größere oder kleinere Maske verwenden
- Besonders schwierig ist die Masken-Beutel-Beatmung bei zahnlosen oder kachektischen Patienten sowie bei Bartträgern. Hier die Maske ggf. mit beiden Händen halten (doppelter C-Griff, d.h. rechte Hand bildet spiegelbildliches C) und durch weitere Person Beatmung vornehmen lassen
- Bei schwerwiegenden Verletzungen oder Missbildungen im Gesichtsbereich

ist eine manuelle Beatmung mit Gesichtsmaske evtl. unmöglich. Diese Patienten müssen dann ggf. notfallmäßig intubiert werden.

Achtung

- Bei der Masken-Beutel-Beatmung besteht **Aspirationsgefahr** durch Insufflation von Luft in den Magen, insbesondere wenn der Beatmungsdruck über 15 – 20 mbar ansteigt (dann ist der Ösophagusverschlussdruck überschritten)
- Ist kein funktionsfähiger Beatmungsbeutel verfügbar, im Notfall ggf. mit einer Atemspende (Mund-zu-Mund oder Mund-zu-Nase) beginnen, bis ein geeigneter Beatmungsbeutel verfügbar ist.

Aufbereitung von Beatmungsbeuteln und Gesichtsmasken

Beatmungsbeutel einschließlich Nicht-Rückatemventil und Beatmungsmasken müssen nach Gebrauch entsprechend der jeweiligen Herstellerangaben aufbereitet werden. In welchen Zeitabständen die Beatmungsbeutel und -masken aufbereitet werden ist von Klinik zu Klinik sehr unterschiedlich. Häufig wird wie folgt vorgegangen:

- Werden zur manuellen Beatmung eines intubierten oder tracheotomierten Patienten Beatmungfilter (☞ 5.6.3) verwendet (d.h. auf das Nicht-Rückatemventil wird ein Beatmungsfilter gesteckt, der dann bei der manuellen Beatmung zwischen Ventil und Tubus bzw. Trachealkanüle sitzt), muss lediglich der Beatmungsfilter spätestens alle 24 Stunden ausgewechselt werden. Beatmungsbeutel einschließlich Nicht-Rückatemventil werden meist einmal wöchentlich gewechselt bzw. spätestens dann, wenn sie beim Patienten nicht mehr benötigt werden
- Werden keine Beatmungsfilter verwendet, wird das Nicht-Rückatemventil alle 24 – 48 Stunden (in manchen Häusern auch nur einmal wöchentlich) bzw. bei Verschmutzung (z.B. mit Sekret) öfter gewechselt. Der Beatmungsbeutel wird meist einmal in der Woche gewechselt
- Gesichtsmasken werden meist alle 24 – 48 Stunden gewechselt (nur wenn sie benutzt werden. Falls sie nur vorsorglich, d.h. für den Notfall am Patientenbett liegen, ist ein regelmäßiger Wechsel nicht notwendig).

4 Endotracheale Intubation und Tracheotomie

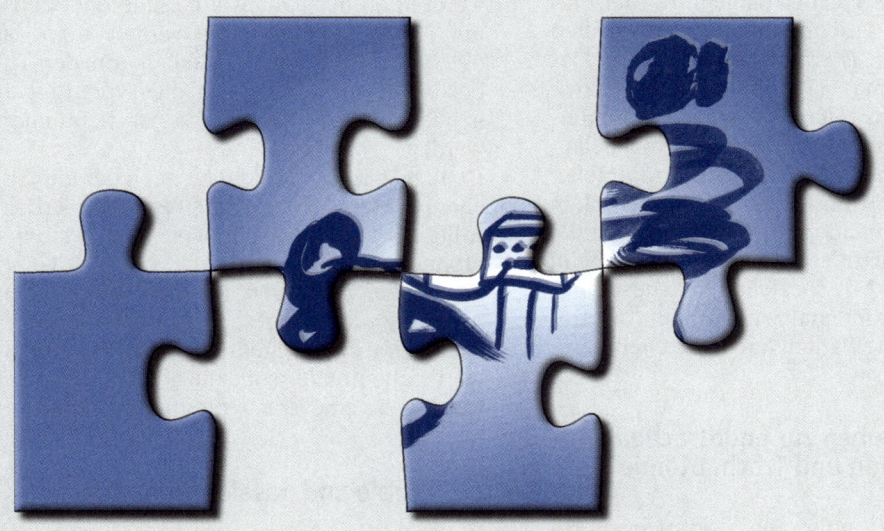

Bei der **Intubation** wird ein Endotrachealtubus entweder über den Mund (orale Intubation ☞ 4.2.5) oder über die Nase (nasale Intubation ☞ 4.2.5) i.d.R. unter Sicht durch den Kehlkopf hindurch in die Trachea vorgeschoben. Die Spitze des Endotrachealtubus samt dem Cuff (☞ 4.2.2), der den Tubus zur Trachealwand hin abdichtet, liegt unterhalb der Stimmritze.

Bei der **Tracheotomie** wird eine Trachealkanüle von außen durch die Haut hindurch in die Trachea eingeführt. Meist als *sekundäre Tracheotomie* (☞ 4.3), selten als *primäre Tracheotomie* (☞ 4.3). Das Tracheostoma (Verbindungsstelle zwischen Außenwelt und Trachea) liegt unterhalb des Kehlkopfes, d.h. die Trachealkanüle liegt im Gegensatz zum Endotrachealtubus *nicht* im Kehlkopf und zwischen den Stimmbändern. Die Trachealkanüle behindert den Patienten daher nicht beim Schlucken. Mit speziellen Trachealkanülen bzw. Kanülenaufsätzen kann der tracheotomierte Patient auch sprechen.

4.1   Indikationen zur endotrachealen Intubation und Tracheotomie

Häufigste Indikation für eine endotracheale Intubation oder Tracheotomie im Intensivbereich ist die Notwendigkeit einer maschinellen Beatmung, etwa wegen massiver respiratorischer Insuffizienz (☞ Kapitel 2). Daneben ist eine Intubation oder Tracheotomie indiziert zum Freihalten der Atemwege, etwa bei zunehmendem Ödem im Larynxbereich, sowie zum Schutz vor Aspiration bei fehlenden Schutzreflexen.

Wegen der Gefahr der Sinusitis (mögliche Sepsisquelle) wird in manchen Kliniken nur sehr zurückhaltend nasal intubiert und alternativ ein oraler Tubus auch längerfristig belassen bzw. frühzeitig eine Tracheotomie vorgenommen.

Auch der optimale Zeitpunkt für eine sekundäre Tracheotomie ist umstritten. In manchen Kliniken wird – sobald eine längerfristige Beatmungsdauer absehbar ist – schon nach wenigen Tagen tracheotomiert, in anderen wird zunächst längerfristig über einen oralen bzw. nasalen Tubus beatmet.

Der günstigste Zeitpunkt für eine sekundäre Tracheotomie ist nach wie vor umstritten. Die *Consensus Conference of artifical Airways in Patients receiving mechanical Ventilation* der American Association for respiratory care empfiehlt folgendes Vorgehen:

- Wenn der künstliche Atemweg voraussichtlich weniger als 7 – 10 Tage erforderlich ist, so sollte die translaryngeale Intubation bevorzugt werden
- Nach Ablauf von 7 Tagen soll eingeschätzt werden, ob der Patient innerhalb der nächsten 7 – 10 Tage extubiert werden kann. Ist dies voraussichtlich möglich, kann der Tubus belassen werden. Ist dies voraussichtlich nicht der Fall, sollte tracheotomiert werden
- Ist aller Wahrscheinlichkeit nach der künstliche Atemweg länger als 21 Tage erforderlich, sollte der Patient so früh wie möglich tracheotomiert werden
- Kann die Zeitdauer für den künstlichen Atemweg nicht eingeschätzt werden und besteht keine dringliche Indikation für eine frühe Tracheotomie, sollte täglich neu geprüft werden, ob eine Tracheotomie indiziert ist.

4.2   Orale und nasale Intubation

Orale Intubation: Intubation, bei der der Tubus unter Sicht (mittels Laryngoskop ☞ 4.2.1) in die Trachea vorgeschoben wird. Indiziert zur Beatmung im Notfall sowie zur Beatmung während einer Narkose, zur (kurzzeitigen) Beatmungstherapie und zu Untersuchungen.

Nasale Intubation: Intubation, bei der der Tubus über den unteren Nasengang in den Rachen und durch den Kehlkopf hindurch in die Trachea vorgeschoben wird. Indiziert zur längerfristigen Beatmungstherapie (umstritten) sowie zur Narkosebeatmung, wenn eine orale Intubation auf Grund der OP-Technik nicht möglich ist. Kontraindiziert bei Mittelgesichts- und Schädelbasisfrakturen sowie bei massiven Blutgerinnungsstörungen. Zwei Techniken:

- *Nasale Intubation unter Sicht.* Einstellen des Kehlkopfeingangs mittels Laryngoskop (☞ 4.2.1) und vorschieben der Tubusspitze mittels Intubationszange(z.B. Magillzange ☞ 4.2.3)

• *Blinde nasale Intubation.* Voraussetzung ist, dass der Patient spontan atmet. Vorsichtiges Einführen des Tubus und Vorschieben jeweils während der Inspiration. Dabei auf das Atemgeräusch am Tubusansatz hören und Tubus bis zur entsprechenden Längenmarkierung in die Trachea vorschieben. Selten angewendete Technik.

Fiberoptische (bronchoskopische) Intubation ☞ *4.2.5*

4.2.1 Laryngoskope

Laryngoskope dienen dem direkten Betrachten des Kehlkopfeingangs. Ein Laryngoskop besteht aus einem *Handgriff* und einem *Spatel:*

• Der **Handgriff** besteht aus Metall oder Kunststoff und ist außen rau oder geriffelt. Dies soll verhindern, dass er dem Anwender z.B. bei feuchten Händen aus der Hand rutscht. Am oberen Ende des Handgriffs befindet sich die Einrastvorrichtung für den Spatel. Im Inneren des Handgriffs befinden sich Batterien oder Akkus

	Orale Intubation	**Nasale Intubation**	**Tracheotomie**
Indikationen	• Zugangsweg der Wahl bei Intubation im Notfall • Kurzdauernde Intubation (7 – 10 Tage)	• Verletzungen, Erkrankungen und OPs von Mund, Kiefer und Zähnen	• Langzeitbeatmung • Notfalltracheotomie (Koniotomie, ☞ 4.3.5) bei Verlegungen der oberen Luftwege z.B. durch Ödem infolge Verletzungen • Bei Z.n. Laryngektomie
Vorteile	• Technisch relativ einfach und rasch durchführbar • Im Vergleich zur nasalen Intubation können kürzere und großlumigere Tuben verwendet werden (geringerer Strömungswiderstand)	• Mundpflege einfach durchführbar • Sichere Tubusfixierung möglich • Wird vom wachen Patienten besser toleriert als oraler Tubus	• Mundpflege einfach durchführbar • Sichere Fixierung der Trachealkanüle möglich • Keine Larynxschäden • Wird vom wachen Patienten besser toleriert als Endotrachealtubus • Bei erhaltenen Schutzreflexen ist Essen und Trinken möglich, mit speziellen Kanülen oder Kanülenaufsätzen ist Sprechen möglich • Kleinerer Totraum • Großlumige Trachealkanülen möglich (geringer Strömungswiderstand)
Nachteile	• Wird vom wachen Patienten schlechter toleriert als nasaler Tubus oder Trachealkanüle • Mundpflege ist schlechter durchführbar • Tubusfixierung ist schwieriger • Gefahr von Larynxschäden	• Technisch schwieriger und zeitaufwändiger als orale Intubation • Im Vergleich zur oralen Intubation sind längere Tuben mit geringerem Tubuslumen erforderlich (höherer Strömungswiderstand) • Gefahren: Verletzungen der Nasenschleimhaut, Larynxschäden, **Sinusitis** (Entzündung der Nasennebenhöhlen)	• Invasiver Eingriff • Gefahren: Blutung, Infektion, Schleimhautläsion durch schlecht sitzende Trachealkanülen, evtl. mit nachfolgender Ausbildung narbiger Stenosen • Tracheomalazie (Erweichung der Knorpelspangen der Luftröhre als Folge einer Kompression)

Tab. 4.1: Indikationen, Vorteile und Nachteile von endotrachealer Intubation und Tracheotomie.

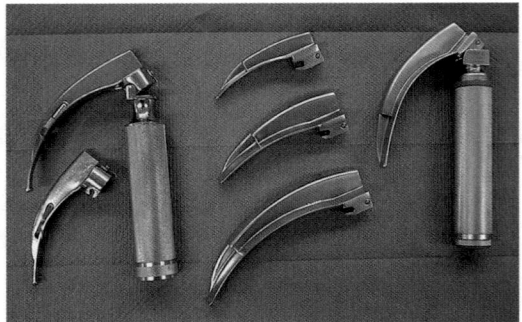

Abb. 4.2: Verschiedene gebräuchliche Laryngoskope. Links ein konventionelles Laryngoskop, rechts ein Fiberglaslaryngoskop (Kaltlichtlaryngoskop). [M251]

- Der **Spatel** besteht ebenfalls meist aus Metall, selten aus Kunststoff. Bei den älteren Laryngoskopen befindet sich die Lichtquelle an der Spatelspitze (kleine Glühbirne). Bei den inzwischen überwiegend verwendeten **Fiberglaslaryngoskopen** (auch *Kaltlichtlaryngoskope* oder *Fiberoptiklaryngoskope*) befindet sich die Lichtquelle im Handgriff direkt unter der Gelenkstelle und das Licht wird von dort über Fiberglasbündel an die Spatelspitze weitergeleitet. Spatel gibt es in verschiedenen Formen und Größen für Kinder und Erwachsene (☞ unten).

Durch ein Scharniergelenk wird der Spatel fest mit dem Handgriff verbunden und eingerastet. Damit ist bei herkömmlichen Laryngoskopen die Licht- mit der Stromquelle verbunden, bei Fiberglaslaryngoskopen ist die Lichtweiterleitung hergestellt und das Laryngoskop ist funktionsbereit.

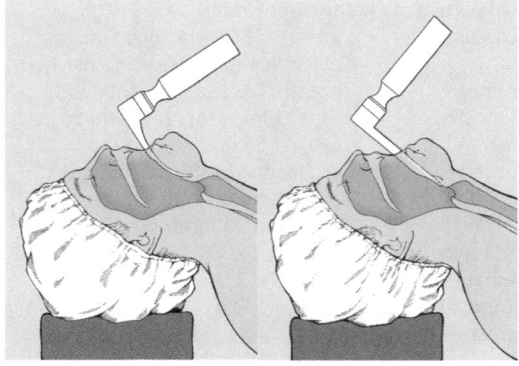

Abb. 4.3: Einstellen des Kehlkopfs mit Laryngoskop. Links mit gebogenem Spatel, rechts mit geradem Spatel. [S121]

Wenn Laryngoskope nicht häufig im Gebrauch sind, ist der Einsatz von Batterien sicherer, da sie gegen Ende ihrer Betriebsdauer sichtbar an Leistung verlieren, erkennbar am zunehmend schwächer werdenden Licht. Akkus dagegen können plötzlich – schlimmstenfalls während der Intubation – ihren Dienst versagen, wenn sie über einen längeren Zeitraum nicht aufgeladen werden. Daher ist es bei Benutzung von akkubetriebenen Laryngoskopen wichtig, dass die Akkus in regelmäßigen Abständen neu aufgeladen werden.

Laryngoskopspatel
Laryngoskopspatel gibt es in verschiedenen Formen und Größen für Erwachsene und Kinder. Die verschiedenen Spatel sind jeweils nach ihren Konstrukteuren benannt, z.B. Macintosh-Spatel. Im wesentlichen wird unterschieden zwischen *gebogenen* und *geraden* Spateln:
- **Gebogene Spatel** (z.B. nach Macintosh, Siker oder Mirror) sind gekrümmt und passen sich damit der Form der Zunge an. Gebogene Spatel werden so eingeführt, dass die Spatelspitze zwischen Zungengrund und Epiglottis (Kehldeckel) liegt. Durch Zug in Richtung des Handgriffs richtet sich die Epiglottis auf und die Stimmritze wird sichtbar. Vorteile des gebogenen Spatels sind die geringere Gefahr von Zahnschäden sowie von Quetschungen der Epiglottis. Nachteil: Bei kleinen Kindern ist das Aufrichten der (relativ langen) Epiglottis erschwert. Bei der Intubation von größeren Kindern und Erwachsenen werden i.d.R. gebogene Spatel verwendet
- **Gerade Spatel** (z.B. nach Foregger, Miller oder Guedel) werden so eingeführt, dass die Epiglottis auf die Spatelspitze „aufgeladen" wird, d.h. die Spatelspitze drückt den Kehldeckel zum Zungengrund hin (☞ Abb. 4.3 b). Durch leichten Zug in Richtung des Handgriffs wird die Stimmritze sichtbar. Gerade Spatel werden überwiegend zur Intubation von Früh- und Neugeborenen sowie von kleinen Kindern verwendet, da damit die bei diesen Patienten relativ große Epiglottis leichter aufgerichtet werden kann und somit die Sicht auf die Stimmritze besser ist. Nachteilig ist die Gefahr der Schädigung der Schneidezähne sowie die Gefahr eines Glottisödems (insbesondere nach mehrfachem Aufladen der Epiglottis).

Hebel-Laryngoskop nach McCoy

Das Hebel-Laryngoskop nach McCoy verfügt über einen speziellen Spatel, dessen Spitze beweglich ist. Sobald das Laryngoskop in die korrekte Position vorgeschoben ist, kann der Arzt über den außen angebrachten Hebel die Laryngoskopspitze anheben. Dadurch wird die Epiglottis angehoben und der Blick auf die Stimmritze wird frei (☞ Abb. 4.5). Das McCoy-Laryngoskop wird eingesetzt bei einer (absehbar) schwierigen Intubation, etwa bei Patienten mit Struma oder mit kurzem, dickem Hals.

Bullard-Laryngoskop

Das Bullard-Laryngoskop ist eine Kombination aus normalem Kaltlicht-Handgriff und speziellem Spatel, der über eine Fiberglasoptik (vergleichbar der am Bronchoskop ☞ 8.7.3) sowie einen Arbeitskanal verfügt, über den gespült, abgesaugt, Sauerstoff verabreicht oder eine flexible Zange eingeführt werden kann.

Die fiberoptische Vorrichtung ermöglicht den (indirekten) Blick auf die Stimmritze. Mit der über den Arbeitskanal eingeführten flexiblen Zange kann der Tubus z.B. am Murphy-Auge gefasst und in den Kehlkopfeingang vorgeschoben werden.

Das Bullard-Laryngoskop wird bei schwieriger Intubation eingesetzt, wenn eine nasale fiberoptische Intubation nicht möglich ist. Die Intubation mit dem Bullard-Laryngoskop ist technisch einfacher als die alternative orale fiberoptische Intubation, Voraussetzung ist jedoch Erfahrung im Umgang mit dem Gerät. Sie kann auch eingesetzt werden, wenn eine nur geringe Mundöffnung möglich ist oder eine eingeschränkte

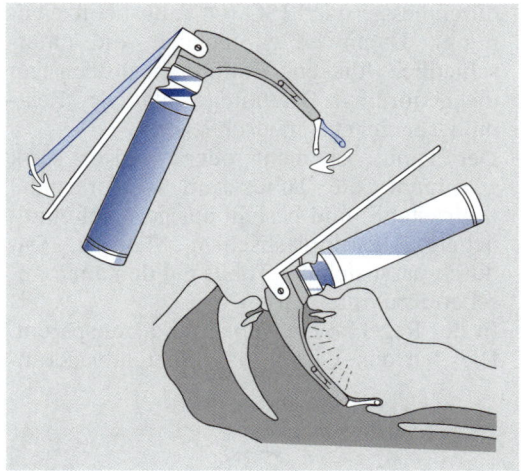

Abb. 4.5: Hebel-Laryngoskop nach McCoy. [A300-157]

Beweglichkeit der HWS vorliegt bzw. der Kopf nicht überstreckt werden darf.

4.2.2 Endotrachealtuben

Aufbau eines Endotrachealtubus

Derzeit verwendete Endotrachealtuben bestehen überwiegend aus PVC (mit oder ohne Silikonbeimischung). Diese Tuben sind zum Einmalgebrauch bestimmt. Selten werden noch resterilisierbare Tuben aus Gummi, Latex oder reinem Silikon verwendet.

Ein Endotrachealtubus ist wie folgt aufgebaut:
• Am äußeren Ende jedes Tubus befindet sich ein *Norm-Konnektor* mit 15 mm Außen-

Patientengruppe	Macintosh-Spatel		Miller-Spatel	
	Größe	Länge in cm	Größe	Länge in cm
Frühgeborene	–	–	Nr. 0	7,5
Neugeborene und Kleinkinder	Nr. 1	9	Nr. 1	10,2
Kinder	Nr. 2	10,8	Nr. 2	15,5
Erwachsene	Nr. 3	13	Nr. 3	19,5
Erwachsene (Überlänge)	Nr. 4	15,5	Nr. 4	20,5

Tab. 4.4: Verschiedene Größen gerader und gebogener Spatel (hier Macintosh und Miller-Spatel) sowie geeignete Patientengruppen.

durchmesser nach ISO (☞ Tubuskennzeichnung). Damit ist es möglich, die unterschiedlich dicken Endotrachealtuben an die genormten Beatmungsschläuche, Beatmungsbeutel etc. anzuschließen

- Der Tubus ist mehr oder weniger stark gekrümmt, die Tubuswand ist formstabil (knickstabil) und besteht aus gewebefreundlichem, thermoplastischem Material. Dadurch passt sich der Tubus gut den anatomischen Strukturen an
- In der Regel ist die Tubuswand transparent. Dies hat den Vorteil, dass Sekretablagerungen und ein Beschlagen der Innenwand bei der Exspiration beobachtbar sind
- Die Innenwand des Tubus ist glatt, damit Führungsstäbe, Absaugkatheter oder Bronchoskope gut eingeführt und auch wieder entfernt werden können
- Oberhalb der Tubusspitze befindet sich der **Cuff** (Blockerballon), der dem Abdichten des Tubus zur Trachealwand hin dient (☞ unten). Zum Blocken des Cuffs wird Luft in die Cuffzuleitung gepumpt. Die Cuffzuleitung ist in die Tubuswand eingelassen und an ihrem äußeren Ende mit einem Ventil

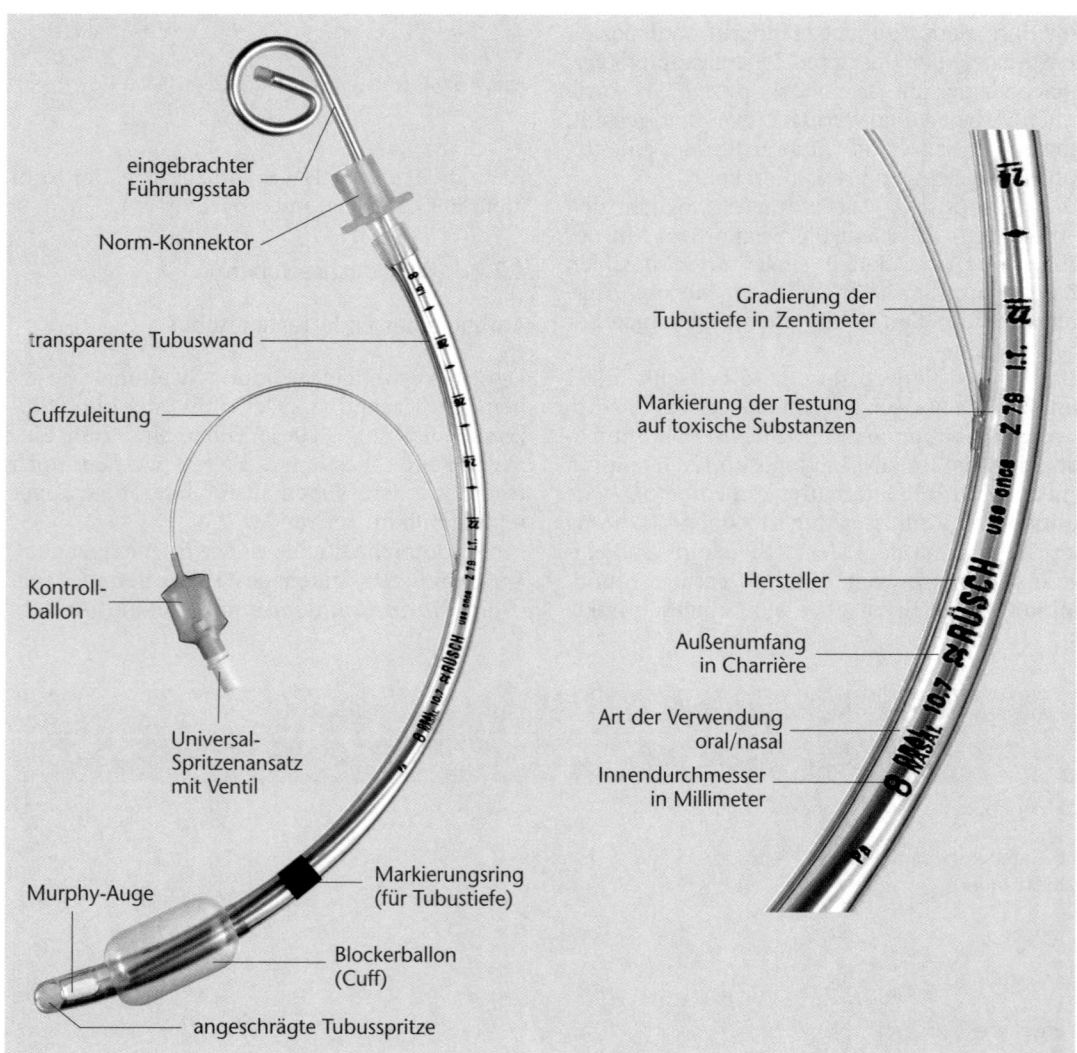

Abb. 4.6: Aufbau eines Endotrachealtubus mit „Murphy-Auge". [U139]

Abb. 4.7: Kennzeichnung eines Endotrachealtubus. [U139]

und einem Kontrollballon versehen. Ausnahme: Endotrachealtuben für Kinder haben keinen Cuff

- Oberhalb vom Cuff ist bei einigen Tuben ein dicker schwarzer Markierungsring, der zur Orientierung für die korrekte Tubustiefe dient
- Manche Tuben bieten die Möglichkeit einer *subglottischen Sekretabsaugung*. Bei diesen Tuben ist ein zusätzliches Lumen in die Tubuswand eingelassen, das in einer Öffnung oberhalb des Cuffs endet. Außen endet dieses Lumen in einer separaten Zuleitung. Über diese kann das Sekret, das sich über dem Cuff (in der so genannten „Jammerecke") ansammelt abgesaugt werden (☞ Abb. 4.13)
- Die Tubusspitze ist leicht abgeschrägt, dies erleichtert die Passage der Stimmritze. Zudem vergrößert dies die Öffnungsfläche und reduziert damit die Gefahr einer Verlegung der Tubusöffnung. Bei manchen Tuben befindet sich seitlich der Tubusspitze eine weitere Öffnung, das sog. *Murphy-Auge*, das die Öffnungsfläche weiter vergrößert (und damit die Gefahr einer Verlegung der Öffnungsfläche verringert) und die Belüftung der rechten oberen Lungenabschnitte verbessern soll.

Tubuskennzeichnung

Die derzeit gebräuchlichen Endotrachealtuben sind nach ISO (International Organisation for Standardisation) gekennzeichnet. Auf die Tubuswand aufgedruckt sind:

- Innendurchmesser (kurz ID) in Millimeter
- Tubusumfang in Charrière (kurz Ch, 1 Ch entspricht etwa 1/3 mm). Wird der Charrière-Wert durch 3 geteilt, ergibt sich der Wert für den Außendurchmesser (kurz AD) in Millimeter
- cm-Graduierung (gibt Auskunft über die Intubationstiefe)
- Hersteller
- Art der Anwendung: „Oral", „Nasal" oder „Oral/Nasal". Gibt an, wie der jeweilige Tubus einzusetzen ist (diese Beschreibung findet sich nicht auf allen Tuben).

Zusätzlich sind die Tuben mit je einem Röntgenstreifen versehen. Die Aufschrift „I.T." (Implantation Tested) oder „Z-79" (Committee Z-79 on Anaesthesia Equipment of the USA Standards Institute) auf der Verpackung zeigt

Kinder	ID in mm	Charrière
Frühgeborene (< 2 kg)	2,5	12
< 6 Mon. (5 – 7 kg)	3 – 3,5	14 – 16
7 – 18 Mon. (7 – 11 kg)	3,5 – 4,0	16 – 18
2 – 4 Jahre (12 – 17 kg)	4,5 – 5,0	20 – 22
4 – 6 Jahre (17 – 22 kg)	5,0 – 5,5	22 – 24
6 – 10 Jahre	5,5 – 6,5	24 – 28
Größere Kinder u. Jugendliche	6,5 – 7,5	28 – 32
Erwachsene		
Frauen	7,5 – 8,5	32 – 36
Männer	8,0 – 9,5	34 – 40

Faustregel für die Bestimmung der Tubusgröße bei Kindern (2 – 14 Jahre):
- Innerer Durchmesser = (Alter : 4) + 4,5
- Charrière = Alter + 17

Tab. 4.8: Richtwerte für die Auswahl der Tubusgröße.

an, dass der Tubus getestet und frei von toxischen Substanzen ist.

 Wichtige Größenangaben bei Endotrachealtuben sind der **Innendurchmesser** (kurz ID) in mm und der **Tubusumfang** in Charrière (kurz Ch).

- Für die Intubation ist es günstig, einen Endotrachealtubus mit möglichst geringem Tubusumfang (und damit geringem Außendurchmesser) zu verwenden, da damit die Passage durch den Kehlkopf erleichtert ist. Zudem ist bei Verwendung dünner Tuben die Gefahr von Stimmbandschädigungen und Intubationsverletzungen z.B. der Nasenschleimhaut sowie von Druckulzera durch den Tubus geringer
- Für die Beatmung ist es wichtig, einen Tubus mit möglichst großem Innendurchmesser zu verwenden, da der Strömungswiderstand des Tubus mit zunehmendem ID sinkt. Außerdem ist die Gefahr einer Tubusverlegung umso geringer, je größer der Innendurchmesser ist. Auch eine eventuelle Bronchoskopie ist einfacher durchführbar.

Abhängig von den Erfordernissen beim Patienten wählt der Arzt die geeignete Tubusgröße aus. Tab. 4.8 zeigt Richtwerte für die Auswahl der Tubusgröße.

Gebräuchliche Tubusarten und -formen

Für die unterschiedlichsten Anforderungen in Anästhesie und Intensivmedizin wurden eine Fülle von Endotrachealtuben entwickelt, die sich bezüglich des Tubusmaterials, der Tubusform und der Art der Cuffblockung unterscheiden. Im folgenden sind die Tuben beschrieben, die auf den Intensivstationen häufig zur Beatmungstherapie verwendet werden:

- **Magill-Tubus** (☞ Abb. 4.9). Tubus mit genormtem Krümmungsradius. Standardtubus für die orale oder nasale Intubation. Ist als Einweg- oder Mehrwegtubus erhältlich

- **Spiral-Tubus** *(Woodbridge-Tubus* ☞ Abb. 4.10). Tubus, in dessen Wand eine Metallspirale eingearbeitet ist. Dadurch ist der Tubus enorm flexibel und kann trotzdem nicht abknicken. Wegen der hohen Flexibilität ist zur Intubation ein Führungsstab erforderlich (☞ 4.2.3). Bei Spiraltuben aus Latex kann es leichter zu Cuffhernien kommen (☞ unten)

- **Oxford-non-kinking-Tubus** (☞ Abb. 4.11). Der Oxford-non-kinking-Tubus ist rechtwinklig gekrümmt, verhältnismäßig starr und kann nicht abknicken. Er kann nur zur oralen Intubation verwendet werden. Durch die rechtwinklige Krümmung kann der Tubus nicht versehentlich zu tief eingeführt werden und eine einseitige Intubation ist damit praktisch ausgeschlossen

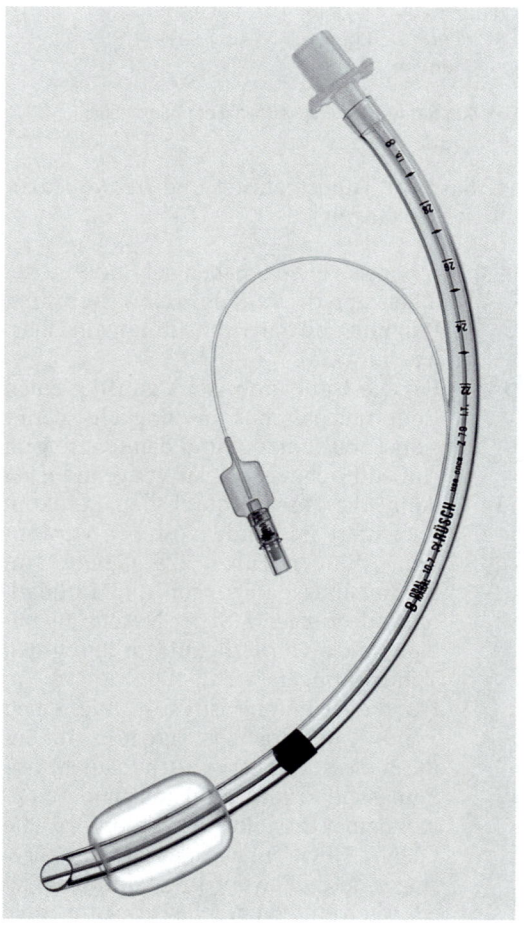

Abb. 4.9: Magill-Tubus. [U139]

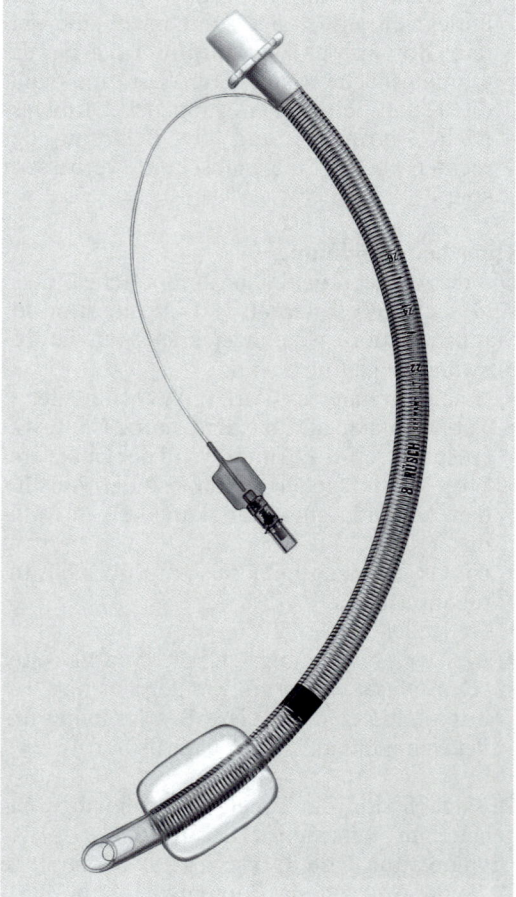

Abb. 4.10: Woodbridge-Tubus. [U139]

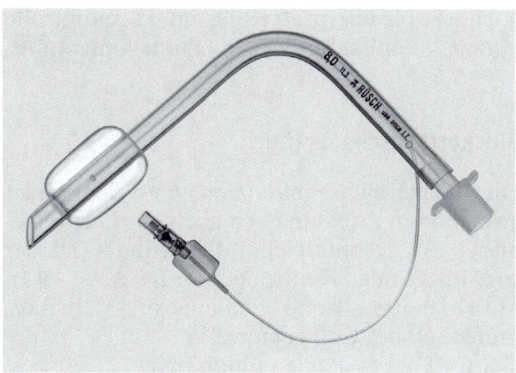

Abb. 4.11: Oxford-non-kinking-Tubus. [U139]

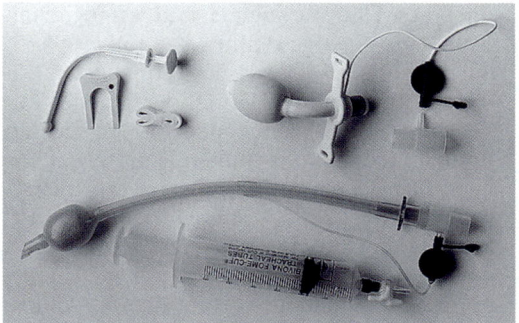

Abb. 4.12: Tuben mit Fome-Cuff. Oben: Trachealkanüle mit Fome-Cuff. Unten: Silikon-Endotrachealtubus mit Fome-Cuff. Über den zusätzlichen Konnektor ist der Cuff mit dem Beatmungssystem verbunden und damit dem jeweils herrschenden Beatmungsdruck ausgesetzt. Dadurch wird der Cuff bei maschineller Beatmung während der Inspiration stärker geblockt und während der Exspiration entlastet.

- **Fome-Cuff-Tubus** (☞ Abb. 4.12). Bei diesem Tubus besteht der Cuff aus schwammartigem, sehr weichem und gewebefreundlichem Polyurethangewebe, das sich auf Grund seiner Eigenelastizität in der Trachea entfaltet und dort nur einen relativ geringen Druck auf die Schleimhaut ausübt. Zur Intubation muss die Luft zuerst aus dem Cuff entfernt und die Cuffzuleitung abgeklemmt werden. Während der Beatmung kann die Cuffzuleitung mit einem speziellen, zwischen Tubus und Beatmungssystem eingefügten Konnektor verbunden werden. Dadurch wird der Cuff während der Inspiration zusätzlich geblockt und während der Exspiration entlastet
- **Hi-Lo®-Trachealtubus mit Lanz®-Ventil** (☞ Abb. 4.13, Hi-Lo = High volume-Low pressure, d.h. hohes Volumen, niedriger Druck). Dieser Tubus verfügt über ein spezielles Cuffsystem, das einen konstant niedrigen Cuffdruck von ca. 22 – 25 mmHg gewähr-

leistet und damit die Gefahr von Schleimhautschäden der Trachea durch den Cuff minimiert. Ein in das System eingebautes Regelventil sorgt für einen zeitlich verzögerten, situationsangepassten Druckausgleich zwischen dem Cuff und dem relativ großen äußeren Kontrollballon. Die Funktion des Regelventils ist allerdings nur gewährleistet, wenn der Cuff zunächst mit ca. 40 ml Luft gefüllt wird. Die manuelle Cuffdruck-Messung ist nicht erforderlich; kontrolliert werden muss nur die Funktionsfähigkeit des Ventils. Wichtig: Die Blockerspritze oder das Cuffdruck-Messgerät dürfen nicht ständig mit dem Lanz®-Ventil konnektiert sein, da der Ventilmechanismus sonst nicht funktionieren kann
- **Doppellumentuben** (z.B. Carlens-, White- oder Robertshaw-Tubus) dienen der Intubati-

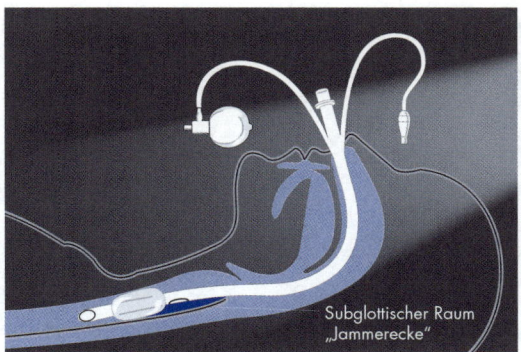
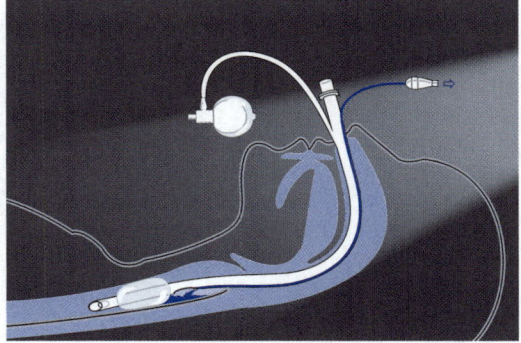

Abb. 4.13: Hi-lo-Evac/Lanz®-Trachealtubus mit der zusätzlichen Möglichkeit im subglottischen Raum („Jammerecke") abzusaugen. [V171]

on eines Hauptbronchus und ermöglichen damit eine seitengetrennte Beatmung (☞ 5.5). Sie bestehen aus jeweils einem trachealen Lumen, das im unteren Drittel der Trachea endet, und einem bronchialen Lumen, dessen Ende im rechten oder linken Hauptbronchus liegt. Der Tubus verfügt über zwei Blockermanschetten (Cuffs): Einen *proximalen Cuff* (trachealer Cuff) in der Trachea und einen *distalen Cuff* (bronchialer Cuff) im Hauptbronchus. Der Doppellumentubus wird i.d.R. oral unter Sicht in die Trachea eingeführt und blind in den entsprechenden Bronchus vorgeschoben. Die korrekte Lage wird durch Thoraxauskultation sowie ggf. durch Bron-

choskopie überprüft (Blocken, Lagekontrolle und Komplikationen des Doppellumentubus ☞ 5.5.2).

Blockermanschette (Cuff)

Die Blockermanschette (Cuff) wird über einen gesonderten Zuleitungsschlauch mit Luft aufgeblasen. An dessen freiem Ende befindet sich der sog. Pilot- oder Kontrollballon (☞ Abb. 4.14). Mit Hilfe dieses Kontrollballons lässt sich überprüfen, ob der Cuff geblockt ist.

Der Cuff hat folgende Funktionen:
- Abdichten des Raumes zwischen Tubus und Trachealwand, so dass

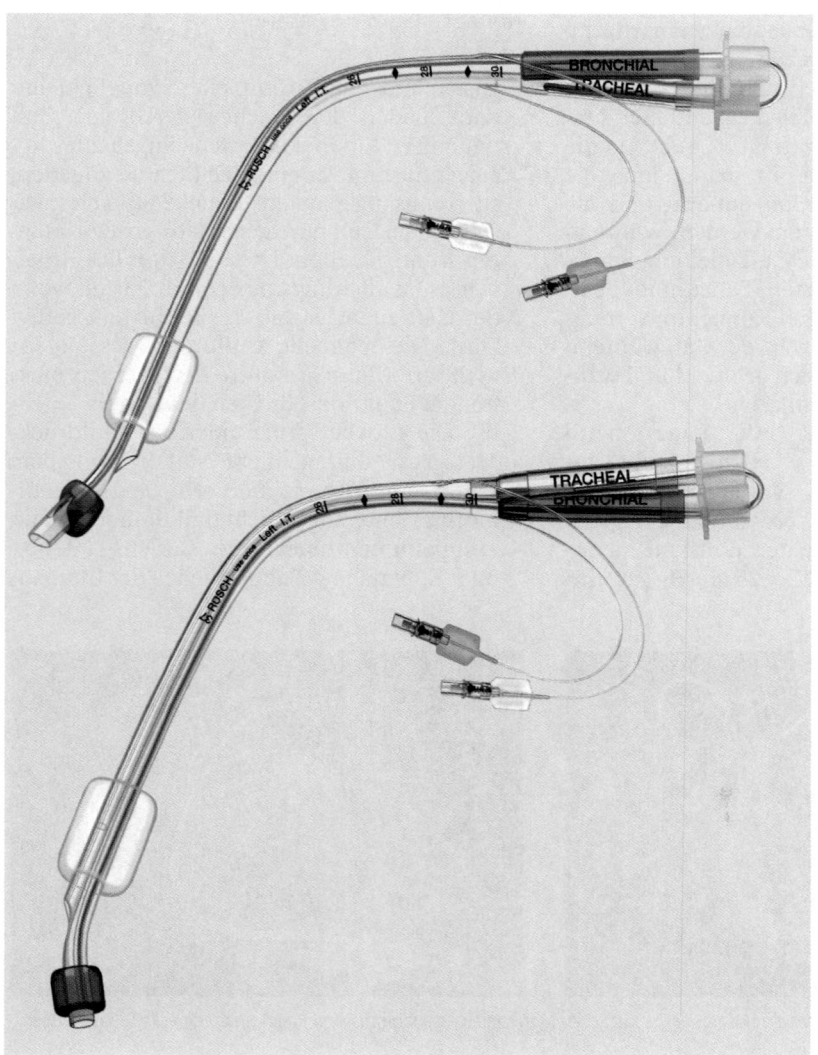

Abb. 4.14: Doppellumentuben zur links- und rechtsseitigen bronchialen Intubation. [U139]

– keine Luft in Richtung Kehlkopf entweichen kann
– eine Aspiration von Magensaft, Schleim, Blut, Erbrochenem etc. verhindert wird
• Fixierung des Tubus in der Mitte der Trachea.

 Der Cuff dichtet den Raum zwischen Tubus und Trachealwand nicht absolut ab. Daher sind Mikroaspirationen von Sekret aus dem Rachenraum trotz korrekt geblocktem, „dichtem" Cuff möglich.

Hochdruckcuff und Niederdruckcuff
Grundsätzlich wird unterschieden zwischen dem Hochdruckcuff und dem Niederdruckcuff:
• Der **Hochdruckcuff** (Hochdruckmanschette) benötigt nur ein geringes Füllvolumen. Daher entsteht schnell ein hoher Cuffdruck mit der Gefahr einer Schädigung der Trachealschleimhaut. Wegen diesem Risiko werden Tuben mit Hochdruckcuffs beim beatmungspflichtigen Intensivpatienten praktisch nicht eingesetzt
• Der **Niederdruckcuff** (Niederdruckmanschette, auch Hi-Lo-Cuff, d.h. High-volume-Low-pressure Cuff) benötigt ein größeres Füllvolumen, der Cuffdruck ist jedoch relativ niedrig und damit das Risiko für Schädigungen der Trachealschleimhaut vermindert. Zudem passen sich Niederdruckcuffs besser dem Querschnitt der Trachea an als Hochdruckcuffs. Für die Beatmung von Patienten auf Intensivstationen werden daher fast ausschließlich Tuben mit Niederdruckcuff verwendet.

 Der Druck in der Blockermanschette (*Cuffinnendruck* oder kurz *Cuffdruck*) entspricht dem auf die Trachealschleimhaut einwirkenden Druck. Ist der Cuffdruck über längere Zeit höher als der

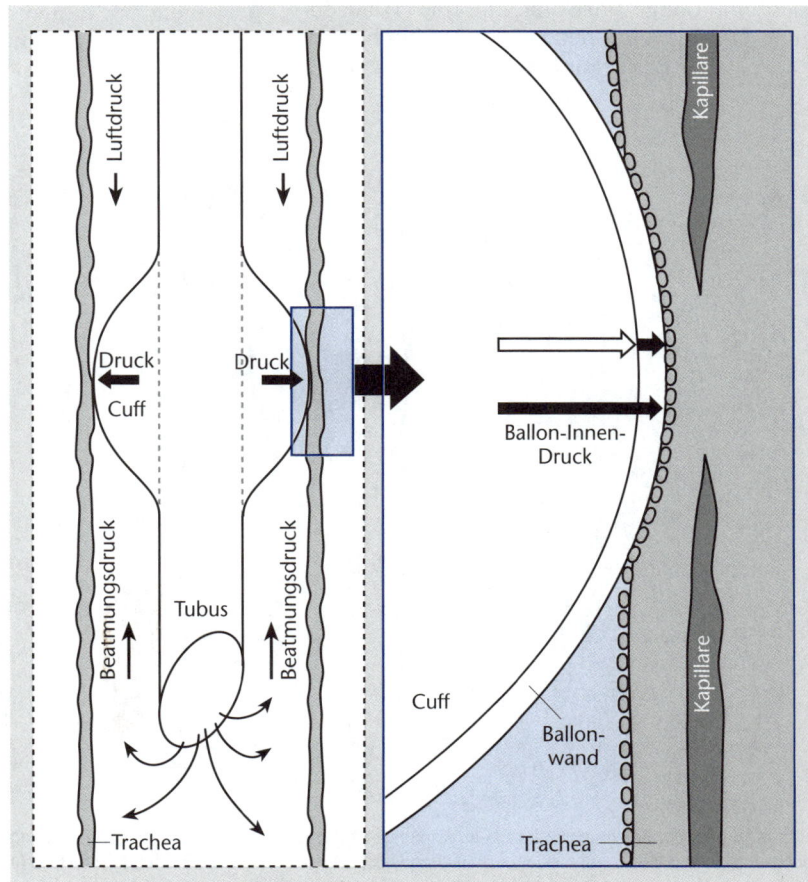

Abb. 4.15: Cuffdruck. Der Cuffdruck dieses Tubus ist höher als der kapillare Perfusionsdruck der Trachealschleimhaut. Dadurch ist die Durchblutung an der Kontaktfläche Cuff-Trachealwand unterbrochen und es können irreversible Schäden an der Trachealwand entstehen.

durchschnittliche kapillare Perfusionsdruck in der Trachealwand (ca. 35 mmHg), kann es – insbesondere bei langzeitbeatmeten Patienten – zu Durchblutungsstörungen mit nachfolgenden teils irreversiblen Trachealschädigungen kommen, z.B. Ulzerationen der Schleimhaut und Schädigung der Knorpelstrukturen. Um dies zu vermeiden sollte der Cuffdruck möglichst unter 25 cmH$_2$O gehalten werden. Ist ein höherer Cuffdruck zum Abdichten des Cuffs erforderlich, ist der Tubus evtl. zu klein und muss gegen einen größeren ausgetauscht werden (Arztrücksprache). **Grundsätzlich gilt:** Den Cuff nur soweit blocken, dass er sicher dicht ist.

Cuffdruck-Kontrolle ☞ 8.4.1

Cuffhernie
Eine Cuffhernie ist eine seltene Komplikation, bei der sich der geblockte Cuff in der Trachea Richtung Lunge vorwölbt und die Tubusöffnung einengt oder verschließt. Dadurch kann während der Exspiration die Luft nur noch ein-

geschränkt oder – bei kompletter Verlegung des Tubuslumens – gar nicht mehr nach außen strömen. Der Beatmungsdruck steigt massiv an, die Atemhubvolumina sinken, der Allgemeinzustand des Patienten verschlechtert sich rasch (Schocksymptome).

 Eine Cuffhernie ist eine seltene Ursache für eine Verlegung des Tubuslumens. Sehr viel häufiger sind eingedicktes Trachealsekret oder Blutgerinnsel ursächlich.
• Bei V.a. Verlegung des Tubuslumens durch Sekret oder Blut Patienten endotracheal absaugen, ggf. Bronchiallavage durchführen, um eingetrocknetes Sekret zu lösen (☞ 8.72)
• Bei V.a. Cuffhernie, wenn ein Absaugen nicht möglich ist, Tubus entblocken. Ist danach wieder eine Beatmung möglich, ist eine Cuffhernie wahrscheinlich und der Tubus muss gewechselt werden.

Bei kompletter Verlegung des Tubuslumens mit akuter Erstickungsgefahr sofort Arzt benachrichtigen und schnellstens Umintubation vorbereiten.

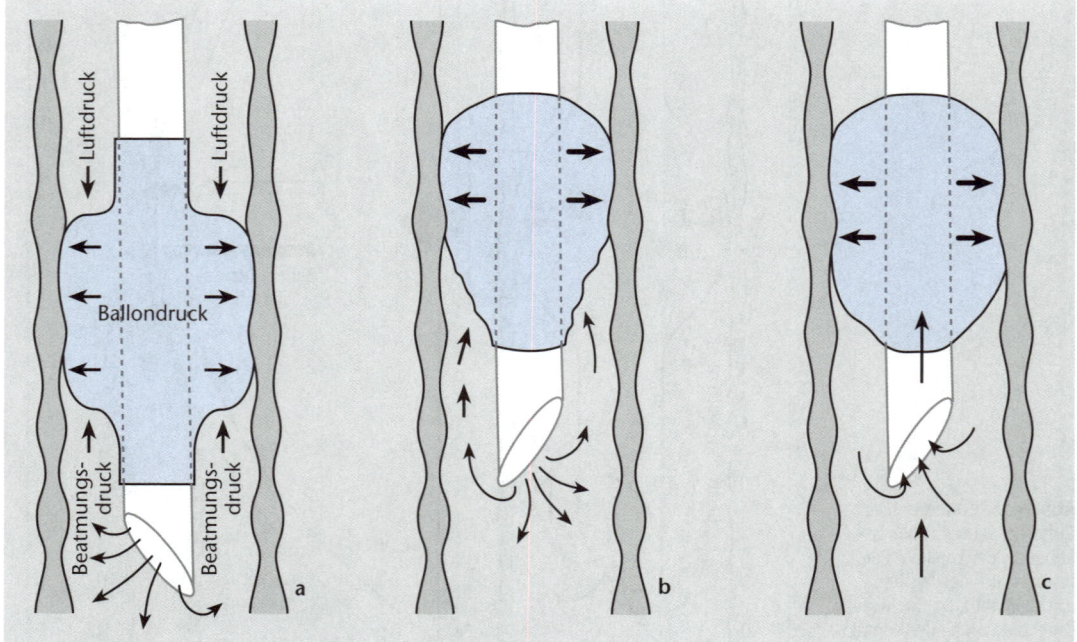

Abb. 4.16 a–c: Der Beatmungsdruck hat Auswirkungen auf den Cuffdruck: Während der Inspiration wird der Cuff durch den Beatmungsdruck komprimiert – und zwar umso mehr, je höher der inspiratorische Beatmungsdruck ist (a). Dadurch steigt der Cuffdruck während der Inspiration an (b) und fällt während der Exspiration ab (c).

Cuffhernien entstehen insbesondere bei Verwendung von Latextuben.

Cuffdruck und Narkosebeatmung

Wird der Patient zu Narkosezwecken mit einem Sauerstoff-Lachgasgemisch (O_2/N_2O) beatmet und wurde der Cuff zuvor mit Raumluft geblockt, kommt es zur Lachgasdiffusion in den Cuff. Dadurch steigt der Cuffdruck an und muss daher während der Narkose regelmäßig überprüft und ggf. entlastet werden. Umgekehrt diffundiert das Lachgas nach Beendigung der Lachgaszufuhr wieder aus dem Cuff, der Cuffdruck sinkt ab und evtl. wird der Cuff undicht und muss nachgeblockt werden.
Cuffdruck-Kontrolle ☞ *8.4.1*

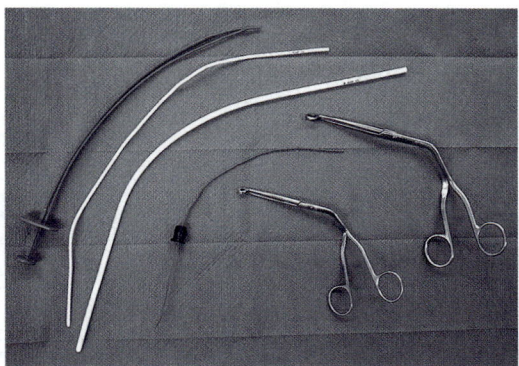

Abb. 4.17: Intubationszangen und Führungsstäbe. [M251]

4.2.3   Hilfsmittel zur Intubation

Führungsstab

Führungsstäbe sind stabile, verformbare Metallstäbe, die i.d.R. kunststoffummantelt sind. Sehr selten werden noch reine Metallführungsstäbe verwendet. Führungsstäbe werden bei Bedarf zur oralen Intubation verwendet. Sie dienen dazu, einem Tubus mehr Stabilität zu verleihen (etwa dem extrem flexiblen Spiraltubus ☞ 4.2.2) bzw. dem Tubus bei schwierigen Intubationen eine bestimmte Form, etwa eine starke Krümmung, zu geben.
Zur Intubation wird der Führungsstab so in den Tubus eingeführt, dass die Spitze des Führungsstabs *oberhalb* der Tubusöffnung endet, d.h. der Führungsstab darf *nicht* über die Tubusspitze hinausragen, um Verletzungen zu vermeiden. Um dies zu gewährleisten wird das oben aus dem Endotrachealtubus herausragende Ende des Führungsstabs umgebogen oder mit der an manchen Führungsstäben vorhandenen Arretiervorrichtung fixiert, so dass er während der Intubation nicht im Tubus nach vorn rutschen kann.

 Den Führungsstab vor dem Einführen in den Tubus mit z.B. Xylocain-Gel gleitfähig machen, damit er nach der Intubation problemlos aus dem Tubus entfernt werden kann.

In Ausnahmefällen benutzt der Arzt den Führungsstab als Leitschiene zur Intubation. Dann lässt er die Spitze des Führungsstabes etwas über die Tubusöffnung herausragen, schiebt sie durch die Stimmritze hindurch etwas in die Trachea vor und führt dann den Tubus über den Führungsstab hinweg in die Trachea ein. Dieses Verfahren darf wegen der Verletzungsgefahr nicht mit Führungsstäben aus Metall, sondern nur mit kunststoffummantelten Führungsstäben vorgenommen werden.
Spezielle **Einführungsmandrins** sind ähnlich aufgebaut wie kunststoffummantelte Führungsstäbe, jedoch wesentlich länger (ca. 80 cm). Ihre abgerundete Spitze ist weich, so dass die Verletzungsgefahr gering ist. Ihr Einsatz ist indiziert, wenn die Stimmritze nicht einsehbar ist, weil die Epiglottis nicht aufgerichtet werden kann. Zur Intubation wird der Tubus auf den Einführungsmandrin aufgefädelt, dann wird der Einführungsmandrin eingeführt, die Epiglottis unterfahren und angehoben. Damit ist die Sicht auf die Stimmritze frei und der Tubus kann über den Einführungsmandrin hinweg in die Trachea vorgeschoben werden.

Tubuswechsler ☞ *Umintubation 4.2.6*

Intubationszangen

Die Intubationszange dient dazu, bei der nasalen Intubation den Tubus unter Sicht im Rachen zu fassen und in die Trachea vorzuschieben (☞ Durchführung nasale Intubation 4.2.5). Intubationszangen sind entsprechend den anatomischen Verhältnissen des Mund-Rachen-Raumes geformt, so dass sie bei der Intubation nicht die Sicht versperren.
Um zu vermeiden, dass die geriffelten Zangenspitzen die dünne Wand des Cuffs beschädigen,

fasst der Arzt die Tubusspitze mit der Intubationszange immer ober- oder unterhalb des Cuffs. In manchen Kliniken ist es auch üblich, die Zangenspitzen z.B. mit Pflaster abzukleben, um eine Beschädigung des Cuffs zu vermeiden. Sehr häufig wird die Intubationszange nach Magill eingesetzt.

Medikamente zur Intubation

Die Intubation wird im Regelfall mit Hypnotika und Muskelrelaxanzien durchgeführt. In ausgewählten Fällen, z.B. bei massiver Aspirationsgefahr oder schwerer Beeinträchtigung der Herz-Kreislauf-Funktion kann eine Intubation auch in Lokalanästhesie (Xylocain®-Spray) oder Neuroleptanalgesie unter fortbestehender Spontanatmung des Patienten vorgenommen werden. In Tabelle 4.18 sind gebräuchliche Medikamente zur Intubation aufgeführt.

4.2.4 Vorbereitung der Intubation

Vorbereitung des Materials

Zur oralen Intubation richten die Pflegenden folgende Materialien:
- Laryngoskop (☞ 4.2.1)
- Endotrachealtubus (geeignete Größe ☞ Tab. 4.8 plus jeweils den nächst größeren und den nächst kleineren Tubus) mit Norm-Konnektoren

- Führungsstab (entsprechend dem I.D. des Tubus)
- Guedeltuben
- 10-ml Spritze oder Cuffdruckmesser zum Blocken des Cuffs
- Ggf. Klemme (wenn Tubus ohne Rückschlagventil an der Cuffzuleitung verwendet wird)
- Anästhesierendes Gleitgel (z.B. Xylocain-Gel)
- Pflaster zur Tubusfixierung
- Beatmungsbeutel mit Maske (☞ 3.2.1)
- Anästhetika und Notfallmedikamente entsprechend Arztanordnung bzw. klinikinternen Richtlinien (Beispiele ☞ Tab. 4.18)
- Stethoskop, Einmalhandschuhe
- Zusätzlich zur **nasalen Intubation:** Intubationszange (z.B. nach Magill).

 Zur Intubation muss eine funktionstüchtige Absaugvorrichtung mit verschieden großen Absaugkathetern bereitstehen, um im Bedarfsfall unverzüglich Sekret aus dem Mund-Rachen-Raum absaugen und damit die Aspirationsgefahr minimieren zu können. Das Laryngoskop, der ausgewählte Endotrachealtubus sowie der Beatmungsbeutel und die Sauerstoffquelle werden vor Beginn der Intubation auf ihre Funktionsfähigkeit hin überprüft (Funktionsprüfung Laryngoskop ☞ unten, Endotrachealtubus ☞ unten, Beatmungsbeutel ☞ 3.2.1).

Hypnotika		Muskelrelaxanzien	
Substanz (Bsp. Handelsname)	*Dosierung*	*Substanz (Bsp. Handelsname)*	*Dosierung*
Thiopental (Trapanal®)	2 – 5 mg/kg KG	Atracurium (Tracrium®)	0,3 – 0,4 mg/kg KG
Methohexital (Brevimytal®)	1 – 3 mg/kg KG	Cis-Atracurium (Nimbex®)	0,1 mg/kg KG
Etomidat (Hypnomidate®)	0,15 – 0,3 mg/kg KG	Pancuronium (Pancuronium®)	0,08 – 0,12 mg/kg KG
Diazepam (Valium®)	0,2 – 1,0 mg/kg KG	Alcuronium (Alloferin®)	0,25 – 0,3 mg/kg KG
Midazolam (Dormicum®)	0,15 – 0,3 mg/kg KG	Vecuronium (Norcuron®)	0,08 – 0,1 mg/kg KG
Flunitrazepam (Rohypnol®)	0,02 mg/kg KG	Mivacurium (Mivacron®)	0,2 – 0,25 mg/kg KG
Propofol (Disoprivan®)	1,5 – 2,5 mg/kg KG	Succinylcholin (Pantholax®)	0,5 – 1,0 mg/kg KG

Tab. 4.18: Gebräuchliche Hypnotika und Muskelrelaxanzien zur Intubation. Gemeinsame Nebenwirkung der Hypnotika ist die dosisabhängige Atemdepression und ein mehr oder weniger stark ausgeprägter Blutdruckabfall (Ausnahme: Etomidat hat nur geringe hämodynamisch bedeutsame Nebenwirkungen).

Funktionsprüfungen

Vor der Intubation müssen das Laryngoskop und der Cuff des ausgewählten Tubus auf ihre Funktionsfähigkeit hin überprüft werden:

- Den für den Patienten passenden Laryngoskopspatel auf den Handgriff aufsetzen, einrasten und die Lichtqualität überprüfen. Mögliche Ursachen einer schlechten Lichtqualität bzw. nicht funktionierender Beleuchtung sind leere Batterien bzw. Akkus, defekte oder nicht richtig auf den Lampenträger aufgeschraubte Glühbirnen (bei herkömmlichen Warmlichtlaryngoskopen) sowie fehlender Kontakt zwischen Handgriff und Spatel (nicht richtig eingerastet). Wichtig: Das Licht des Laryngoskopes muss optimal hell sein, um die Intubation nicht unnötig zu erschweren
- Den Cuff des ausgewählten Tubus auf Dichtigkeit überprüfen. Dazu die Tubusverpackung am Konnektorende des Tubus öffnen, den Cuff blocken und ca. 1 Minute geblockt lassen. Dabei den Tubus in der Verpackung belassen. Anschließend prüfen, ob Luft aus dem Cuff entwichen ist (ggf. durch leichten Druck auf die Verpackung über dem Cuff). Ist der Cuff weiter gut mit Luft gefüllt, kann er entblockt und der Tubus verwendet werden. Ist der Cuff offensichtlich undicht, muss der Tubus ausgewechselt werden.

Auch die Absaugvorrichtung, der Beatmungsbeutel (☞ 3.2.1) und ggf. das Beatmungsgerät (☞ 8.2.1) werden – falls nicht im Rahmen von Routinekontrollen bereits geschehen – auf ihre Funktionsfähigkeit hin überprüft. In den meisten Kliniken ist es darüber hinaus üblich, vor jeder Intubation einen Absaugkatheter an die Absauganlage anzuschließen, um im Bedarfsfall sofort absaugen zu können.

Vorbereitung des Patienten

Sofern zeitlich möglich informiert der Arzt den Patienten über die Notwendigkeit der bevorstehenden Intubation, deren Ablauf und die anschließende (Beatmungs-)Therapie (Ausnahme: Notfallintubation). Bei Kindern, bewusstlosen oder desorientierten Patienten informiert er zusätzlich die gesetzlichen Vertreter bzw. die nächsten Angehörigen des Patienten.
Wird ein Patient geplant intubiert und ist eine Langzeitintubation abzusehen, informieren die

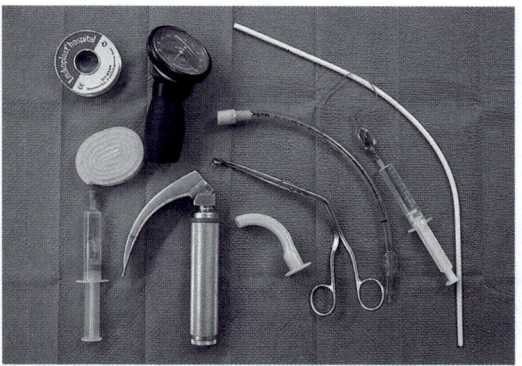

Abb. 4.19: Materialien zur Intubation. Zusätzlich zu den abgebildeten Materialien werden immer auch Anästhetika und Notfallmedikamente (☞ Tab. 4.18) sowie eine funktionsfähige Absauganlage mit verschieden dicken Absaugkathetern bereitgestellt. [M251]

Pflegenden ihn möglichst vor der Intubation über Kommunikationsmöglichkeiten und -hilfsmittel (☞ 8.8.1).
Zahnprothesen werden entfernt. Eine gründliche Reinigung des Mund- und Rachenbereiches vor der Intubation ist empfehlenswert.
Zur Intubation sollte der Patient nüchtern sein. Ist dies nicht der Fall, z.B. wegen verzögerter Magen-Darm-Passage, müssen bei der Intubation besondere Maßnahmen ergriffen werden, um eine Aspiration zu verhindern (☞ 4.2.7).
Ein gut durchgängiger Venenzugang muss vorhanden sein bzw. gelegt werden.

 Um kardio-pulmonale Komplikationen während der Intubation rasch erkennen und behandeln zu können muss der Patient – falls nicht bereits geschehen – an einen Überwachungsmonitor angeschlossen werden. Folgende Parameter werden i.d.R. während der Intubation überwacht:
- Herzfrequenz (EKG)
- Sauerstoffsättigung (Pulsoxymetrie)
- Blutdruck (nicht-invasive oder invasive Blutdruckmessung).

Einschätzen von Intubationsschwierigkeiten

Vor der Intubation prüft der Arzt, ob Hinweise auf mögliche Intubationsschwierigkeiten vorliegen. Dazu begutachtet er beim Patienten:
- Das Gesicht, insbesondere im Mund- und Nasenbereich (verletzungs- oder erkrankungsbedingte Veränderungen, z.B. Fehlbildungen oder Ödeme?)

- Mund und Rachen (Zahnstellung? Lockere Zähne? Erkrankungen, Verletzungen, Voroperationen oder Fehlbildungen im Mund-Rachenraum? Kiefersperre?). Wichtig ist hier insbesondere die *Mundöffnung* (je kleiner die Mundöffnung desto schwieriger die Intubation) und die *Sichtbarkeit des weichen Gaumens* bei geöffnetem Mund (je schlechter der weiche Gaumen sichtbar desto schwieriger die Intubation)
- Den Hals. Wichtig ist dabei die Beweglichkeit der HWS (z.B. eingeschränkt bei Wirbelsäulenerkrankungen oder nicht erlaubt bei V.a. Verletzungen der HWS) und eine mögliche Struma, die eine Verlagerung und/oder Einengung der Trachea verursachen kann (dies ist vor allem im Röntgenbild erkennbar).

Sind Intubationsschwierigkeiten absehbar, informiert der Arzt die assistierenden Pflegenden und ordnet ggf. die Bereitstellung besonderer Materialien an, etwa Tubuseinführhilfen, oder führt eine fiberoptische Intubation durch (☞ 4.2.5).

Lagerung des Patienten zur Intubation
Zur Intubation muss der Patient auf dem Rücken liegen. Bis auf ein kleines Nackenkissen entfernen die Pflegenden alle Lagerungskissen im Bereich des Oberkörpers aus dem Patientenbett. Kurz vor der Intubation wird das Nackenkissen gegen eine feste, etwa 10 cm dicke Unterlage ausgetauscht (spezielles Intubationskissen, zusammengefaltetes Frotteetuch oder Laken). Erst unmittelbar vor Beginn der Intubation wird der Patient in flache Rückenlage gebracht (Ausnahme: Nicht-nüchterne Patienten werden meist in Kopftief- oder leichter Oberkörperhochlage intubiert). Dies ist insbesondere für ateminsuffiziente Patienten wichtig, da die Atmung in Oberkörperhochlage sehr viel leichter ist als in flacher Rückenlage und eine respiratorische Insuffizienz in flacher Rückenlage daher rasch dekompensieren kann.

 Vor der Intubation am Kopfende des Patientenbettes Platz schaffen. Dazu ggf. Bettbügel, Monitorkabel, Infusionsleitungen, Drainagen etc. so platzieren, dass der intubierende Arzt am Kopfende des Bettes ausreichend Bewegungsspielraum hat und seine Position im Notfall rasch ungehindert verlassen kann.

4.2.5   Durchführung der Intubation

Sowohl bei der oralen als auch bei der nasalen Intubation arbeiten die Pflegenden und der Arzt „Hand in Hand". Die Aufgabenteilung (wer macht was?) kann dabei von Klinik zu Klinik etwas variieren, z.B. ist es in manchen Kliniken üblich, dass der Arzt selbst die Lunge auf korrekte Tubuslage abhört, bevor der Tubus fixiert wird, in anderen Kliniken ist das eine Aufgabe der assistierenden Pflegenden. Da der Arzt während des Intubationsvorgangs i.d.R. ununterbrochen auf die Stimmritze des Patienten blickt, ist es sehr wichtig, dass die Pflegenden den Ablauf und eventuell auftretende Schwierigkeiten kennen, um ärztliche Anordnungen ohne weitere Erklärungen durchführen und bei auftretenden Schwierigkeiten jeweils rasch und richtig reagieren zu können.

Orale Intubation

Einführung von Doppellumentuben ☞ 5.5.2
Bei der oralen Intubation gehen der Arzt und die assistierende Pflegeperson i.d.R. wie folgt vor (Aufgabenteilung kann variieren):
- *Arzt und Pflegende:* Händedesinfektion
- *Arzt:* Zieht Einmalhandschuhe an
- *Pflegende:* Tubus und Führungsstab (falls zur Intubation erforderlich) mit Gleitgel bestreichen (Tubus lässt sich dadurch leichter in die Trachea einführen und Schleimhaut wird weniger traumatisiert). Ggf. Führungsstab in den Tubus einführen (☞ 4.2.3). Am Monitor akustisches Herzfrequenzsignal oder Ton für Pulsoxymetrie einstellen (in den meisten Kliniken üblich, um Herzrhythmusstörungen sofort erkennen zu können)
- *Arzt:* Informiert den Patienten über Beginn der Intubation. **Präoxygenierung,** d.h. der Patient atmet für 3 – 5 Minuten 100 % Sauerstoff über eine Gesichtsmaske, die ihm der Arzt dicht vor Mund und Nase hält. Ziel: Schaffung einer „Sauerstoffreserve" für die kurze Zeit des Intubationsvorgangs, in der der Patient weder atmet und noch beatmet wird. Während der Präoxygenierung:
  - *Pflegende:* Auf Arztanordnung Verabreichen eines Hypnotikums und evtl. geringe Menge eines nicht-depolarisierenden Muskelrelaxans zum **Präcurarisieren** (Gabe geringer Mengen nicht-depolarisierender Muskelrelaxanzien, z.B. 1 – 2 mg Pancuro-

nium, um Muskelfaszikulationen durch Succinylcholin zu vermeiden)
– *Arzt:* **Beatmung über Maske,** nachdem der Patient nach Gabe der Medikamente eingeschlafen ist. Ggf. Einführen eines Guedeltubus zur Erleichterung der Maskenbeatmung (Durchführung Masken-Beutelbeatmung ☞ 3.2.3). Nur wenn die Maskenbeatmung durchführbar ist, erfolgt die Gabe des Muskelrelaxans (bei jedem relaxierten Patienten *muss* eine Maskenbeatmung durchführbar sein, falls die Intubation nicht gelingt)

• *Pflegende:* Auf Arztanordnung Verabreichen des Muskelrelaxans. **Laryngoskop** so **anreichen**, wie es in den Mund des Patienten eingeführt wird (Spatel nach unten, Spatelspitze zeigt zum Fußende des Bettes hin)

• *Arzt:* Nach Eintritt der Wirkung des Muskelrelaxans Kopf des Patienten leicht reklinieren (in „Schnüffelposition" bringen), mit der rechten Hand den **Mund** des Patienten **öffnen** und Laryngoskop in die linke Hand nehmen. **Laryngoskop einführen** (dazu die Zunge etwas nach links drängen, um freie Sicht zu schaffen) und **Kehlkopf einstellen**

• *Pflegende:* **Tubus** so **anreichen**, wie er eingeführt wird (Tubusspitze zeigt nach unten in Richtung Fußende des Patientenbettes), und dem Arzt das Tubusende, das später außerhalb des Mundes liegt, in die rechte Hand geben. Ggf. auf Arztanordnung *Krikoiddruck* (Sellick-Handgriff) durchführen (leichter Druck von außen auf den Ringknorpel, dadurch bessere Sicht auf den Kehlkopfeingang und Verschluss des Ösophagus durch Verlagerung des Ringknorpels nach hinten)

• *Arzt:* **Tubus einführen.** Dabei Tubus soweit vorschieben, bis der Cuff hinter den Stimmbändern nicht mehr zu sehen ist bzw. eine am Tubus angebrachte Markierung (knapp oberhalb des Cuff) gerade noch sichtbar ist

• *Pflegende:* **Tubus** mit ca. 5 – 10 ml Luft **blocken** (Ausnahmen: Tubus mit Fome-Cuff – hier nur Zuleitungsschlauch zum entblockten Cuff öffnen – und Tubus mit Lanz®-Ventil; hier sind mind. 40 ml Luft zum Blocken nötig)

• *Arzt:* **Laryngoskop entfernen,** Beatmungsbeutel oder Beatmungsgerät anschließen (i.d.R. zunächst manuelle Beatmung mit dem Beatmungsbeutel zur Tubuslagekontrolle, erst dann Anschluss an Respirator)

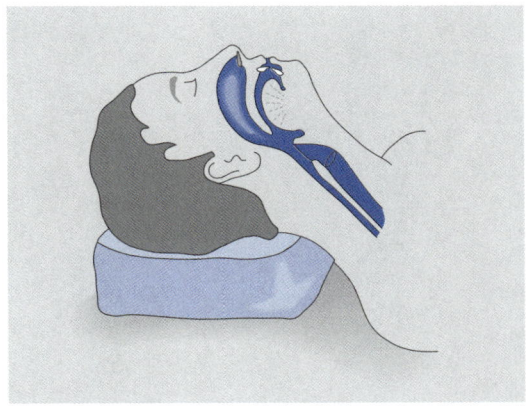

Abb. 4.20: Lagerung des Kopfes zur Intubation („Schnüffelposition" oder verbesserte Jackson-Position). [A300-157]

• **Tubuslagekontrolle** (dabei Tubus festhalten oder provisorisch fixieren):
– *Pflegende:* Manuelle Beatmung mit dem Beatmungsbeutel, dabei Thorax auf seitengleiche Exkursionen und Tubus auf Beschlagen mit Wasserdampf während der Exspiration beobachten
– *Arzt:* Abhören der Lunge (seitengleiche Atemgeräusche über beiden Lungenflügeln?) und über der Magengrube (blubberndes Geräusch während der Inspiration als Zeichen einer Fehlintubation des Ösophagus?). Auskultationspunkte ☞ Abb. 4.2.3

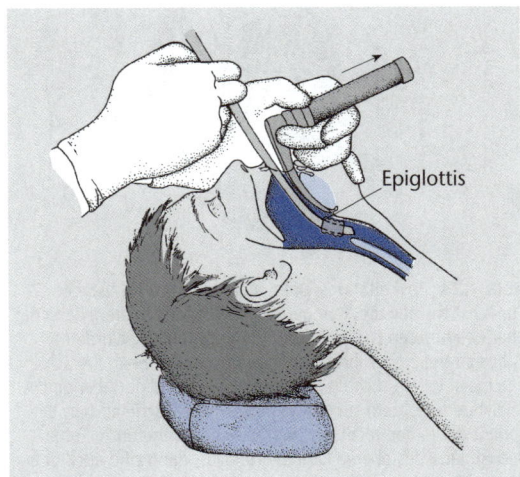

Epiglottis

Abb. 4.21: Orale Intubation. Durch Zug in Richtung des Laryngoskop-Handgriffs richtet sich die Epiglottis auf und die Stimmritze wird einsehbar. [A400-157]

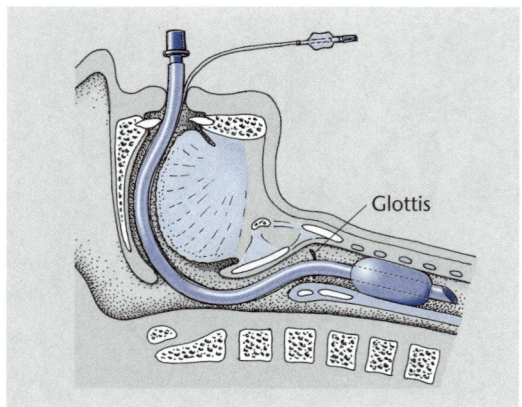

Abb. 4.22: Korrekte Lage eines oralen Endotrachealtubus. Der geblockte Cuff befindet sich knapp unterhalb der Stimmritze (Glottis). [A400-190]

• *Pflegende:* **Tubusfixierung.** Verschiedene Möglichkeiten je nach Patientensituation und klinikinternen Richtlinien (☞ 8.4.4).

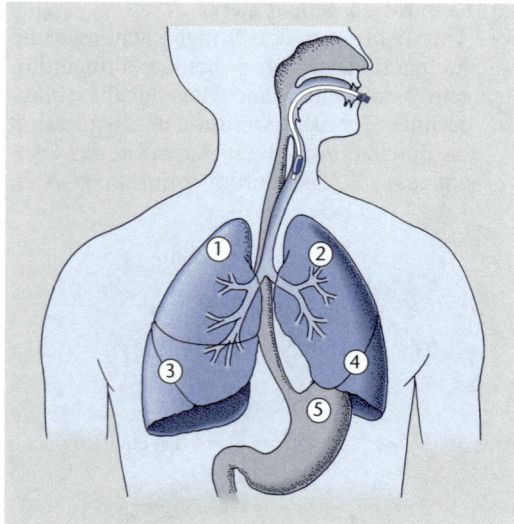

Abb. 4.23: Auskultationspunkte der korrekten Tubuslage. Zunächst werden die Atemgeräusche über den oberen, dann die über den unteren Lungenabschnitten auskultiert. Wurde der Tubus zu tief eingeführt (einseitige Intubation, beim Erwachsenen meist in den rechten Hauptbronchus), sind nur über einem (meist dem rechten) Lungenflügel Atemgeräusche hörbar. Evtl. verlegt der in den rechten Hauptbronchus eingeführte Tubus den Abgang des oberen Lappenbronchus, dann sind auch über der rechten Lungenspitze keine Atemgeräusche auskultierbar. Abschließend wird zur Sicherheit über der Magengrube abgehört (blubberndes Geräusch als Hinweis auf eine Intubation des Ösophagus?). [L190]

Meist zunächst Fixierung mit Heftpflaster. **Cuffdruckkontrolle** und ggf. Veränderung des Cuffvolumens durch Abziehen oder Nachinjizieren von Luft aus dem bzw. in den Cuff (☞ 4.2.2) über Cuffdruckmessgerät

• *Arzt oder Pflegende:* Ggf. Guedeltubus oder Beißschutz einlegen, um zu verhindern, dass der Patient auf den Tubus beißt und das Tubuslumen dadurch verschließt

• *Pflegende:* **Dokumentation** der Intubation einschließlich Intubationstiefe (cm-Markierung des Tubus auf Höhe der vorderen Zahnreihe. Richtwerte: Männer 22 – 24 cm, Frauen: 20 – 22 cm, Kinder: [Lebensalter : 2] + 12).

Pflege bei oraler Intubation ☞ 4.2

> Während der Intubation beobachten die Pflegenden den Patienten (insbesondere Hautfarbe) und achten auf die am Bildschirm des Überwachungsmonitors angezeigten Messwerte. Bedrohliche Veränderungen, z.B. Bradykardie in Folge eines Vagusreiz durch den Tubus, teilen sie umgehend dem intubierenden Arzt mit.

Nasale Intubation
Die Durchführung der nasalen Intubation unter Sicht entspricht im wesentlichen der oralen Intubation (☞ oben). Lediglich in der Vorbereitung der Nase sowie beim Einführen des Tubus unterscheiden sich die beiden Techniken.

Vorbereitung:
• Zur nasalen Intubation wird i.d.R. ein Endotrachealtubus ausgewählt, dessen ID 0,5 – 1 mm kleiner ist als der für den Patienten passende orale Tubus (dies erleichtert das Vorschieben des Tubus durch die Nase und reduziert damit das Risiko von Verletzungen der Nasenschleimhaut)

• Evtl. tastet der Arzt vor Beginn der Intubation die vorgesehene Nasenseite mit dem kleinen Finger aus, um den Verlauf des Nasenganges und eventuelle Verengungen festzustellen

• Evtl. Cuffschutz über die Tubusspitze stülpen (zum Schutz des Cuff vor Beschädigung während der Passage des Tubus durch die Nase; wird entfernt, sobald die Tubusspitze im Rachen liegt)

• Einbringen von Nasentropfen zur Schleimhautabschwellung und Verminderung der Sekretproduktion (z.B. Nasivinetten®). In

der Regel werden beide Nasenseiten vorbereitet, damit bei Bedarf auf die andere Seite
ausgewichen werden kann. Danach anästhesierendes Gleitgel (z.B. Xylocain-Gel®) in die
Nasengänge einbringen (dies anästhesiert die
empfindliche Nasenschleimhaut und erleichtert das Einführen des Tubus).

Durchführung:
- *Arzt:* Vorsichtiges Einführen des Tubus in
  den unteren Nasengang und Vorschieben in
  den Hypopharynx. Ggf. vorher dünnen Absaugkatheter oder dünne Magensonde über
  den Nasengang in den Rachen vorschieben
  und Tubus über diese als Leitschiene dienende Sonde einführen. Ggf. Cuff zur Kontrolle
  im Rachen nochmals blocken um Dichtigkeit
  zu prüfen (Cuff könnte während der Passage
  durch die Nase beschädigt worden sein)
- *Pflegende:* Laryngoskop anreichen
- *Arzt:* Kehlkopf einstellen
- *Pflegende:* Intubationszange anreichen (dem
  Arzt die Griffe der Intubationszange in die
  rechte Hand geben)
- *Arzt:* Tubusspitze mit der Intubationszange
  fassen und durch die Stimmritze in die Trachea einführen
- *Pflegende:* Auf Arztanordnung Tubus vorsichtig vorschieben und/oder Krikoiddruck
  (☞ oben) ausüben

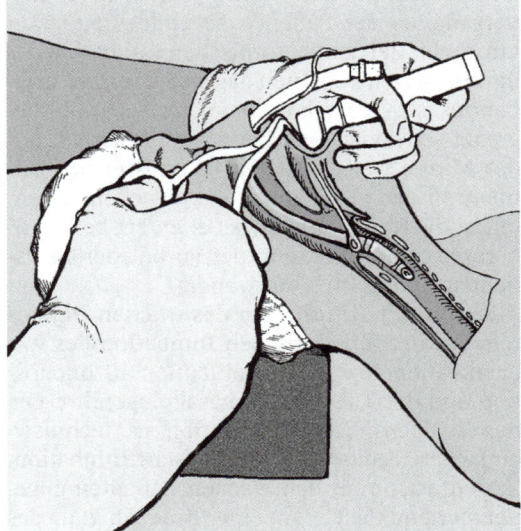

Abb. 4.24: Nasale Intubation unter Sicht. Vorschieben des
Tubus aus dem Hypopharynx in die Trachea mit Hilfe einer
Intubationszange. [S121]

- *Pflegende:* Cuff blocken, Tubus fixieren und
  auskultieren der korrekten Tubuslage
- Intubationstiefe dokumentieren (notiert wird
  die cm-Markierung am Naseneingang).

Pflege bei nasaler Intubation ☞ *8.4*

 Zur nasalen Intubation muss immer das
gesamte Material zur oralen Intubation
bereitliegen, damit der Patient im Notfall
oral intubiert werden kann.

Fiberoptische Intubation

 Fiberoptische Intubation *(bronchoskopische Intubation):* Orale oder nasale Intubation mit Hilfe eines Bronchoskopes,
über das der Tubus in die Trachea vorgeschoben wird.

Eine fiberoptische Intubation ist indiziert, wenn
eine schwierige Intubation absehbar bzw. eine
konventionelle orale oder nasale Intubation
nicht möglich ist, z.B. wegen Fehlbildungen
oder Erkrankungen des Mund-Rachenraumes
oder bei großer Struma, welche die Trachea einengt oder zur Seite verdrängt, sowie bei Patienten, deren Halswirbelsäule nicht ausreichend
bewegt werden kann oder darf, z.B. wegen
HWK-Fraktur.

Intubations-Bronchoskope
Intubations-Bronchoskope (Intubations-Fiber-
skope ☞ Abb. 4.25) sind besonders dünne
Bronchoskope, die speziell für die Intubation
entwickelt wurden. Die verschiedenen Intubations-Bronchoskope unterscheiden sich u.a. in
ihrem Außendurchmesser, der entscheidend
dafür ist, ob ein bestimmtes Bronchoskop auch
bei sehr geringem Tubuslumen, also z.B. bei
Kindern oder Patienten mit Doppellumentuben
(hier sehr geringer Durchmesser der einzelnen
Lumen) eingesetzt werden kann.
Ältere Intubations-Bronchoskope funktionieren nur, wenn sie an die zugehörige externe
Lichtquelle angeschlossen werden. Die Geräte
der neueren Generation arbeiten auch batteriebetrieben, d.h. der Anschluss an die externe
Lichtquelle ist nicht notwendig (Batterie-Intu-
bationsfiberskop). Damit sind diese Geräte besonders für die notfallmäßige fiberoptische Intubation geeignet.

Vorbereitung

Grundsätzlich wird zur fiberoptischen Intubation immer das gesamte zur oralen Intubation erforderliche Material bereitgelegt (☞ 4.2.4). Zusätzlich bereiten die Pflegenden folgendes vor:

- Intubations-Bronchoskop und zugehörige externe Lichtquelle (neuere Geräte können auch batteriebetrieben arbeiten). Bronchoskop nach Herstellerangaben auf Funktionsfähigkeit prüfen
- Sterile Handschuhe
- Tubus, z.B. Magill-Tubus (Größe und Ersatzgrößen nach Arztrücksprache, Cuff auf Dichtigkeit kontrollieren ☞ 4.2.4), auch innen gleitfähig machen (z.B. mit Silikospray®) und ggf. den Normkonnektor entfernen (aufbewahren, wird nach erfolgreicher Intubation wieder auf den Tubus aufgesteckt)
- Spezieller Oropharyngealtubus (z.B. Airway-Tubus® oder Optosafe-Tubus ☞ Abb. 4.26)
- Mainzer-Universaladapter® (☞ Abb. 4.26)
- Gleitmittel und Antibeschlagmittel für Bronchoskop

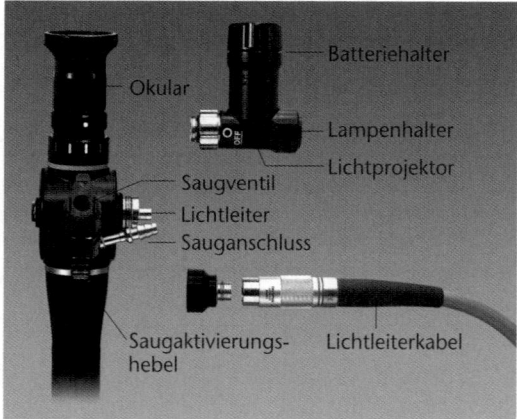

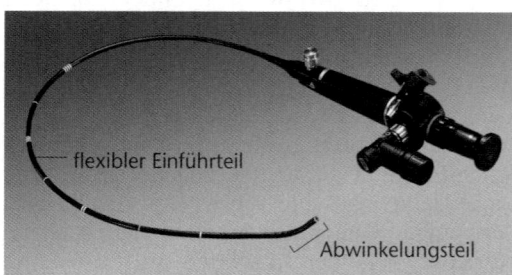

Abb. 4.25: Intubations-Bronchoskop, hier das Intubations-Fiberskop LF-GP für die fiberoptische Intubation von Erwachsenen. Das Gerät kann alternativ mit externer Lichtquelle oder im Batteriebetrieb eingesetzt werden. [V218]

- Spüllösung für Bronchoskop (z.B. Aqua dest.)
- Lokalanästhetikum zur Anästhesie der Nasenschleimhaut und des Rachenraumes, z.B. Xylocain-Gel 2 %® oder 10%iges Xylocain-Pumpspray® (ein Sprühstoß = 10 mg)
- Evtl. Sauerstoffsonde (bei fiberoptischer Intubation des wachen Patienten).

Die **Vorbereitung des Patienten** entspricht der vor einer konventionellen oralen oder nasalen Intubation. Zusätzlich informiert der Arzt den Patienten über den Ablauf der fiberoptischen Intubation.

Ist eine fiberoptische Intubation bei einem wachen Patienten geplant, so ist es nicht zwingend notwendig, dass der Patient zur Intubation auf dem Rücken liegt, vielmehr kann die fiberoptische Intubation beim wachen Patienten auch in Oberkörperhochlage bzw. am sitzenden Patienten sowie in Seitenlage durchgeführt werden.

Durchführung

Die fiberoptische Intubation kann sowohl am wachen (spontanatmenden) als auch am narkotisierten Patienten durchgeführt werden. In beiden Fällen kann sie nasal oder oral erfolgen.

Der wesentliche Vorteil der fiberoptischen Intubation des wachen Patienten ist die erhaltene Spontanatmung. Damit gibt es keine zeitliche Begrenzung für den eigentlichen Intubationsvorgang, da der Patient währenddessen spontan atmet. Bei der fiberoptischen Intubation des narkotisierten Patienten dagegen kann die Intubationszeit – je nach verwendeter Technik – begrenzt sein oder man kann kontinuierlich mit der Maske weiterbeatmen. Voraussetzung zur fiberoptischen Intubation eines wachen Patienten ist die Kooperation des Patienten; bei der fiberoptischen Intubation des narkotisierten Patienten ist dies nicht notwendig.

Fiberoptische Intubation des wachen Patienten. Bei der fiberoptischen Intubation des wachen Patienten wird das Intubations-Bronchoskop und der Tubus i.d.R. nasal eingeführt. Die nasale fiberoptische Intubation ist technisch einfacher als die orale fiberoptische Intubation. Zudem ist sie für den wachen Patienten angenehmer und die Gefahr einer Beschädigung des Bronchoskopes ist geringer. Prinzipiell kann die fiberoptische Intubation des wachen Patienten jedoch auch oral erfolgen.

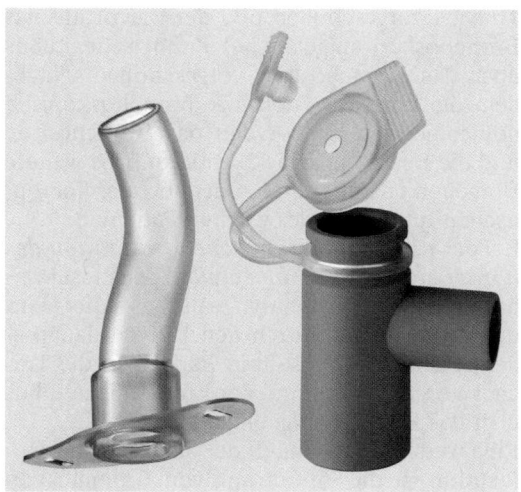

Abb. 4.26: Mainzer-Universaladapter® (rechts) und Optosafe-Tubus (links) für die fiberoptische Intubation. [U139]

Nasale fiberoptische Intubation des wachen Patienten:
- Einbringen von Nasentropfen zur Schleimhautabschwellung und Verminderung der Sekretproduktion (z.B. Nasivinetten®) in jedes Nasenloch
- Geeignete Nasenseite feststellen (i.d.R. die Nasenseite, die besser durchgängig scheint). In andere Nasenseite O_2-Sonde einführen und Sauerstoff verabreichen (Sauerstoffflow nach Arztanordnung)
- Lokalanästhesie der Nasenschleimhaut mit z.B. einem Sprühstoß Lidocain 10 % in jedes Nasenloch
- Ggf. Gabe geringer Mengen eines Hypnotikums oder geringe Analgosedierung, z.B. mit Sufenta mite® nach Arztanordnung
- Tubus auf das Intubations-Bronchoskop auffädeln und am äußeren Ende des Bronchoskops mit Pflaster fixieren. Bronchoskop und Tubus mit anästhesierendem Gel bestreichen
- Linse des Bronchoskops mit Antibeschlagmittel benetzen
- Intubations-Bronchoskop in den unteren Nasengang einführen und unter Sicht bis zur Epiglottis vorschieben. Dort über Biopsiekanal Lokalanästhetikum applizieren zur Lokalanästhesie der Epiglottis (dabei Absaugung abstellen bzw. abklemmen)
- Wirkungseintritt des Lokalanästhetikums abwarten, dann Bronchoskop durch die Stimmritze hindurch bis zur Bifurkation (Carina)

vorschieben. Währenddessen wiederholte Gabe von Lokalanästhetika
- Injektion einer geringen Dosis eines Hypnotikums (Spontanatmung soll erhalten bleiben)
- Pflaster, mit dem der Tubus am Bronchoskop fixiert ist, entfernen
- Sobald der Lidreflex erloschen ist, Tubus über das Bronchoskop in die Trachea einführen
- Bronchoskopische Lagekontrolle des Tubus: Tubusspitze muss wenige cm oberhalb der Bifurkation liegen
- Cuff blocken, Intubations-Bronchoskop entfernen, Konnektor anbringen und Respirator anschließen oder manuelle Beatmung durchführen
- Lunge auf seitengleiche Atemgeräusche abhören
- Tubus fixieren (☞ 8.4.4).

Alternativ kann zuerst der Tubus über die Nase bis in den hinteren Nasopharynx eingeführt werden. Über den Tubus wird dann zunächst der Rachenraum abgesaugt. Dann wird das Bronchoskop eingeführt, durch den Kehlkopf in die Trachea vorgeschoben und der Tubus über das Bronchoskop hinweg in die Trachea eingeführt. Vorteile dieser Methode: Die Optik des Bronchoskops kann nicht durch Nasensekret verlegt werden und die Weite der Nasengänge ist besser beurteilbar. Nachteilig ist die erhöhte Verletzungsgefahr.

Die *orale fiberoptische Intubation des wachen Patienten* hat den Vorteil, dass größere Endotrachealtuben verwendet werden können. Der Ablauf ist ähnlich dem der nasalen fiberoptischen Intubation (☞ oben), Unterschiede bestehen in folgenden Punkten:
- Lokalanästhesie des Oropharynx
- Einführen eines speziellen Oropharyngealtubus (z.B. Airway-Tubus®) über den das Bronchoskop und der Endotrachealtubus in die Trachea vorgeschoben werden kann
- Nach Platzierung und bronchoskopischer Lagekontrolle des Tubus wird zunächst das Bronchoskop und dann der spezielle Oropharyngealtubus entfernt.

Fiberoptische Intubation des narkotisierten Patienten. Bei der fiberoptischen Intubation des narkotisierten Patienten wird der Tubus meist oral eingeführt. Dazu wird der Patient zu-

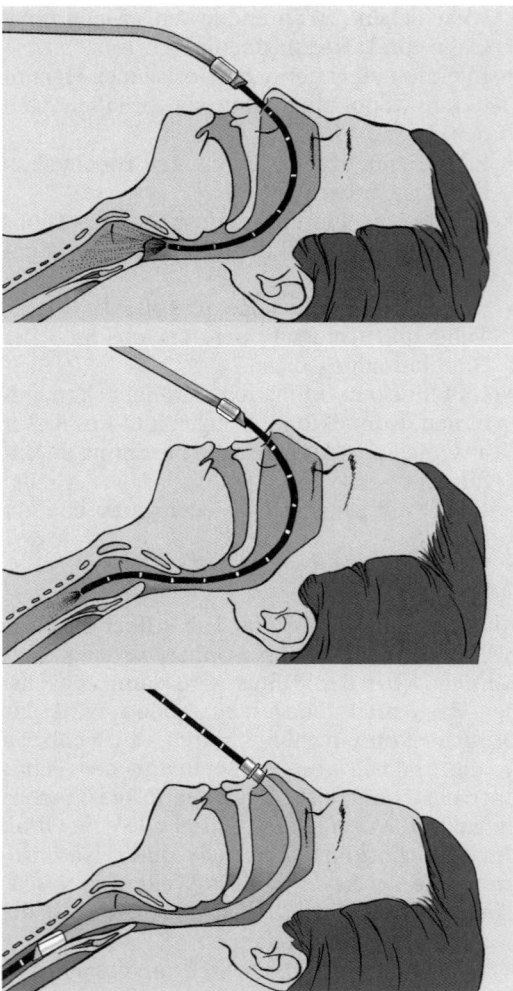

Abb. 4.27 a – c: Nasale fiberoptische Intubation eines spontanatmenden Patienten. Oben: Das Bronchoskop, auf das der Tubus aufgefädelt ist, wird über die Nase bis zum Kehlkopfeingang vorgeschoben. Mitte: Nach Lokalanästhesie der Epiglottis wird das Bronchoskop in die Trachea vorgeschoben ... Unten: ... und der Tubus über das Bronchoskop hinweg in die Trachea eingeführt. [R103]

Trachea vorgeschoben und der (zuvor auf das Bronchoskop aufgefädelte) Endotrachealtubus über das Bronchoskop vorgeschoben. Nachdem die korrekte Tubuslage bronchoskopisch kontrolliert wurde, werden das Bronchoskop und die Beatmungsmaske entfernt. Das weitere Vorgehen entspricht dann dem bei der fiberoptischen Intubation des wachen Patienten.

Bei der *nasalen fiberoptischen Intubation des narkotisierten Patienten* entfällt der Einsatz eines speziellen Oropharyngealtubus. Hier wird das Bronchoskop durch den Universaladapter der Maske über Nase und Rachen in die Trachea vorgeschoben und der Endotrachealtubus über das Bronchoskop eingeführt.

Eine weitere Möglichkeit der fiberoptischen Intubation ist die Einführung von Bronchoskop und Tubus über eine **Larynxmaske** (☞ 4.2.5).

Vorgehen bei unerwartet schwieriger Intubation

Einschätzen von Intubationsschwierigkeiten ☞ 4.2.4
Nicht immer kann der Arzt Intubationsschwierigkeiten im Vorfeld erkennen. Treten bei einem „unauffälligen" Patienten Intubationsschwierigkeiten auf, wird i.d.R. nach einem festgelegten Schema vorgegangen, um die Sauerstoffversorgung des Patienten aufrecht zu erhalten. Entscheidend ist dabei, ob eine Maskenbeatmung möglich ist oder nicht:

• Ist eine Maskenbeatmung möglich, kann die Intubation erneut versucht werden, nachdem die Narkosetiefe optimiert wurde. Dabei können dann verschiedene Intubationshilfsmittel (z.B. spezielle Laryngoskopspatel ☞ 4.2.1) oder Handgriffe (z.B. Krikoiddruck ☞ Orale Intubation) eingesetzt werden. Gelingt die Intubation auch damit nicht, kann eine fiberoptische Intubation über Maske oder Larynxmaske vorgenommen werden

• Ist eine Maskenbeatmung nicht möglich, darf der Patient auch *nicht* relaxiert werden. Mittels Guedeltubus wird der Arzt versuchen, eine Maskenbeatmung doch noch zu ermöglichen. Ist trotz Guedeltubus eine Maskenbeatmung nicht möglich, kann versucht werden, den Patienten über eine Larynxmaske zu beatmen. Gelingt dies, kann evtl. eine fiberoptische Intubation über die Larynxmaske vorgenommen werden. Gelingt auch dies nicht, sind der Einsatz eines Combi-Tubus

nächst präoxigeniert, erhält ein Hypnotikum und wird mit Maske (spezielle Endoskopiemaske oder Gesichtsmaske mit Universaladapter) und Beatmungsbeutel beatmet. Anschließend wird ein Muskelrelaxans verabreicht und ein spezieller Oropharyngealtubus (Airway-Tubus®, dient gleichzeitig als Beißschutz) eingelegt. Unter Maskenbeatmung wird das Bronchoskop dann durch den Universaladapter hindurch über den Oropharyngealtubus in die

(☞ 4.2.5) oder – als Ultima ratio (letzte Möglichkeit) – die Koniotomie (☞ 4.3.5) oder Notfalltracheotomie möglich.

Larynxmaske

Ist bei schwieriger Intubation eine Maskenbeatmung nicht möglich, kann versucht werden, den Patienten zur Überbrückung mit einer **Larynxmaske** *(Kehlkopfmaske)* zu beatmen.

Larynxmasken bestehen aus einem flexiblen Schaft (vergleichbar einem Endotrachealtubus) an dessen äußeren (oberen) Ende sich ein Norm-Konnektor befindet. Das untere Ende geht in eine ovale Maske mit aufblasbarem Randwulst (Cuff der Larynxmaske) über, der bei korrekter Lage die Larynxmaske gegen Rachen und Ösophagus abdichtet.

Die Larynxmaske bietet folgende **Vorteile:**
• Kann rasch eingeführt und korrekt positioniert werden
• Keine Passage der Stimmritze, Stimmbänder werden geschont
• Der große Cuff macht die Kehlkopfpassage unmöglich, damit ist auch eine einseitige Intubation praktisch ausgeschlossen
• Guter Sitz auch bei älteren zahnlosen Patienten oder Kindern.

Larynxmasken gibt es in verschiedenen Größen. Entscheidend für die Auswahl ist das Körpergewicht des Patienten. Die Luftmenge zum Blocken des Cuffs hängt von der Größe der Larynxmaske ab. Tab. 4.2.9 zeigt die gängigen Größen von Larynxmasken sowie die entsprechenden Patientengruppen. Wegen der im Vergleich zur Intubation relativ hohen Cuffvolumina wird zum Blocken des Cuffs eine 10 – 50 ml-Spritze verwendet.

Vor dem Einführen der Larynxmaske wird der Cuff auf Dichtigkeit geprüft und entlüftet.

Unmittelbar nach dem Einführen (vor dem Fixieren) wird der Cuff geblockt. Durch das Blocken positioniert sich die Larynxmaske i.d.R. selbstständig in die korrekte Lage um den Kehlkopfeingang (schwarzer Streifen an der konvexen Seite der Larynxmaske sollte nach Einführen und Positionieren gegenüber der Oberlippe sichtbar sein). Wichtig: Während des Blockens die Larynxmaske nicht mit den Händen fixieren – dies behindert die korrekte Positionierung.

Alternativ zur herkömmlichen Larynxmaske kann bei einer schwierigen Intubation auch die Intubations-Larynxmaske **(LMA-Fastrach)** eingeführt werden, um die Beatmung sicherzustellen. Über die LMA-Fastrach kann dann blind oder bronchoskopisch ein Spezial-Endotrache-

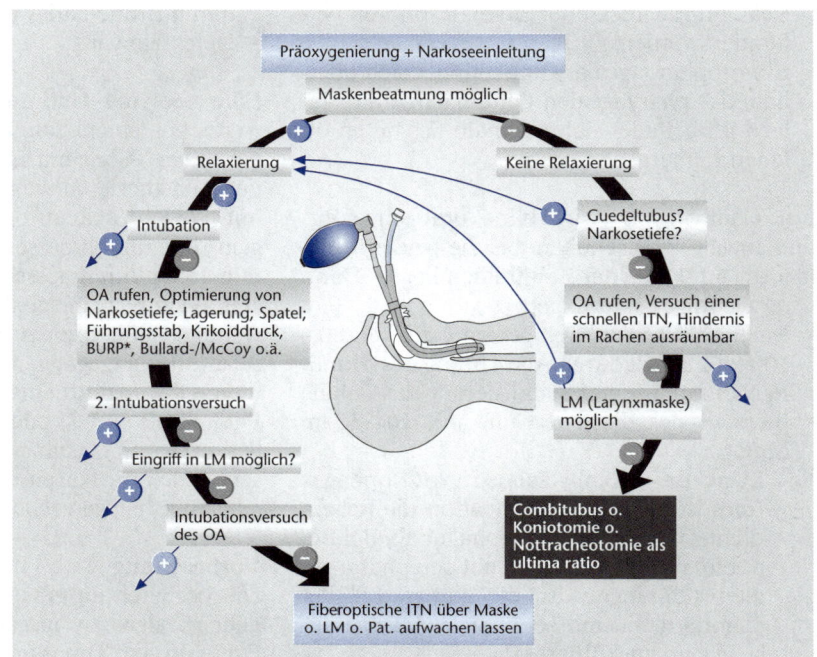

Abb. 4.28: Vorgehen bei unerwartet schwieriger Intubation. Die hier empfohlenen Vorgehensweisen beziehen sich auf die Intubation in der Anästhesie.
*BURP = backwards-upwards-rightwards-pressure; Drücken des Larynx nach dorsal-kranial-rechts. [A300-157]

Größe der Larynx-maske	Gewicht des Pati-enten (kg)	Cuff-volumen (ml)	Länge (cm)
1	< 6,5	2 – 5	10
2	6,5 – 20	7 – 10	11,5
2,5	20 – 30	12 – 15	12,5
3	30 – 70	15 – 20	19
4	70 – 90	25 – 30	19
5	> 90	35 – 40	20

Tab. 4.29: Verschiede Größen von Larynxmasken.

altubus mit einem Innendurchmesser von 8 mm vorgeschoben werden.

Combi-Tubus
Der **Combi-Tubus** ist ein spezieller Doppellumentubus mit dem – unabhängig davon, ob er in der Trachea oder im Ösophagus liegt – beatmet werden kann.
Der Combi-Tubus verfügt über zwei Lumen und zwei Cuffs:
- Ein Lumen ist unten offen, das andere hat mehrere Öffnungen im pharyngealen Teil, ist jedoch unten verschlossen. Beide Lumen können über Norm-Konnektoren mit dem Beatmungsbeutel oder dem Respirator verbunden werden
- Ein oropharyngealer Cuff befindet sich oberhalb der pharyngealen Öffnungen, ein distaler Cuff befindet sich oberhalb des unten offenen Lumens.

Der Combi-Tubus wird blind oral eingeführt und soweit vorgeschoben, bis die beiden Ringmarken auf Höhe der Zahnreihen liegen. Dann wird wie folgt vorgegangen:
- Blocken des oropharyngealen Cuffs mit 80 – 100 ml Luft (dadurch Abdichtung des Mund-Rachenraumes und Stabilisierung des Tubus)
- Blocken des distalen Cuffs mit 10 – 15 ml Luft:
  - Liegt der Combi-Tubus im Ösophagus (dies ist bei blinder Intubation die Regel), dichtet der Cuff den Ösophagus ab. Bei Beatmung über das Lumen mit den pharyngealen Öffnungen ist die Lunge belüftet (Thorax hebt und senkt sich, Atemgeräusche sind auskultierbar)
  - Liegt der Combi-Tubus in der Trachea, dichtet der Cuff die Trachea ab. Bei Beatmung über das Lumen mit den pharyngealen Öffnungen sind keine Atemgeräusche auskultierbar. In diesem Fall wird dann über das unten offene Lumen beatmet.

Die **Vorteile** beim Einsatz des Combi-Tubus sind die relativ einfache Einführtechnik, die geringe Komplikationsrate und der weitgehende Schutz vor Aspiration auch bei ösophagealer Lage des Tubus. **Nachteilig** sind die relativ häufigen Halsbeschwerden nach der Intubation mit dem Combi-Tubus und der hohe Preis.
Kontraindiziert ist der Combi-Tubus bei Kindern unter 16 Jahren bzw. Patienten < 150 cm Körpergröße, bei Erkrankungen des Kehlkopfs, z.B. Kehlkopftumor, Ödem oder Laryngospasmus sowie bei subglottischer Obstruktion.

 Liegt der Combi-Tubus im Ösophagus, ist ein endotracheales Absaugen über den Tubus *nicht* möglich!

4.2.6 Umintubation

Eine notfallmäßige Umintubation (Tubuswechsel) kann notwendig werden bei:
- Verlegung des Tubuslumens, die nicht rasch anderweitig behoben werden kann, z.B. durch Bronchiallavage (☞ 8.7.2)
- Defektem Cuff.

Eine geplante Umintubation ist erforderlich, wenn bei einem langzeitbeatmeten Patienten ein oraler Tubus mit Hochdruckcuff (häufig in der Anästhesie verwendet) gegen einen Tubus mit Niederdruckcuff oder ein Tubus mit geringem Innendurchmesser gegen einen mit größerem Innendurchmesser ausgewechselt werden soll. Weiter ist eine geplante Umintubation notwendig, wenn von der oralen auf die nasale Intubation übergegangen werden soll (umstritten wegen des Risikos einer beatmungsassoziierten Pneumonie ☞ 5.7) oder wenn bei nasaler Intubation wegen entstandener Druckulzera im Nasenbereich die Nasenseite, durch die der Tubus eingeführt ist, gewechselt werden soll.

Vorbereitung
Die Vorbereitung entspricht der zur konventionellen oralen bzw. nasalen Intubation (☞ 4.2.4). Evtl. wird ein Tubuswechsler verwendet. Dabei

handelt es sich um einen ca. 80 cm langen dünnen Katheter, über den der Tubus in Seldinger Technik gewechselt werden kann. Über den Tubuswechsler kann Sauerstoff verabreicht und mit dem Beatmungsbeutel beatmet werden. Tubuswechsler gibt es in verschiedenen Größen für die unterschiedlich dicken Endotrachealtuben. Bei liegender Magensonde wird das Magensekret vor der Umintubation in einen Sekretbeutel abgeleitet oder abgesaugt. Auf Arztanordnung entfernen die Pflegenden die Magensonde unmittelbar vor der Umintubation, da eine liegende Magensonde als Leitschiene für Sekret aus dem Magen dienen kann und damit die Aspirationsgefahr während der Umintubation erhöht.

Durchführung
- Patient für 5 – 10 Minuten *präoxigenieren* (mit 100 % Sauerstoff beatmen)
- Auf Arztanordnung Verabreichen eines Hypnotikums und evtl. eines Muskelrelaxans
- Mund-Rachenraum absaugen und endotracheale Absaugung vornehmen
- Tubuswechsel:
  - Oral/oral: Mit Laryngoskop Kehlkopf einstellen (Arzt), neuen Tubus anreichen, alten Tubus entblocken und entfernen (Pflegende), neuen Tubus einführen (Arzt)
  - Oral/nasal: Nasalen Tubus und Nasenschleimhaut vorbereiten wie bei nasaler Intubation (☞ 4.2.5), nasalen Tubus in einen Nasengang einführen und in den Hypopharynx vorschieben (Arzt), Laryngoskop anreichen (Pflegende), Larynx einstellen (Arzt), Intubationszange anreichen, alten Tubus entblocken und entfernen (Pflegende), Tubus unter Sicht mit Hilfe der Intubationszange vorschieben (Arzt)
  - Nasal/nasal: Wegen der räumlichen Enge im Bereich der hinteren Nasenöffnung meist zuerst Umintubation von nasal auf oral (Larynx einstellen, nasalen Tubus entblocken und entfernen, oralen Tubus einführen) und dann oral/nasale Umintubation vornehmen wie oben beschrieben.
- Cuff blocken und Patienten beatmen (manuell oder mit Respirator)
- Kontrolle der Tubuslage vornehmen (☞ 8.5.3)
- Tubus fixieren
- Patient an Respirator anschließen (falls zuvor manuell beatmet)
- Umintubation dokumentieren (Tubusart und -größe, Intubationstiefe, Cuffdruck).

4.2.7 Intubation des nicht nüchternen Patienten

Als **nicht nüchtern** im anästhesiologischen Sinn gelten:
- Patienten, die in den zurückliegenden 6 – 8 Stunden gegessen, getrunken oder geraucht haben
- Patienten mit Blutungen des oberen Gastrointestinaltraktes (z.B. Ösophagusvarizenblutung)

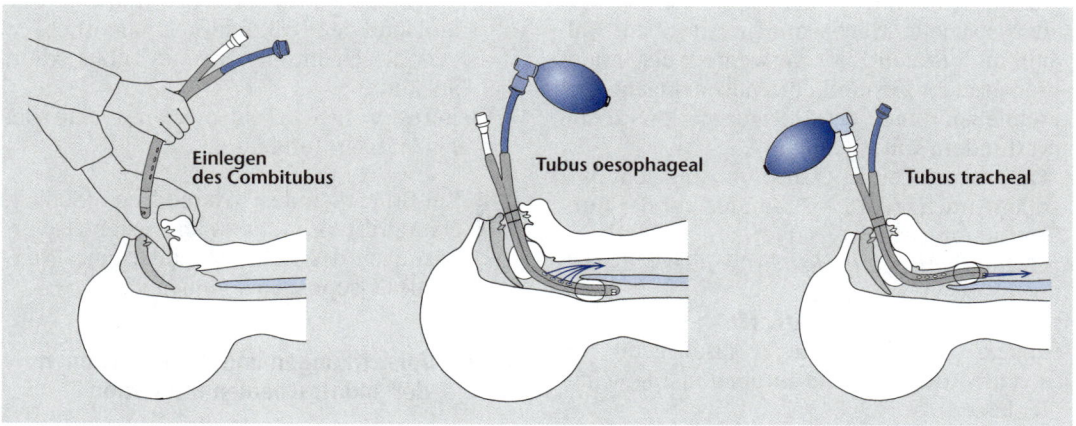

Abb. 4.30: Combi-Tubus. Mitte: Nach dem blinden Einführen liegt der Tubus i.d.R. im Ösophagus. Dann wird über das Lumen mit den pharyngealen Öffnungen beatmet. Rechts: Liegt der Tubus in der Trachea, wird über das unten offene Lumen beatmet. [A300-157]

Einlegen des Combitubus

Tubus oesophageal

Tubus tracheal

- Patienten mit Erkrankungen, die mit einer erhöhten Nüchternsekretion oder einer verlängerten Entleerungszeit des Magens einhergehen (z.B. Ileus oder Magenausgangsstenose)
- Patienten, die nach einem Unfall erstversorgt werden
- Schwangere im letzten Trimenon.

 Wird ein nicht nüchterner Patient intubiert, besteht die Gefahr, dass es während des Intubationsvorgangs zur Regurgitation und Aspiration von Mageninhalt kommt. Um dies zu verhindern, ist beim nicht-nüchternen Patienten ein spezielles Vorgehen bei der Intubation erforderlich. Dazu gehören besondere Maßnahmen bei der Vorbereitung und der Durchführung der Intubation.

Vorbereitung
Zusätzlich zu den üblichen Vorbereitungen einer oralen Intubation (☞ 4.2.5) werden bei der Intubation eines nicht nüchternen Patienten folgende Maßnahmen ergriffen:
- Einführen einer dicklumigen *Magensonde* und Drainage und/oder Absaugen des Magensekrets. Dies garantiert zwar nicht, dass der Magen anschließend leer ist, reduziert aber den Druck im Magen und vermindert damit das Risiko einer Regurgitation. Unmittelbar vor der Intubation wird die Magensonde dann meist wieder entfernt, da sie ansonsten als Leitschiene für Magensekret dienen und damit das Zurückfließen von Magensekret in den Rachenraum fördern kann. Ausnahme: In manchen Kliniken werden spezielle Magensonden mit einem Ballon am distalen Ende verwendet, der in aufgeblasenem Zustand den Mageneingang verschließen und eine Regurgitation damit verhindern soll
- Falls genug Zeit ist Gabe von Antazida und/oder Antiemetika 1 – 2 Stunden vor der Intubation (umstritten)
- Grundsätzlich *durchsichtige* Gesichtsmasken verwenden
- Dicklumigen Absaugkatheter an die Absauganlage anschließen und Absauggerät anschalten (während der Intubation angeschaltet lassen)
- Ausgewählten Tubus grundsätzlich mit einem Führungsstab versehen und Blockerspritze aufsetzen.

Durchführung
Die Zeitdauer des eigentlichen Intubationsvorgangs (Zeit, in der es möglicherweise zur Regurgitation kommt) muss kurz gehalten werden. Deshalb wird der nicht nüchterne Patient grundsätzlich *oral* intubiert. In folgenden Punkten unterscheidet sich die Durchführung der Intubation beim nicht nüchternen Patienten von der beim nüchternen Patienten:
- **Lagerung**. Der Patient wird entweder in *Anti-Trendelenburg-Lage* (30 – 45° Oberkörperhochlagerung, auch *umgekehrte Trendelenburg-Lage*) oder in *Trendelenburg-Lage* (40° Kopftieflage), ggf. in Kombination mit 90° Seitenlage, gelagert. Dabei ein Abknicken des Oberkörpers wegen des höheren Druckes auf das Abdomen vermeiden
- **Präoxygenieren** (☞ 4.2.6). *Keine manuelle Beatmung* mit Maske und Beatmungsbeutel (Gefahr der Magenblähung; dadurch erhöhtes Risiko einer Regurgitation)!
- **Präcurarisieren**. Gabe geringer Mengen eines nicht-depolarisierenden Muskelrelaxans, um den erhöhten intraabdominellen Druck durch die succinylbedingten Muskelfaszikulationen zu verringern
- **Crash-Intubation:**
  – *Pflegende:* Auf Arztanordnung Gabe des Hypnotikums und sofort danach des depolarisierenden Muskelrelaxans, sofort danach Krikoiddruck (☞ 4.2.5, diesen halten bis der Tubus eingeführt und geblockt ist) und Laryngoskop anreichen
  – *Arzt:* Sofort nach Relaxansgabe Maske entfernen, Kehlkopf einstellen
  – *Pflegende:* Tubus anreichen (dabei mit einer Hand den Krikoiddruck halten)
  – *Arzt:* Rasch intubieren und Tubus sofort blocken
- Weiteres Vorgehen entsprechend dem der oralen/nasalen Intubation.

 Bei Erbrechen den Krikoiddruck (Sellick-Handgriff) lösen, da es ansonsten zu Verletzungen des Kehlkopfs oder einer Ruptur des Ösophagus kommen kann!

4.2.8 Auswirkungen und Komplikationen der endotrachealen Intubation

 Durch die endotracheale Intubation wird die physiologische Funktion der Nase (Erwärmung und Befeuchtung der Atemluft)

ausgeschaltet. Beim intubierten Patienten müssen daher Beatmungsfilter oder Befeuchtungs- und Erwärmungsgeräte eingesetzt werden, welche die Atemluft erwärmen und befeuchten (☞ Atemgasklimatisierung 5.6).

Bei den Komplikationen durch die endotracheale Intubation werden Frühkomplikationen (sofort auftretende Komplikationen durch den Intubationsvorgang) von Spätkomplikationen unterschieden, die erst im Verlauf der Beatmungstherapie auftreten.

Frühkomplikationen
Zu den frühen Komplikationen der endotrachealen Intubation gehören:
- **Erfolglose Intubation** (d.h. die Intubation gelingt nicht), z.B. wegen ausgeprägten anatomischen Veränderungen. Vorgehen bei unerwartet schwieriger Intubation ☞ 4.2.8
- **Larynx lässt sich nicht einstellen.** Lagerung des Kopfes überprüfen und ggf. korrigieren (kann zu stark überstreckt oder zu flach gelagert sein). Lage des Laryngoskops überprüfen (kann nicht weit genug oder zu weit eingeführt sein), ggf. längeren oder kürzeren Spatel verwenden
- **Beschädigung der Schneidezähne** (Ab- oder Ausbrechen). Um dies zu verhindern, Zug auf das Laryngoskop immer nur in Richtung des Handgriffs, niemals „hebeln". Bei erfolgten Zahnschäden umgehend den ausgebrochenen Zahn bzw. das abgebrochene Zahnstück entfernen, um zu verhindern dass es aspiriert wird
- **Verletzungen** der Mund- oder Nasenschleimhaut, evtl. mit Blutungen oder Ödembildung
- **Intubation des Ösophagus.** Der Tubus liegt nicht in der Trachea sondern im Ösophagus. Es sind keine Thoraxbewegungen zu sehen und über der Lunge i.d.R. keine Atemgeräusche auskultierbar. Der Patient zeigt mehr oder weniger rasch die Zeichen einer Hypoxämie; über dem Epigastrium ist ein blubberndes Geräusch auskultierbar. Gefahr: Aufblähen des Magens, Regurgitation von Magensekret und Aspiration. Vorgehen: Entweder Tubus als Aspirationsschutz im Ösophagus liegen lassen und mit zweitem Tubus erneuten Intubationsversuch unternehmen *oder* Tubus entfernen, Patienten nochmals präoxi-

genieren und erneut intubieren. Nach gelungener Intubation Magensonde legen, um den Magen zu entlasten
- **Einseitige Intubation** (Tubusspitze liegt in einem Hauptbronchus, bei Erwachsenen meist im rechten Hauptbronchus). Folge: Einseitig abgeschwächtes oder aufgehobenes Atemgeräusch. Vorgehen: Tubus entblocken, etwas zurückziehen und erneut blocken. Danach abermalige Kontrolle der Tubuslage
- **Tubus liegt nicht tief genug** (wurde nicht tief genug eingeführt oder ist etwas herausgerutscht). Häufig liegt der Cuff in der Stimmritze und zum Abdichten ist ein hoher Cuffdruck notwendig oder das Abdichten gelingt trotz hohem Cuffdruck nicht. Gefahr: Schädigung der Stimmbänder. Vorgehen: Intubationstiefe prüfen (cm-Markierung in Höhe der Zahnreihe), Tubus entblocken, etwas vorschieben und erneut blocken (ggf. zuvor Rachenraum absaugen). Danach Tubuslagekontrolle mit Laryngoskop
- **Aspiration von Mageninhalt.** *Gefahr:* Verlegung der Atemwege wenn festes bzw. dickflüssiges Sekret aspiriert wird, **Mendelson-Syndrom** (akutes toxisches Lungenödem) wenn saurer Magensaft (pH < 2,5) aspiriert wird. *Symptome:* Rasselgeräusche, abgeschwächte oder fehlende Atemgeräusche durch Verlegung der Atemwege, Zeichen der Hypoxämie. *Vorgehen:* Patienten sofort in Kopftieflage bringen, Rachenraum freimachen (absaugen mit dicklumigem Absaugkatheter, ggf. digital ausräumen), schnellstmöglich intubieren und endotracheal absaugen *bevor* der Patient beatmet wird. Ggf. bronchoskopisch absaugen, insbesondere bei festsitzendem Aspirat
- **Kreislaufreaktionen,** z.B. Bradykardie oder Tachykardie, Hypertonie oder Hypotonie, etwa als Folge einer vagaler Reaktion durch Manipulationen im Rachenraum, Hypoxie, zu oberflächlicher Sedierung oder vorbestehender Herzinsuffizienz. Im Extremfall Asystolie durch Vagusreflex
- **Tubusobstruktion** durch eingedicktes Sekret, Blut, Fremdkörper, Abknicken des Tubus oder Cuffhernie (☞ 4.2.2).

Spätkomplikationen
Zu den Spätkomplikationen (Langzeitschäden) der endotrachealen Intubation gehören:

- Ulzerationen der Trachealschleimhaut, Drucknekrosen von Trachealknorpeln (evtl. mit Trachealstenosen oder Tracheomalazie) insbesondere durch zu hohen Cuffdruck. Wichtig ist es deshalb, den Cuffdruck regelmäßig zu kontrollieren und unter 25 mmHg zu halten (☞ 8.5.1)
- Stimmbandschäden
- Bei nasaler Intubation Mittelohrentzündung durch Verlegung der Ohrtrompete (Tuba Eusachii)
- Respiratorassoziierte Pneumonie (*Beatmungspneumonie* ☞ 5.7).

Begünstigende Faktoren für das Auftreten von Spätkomplikationen sind:
- Die *Intubationsdauer*. Je länger der Patient intubiert ist, desto größer ist das Risiko für Spätkomplikationen
- *Alter und Geschlecht*. Die Atemwege von Säuglingen und Kleinkindern sind besonders empfindlich, da sie eng und die Schleimhäute dünn sind. Deshalb gilt: Je jünger ein Patient desto höher das Risiko für Spätkomplikationen. Darüber hinaus sind Frauen durchschnittlich anfälliger für Spätkomplikationen als Männer
- *Mechanische Reizung*. Manipulationen am Tubus (z.B. beim endotrachealen Absaugen) oder durch Kopfbewegungen des Patienten können zu mechanischen Reizungen von Larynx- und Trachealschleimhaut führen
- *Sprechversuche des Patienten*. Sprechversuche des endotracheal intubierten Patienten (z.B. während der Entwöhnung vom Respirator) können Stimmbandreizungen hervorrufen und sollten daher wenn möglich unterbleiben.

4.2.9 Extubation

Wie bei der Intubation so arbeiten auch bei der Extubation Pflegende und Arzt „Hand in Hand". Der Arzt legt fest, wann der Patient extubiert wird.

Voraussetzungen zur Extubation

- Die Spontanatmung des Patienten ist ausreichend:
  - Atemfrequenz und Atemzugvolumen sind normal
  - PEEP-Bedarf < 5 – 10 mmHg

- Die Blutgaswerte liegen im Normbereich (bei Raumluftatmung bzw. geringem F_iO_2). Ausnahme: Bei bestehender Lungenerkrankung werden auch schlechtere Werte akzeptiert (richtungsweisend sind hier die Ausgangswerte des Patienten)
- Die Herz-Kreislaufverhältnisse sind stabil
- Die Körpertemperatur liegt im Normbereich (kein hohes Fieber und keine Untertemperatur)
- Die Schutzreflexe (insbesondere Husten- und Schluckreflex) sind vorhanden
- Der Patient verfügt über ausreichende Muskelkraft (kann z.B. Augen öffnen, Kopf heben, Hand drücken)
- Kontinuierliches Monitoring und engmaschige Überwachung durch die Pflegenden in der Zeit nach der Extubation ist gewährleistet.

Vorbereitung

Die Extubation des zuvor beatmeten Patienten erfolgt immer in Reintubationsbereitschaft, d.h. die Pflegenden legen die Materialien zur oralen/nasalen Intubation bereit. Ob dabei ein Tubus vorbereitet (mit Gleitgel versehen und Cuff auf Dichtigkeit geprüft) oder lediglich bereitgelegt wird, ist von Klinik zu Klinik und oft auch von Fall zu Fall unterschiedlich. War die Intubation des Patienten zuvor schwierig, werden auch die entsprechenden Materialien, etwa besondere Spatel, Tubuswechsler oder ein Intubations-Fiberskop, bereitgehalten.

Vorbereitung der Materialien
Die Pflegenden legen folgende Materialien bereit und prüfen ggf. deren Funktionsfähigkeit:
- Material und Medikamente zur Intubation (☞ 4.2.3, 4.2.4), ggf. zusätzliches Material wenn die Intubation zuvor schwierig war
- Absauggerät und verschieden dicke Absaugkatheter
- Sterile und unsterile Einmalhandschuhe
- Sauerstoffmaske, ggf. mit Reservoirbeutel, Sauerstoffsonde
- Einmalspritze zum Entblocken des Cuffs
- Zellstofftücher o.ä.

Vorbereitung des Patienten
Der Arzt oder die Pflegenden informieren den Patienten über die bevorstehende Extubation. In der Zeit vor der Extubation (4 – 6 Stunden) wird die enterale Nahrungs- oder Flüssigkeits-

zufuhr (z.B. Sondennahrung) eingestellt. Zur Extubation lagern die Pflegenden den Patienten auf den Rücken in Oberkörperhochlage. Liegt beim Patienten eine Magensonde, wird ein Sekretbeutel angeschlossen, so dass der Mageninhalt ablaufen kann. Ggf. wird der Mageninhalt abgesaugt.

Durchführen der Extubation

* Patienten ggf. präoxygenieren (100 % Sauerstoff für 5 – 10 Minuten)
* Mund und Rachen gründlich absaugen, ggf. auch Magensekret über liegende Magensonde absaugen
* Tubus von den Beatmungsschläuchen diskonnektieren (falls noch angeschlossen)
* Tubusfixierung lösen (Pflaster ggf. mit Wasser oder Hautdesinfektionsmittel einweichen)
* Unter sterilen Bedingungen endotracheal absaugen (☞ 8.7.2)
* Cuff entblocken
* Patienten auffordern, tief einzuatmen (dadurch öffnen sich die Stimmbänder, wodurch Stimmbandverletzungen beim Herausziehen des Tubus vermieden werden) und Tubus während der Inspirationsphase zügig entfernen. In manchen Kliniken ist es üblich, den Tubus unter Sog zu entfernen, d.h. der Absaugkatheter wird durch den Tubus in die Trachea eingeführt und unter Sog gesetzt. Dann wird der Cuff entblockt und der Tubus zusammen mit dem Absaugkatheter entfernt. Nachteil dieser Methode ist die Gefahr der Atelektasenbildung. Vorteil: Das Sekret über dem Cuff, das beim Absaugen des Rachenraumes evtl. nicht vollständig entfernt werden konnte, wird abgesaugt und kann damit nicht aspiriert werden
* Patienten zum Abhusten auffordern und falls nötig Mund-Rachen-Raum absaugen
* Über eine Gesichtsmaske dem Patienten sauerstoffangereicherte und angefeuchtete Luft zuführen (Sauerstoffflow nach Arztanordnung)
* Insbesondere nach Langzeitbeatmung Atmung, Herzfrequenz und evtl. Blutdruck kontinuierlich überwachen, evtl. Blutgasanalyse durchführen (i.d.R. erste BGA 20 – 30 Min. nach der Extubation, falls nicht zuvor Komplikationen auftreten)
* Tubuswechsler (falls eingeführt) weiterhin liegen lassen, um rasch Reintubation vorneh-men zu können. Über den Tubuswechsler kann auch Sauerstoff verabreicht und im Notfall eine Beatmung vorgenommen werden.

Pflege des frisch extubierten Patienten

Überwachung der Vitalparameter

Um eine respiratorische Insuffizienz (☞ Kapitel 2) des frisch extubierten Patienten rasch erkennen und behandeln zu können, wird der Patient in der Zeit unmittelbar nach der Extubation besonders sorgfältig überwacht:

* Die am Überwachungsmonitor eingestellten Grenzwerte kontrollieren, insbesondere die Grenzwerte für Herzfrequenz, Blutdruck und Sauerstoffsättigung, und ggf. der aktuellen Patientensituation anpassen
* Hautfarbe und Bewusstseinslage des Patienten engmaschig kontrollieren, Atmung des Patienten beobachten (Atemfrequenz? Atemtiefe? Zeichen einer erschwerten Atmung z.B. wegen Sekretretention?), ggf. Lunge abhören
* Blutgasanalysen durchführen (Häufigkeit der Kontrollen nach Zustand des Patienten).

Lagerung, Atemgymnastik und Mobilisation

Die Pflegenden lagern den frisch extubierten Patienten auf dem Rücken in Oberkörperhochlage, falls nicht erkrankungs- oder operationstechnisch bedingt andere Lagerungen notwendig sind. Insbesondere langzeitintubierte bzw. -beatmete Patienten können am besten atmen, wenn sie nahezu aufrecht im Bett sitzen. Atemerleichternd ist auch eine Hochlagerung beider Arme auf Kissen o.ä. sowie die „Herzbett-Lagerung" (Oberkörper aufgerichtet, Beine abgesenkt). Die Pflegenden achten darauf, den Patienten so zu lagern, dass er nicht im Bett nach unten rutschen kann (dadurch verengen sich die Zwischenrippenräume und die Atmung wird erschwert) bzw. korrigieren die Lagerung, falls der Patient im Bett nach unten gerutscht ist. So früh wie möglich beginnen Maßnahmen zur Vertiefung der Atmung und zur Sekretmobilisation (z.B. Atemgymnastik, Lagerungsdrainagen, Inhalationen oder Vibrationsmassage). Diese Maßnahmen führen die Pflegenden in Kooperation mit den zuständigen Physiotherapeuten durch (i.d.R. ist klinikintern geregelt, welche Maßnahmen von den Pflegenden und welche von den Physiotherapeuten übernommen werden).

Häufig ist auch intermittierendes Masken-CPAP (über Nasen- oder Gesichtsmaske ☞ 3.2.1) erforderlich.

Zum frühestmöglichen Zeitpunkt wird der Patient dann mobilisiert:

- Wurde der Patient bereits während der Beatmungstherapie mobilisiert, bereitet die Mobilisation nach der Extubation i.d.R. keine Probleme
- Erfolgt die erste Mobilisation des zuvor beatmeten Patienten erst nach der Extubation, besprechen die Pflegenden mit dem Arzt, ob und wann der Patient mobilisiert werden darf. Insbesondere bei (frisch)operierten Patienten sind bei der Mobilisation evtl. besondere Maßnahmen erforderlich, etwa wenn der Patient nach Hüft- oder Kniegelenksoperationen ein Bein nicht belasten darf oder wegen Gefäßoperationen die Hüfte nicht abknicken soll. Bei der ersten Mobilisation achten die Pflegenden darauf den Patienten nicht zu überfordern, d.h. sie helfen dem Patienten zunächst, sich an den Bettrand zu setzen. Ist dies ohne (Kreislauf-)Probleme möglich, kann der Patient kurz aufstehen, sich dann evtl. auf einen bereitgestellten Stuhl setzen oder einige Schritte umhergehen. Wie viel der Patient bei der ersten Mobilisation „schafft", ist immer auch von der Dauer der vorangegangenen Beatmungstherapie abhängig. Nach einer Langzeitbeatmung sind meist nur kleine Mobilisationsschritte möglich.

Essen und trinken

Liegen keine Kontraindikationen von Seiten der Erkrankung oder der Operation vor und ist die Spontanatmung des Patienten stabil (d.h. eine Reintubation ist nicht wahrscheinlich), darf der Patient i.d.R. 1–4 Stunden nach der Extubation vorsichtig die ersten Trinkversuche unternehmen. Dazu setzen die Pflegenden den Patienten im Bett auf. Als Getränke eignen sich Tee (kein Früchtetee wegen dem Säureanteil) oder stilles Mineralwasser, die bei einer möglichen Aspiration nur geringe Komplikationen verursachen. Anfangs soll der Patient nur in kleinen Schlucken trinken. Insbesondere bei Patienten, die nicht aufrecht sitzen dürfen, kann es hilfreich sein, den Patienten mit Hilfe eines Trinkhalmes trinken zu lassen (der Patient kann dann besser steuern, wie viel Flüssigkeit er in den Mund nimmt).

Wann und was der Patient essen kann bzw. darf, hängt maßgeblich von seiner Grunderkrankung, der evtl. durchgeführten Operation sowie seiner Kau- und Schluckfähigkeit ab.

 Unmittelbar nach der Extubation soll der Patient seine Stimmbänder schonen und wenig sprechen, obwohl dies oft im Gegensatz zur berechtigten Freude des Patienten steht, wieder sprechen zu können. Bleiben über Tage Störungen der Phonation (z.B. Heiserkeit) oder Schluckstörungen bestehen, wird der Arzt ein HNO-Konsil veranlassen, um die Ursache und eine mögliche Therapie zu klären.

Dokumentation

In der Patientenkurve dokumentieren die Pflegenden:

- Zeitpunkt der Extubation
- Art und Menge der Sauerstoffverabreichung
- Befinden des Patienten.

Schwierigkeiten bei der Extubation

Folgende Schwierigkeiten können bei bzw. unmittelbar nach der Extubation auftreten:

- Laryngo- oder Bronchospasmus (☞ 4.2.9)
- Verletzungen der Stimmbänder
- Schleimhautläsionen
- Würgereiz, Erbrechen und Aspiration
- Glottisödem (☞ unten, zur Vorbeugung evtl. Gabe von Kortikosteroiden 20 – 30 Minuten vor der Extubation)
- Respiratorische Insuffizienz (☞ Kap. 2).

Bei bekannt schwierigen Atemwegen oder bei zu erwartenden Schwierigkeiten kann vor der Extubation evtl. ein Tubuswechsler über den Tubus in die Trachea eingeführt werden, über den im Notfall wieder schnell intubiert werden kann.

Glottisödem

 Glottisödem *(Larynxödem):* Akutes Kehlkopfödem im Bereich der Epiglottis. Häufig allergisch bedingt. Leitsymptom: Inspiratorischer Stridor.

Betroffen sind meist kleine Kinder (die Epiglottis ist hier besonders groß und die Schleimhaut empfindlicher als bei größeren Kindern und Erwachsenen). Ursache des Glottisödems ist oft eine traumatische Intubation (viele Intubationsversuche und Einsatz von Hilfsmitteln wie z.B. Führungsstäbe oder Einführungsmandrins ☞ 4.2.3). Auch nach operativen Eingriffen am Kehlkopf droht ein Glottisödem.

Das Glottisödem zeigt sich durch inspiratorischen Stridor, Heiserkeit und Dyspnoe. Therapiert wird das Glottisödem mit Kortikosteroiden, die evtl. auch schon 20 – 30 Minuten vor der Extubation verabreicht werden, wenn ein Glottisödem wahrscheinlich ist.

Laryngospasmus

 Laryngospasmus *(Stimmritzenkrampf):* Akuter anhaltender Spasmus der Kehlkopfmuskulatur mit Einengung der Glottis (Stimmritze).

Ein Laryngospasmus entsteht häufig durch eine Irritation der Atemwege, z.B. durch:
- Erbrochenes, Sekrete und Blut in den oberen Atemwegen
- Einführen oraler oder nasopharyngealer Tuben bei zu flacher Narkose bzw. Analgosedierung
- Extubation während des Exzitationsstadiums.

Auch Schmerzreize bei nicht ausreichender Narkosetiefe bzw. Analgosedierung können einen Laryngospasmus verursachen.

Abhängig davon, ob der Kehlkopf nur teilweise (partiell) oder vollständig verlegt ist, zeigt der Patient folgende **Symptome:**
- Bei partieller Verlegung Stridor und krächzende Atemgeräusche
- Bei totalem Verschluss ruckartige paradoxe Atembewegungen, Einziehungen der Brustwand in den Zwischenrippenräumen während der Inspiration, Vorwölbung des Abdomens während der Exspiration und Einziehung während der Inspiration („schlingerndes Schiff"). Darüber hinaus sind keine Atemgeräusche auskultierbar, eine Beatmung ist nicht möglich.

Wird nicht umgehend therapiert, kommt es zu Hypoxie (☞ 1.3.2) und Hyperkapnie (☞ 2.4.1). Bei länger anhaltendem Laryngospasmus zeigen sich die Zeichen der respiratorischen Insuffizienz (☞ Kapitel 2).

Die **Therapie** besteht in:
- Beseitigung des auslösenden Reizes durch z.B. Absaugen oder Unterbrechen der Schmerzstimuli
- Ggf. Vertiefung der Narkose bzw. Analgosedierung
- Verabreichen von 100 % Sauerstoff über eine dicht sitzende Maske.

Kommt es darunter nicht rasch zur Besserung, kann der Laryngospasmus durch Muskelrelaxation mit 10 – 20 mg Succinylcholin durchbrochen werden. Führt auch dies nicht zum Erfolg, muss evtl. eine Koniotomie durchgeführt werden (☞ 4.3.5).

4.3 Tracheotomie

 Tracheotomie: Eröffnung der Trachea im vorderen Halsbereich (die so geschaffene Öffnung heißt **Tracheostoma**) und Einführen einer Trachealkanüle in das Tracheostoma. Zwei Techniken:
- **Punktionstracheotomie** *(Perkutane Tracheotomie, Dilatationstracheotomie, minimal-invasive Tracheotomie).* Punktion der Trachea von außen durch die Haut hindurch und Aufdehnen der Punktionsstelle bis die Öffnung (Tracheostoma) groß genug ist, um die Trachealkanüle einführen zu können
- **Konventionelle Tracheotomie.** Operativ angelegtes Tracheostoma (Öffnung der Luftröhre).

Im Notfall **Koniotomie** *(Krikotomie* ☞ 4.3.5) mit Inzision zwischen Ring- und Schildknorpel. Die **Mini-Tracheotomie** (☞ 4.3.5) dient lediglich der erleichterten Bronchialtoilette.

4.3.1 Formen der Tracheotomie

Tracheotomien bei beatmeten Patienten werden heute fast ausschließlich als Punktionstracheotomien vorgenommen. Dieses Verfahren der Tracheotomie kann auf der Intensivstation im Patientenbett vorgenommen werden, d.h. der bei der konventionellen Tracheotomie erforderliche Transport des Patienten in den OP entfällt.

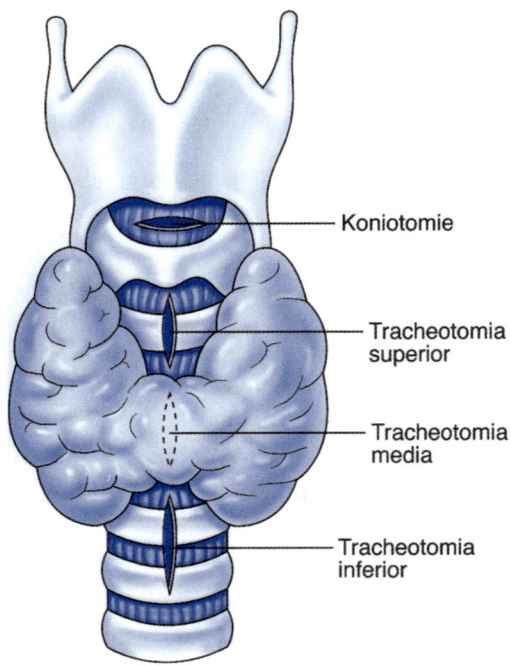

Abb. 4.31: Lokalisation der Tracheotomie. Bei der konventionellen Tracheotomie werden entsprechend dem Operationsverfahren die obere (T. superior), mittlere (T. media) und untere (T. inferior) Tracheotomie unterschieden. Bei der Punktionstracheotomie liegt der Punktionsort meist zwischen 1./2. oder 2./3. Trachealring. [R103]

Primäre und sekundäre Tracheotomie, passageres und endgültiges Tracheostoma

Eine **primäre Tracheotomie** (Tracheotomie ohne vorherige orale oder nasale Intubation) ist indiziert wenn ein Patient nicht intubiert werden kann, z.B. wegen Erkrankungen oder Verletzungen des Larynx. Im Notfall wird meist zunächst eine *Koniotomie* (☞ 4.3.5) durchgeführt, selten die vergleichsweise risikoreiche Notfalltracheotomie.

Eine **sekundäre Tracheotomie** (Tracheotomie nachdem der Patient zuvor über einen oralen oder nasalen Tubus beatmet wurde) ist indiziert, wenn eine Langzeitbeatmung absehbar ist, wenn durch den Endotrachealtubus Läsionen im Bereich des Pharynx oder Larynx entstanden sind (z.B. Druckulzera) sowie zur Erleichterung der Respiratorentwöhnung (*Weaning* ☞ 5.9).

Das Tracheostoma eines beatmeten Patienten ist i.d.R. **passager** (vorübergehend), d.h. es wird wieder verschlossen, wenn eine Beatmung bzw. ein Freihalten der Atemwege mittels Tracheotomie nicht mehr notwendig ist. Ein **endgültiges** Tracheostoma ist erforderlich nach Laryngektomie (vollständiger Entfernung des Kehlkopfs, z.B. bei malignen Larynxtumoren).

4.3.2   Trachealkanülen

Trachealkanülen bestehen aus Kunststoff oder Silber. Kanülen aus Kunststoff sind mit oder ohne Cuff erhältlich, Silberkanülen haben keinen Cuff.

Grundsätzlich wird unterschieden zwischen Trachealkanülen für beatmete Patienten und solchen für Patienten, die zwar spontan atmen, jedoch langfristig tracheotomiert bleiben müssen (Dauerkanülenträger):

- Bei Patienten, die ausreichend spontan atmen, jedoch längerfristig oder dauerhaft tracheotomiert bleiben müssen, z.B. nach Laryngektomie, werden Trachealkanülen aus Kunststoff (mit oder ohne Cuff) oder Silber verwendet, die jeweils aus einer Außen- und einer Innenkanüle bestehen. Zur Reinigung (etwa von Sekretablagerungen) wird die Innenkanüle aus der Außenkanüle herausgenommen und anschließend wieder eingesetzt. Manche dieser Kanülen verfügen über ein *Sprechfenster* (Phonationsfenster) am oberen Teil der Krümmung der Außenkanüle, über das die Exspirationsluft (teilweise) Richtung Kehlkopf strömen und damit das Sprechen ermöglichen kann (☞ Abb. 4.3.2). Dies funktioniert jedoch nur, wenn die Innenkanüle entfernt ist

- Bei beatmeten Patienten werden ausschließlich Kunststoffkanülen verwendet, da nur diese über einen Cuff verfügen, der die Abdichtung zwischen Kanüle und Trachea gewährleistet. (Ausnahme: Bei kleinen Kindern werden Trachealkanülen aus Kunststoff ohne Cuff zur Beatmung verwendet). Im Folgenden wird nur auf diese Kanülen näher eingegangen.

Aufbau einer Trachealkanüle

Trachealkanülen aus Kunststoff sind im Mittelteil etwa rechtwinklig gekrümmt. Der Wandaufbau entspricht bei manchen Modellen dem von Spiraltuben (☞ 4.2.2), d.h. die Wand besteht aus einer kunststoffummantelten Metallspirale. Der Kunststoff ist durchsichtig, so dass ein Beschlagen der Kanülenwand während der Exspiration sowie Sekretablagerungen sichtbar sind. Am äußeren Ende der Kanüle befindet sich der Norm-Konnektor, der es ermöglicht die Kanüle an das Ventil eines Beatmungsbeutels bzw. an die Beatmungsschläuche anzuschließen. Unterhalb des Norm-Konnektors befindet sich bei den meisten Kanülen eine verstellbare Halteplatte, die rechts und links jeweils mit Öffnungen zum Befestigen von Kanülenhaltebändern versehen ist. Die Halteplatte wird – nachdem die Kanüle in die Trachea eingeführt wurde – mit der integrierten Schraube entsprechend den Gegebenheiten beim Patienten so an der Trachealkanüle festgeschraubt, dass sie der Haut aufliegt ohne zu drücken.

Am distalen Ende der Kanüle befindet sich der Cuff, der analog dem Cuff von Endotrachealtuben aufgebaut ist (☞ 4.2.2). Auch bei Trachealkanülen werden beim beatmeten Patienten praktisch ausschließlich Niederdruckcuffs verwendet (☞ 4.2.2).

Trachealkanüle mit Fome-Cuff ☞ *Abb. 4.12*
Trachealkanüle mit Hi-Lo-Lanz-Ventil
☞ *Abb. 4.32 B*

Sprechkanülen und Sprechaufsätze

Bei der **Sprechkanüle** ist ein zusätzliches Lumen in die Kanülenwand eingelassen, das über eine Öffnung über dem Cuff verfügt. Das Lumen endet außen mit einem speziellen Konnektor, über den „Sprechluft" zugeführt und reguliert werden kann (Flow: ca. 4 – 6 l/min). Verschließt man die Öffnung am Konnektor, gelangt ein Luftstrom durch die Stimmritze und der Patient kann sich artikulieren.

Sprechaufsätze werden auf den Norm-Konnektor der Trachealkanüle aufgesetzt. Sie funktionieren durch ihre Ventilfunktion: Während der Patient einatmet ist das Ventil offen und Luft strömt von außen in die Lunge des Patienten. Während der Ausatmung verschließt sich das Ventil und die Luft aus der Lunge strömt den physiologischen Weg nach außen, also an der Trachealkanüle vorbei durch den Kehlkopf. Dadurch kann der Patient sprechen. Wichtige **Voraussetzung:** Der Cuff der Trachealkanüle *muss* entblockt sein, ansonsten könnte der Patient nur ein- aber nicht ausatmen und würde ersticken!

 Beim Einsatz von Sprechaufsätzen beachten:
Der Cuff muss entblockt und die Beatmung diskonnektiert werden, deshalb können Sprechaufsätze nur bei Patienten eingesetzt werden, die zumindest kurzzeitig ausreichend spontan atmen können! Vor dem Entblocken des Cuffs den Rachen gründlich absaugen, um zu verhindern, dass Sekret, das über dem Cuffballon steht, nach Entblocken des Cuffs

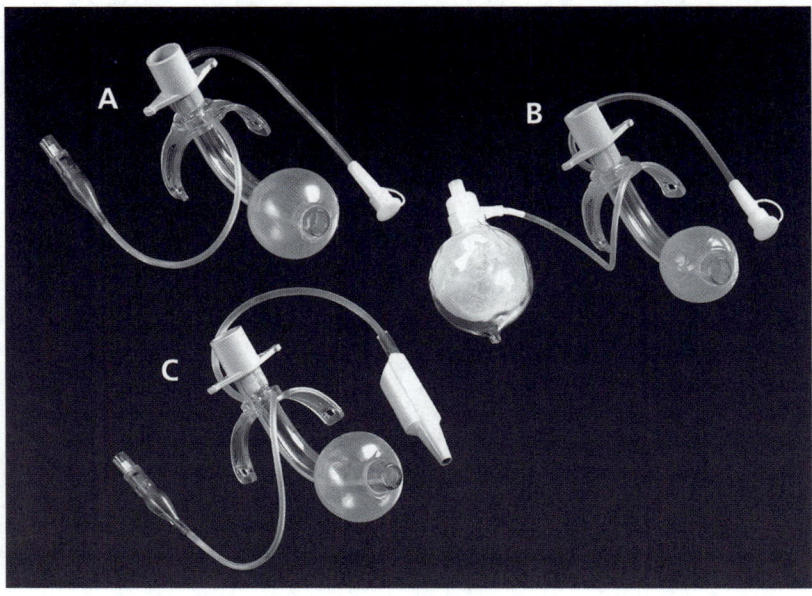

Abb. 4.32: Tracheostomie-Kanülen von Fa. Mallinckrodt. A) Tracheosoft™ EVAC Tracheostomiekanüle mit zusätzlichem Lumen zur Absaugung des subglottischen Raumes. B) mit Hi-Lo™ Niederdruckmanschette mit Lanz™ System und zusätzlichem Lumen zur Absaugung des subglottischen Raumes. C) Tracheosoft Pitt™-Sprechkanüle mit Hi-Lo™ Niederdruckmanschette und zusätzlichem Lumen zur Zufuhr von Sprechluft. [V171]

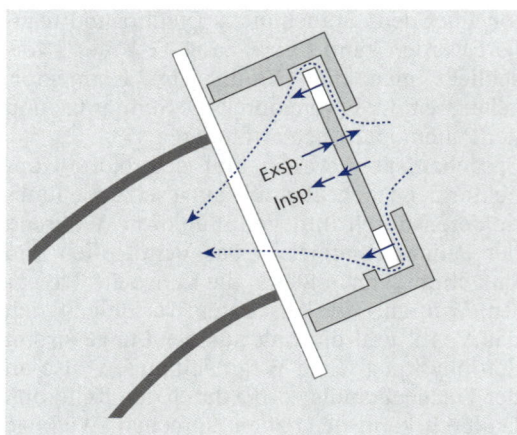

Abb. 4.33: Funktionsprinzip des Sprechaufsatz.

 Richtung Trachea fließt und aspiriert wird. Den Patienten während der Anwendung des Sprechaufsatzes sehr genau beobachten (Sprechaufsatz kann rasch z.B. durch Sekret verlegt werden. Sauerstoffsättigung? Zeichen der Hypoxämie?) und bei Bedarf rasch wieder mit dem Respirator verbinden und den Cuff blocken.

4.3.3 Punktionstracheotomie

Bei der Punktionstracheotomie wird die Trachea zunächst punktiert und über die Punktionskanüle ein Führungsdraht eingeführt, über den dann die Trachealkanüle eingeführt wird. Heute sind vor allem die Verfahren nach *Ciaglia* und *Griggs*, die *translaryngeale Tracheotomie nach Fantoni* sowie die *kontrollierte perkutane Dilatationstracheotomie mit PercuTwist* gebräuchlich.

Vorbereitung der Punktionstracheotomie

Vorbereitung des Patienten
Der Arzt informiert den Patienten und evtl. auch seine Angehörigen über die geplante Tracheotomie und holt die Einverständniserklärung ein. Zur Tracheotomie bleibt der Patient nüchtern. Es werden die üblicherweise vor einem operativen Eingriff durchgeführten Laborparameter (insbesondere Blutbild und Blutgerinnung) untersucht, sowie ein aktuelles EKG und Röntgen-Thoraxbild angefertigt. Gerinnungsaktive Medikamente müssen rechtzeitig reduziert bzw. abgesetzt werden. An die evtl. liegende Magensonde wird ein Sekretbeutel

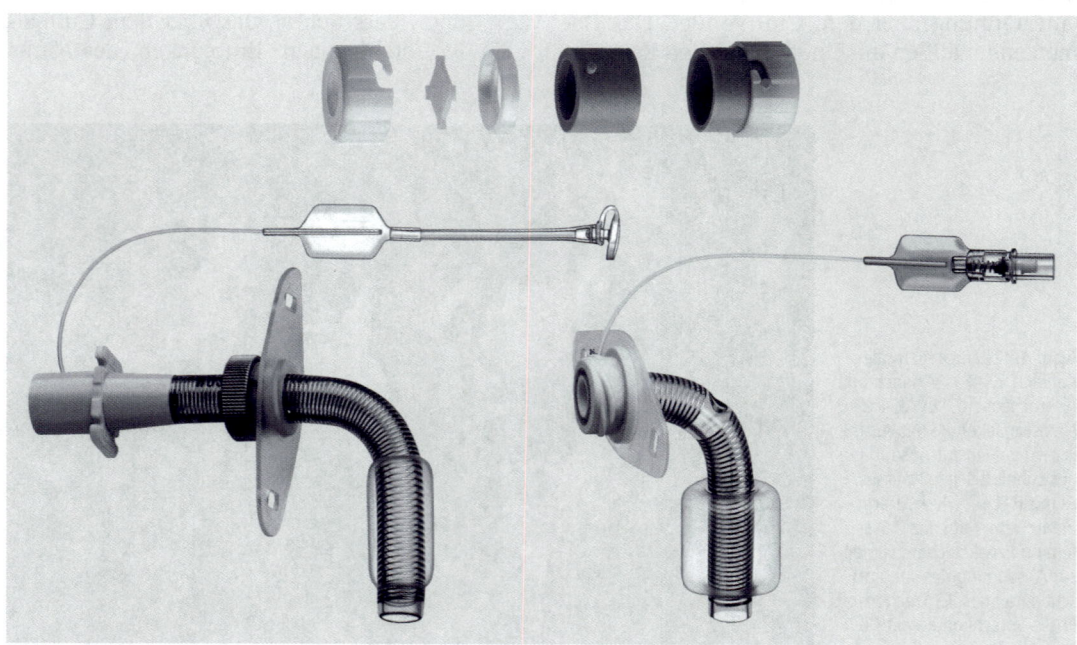

Abb. 4.34: Tracheoflex®-Kanüle mit Niederdruckcuff (unten links), Tracheoflex®-Kanüle für Dauerkanülenträger mit Sprechfenster (unten rechts), Sprechaufsatz (oben). [U139]

angeschlossen zur Drainage des Magensekrets. Ggf. wird zusätzlich unmittelbar vor der Tracheotomie der Mageninhalt über die Magensonde abgesaugt. Die Pflegenden lagern den Patienten zur Tracheotomie auf den Rücken und führen vor Beginn der Tracheotomie eine sorgfältige Mundpflege durch. Die EKG-Elektroden werden am Rücken (unter den Schultern) befestigt und die Monitorkabel so platziert, dass kein Kabel auf dem Oberkörper verläuft. Ggf. müssen Wundverbände an Kinn, Hals oder Brustkorb entfernt werden. Bei Männern empfiehlt sich eine Rasur. Während der Tracheotomie werden die Herzfrequenz (Systolenton laut stellen), die Sauerstoffsättigung und der Blutdruck kontinuierlich überwacht.

Vorbereitung des Materials
Abhängig von der geplanten Methode und dem verwendeten Punktionsset variiert das benötigte Material etwas. Die folgende Auflistung ist daher nur eine Richtlinie und muss von den Pflegenden ggf. angepasst werden. Benötigt werden i.d.R. die folgenden Materialien:
- Lagerungshilfsmittel um Kopf stabil überstreckt lagern zu können
- Saugfähige, wasserdichte Unterlage
- Ggf. Material zur Lokalanästhesie der Punktionsstelle
- Sterile Handschuhe, sterile Kittel, Mundschutz, Kopfhaube
- Hautdesinfektionsmittel
- Sterile Abdecktücher
- Endoskopie-Aufsatz für Tubus
- Set zur Punktionstracheotomie (dies enthält i.d.R. die speziell für die Methode notwenigen Instrumente, z.B. verschieden große Dilatatoren)
- Passende Trachealkanüle (plus eine größere und eine kleiner Kanüle)
- Ggf. zusätzliche sterile Instrumente, z.B. Skalpell, Schere, Klemme
- Bronchoskop einschließlich Gleitmittel und Spüllösung
- Verbandsmaterial.

Durchführung der Punktionstracheotomie

Bei der Punktionstracheotomie arbeiten die Pflegenden mit mindestens zwei Ärzten zusammen (ein Arzt bronchoskopiert, ein Arzt punktiert). Dabei wird wie folgt vorgegangen:

- Durchführender Arzt legt Mund- und Haarschutz an, führt die chirurgische Händedesinfektion durch und zieht einen sterilen Kittel an
- Durchführen einer Kurznarkose mit Opioid und Hypnotikum
- Der Patient wird mit überstrecktem Kopf gelagert. Dazu ein kleines festes Kissen oder eine Lagerungsrolle unter die Schultern legen und den Kopf ggf. mit Polster oder Kopfring lagern
- Saugfähige Unterlage unter Kopf, Hals und Schultern legen
- Rachenraum gründlich absaugen (ggf. unter Sicht mittels Laryngoskop), evtl. Rachenspülung mit antiseptischer Lösung, z.B. Hexetidin®
- Lokalanästhesie der Punktionsstelle (falls keine Allgemeinanänsthesie erfolgt), Hautdesinfektion des Punktionsbereichs mit gefärbtem Desinfektionsmittel (Hals, Kinn, oberer Brustkorb) und abdecken mit sterilen Tüchern
- Bronchoskop in den Tubus einführen, Tubus entblocken und unter Sicht in den epiglottischen Bereich zurückziehen (um Beschädigung durch Punktion zu vermeiden), dort neu leicht blocken
- Punktionsstelle mit dem Bronchoskop darstellen („Diaphanoskopie", d.h. Durchleuchtung mittels Lichtquelle) und die Punktion bronchoskopisch kontrollieren
- Punktionsstelle von außen palpieren, mittels Diaphanoskopie lokalisieren und Trachea mit Kanüle und aufgesetzter Spritze punktieren (ggf. vorher Inzision und stumpfe Präparation der Tracheavorderwand). Ansaugen von Luft zeigt Eintritt in die Trachea an (besonders gut zu sehen wenn zuvor NaCl 0,9 % in die Spritze gefüllt wurde)
- Führungsdraht einführen. Im weiteren Verlauf unterscheiden sich die verschiedenen Verfahren:
  - **Verfahren nach Ciaglia.** Einführen eines Führungskatheters und danach nacheinander mehrerer angefeuchteter Dilatatoren zunehmender Stärke, bis das Tracheostoma weit genug ist, um die Trachealkanüle einführen zu können
  - **Verfahren nach Griggs.** Über den Führungsdraht Dilatator einführen und darüber die Punktionsstelle so weit aufbougieren, dass eine spezielle Pinzette eingeführt

werden kann. Durch Öffnen der Dilatationspinzette wird die Punktionsstelle aufgeweitet, in die dann über den Führungsdraht die Trachealkanüle eingeführt wird

– **Translaryngeale Dilatationstracheotomie nach Fantoni.** Führungsdraht unter bronchoskopischer Kontrolle nach oral durch den Tubus hindurch vorschieben. Rachen absaugen, Patienten extubieren und mit sehr dünnem Tubus (im Punktionsset enthalten) reintubieren (darüber weiter beatmen). Trachealkanüle am oralen Ende des Führungsdrahtes fixieren, durch Zug auf den Führungsdraht an der Punktionsstelle Trachealkanüle vorsichtig durch Rachen und Kehlkopf hindurch in die Trachea und durch die Punktionsstelle hindurch zur Hälfte nach außen ziehen. Dann Kanüle um 180° drehen

– **Dilatationstracheotomie nach der PerkuTwist-Methode.** PerkuTwist Dilatator befeuchten (aktiviert die hydrophile Beschichtung), über den Führungsdraht einführen und vorsichtig, anfangs mit leichtem Druck, im Uhrzeigersinn in die Halsweichteile drehen. Das Gewinde schneidet sich durch die Weichteile und die Trachealwand. Sobald der bronchoskopierende

Arzt den zylindrischen Teil des Gewindes in der Trachea sehen kann, ist die größtmögliche Dilatation erreicht. Dann Dilatator zurückdrehen und über den noch liegenden Führungsdraht Trachealkanüle einführen.

• Korrekte Kanülenlage bronchoskopisch kontrollieren
• Trachealkanüle blocken, Beatmungssystem anschließen und Endotrachealtubus entfernen
• Trachealkanüle mit sterilen Schlitzkompressen umlegen und mit Haltebändchen fixieren. Dabei darauf achten, dass Fixierung weder zu fest noch zu locker ist (1 – 2 Querfinger sollte man zwischen Haut und Haltebändchen schieben können)
• Cuffdruck kontrollieren (☞ 8.4.1)
• Umgebung der Punktionsstelle säubern, Lagerungshilfsmittel und Vliesunterlage entfernen, EKG-Elektroden wieder auf dem Brustkorb plazieren, durchnässte oder zuvor entfernte Wundverbände im Punktionsbereich erneuern
• Patienten bequem lagern, i.d.R. zunächst in Rückenlage, da meist eine Röntgenkontrolle im Anschluss an die Punktionstracheotomie erforderlich ist

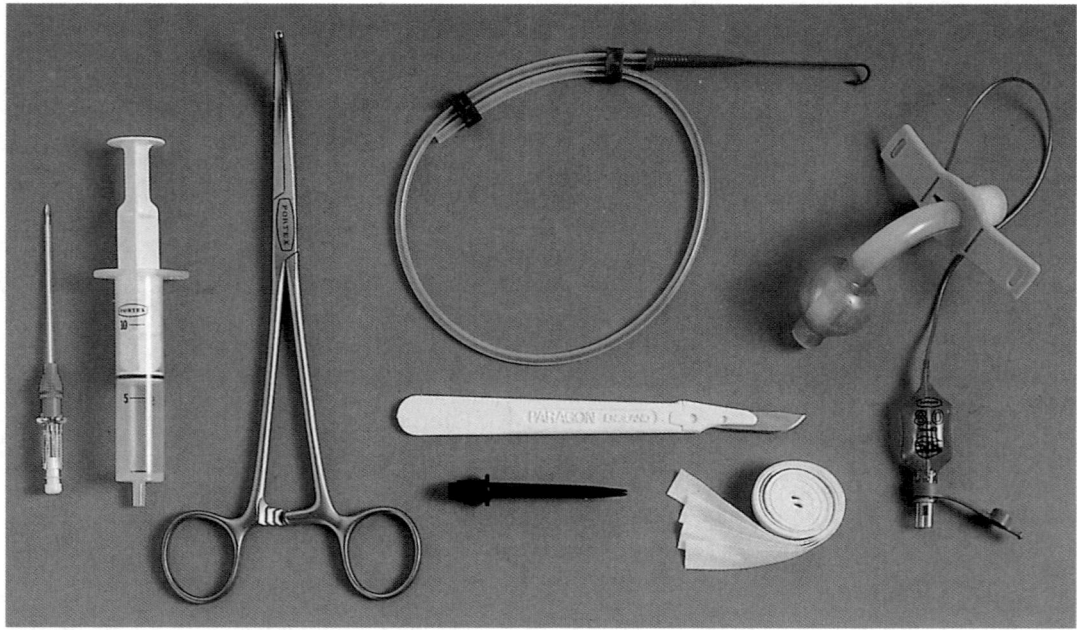

Abb. 4.35: Punktionsset für die Punktionstracheotomie nach Griggs (Firma Portex).

- Bronchoskop spülen, reinigen und aufbereiten, sonstiges (Einmal-)Material aufbereiten bzw. entsorgen
- Maßnahme dokumentieren (Trachealkanülengröße, Cuffdruck)
- Ersatzkanülen (verwendete Größe und eine Größe kleiner) am Patientenbett bereitlegen für den Fall einer versehentlichen Dekanülierung.

Vorteile und Nachteile der Punktionstracheotomie

Vorteile der Punktionstracheotomie gegenüber der konventionellen Tracheotomie sind der nicht notwendige Transport des Patienten in den OP sowie die geringere Blutungs- und Infektionsrate. Nachteilig ist, dass das Tracheostoma in den ersten Tagen nach einer Punktionstracheotomie sehr instabil ist und – sobald die Trachealkanüle entfernt wird (z.B. bei versehentlicher Dekanülierung oder beim ersten Trachealkanülenwechsel) – rasch kollabiert. Ein umgehendes Wiedereinführen einer Trachealkanüle nach einer versehentlichen Dekanülierung ist i.d.R. nicht möglich, vielmehr muss der Patient zunächst oral intubiert werden, um die Beatmung weiterführen zu können. Zudem können bei der Punktionstracheotomie im Vergleich zur konventionellen Tracheotomie nur Trachealkanülen mit relativ geringem Durchmesser eingesetzt werden.

Der Vorteil der translaryngealen Dilatationstracheotomie gegenüber den anderen Verfahren der Punktionstracheotomie besteht in der deutlich verminderten Gefahr der Verletzung der Tracheahinterwand. Zudem werden beim translaryngealen Verfahren die Knorpelspangen der Trachea nicht in das Tracheallumen hineingedrückt, sondern nach außen aufgeweitet. Dies vermindert die Gefahr von Trachealstenosen. Nachteilig ist der komplexe Ablauf, der eine reibungslose Zusammenarbeit von punktierendem und bronchoskopierendem Arzt erfordert.

 Beim Auftreten von tracheobronchialen Blutungen während der Punktionstracheotomie ist es evtl. notwendig, auf die konventionelle Technik umzusteigen.

4.3.4 Konventionelle Tracheotomie

Bei beatmeten Patienten werden konventionelle Tracheotomien nur noch sehr selten durchgeführt.

Vorbereitung
Der Arzt klärt den Patienten bzw. seine Angehörigen über den Eingriff auf und holt die Einverständniserklärung ein. Zudem kontrolliert er die üblicherweise vor einem operativen Eingriff durchgeführten Laborparameter (insbesondere Blutbild und Blutgerinnung) sowie ein aktuelles EKG und Röntgen-Thoraxbild des Patienten. Meist werden zur konventionellen Tracheotomie zwei Erythrozytenkonzentrate bereitgestellt. Die Pflegenden sorgen für eine Rasur des Operationsfeldes (falls dies nicht routinemäßig im OP vorgenommen wird) und bereiten den Transport des Patienten in den OP vor (☞ Transport des beatmeten Patienten 8.9).

Durchführung
Konventionelle Tracheotomien sind operative Eingriffe, die unter aseptischen Bedingungen im OP vorgenommen werden. Nur in Ausnahmefällen kann eine konventionelle Tracheotomie auf der Intensivstation durchgeführt werden. In diesem Fall werden dann alle notwendigen Materialien herbeigeschafft und Chirurg oder HNO-Arzt sowie Instrumentierpersonal kommen auf die Intensivstation (d.h. auf der Intensivstation müssen „Operationssaalbedingungen" geschaffen werden).

4.3.5 Koniotomie und Mini-Tracheotomie

Koniotomie

 Koniotomie *(Krikotomie):* Spaltung des Ligamentum cricothyreoideum (Band zwischen Schild- und Ringknorpel) und Einführen einer Trachealkanüle über die so geschaffene Öffnung. Notfallmaßnahme bei Erstickungsgefahr durch Verlegung der oberen Luftwege (z.B. bei Glottisödem, Fremdkörpern oder Kehlkopftumoren) und nicht möglicher endotrachealer Intubation.

Die Koniotomie ist eine Notfallmaßnahme, die bei Patienten eingesetzt wird, die nicht endotracheal intubiert und auch nicht mit Maske und

Beatmungsbeutel beatmet werden können, d.h. es steht kaum oder keine Zeit zur Vorbereitung des Patienten bzw. des Materials zur Verfügung. Deshalb bieten viele Hersteller Notfall-Koniotomiesets an, welche die unbedingt notwendigen Materialien zur Durchführung einer Koniotomie beinhalten (☞ Abb. 4.36). Sind im Notfall (außerhalb der Klinik) keine speziellen Materialien greifbar, kann die Koniotomie auch mit einem scharfen Messer, z.B. einem Taschenmesser, erfolgen.

Durchführung
Die Koniotomie muss i.d.R. so rasch wie möglich erfolgen, um die Atemwege des Patienten frei zu machen. Daher entfallen manche Punkte der im folgenden dargestellten Durchführung der Koniotomie bzw. erfolgen nicht nacheinander, sondern gleichzeitig:
- Sterile Handschuhe anziehen, Patienten informieren
- Patienten mit überstrecktem Kopf lagern, dazu ggf. festes kleines Kissen o.ä. unter die Schultern oder in den Nacken legen
- Vordere Halsregion desinfizieren und steril abdecken

- Mit der linken Hand Kehlkopf fixieren, mit der rechten Hand Lig. cricothyreoideum zwischen Schild- und Ringknorpel aufsuchen
- Evtl. Lokalanästhesie des Punktionsortes
- Quere Hautinzision. Das weitere Vorgehen hängt davon ob, ob ein Notfallkoniotomiebesteck verwendet wird oder nicht:
  - Bei Verwendung eines **Notfallkoniotomiebestecks** Notfall-Kanüle im Winkel von 90° einstechen, mittels Spritze prüfen, ob die Kanülenspitze in der Trachea liegt (Aspiration von Luft zeigt korrekte Lage) und Kanüle im 45°-Winkel vorschieben, bis Stopper der Haut aufliegt. Stopper und Koniotomie-Nadel samt Spritze entfernen, dabei Kanüle festhalten. Abschließend Kanüle mit Halteband fixieren und ggf. Verbindungsschlauch anschließen, um Beatmungsbeutel bzw. Respirator anschließen zu können
  - Alternativ die Inzisionsstelle mit Trachealspekulum, Klemme o.ä. spreizen und dünnen Tubus einführen (z.B. ID 6,0 für Frauen bzw. ID 7,0 für Männer). Ggf. Führungsstab zum Einführen des Tubus benutzen. Tubus blocken und fixieren.

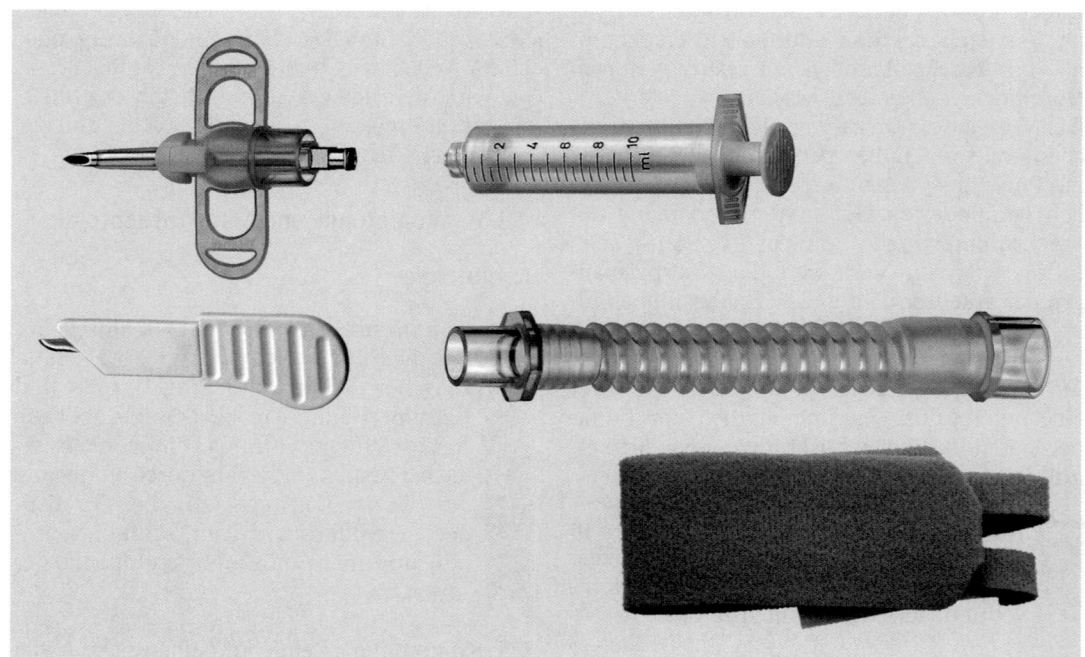

Abb. 4.36: Koniotomiebesteck Tracheoquick. Das Set enthält neben dem eigentlichen Koniotomiebesteck auch eine Spritze, ein Halsband zur Fixierung der Kanüle und einen Verbindungsschlauch zum Anschließen eines Beatmungsbeutels an die Kanüle. [U139]

- Auskultation der Lungen auf korrekte Lage der Kanüle bzw. des Tubus
- Ggf. Beatmung des Patienten.

 Die Koniotomie dient lediglich der vorübergehenden Sicherung der Atemwege. Sobald der Patient sich stabilisiert hat, muss eine regelrechte Tracheotomie erfolgen.
Die wichtigsten Komplikationen der Koniotomie sind Blutungen (durch Verletzung von Hautgefäßen), Verletzungen von Schildknorpel und Stimmbändern (bei zu weit oben angesetzter Inzision) bzw. Ringknorpel und Schilddrüse (bei zu weit unten angesetzter Inzision), Verletzung der Tracheahinterwand und des Ösophagus (bei zu tiefer Inzision) sowie Kanülen- oder Tubusfehllagen.

Mini-Tracheotomie

Die Mini-Tracheotomie entspricht weitgehend der Koniotomie mit dem Unterschied, dass bei der Mini-Tracheotomie nur eine sehr dünne *Absaugkanüle* in die Trachea eingeführt wird. Dadurch behält der Patient die Fähigkeit zu sprechen und abzuhusten. Zudem kann über die Kanüle Sauerstoff verabreicht werden.
Indiziert ist eine Mini-Tracheotomie bei Patienten die ausreichend spontan atmen können, jedoch sehr häufig endotracheal abgesaugt werden müssen.

Durchführung
Die Durchführung entspricht weitgehend der bei der Koniotomie. Nach der Hautinzision wird zunächst eine Einführhilfe in die Trachea vorgeschoben, über die dann die Kanüle eingeführt wird. Ist die Kanüle platziert, wird die Einführhilfe entfernt (Kanüle dabei festhalten) und die Kanüle fixiert.

Pflege
Soll über die Kanüle Sauerstoff verabreicht werden, wird der im Set enthaltenen Norm-Konnektor auf die Kanüle aufgesetzt. Auf diesen Konnektor kann man eine künstliche Nase aufsetzen und diese mit der Sauerstoffquelle verbinden.
Die Absaugkanüle kann – solange sie nicht zum Absaugen oder Sauerstoff verabreichen eingesetzt wird – abgestöpselt werden.

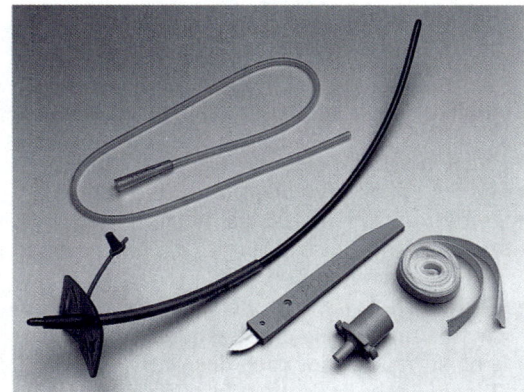

Abb. 4.37: Mini-Trach-II-Set® (Fa. Portex).

 Das endotracheale Absaugen über eine Mini-Tracheotomie ist nur mit maximal 10 Ch dicken Absaugkathetern möglich! Die Pflegenden achten darauf, dass am Bettplatz des Patienten mit Mini-Tracheotomie ausreichend dünne Absaugkatheter vorrätig sind.

4.3.6 Komplikationen

Das Spektrum möglicher Komplikationen bei bzw. nach Punktionstracheotomien und konventionellen Tracheotomien ist gleich, insgesamt ist jedoch die Komplikationsrate bei bzw. nach Punktionstracheotomien geringer.

Komplikationen der Tracheotomie

Zu den Komplikationen der Tracheotomie gehören:
- *Kanülenfehllage.* Dabei wurde die Trachealkanüle entweder bereits bei der Tracheotomie falsch plaziert (sehr selten) oder sie ist im Verlauf disloziert (z.B. im Rahmen eines Trachealkanülenwechsels oder einer Umlagerung des Patienten)
- *Blutungen.* Diese können bereits während der Tracheotomie oder unmittelbar danach auftreten. Selbst geringe Blutungen können für den Patienten lebensbedrohlich sein, wenn das Blut in die Trachea läuft und dort die Atemwege verlegt. Deshalb ist es sehr wichtig, den Patienten in den ersten Stunden nach der Tracheotomie engmaschig auf eine mögliche Nachblutung hin zu überwachen

- *Pneumothorax* durch Verletzungen der Pleura bei der Tracheotomie (sehr selten).

Komplikationen bei liegender Trachealkanüle

- *Versehentliche Dekanülierung* (☞ unten)
- *Verlegung der Trachealkanüle* (☞ unten)
- *Infektion des Tracheostomas.* Greift evtl. auf die Knorpelstrukturen der Trachea und das Mediastinum über
- *Druckulzera der Trachealschleimhaut.* Ursache sind oft schlecht sitzende Kanülen oder eine zu starke Blockung des Cuffs
- *Tracheoösophagealfisteln.* Diese entstehen wahrscheinlich durch Verletzungen der Tracheahinterwand, z.B. beim Punktieren und Aufdehnen der Punktionsstelle bei der Punktionstracheotomie (☞ 4.3.3)
- *Hautemphysem.* Dabei entweicht Luft in die Weichteile des Halses, insbesondere in die Unterhaut. Es entstehen teils massive Schwellungen, die unter typischem Knistern ("Schneeknirschen") wegdrückbar sind. Mögliche Ursachen sind eine Kanülenfehllage oder eine zu kleine Kanüle (Luft entweicht neben der Kanüle). Je nach Ursache muss entweder die Lage der Kanüle korrigiert oder eine größere Kanüle eingeführt werden
- *Trachealstenosen.* Diese bilden sich im Bereich des Tracheostomas oder – seltener – des Cuffs der Trachealkanüle. Trachealstenosen zeigen sich erst *nach* der Dekanülierung (Entfernung der Trachealkanüle)
- *Tracheomalazie.* Erweichung von Trachealknorpeln mit nachfolgendem Stabilitätsverlust der Trachea in Folge langanhaltender Kompression durch die Kanüle oder den Cuff.

Versehentliche Dekanülierung

Starker Zug an der Trachealkanüle oder an den mit der Kanüle verbunden Beatmungsschläuchen sowie Manipulationen des Patienten an der Trachealkanüle können eine versehentliche Dekanülierung zur Folge haben. Eine ungenügende Fixierung, eine unzureichende Cuffblockung sowie Husten, Pressen oder Würgen können eine versehentliche Dekanülierung fördern.

 Um bei einer versehentlichen Dekanülierung rasch eine neue Trachealkanüle einführen zu können achten die Pflegenden darauf, dass am Bettplatz des tracheoto-

 mierten Patienten immer Ersatztrachealkanülen bereitliegen (eine Kanüle der verwendeten Größe und eine Kanüle eine Nummer kleiner). In vielen Kliniken ist es darüber hinaus üblich, bestimmte Einführhilfen, z.B. einen Trachealspreizer, am Patientenbett bereitzuhalten.

Kann bei einer versehentlichen Dekanülierung eines beatmeten Patienten nicht sofort problemlos eine neue Trachealkanüle eingeführt werden, sofort den Arzt benachrichtigen und den Patienten ggf. mit Beatmungsbeutel und Gesichtsmaske beatmen (☞ 3.2). Dabei das Tracheostoma abdecken (z.B. mit sterilen Kompressen), so dass die Beatmungsluft nicht durch das Tracheostoma entweicht. Kann der Patient kurzzeitig spontan atmen, ist es evtl. auch ausreichend, ihm bis zum Wiedereinsetzen einer Trachealkanüle bzw. bis zur endotrachealen Intubation über eine Gesichtsmaske Sauerstoff zuzuführen. Auch dabei muss dann das Tracheostoma steril abgedeckt werden.

Verlegung der Trachealkanüle

Eingedicktes Trachealsekret, Blut, Fremdkörper oder eine Cuffhernie können das Lumen der Trachealkanüle teilweise oder vollständig verlegen. Dadurch ist die maschinelle Beatmung mehr oder weniger stark beeinträchtigt, i.d.R. steigt der Beatmungsdruck an bzw. fällt das Tidalvolumen ab (je nach Beatmungsform). Im Extremfall, d.h. bei kompletter Verlegung des Lumens, ist keine Beatmung mehr möglich.

Wichtige Maßnahmen, die insbesondere ein Eindicken des Trachealsekrets und eine zunehmende Verlegung der Trachealkanüle verhindern sollen, sind die ausreichende Klimatisierung (Anfeuchtung und Erwärmung) der Atemgase (☞ 5.6), ein regelmäßiger Trachealkanülenwechsel, das regelmäßige endotracheale Absaugen sowie Maßnahmen zur Sekretmobilisation.

 Bei V.a. Verlegung des Kanülenlumens zunächst rasch endotracheal absaugen, ggf. Bronchiallavage durchführen, um eingetrocknetes Sekret zu lösen.
- Bei V.a. Cuffhernie Trachealkanüle entblocken. Ist die Kanüle danach wieder durchgängig, ist eine Cuffhernie wahr-

scheinlich und die Trachealkanüle muss gewechselt werden.

Bei kompletter Verlegung des Kanülenlumens mit akuter Erstickungsgefahr muss umgehend ein Trachealkanülenwechsel erfolgen.

4.3.7 Trachealkanülenwechsel

Ein **Trachealkanülenwechsel** ist erforderlich bei:
- Undichtem Cuff
- Verlegung der Kanüle z.B. mit eingetrocknetem Sekret oder Blut.

Darüber hinaus ist es in vielen Kliniken üblich, die Trachealkanüle in regelmäßigen Zeitabständen (z.B. einmal wöchentlich) zu wechseln, um eine Verlegung der Kanüle durch zunehmende Sekretablagerungen zu verhindern und um das Risiko einer Wundinfektion am Tracheostoma zu verringern.

 Der erste Trachealkanülenwechsel sollte frühestens 7 Tage nach einer Tracheotomie erfolgen. Erst dann hat sich ein stabiler Kanal gebildet, durch den die neue Kanüle eingeführt werden kann. Dies gilt besonders für die Punktionstracheotomie (☞ 4.3.3).

Vorbereitung

Vorbereitung des Patienten
- Patienten für mindestens 4 Stunden nüchtern lassen (keine Sondenkostzufuhr über Magensonde)
- Patienten informieren und mit erhöhtem Oberkörper lagern (20 – 40°-Oberkörperhochlage). Kopf leicht überstrecken
- Sorgfältige Mundpflege und Absaugen des Rachenraumes
- Bei liegender Magensonde Magensekret ablaufen lassen und ggf. zusätzlich absaugen.

Vorbereitung des Materials
Die Pflegenden bereiten folgende Materialien vor und prüfen ggf. deren Funktionsfähigkeit:
- Absaugung und verschieden dicke sterile Absaugkatheter
- Sterile Einmalhandschuhe
- Sterile Tupfer, sterile Watteträger

- Hautdesinfektionslösung
- Blockerspritze, Cuffdruckmesser
- Steriles Abdecktuch
- Trachealkanülen (vorgesehene Kanülengröße plus eine Nummer kleiner und eine Nummer größer). Cuff der vorgesehenen Kanüle auf Dichtigkeit prüfen und Kanüle mit anästhesierendem Gleitgel versehen
- Trachealkanülenband
- Sterile Schlitzkompressen oder Metalline-Kompressen®
- Spekulum und/oder Trachealspreizer
- Evtl. Einführhilfe bzw. Führungsmandrin
- Abwurfbehälter.

Durchführung

Der erste Kanülenwechsel nach der Tracheotomie wird immer vom bzw. in Anwesenheit des Arztes durchgeführt. Die Pflegenden assistieren ihm dabei. War der erste Trachealkanülenwechsel problemlos, sind die folgenden Kanülenwechsel in vielen Kliniken Aufgabe der Pflegenden. Dabei arbeiten die Pflegenden dann zu zweit (eine Pflegeperson assistiert, eine führt den Kanülenwechsel durch). Grundsätzlich achten die Pflegenden darauf, den Kanülenwechsel nur dann durchzuführen, wenn der Arzt auf der Intensivstation anwesend ist, so dass der Patient im Bedarfsfall rasch endotracheal intubiert werden kann.

Beim Trachealkanülenwechsel wird wie folgt vorgegangen:
- Patienten präoxygenieren (100 % Sauerstoff für 5 – 10 Minuten), um eine Hypoxie während des Kanülenwechsels zu vermeiden
- Am Überwachungsmonitor akustische Herzfrequenzüberwachung einstellen, Überwachung der Sauerstoffsättigung während des Kanülenwechsels sicherstellen
- Befestigung der Kanüle lösen, Verband entfernen und Wundränder reinigen (Kanüle dabei festhalten)
- Patient endotracheal absaugen
- Kanülenwechsel mit oder ohne Einführhilfe vornehmen:
  - **Mit Einführhilfe.** Nach dem Absaugen Einführhilfe (z.B. Magensonde oder Absaugkatheter, äußeres Ende abgeschnitten) einführen, alte Kanüle entblocken, über die Einführhilfe hinweg entfernen, Tracheostoma reinigen und desinfizieren und neue Kanüle vorsichtig über die als Leit-

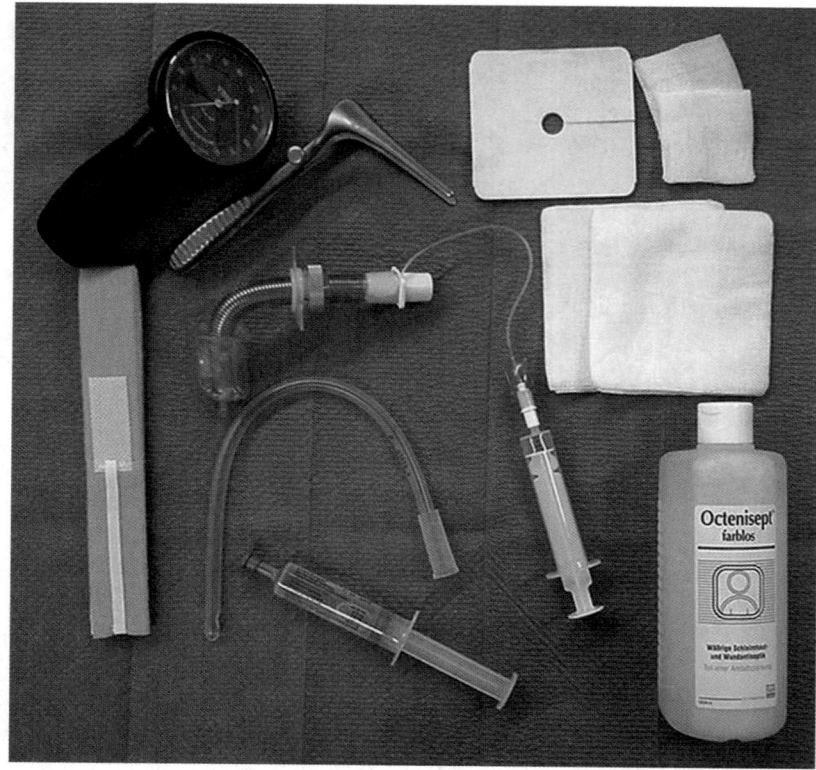

Abb. 4.38: Material zum Trachealkanülenwechsel. [M251]

schiene dienende Einführhilfe einbringen (ggf. Tracheostoma mittels Spekulum etwas weiten)

– **Ohne Einführhilfe.** Während des endotrachealen Absaugens beim Ausführen des Absaugkatheters alte Kanüle vom Helfer entblocken lassen und unter endotrachealem Absaugen entfernen. Tracheostoma reinigen und desinfizieren, ggf. Tracheostoma mittels Spekulum etwas weiten und neue Kanüle vorsichtig entsprechend dem Öffnungsverlauf einführen.

• Cuff blocken
• Patienten an Respirator bzw. CPAP-System oder künstliche Nase anschließen
• Cuffdruck kontrollieren (☞ 8.4.1)
• Neuen Verband steril anlegen und Kanüle fixieren
• Auskultation der Lungen auf seitengleiche Belüftung
• Kontrolle der Atmungs-/Beatmungsparameter
• Patienten bequem lagern

• Akustische Herzfrequenzüberwachung abschalten
• Material entsorgen und Maßnahme dokumentieren (eingesetzte Kanülengröße, ggf. Schwierigkeiten beim Kanülenwechsel, Cuffdruck).

Muss der Patient auch während des Kanülenwechsels beatmet werden, kann wie folgt vorgegangen werden: Patienten oral intubieren, dabei Tubus bis zur Trachealkanüle vorschieben. Alte Trachealkanüle entblocken, entfernen und Patienten über den Endotrachealtubus beatmen. Dabei Tracheostoma steril abdecken. Tracheostoma reinigen und desinfizieren, neue Trachealkanüle einsetzen, blocken und Patienten über die neue Trachealkanüle beatmen. Abschließend Endotrachealtubus wieder entfernen.

Durch den Trachealkanülenwechsel kann es zu (Nach-)Blutungen und/oder vermehrter Sekretbildung kommen. Die Pflegenden beobachten den Patienten in den ersten Stunden nach dem Kanülenwechsel daraufhin.

4.3.8 Entfernen der Trachealkanüle

Die Voraussetzungen zur Entfernung der Trachealkanüle (Dekanülierung) und die Vorbereitung des Materials entsprechen denen zur Extubation (☞ 4.2.9).

Vorbereitung des Patienten
Der Arzt oder die Pflegenden informieren den Patienten über die bevorstehende Dekanülierung. In der Zeit vor der Dekanülierung (4 – 6 Stunden) wird die enterale Nahrungs- oder Flüssigkeitszufuhr (z.B. Sondennahrung) eingestellt. Zur Entfernung der Trachealkanüle wird der Patient auf den Rücken in Oberkörperhochlage gebracht. Liegt beim Patienten eine Magensonde, wird ein Sekretbeutel angeschlossen, so dass der Mageninhalt ablaufen kann. Ggf. wird der Mageninhalt abgesaugt.
Ob der Patient sofort komplett oder „schrittweise" dekanüliert wird, hängt von den klinikinternen Gepflogenheiten sowie von der Dauer der vorangegangenen Beatmungstherapie und eventuellen Schwierigkeiten bei der Intubation bzw. Tracheotomie ab:

- Bei der sofortigen kompletten Dekanülierung wird der Patient zunächst im Rachenraum und endotracheal abgesaugt, bevor die Trachealkanüle entblockt und entfernt wird
- Bei der schrittweisen Dekanülierung wird die Trachealkanüle zunächst entblockt belassen oder durch eine Trachealkanüle ohne Cuff ersetzt. Der Patient kann dann durch die Trachealkanüle *und* über den physiologischen Weg atmen (wichtig: Atemluft klimatisieren, z.B. durch Anbringen einer künstlichen Na-

se). Dadurch ist es möglich, den Patienten weiterhin bei Bedarf endotracheal abzusaugen und zu überprüfen, ob die Atmung über den physiologischen Weg problemlos möglich ist (in manchen Fällen bildet sich Granulationsgewebe zwischen Tracheostoma und Glottis, das die Atmung behindert) und ob der Patient abhusten kann. Sind die Atemwege frei und kann der Patient abhusten, wird die Kanüle entfernt.

Abschließend wird das Tracheostoma mit einem sterilen Verband luftdicht abgedeckt. In der Regel verschließt sich das Tracheostoma spontan innerhalb weniger Tage. Operativ angelegte plastische (epithelisierte) Tracheostomata müssen chirurgisch verschlossen werden, d.h. die Wundränder werden angefrischt und das Tracheostoma mittels Naht verschlossen.
Ggf. erhält der Patient sauerstoffangereicherte Luft über eine Gesichtsmaske oder eine Sauerstoffsonde.
Die Pflege des frisch dekanülierten Patienten entspricht der nach der Extubation (☞ Pflege des frisch extubierten Patienten 4.2.9). Dazu kommt der regelmäßige Verbandwechsel am Tracheostoma (Häufigkeit nach Bedarf bzw. mindestens einmal pro Tag) mit Inspektion der Wunde.
Treten nach der Dekanülierung Beschwerden im Kehlkopfbereich auf, insbesondere Heiserkeit und Schluckstörungen, die sich im Verlauf der folgenden Tage nicht deutlich bessern, informieren die Pflegenden den Arzt, der dann ggf. eine Kontroll-Tracheoskopie durch den HNO-Arzt veranlasst.

5 Maschinelle Beatmung

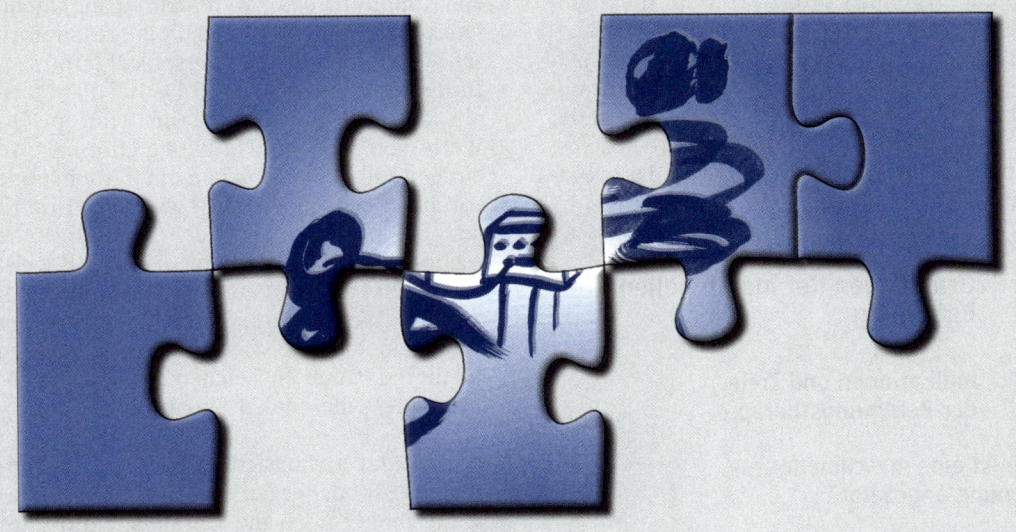

Maschinelle Beatmung *(mechanical ventilation,* auch *artificial respiration,* d.h. *künstliche Beatmung):* Die Atemarbeit wird teilweise (partial ventilatory support) oder vollständig (full ventilatory support) von einem Beatmungsgerät (Respirator) übernommen.

Der Begriff **ventilation** (englisch für „Beatmung") wird im deutschen Sprachraum überwiegend als Überbegriff verwendet für jegliche Form der „Atmung", also sowohl für die Spontanatmung als auch für die maschinelle Beatmung. Der Begriff **breathing** (englisch für „Atmung") wird gelegentlich verwendet im Zusammenhang mit Beatmungsformen, bei denen der Patient einen großen Teil der Atemarbeit selbst erbringt (z.B. ASB ☞ inspiratorische Druckunterstützung).

5.1   Grundlagen der maschinellen Beatmung

5.1.1   Indikationen und Ziele der Beatmungstherapie

Wann ist eine maschinelle Beatmung angezeigt?

In der Intensivmedizin ist eine Beatmungstherapie indiziert, wenn eine respiratorische Insuffizienz mit anderen Maßnahmen, z.B. Sauerstoffgabe, Lagerungsmaßnahmen, physiotherapeutische Maßnahmen zur Vertiefung der

Atmung und zur Sekretmobilisation oder Masken-CPAP (☞ 5.3.5), nicht ausreichend behandelt werden kann, d.h. trotz Behandlung liegen die Zeichen der respiratorischen Insuffizienz vor (☞ Kapitel 2). Neben den Werten der Blutgasanalyse sind klinische Parameter – insbesondere die Atemfrequenz – wichtige Kriterien für die Indikationsstellung.

- Die **Atemfrequenz** ist ein rasch erfassbarer Indikator für eine drohende Dekompensation. Atemfrequenzen > 35/min führen rasch zur Ermüdung des Zwerchfells (Hauptatemmuskel!). Dadurch kann sich die respiratorische Situation drastisch verschlechtern
- **Blutgasanalyse** (☞ Tab. 5.1). Bei Patienten mit chronischer Hyperkapnie sind pCO_2-Werte von > 55 mmHg häufig „normal". In diesem Fall ist dann neben einer Tachypnoe vor allem der pH-Wert ein wichtiges Kriterium: Ein niedriger pH-Wert (respiratorische Azidose) bei gleichzeitig niedrigem BE weist bei diesen Patienten auf eine Dekompensation hin. Weiter sind Unruhe, Verwirrtheit bzw. zunehmende Bewusstseinseintrübung bei diesen Patienten Zeichen der Verschlechterung der pulmonalen Situation.

 Der Arzt berücksichtigt bei der Entscheidung für oder gegen eine Beatmungstherapie immer auch die Gesamtsituation des Patienten (Vorerkrankungen, aktuelle Erkrankung einschließlich Ausmaß der respiratorischen Insuffizienz und Prognose) und wägt den Nutzen gegen die Risiken der Beatmungstherapie ab.

Parameter	Normalwert	Indikation zur Beatmung
Oxygenierung p_aO_2 (mmHg)	75 – 100 (Raumluft)	< 50 (Raumluft) oder < 60 (Sauerstoffmaske)
Ventilation pCO_2 (mmHg) VD/VT	35 – 45 0,25 – 0,4	> 55 (außer bei chronischer Hyperkapnie) > 0,6
Atemmechanik Atemfrequenz (1/Min.) Vitalkapazität (ml/kgKG) Inspirationssog (mbar) FEV1 (ml/kgKG)	12 – 20 65 – 75 ≥ 75 50 – 60	> 35 < 15 < 25 < 10

Tab. 5.1: Kriterien für die Indikation zur maschinellen Beatmung bei akuter respiratorischer Insuffizienz. FEV1 ☞ 1.2.1.

Ziele der Beatmungstherapie

Die Beatmungstherapie hat drei Ziele:

- Der Gasaustausch des Patienten wird optimiert
- Beatmungsbedingte Lungenschädigungen (z.B. pulmonales Barotrauma, Sauerstofftoxizität) werden durch schonende („lungenprotektive") Beatmung minimiert, d.h. Beatmung mit möglichst niedrigem Beatmungsdruck und möglichst niedrigem F_iO_2
- Die Entwöhnung vom Respirator (Weaning ☞ 5.9) erfolgt zum frühestmöglichen Zeitpunkt

5.1.2 Beatmungstechnik

Die maschinelle Beatmung kann prinzipiell als Überdruckbeatmung oder als Unterdruckbeatmung erfolgen. In der modernen Intensivmedizin wird praktisch nur die Überdruckbeatmung eingesetzt. Lediglich im Bereich der Heimbeatmung wird in ausgewählten Fällen die Unterdruckbeatmung verwendet.

Überdruckbeatmung

Bei der Überdruckbeatmung baut das Beatmungsgerät einen Überdruck in den Atemwegen des Patienten auf. Dadurch entsteht ein Druckgefälle zu den Alveolen hin, und Luft

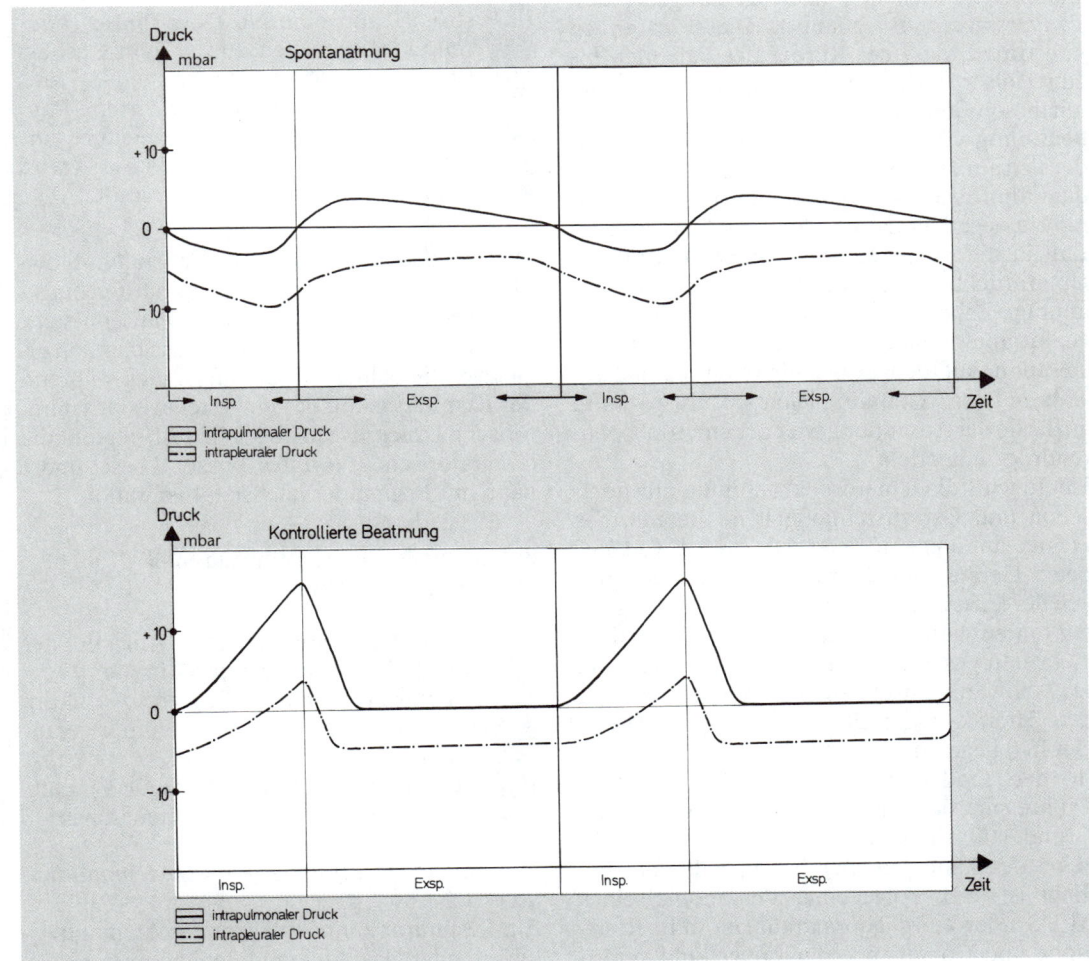

Abb. 5.2: Druckverlauf während Spontanatmung (oben) und während maschineller Beatmung (unten).

strömt in die Lunge. Während der Exspiration fällt der intrapulmonale Druck dann wieder auf den Ausgangswert ab.

Unterschied Spontanatmung – maschinelle Beatmung
Im Gegensatz zur Spontanatmung herrscht bei der maschinellen Beatmung während des gesamten Atemzyklus ein Überdruck im Thorax (Druckverhältnisse bei Spontanatmung ☞ Abb. 1.2), d.h. es entstehen umgekehrte und *unphysiologische Druckverhältnisse.*

Unterdruckbeatmung

Die ersten Beatmungsgeräte waren die in den 20er Jahren im Rahmen der Polioepidemie in Amerika entwickelten **eisernen Lungen** (auch *Tankrespiratoren* genannt). Diese waren so konstruiert, dass der Körper des Patienten bis zum Hals in einer Kammer („Tank") lag. Bei der mit diesen Geräten durchgeführten **Unterdruckbeatmung** wird im Tank ein Unterdruck erzeugt, der sich auf Thorax und Lunge überträgt, die sich daraufhin ausdehnen. Dadurch entsteht im Thorax ein negativer Druck (Sog), der bewirkt, dass Luft in die Lunge strömt. Insgesamt wirkt die Unterdruckbeatmung vergleichbar der Spontanatmung: Bei der Inspiration entsteht ein negativer intrapulmonaler Druck, der am Ende der Inspiration auf den Atmosphärendruck abfällt, während der Exspiration leicht positiv wird und am Ende der Ausatmung wieder dem Atmosphärendruck entspricht.
Heute wird die Unterdruckbeatmung nur noch selten und fast ausschließlich im Bereich der Heimbeatmung eingesetzt. Die hierbei verwendeten Geräte sind sämtlich Weiterentwicklungen der klassischen eisernen Lunge. In den letzten Jahren wurden Geräte entwickelt, die nicht mehr den gesamten Körper des Patienten vom Hals abwärts einschließen, sondern nur noch den Thorax. Langzeiterfahrungen mit diesen Geräten liegen noch nicht vor.
In der modernen Intensivmedizin werden Tankrespiratoren praktisch nicht eingesetzt. Grund dafür ist, dass die respiratorische Insuffizienz der Patienten hier häufig pulmonal bedingt ist (z.B. Folge einer Pneumonie, eines ARDS oder eines Thoraxtraumas), d.h. Resistance und Compliance der Lunge sind verändert und die Atemarbeit ist entsprechend erhöht. Dies können Tankrespiratoren nicht kompensieren. Die respiratorische Insuffizienz der Patienten, die zu Hause mit Unterdruckgeräten beatmet werden, ist i.d.R. extrapulmonal bedingt (z.B. Folge einer neuromuskulären Erkrankung).

5.2 Beatmungsparameter

5.2.1 Ventilationszyklus

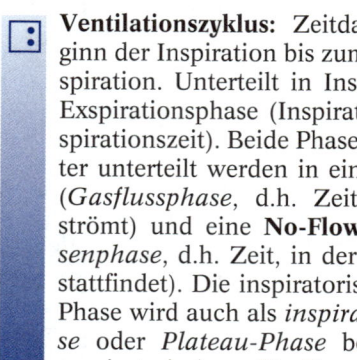
Ventilationszyklus: Zeitdauer vom Beginn der Inspiration bis zum Ende der Exspiration. Unterteilt in Inspirations- und Exspirationsphase (Inspirations- und Exspirationszeit). Beide Phasen können weiter unterteilt werden in eine **Flow-Phase** (*Gasflussphase*, d.h. Zeit, in der Luft strömt) und eine **No-Flow-Phase** (*Pausenphase*, d.h. Zeit, in der kein Gasfluss stattfindet). Die inspiratorische No-Flow-Phase wird auch als *inspiratorische Pause* oder *Plateau-Phase* bezeichnet, die exspiratorische No-Flow-Phase wird *Grundlinie* oder *baseline* genannt.

Die Zeitdauer der inspiratorischen No-Flow-Phase kann an den meisten Respiratoren eingestellt werden (Einstellparameter Pausendauer). Die exspiratorische No-Flow-Phase dagegen ergibt sich: Sobald der Beatmungsdruck während der Exspiration auf das eingestellte endexspiratorische Druckniveau abgefallen ist, beginnt die exspiratorische No-Flow-Phase. Diese endet dann mit Beginn der nächsten Inspiration.

Beatmungsfrequenz, Atemzug- und Atemminutenvolumen

Beatmungsfrequenz (f): Anzahl der Atemhübe (Atemzüge) pro Minute.
Atemhubvolumen (*tidal volume*, kurz V_T): Luftmenge, die pro Atemhub verabreicht wird.
Atemminutenvolumen (kurz AMV): Luftmenge, die pro Minute verabreicht wird.

Normwerte Atemfrequenz und Atemvolumina ☞ *1.2.1*
Am Respirator kann entweder das Atemhubvolumen *oder* das Atemminutenvolumen eingestellt werden:

- Wird das Atemhubvolumen eingestellt, so errechnet sich das Atemminutenvolumen.

$V_T \times f = AMV$
Beispiel: Am Respirator ist ein Atemhubvolumen von 0,4 l (400 ml) und eine Beatmungsfrequenz von 12/Min. eingestellt. Das Atemminutenvolumen beträgt 0,4 x 12 = 4,8 l.

- Wird das Atemminutenvolumen eingestellt, so errechnet sich das Atemhubvolumen.

$V_T = AMV/f$
Beispiel: Am Respirator ist ein Atemminutenvolumen von 7,0 l und eine Beatmungsfrequenz von 14/Min. eingestellt. Das Atemhubvolumen beträgt 7,0/14 = 0,5 l (500 ml).

Zielgröße für die Einstellung der Beatmungsfrequenz und des Tidal- bzw. Minutenvolumens ist der pCO_2 (Normwerte ☞ 1.2.2). Bei gesteigertem Stoffwechsel (etwa im Rahmen einer Sepsis) entsteht vermehrt CO_2. Dann sind höhere Beatmungsfrequenzen und/oder höhere Atemhub- und -minutenvolumina notwendig, um den pCO_2 im Normbereich zu halten. Umgekehrt sind z.B. bei Hypothermie (verminderter Stoffwechsel und verminderte CO_2-Produktion) eine niedrige Atemfrequenz und niedrige Atemhub- bzw. -minutenvolumina ausreichend, um eine Normokapnie zu erhalten.
In manchen Situationen ist der angestrebte pCO_2 extrem niedrig, z.B. bei der Beatmung eines Patienten mit erhöhtem Hirndruck (☞ 5.8.2), in anderen Fällen wiederum wird ein sehr hoher pCO_2 toleriert, um einen zu hohen Beatmungsdruck vermeiden zu können (permissive Hyperkapnie ☞ 2.4.1).

 Nur bei der volumenkontrollierten Beatmung (VC-CMV ☞ 5.3.1) sowie bei PRVC, IPPV-Autoflow und APV (☞ 5.3.1) – jeweils ohne zugeschalteten Trigger (☞ 5.2.5) – entspricht das eingestellte AMV auch dem tatsächlich verabreichten AMV. Sobald einer Beatmungsform ein Trigger zugeschaltet ist, kann der Patient zusätzlich zu den maschinellen Atemzü-

 gen atmen und das tatsächliche AMV ist dann entsprechend größer als das am Respirator eingestellte.
Bei druckkontrollierter Beatmung kann das Atemhub- bzw. -minutenvolumen nicht eingestellt werden, sondern ergibt sich aus dem eingestellten Inspirationsdruck, der Inspirationszeit und der pulmonalen Situation des Patienten.

Seufzer
Normalerweise atmen Erwachsene 8 – 10 mal pro Stunde einen sog. **Seufzer** (sehr tiefen Atemzug oder „deep sigh") ein. Manche Respiratoren bieten die Möglichkeit, mit der Einstellung eines Seufzers dies nachzuahmen. Ist ein Seufzer eingestellt, wird in regelmäßigen Abständen (z.B. jeder 100ste Atemzug) ein deutlich größerer Atemzug verabreicht, z.B. das eineinhalbfache oder doppelte Atemzugvolumen, oder der PEEP intermittierend erhöht. Ziel ist die Atelektasenprophylaxe. Die Seufzeratmung geht mit intermittierend hohen Beatmungsdrücken einher, d.h. das Risiko eines pulmonalen Volu- oder Barotraumas steigt. Aus diesem Grund wird die Seufzerfunktion kaum noch angewendet und ist an vielen neueren Geräten nicht mehr möglich.

Atemzeitverhältnis

 Atemzeitverhältnis *(Inspirations-Exspirationsverhältnis*, kurz *I : E-Verhältnis):* Verhältnis von Inspirationszeit (t_{insp}) zu Exspirationszeit (t_{exsp}). Physiologisch ist ein I : E von 1 : 1,5 – 1 : 2.

Abhängig vom verwendeten Beatmungsgerät wird das I : E-Verhältnis direkt eingestellt oder indirekt, d.h. es wird die Inspirationszeit eingestellt und das I : E-Verhältnis errechnet sich:
- Wird das I : E-Verhältnis direkt eingestellt, so errechnen sich die Inspirations- und die Exspirationszeit. Beispiel: Am Respirator ist ein I : E-Verhältnis von 1 : 1,5 und eine Atemfrequenz von 12 eingestellt. Ein Ventilationszyklus dauert also 5 sec. (60 Sek./12), damit beträgt bei einem I : E-Verhältnis von 1 : 1,5 die Inspirationsdauer 2 Sek. und die Exspirationsdauer 3 Sek.
- Für die indirekte Einstellung gibt es verschiedene Möglichkeiten, aus denen sich dann jeweils das Atemzeitverhältnis errechnet:

– Einstellung der Inspirationszeit in Sekunden. Beispiel: Ist am Respirator eine Inspirationszeit von 2 Sek. und eine Beatmungsfrequenz von 15 eingestellt, so dauert ein Ventilationszyklus 4 Sek., d.h. die Exspirationszeit beträgt 2 Sek. (Ventilationszyklus – Inspirationsdauer) und das I : E-Verhältnis liegt damit bei 1 : 1
– Einstellung der inspiratorischen Flow-Phase (Insp.-Dauer) und der inspiratorischen Pause (Pausendauer) jeweils in % des Ventilationszyklus. Beispiel: Ist am Respirator eine Insp.-Dauer von 40 % und eine Pausendauer von 10 % eingestellt, beträgt die gesamte Inspirationsphase 50 % des Ventilationszyklus, d.h. das I : E-Verhältnis liegt bei 1 : 1.

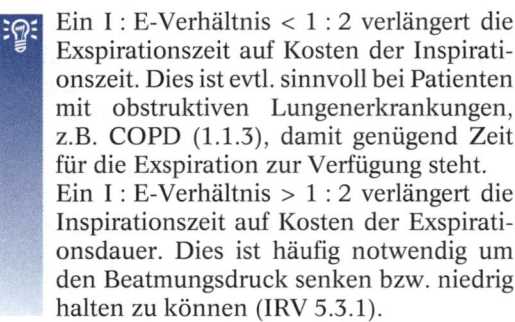 Ein I : E-Verhältnis < 1 : 2 verlängert die Exspirationszeit auf Kosten der Inspirationszeit. Dies ist evtl. sinnvoll bei Patienten mit obstruktiven Lungenerkrankungen, z.B. COPD (1.1.3), damit genügend Zeit für die Exspiration zur Verfügung steht.
Ein I : E-Verhältnis > 1 : 2 verlängert die Inspirationszeit auf Kosten der Exspirationsdauer. Dies ist häufig notwendig um den Beatmungsdruck senken bzw. niedrig halten zu können (IRV 5.3.1).

5.2.2   Inspirationsflow

Inspirationsflow: Geschwindigkeit, mit der das Atemgas während der inspiratorischen Flow-Phase verabreicht wird (Volumen pro Zeiteinheit). Je höher der Inspirationsflow, desto rascher füllt sich die Lunge mit Luft, d.h. desto schneller ist das eingestellte Atemhubvolumen verabreicht bzw. der eingestellte Inspirationsdruck erreicht.

Der Inspirationsflow kann entweder direkt am Respirator eingestellt werden oder er ergibt sich aus dem eingestellten Atemhubvolumen bzw. dem Inspirationsdruck, der Beatmungsfrequenz und der Inspirationsdauer.
Bei **hohem Inspirationsflow** füllt sich die Lunge rasch mit Luft. Eine hohe Gasflussgeschwindigkeit birgt jedoch die Gefahr von turbulenten Luftströmungen in den Atemwegen, was eine schlechtere Verteilung des Atemgases in der Lunge und eine Erhöhung des Spitzendrucks

zur Folge hat. Bei **niedrigem Inspirationsflow** ist die Luftströmung in den Atemwegen weniger turbulent, das Atemgas wird besser in der Lunge verteilt und der Spitzendruck ist niedriger. Es muss jedoch immer ein gewisser Mindestflow eingestellt sein, damit das eingestellte Atemhubvolumen in der vorgesehenen Zeit verabreicht werden kann.

 Je niedriger der Inspirationsflow ist, desto größer ist die Gefahr, dass beim Patienten das Gefühl der Luftnot entsteht. Deshalb wird der Flow bei Beatmungsformen, bei denen der Patient selbst Atemarbeit leisten soll, höher eingestellt bzw. vom Respirator automatisch angehoben, sobald der Bedarf des Patienten steigt.

Faustregel für die Einstellung des Inspirationsflow: Der Inspirationsflow sollte immer mindestens das 2,5 – 3-fache des Atemminutenvolumen des Patienten betragen (bei Beatmungsformen mit hohem Spontanatemanteil eher höher).

Flowmuster
An manchen Beatmungsgeräten können verschiedene **Flowmuster** *(Flowformen, Flowprofile)* eingestellt werden (☞ Abb. 5.3):
• Beim **konstanten Flow** (auch *Rechteckflow* genannt) ist die Gasflussgeschwindigkeit während der gesamten inspiratorischen Flowphase gleich. An manchen Respiratoren kann man eine Zeitspanne einstellen, in der der Flow von 0 (zu Beginn der Inspiration) auf den eingestellten Wert ansteigt *(Inspirationsanstiegszeit)*
• Beim **Sinusflow** (Sinus lat.: Krümmung, Ausbuchtung) steigt die Strömungsgeschwindigkeit zu Beginn der inspiratorischen Flowphase an und fällt dann ab.
• Beim **akzelerierenden Flow** steigt die Strömungsgeschwindigkeit während der gesamten inspiratorischen Flowphase kontinuierlich an, beim **dezelerierenden Flow** ist sie zu Beginn hoch und fällt während der inspiratorischen Flowphase kontinuierlich ab.

 Bei der druckkontrollierten Beatmung (☞ 5.3.1) ist der Flow immer dezelerierend.

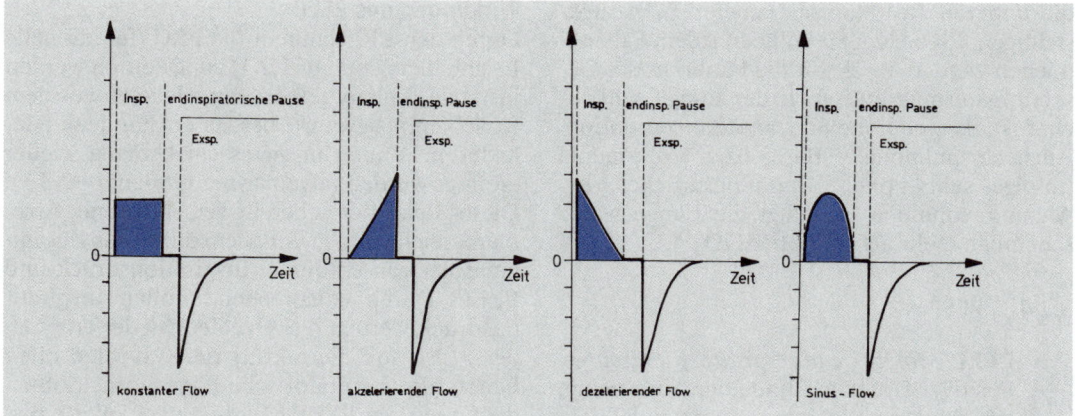

Abb. 5.3: Verschiedene Flowmuster. Beim konstanten Flow (Rechteckflow, links) kann an vielen Respiratoren eine Anstiegszeit eingestellt werden, in der der Flow von 0 auf den eingestellten Wert ansteigt (☞ Text).

5.2.3 Inspiratorische Sauerstoffkonzentration

Die **inspiratorische Sauerstoffkonzentration** (inspiratorische O_2-Fraktion, kurz **FiO$_2$**) gibt an, wie hoch der Sauerstoffanteil der Atemluft ist. Die Angabe erfolgt entweder in Prozent oder als Dezimalzahl (eine Sauerstoffkonzentration von 100 % entspricht einem FiO$_2$ von 1,0, bei 21 % Sauerstoff beträgt die FiO$_2$ 0,21).

Sauerstofftoxizität

Eine hohe inspiratorische Sauerstoffkonzentration kann die Atemwege und das Lungengewebe schädigen, und zwar umso mehr, je höher die Sauerstoffkonzentration ist.

 Sauerstofftoxizität
- Vermehrte Bildung von Sauerstoffradikalen
- Bildung von Resorptionsatelektasen
- Verschlechterung der mukoziliären Clearance (☞ 8.6)
- Diffuse Schädigung der Alveolen ähnlich dem ARDS (Zunahme der Permeabilität der alveolokapillären Membran, Schädigung des Surfactant, Aktivierung von Mediatoren).

Insbesondere bei Frühgeborenen kann eine längerfristige hohe Sauerstoffkonzentration eine *Retinopathie* (nicht entzündliche Netzhautschädigung) verursachen.

Wo genau die Grenze liegt, oberhalb der die Sauerstoffkonzentration toxisch wirkt bzw. unterhalb der keine Schädigungen zu erwarten sind, ist nicht klar. Derzeit gilt:

 Eine Sauerstoffkonzentration von über 60 % (FiO$_2$ > 0,6) über einen längeren Zeitraum (als „länger" gilt ein Zeitraum von mehr als 24 Std.) gilt als toxisch. Daher sollte ein FiO$_2$ > 0,5 – 0,6 langfristig möglichst nicht überschritten werden.

Bei Sauerstoffkonzentrationen < 40 % ist anzunehmen, dass auch bei längerer Anwendung keine toxischen Schädigungen auftreten.
Liegt bei einem beatmeten Patienten eine Hypoxämie vor und kann die Oxygenierung nicht durch die Veränderung anderer Beatmungsparameter verbessert werden (z.B. Erhöhung des PEEP), wird ggf. auch längerfristig mit einer O_2-konzentration von über 60 % beatmet, um hypoxische Organschäden zu vermeiden.

Einstellung der inspiratorischen Sauerstoffkonzentration

Um Schädigungen der Lunge auf Grund einer zu hohen Sauerstoffkonzentration zu vermeiden, soll die inspiratorische Sauerstoffkonzentration grundsätzlich so niedrig wie möglich gewählt werden, d.h. nur so hoch, dass der gewünschte p_aO_2 (i.d.R. ca. 70 mmHg) gerade erreicht wird. Bei der Einstellung des FiO$_2$ ist es wichtig, die Gesamtsituation des Patienten und

die anderen Beatmungsparameter zu berücksichtigen. Eine Hypoxie sollte in jedem Fall vermieden werden, da sie für die Funktion des Ge-
samtorganismus und auch der Lunge schädli-
cher ist als eine hohe Sauerstoffkonzentration.
Auch ein pulmonales Baro- bzw. Volutrauma
(infolge sehr hoher Beatmungsdrücke bzw.
Atemhubvolumina) schädigt die Lunge wahrscheinlich mehr als ein hoher FiO$_2$.

5.2.4   PEEP

PEEP *(positiv endexspiratory pressure):*
Positiver Druck am Ende der Ausatmung,
d.h. der Druck in den Atemwegen fällt am
Ende der Exspiration nicht auf 0 (im Ver-
hältnis zum Atmosphärendruck) ab, son-
dern wird im positiven Bereich gehalten.
Damit ist bei maschineller Beatmung mit
PEEP der Druck während des gesamten
Ventilationszyklus, also bei In- und Exspi-
ration, im positiven Bereich.

Im Gegensatz dazu entspricht bei Beatmung mit
ZEEP *(zero endexspiratory pressure)* der
Atemwegsdruck am Ende der Exspiration dem
Atmosphärendruck. Bei Beatmung mit **NEEP**
(negative endexspiratory pressure) wird am
Ende der Exspiration ein Unterdruck in den
Atemwegen erzeugt (daher auch die Bezeich-
nung *Wechseldruckbeatmung*). Wegen der Ge-
fahr der Atelektasenbildung (☞ 2.2.4) werden
Beatmungen mit NEEP seit Jahren nicht mehr
durchgeführt. Aus diesem Grund ist an den mo-
dernen Respiratoren die Einstellung eines
NEEP nicht mehr möglich.

Wirkungen des PEEP

Durch den PEEP nimmt die FRC (funktionelle
Residualkapazität ☞ 1.2.1) zu. Dadurch werden
instabile (kollapsgefährdete) Alveolen vor dem
Kollabieren bewahrt, bereits entstandene Atelektasen können in gewissem Umfang wieder
eröffnet werden (alveolar recruitment ☞ 2.3.3).
Dieses Rekrutieren bereits verschlossener Alveolarbereiche erfolgt vor allem durch das Zusammenspiel von erhöhtem Inspirationsdruck und
PEEP: Durch entsprechend hohen Inspirationsdruck werden die Alveolen wieder eröffnet,
der PEEP soll die rekrutierten Alveolen offen
halten (der inspiratorische Plateaudruck öffnet
die Lunge, der PEEP hält die Lunge offen). Insgesamt bessert sich durch die Anwendung von
PEEP das Ventilations-Perfusionsverhältnis,
der pulmonale Rechts-Links-Shunt nimmt ab
und die Oxygenierung wird optimiert.
Nebenwirkungen des PEEP ☞ 5.7.1

Indikationen für Beatmung mit PEEP

In vielen Kliniken wird bei maschineller Beatmung grundsätzlich ein geringer PEEP von ca.
5 mbar eingestellt, der dazu dienen soll, die
durch die Intubation bzw. Tracheotomie verminderte FRC zu normalisieren. Dieser geringe
PEEP wird daher auch „physiologischer PEEP"
genannt.
Darüber hinaus ist ein PEEP indiziert bei Oxygenierungsstörungen auf Grund restriktiver
Ventilationsstörungen (☞ 2.2.1), also z.B. bei
Lungenkontusion, ARDS, Pneumonie sowie bei
instabilem Thorax (☞ 2.3.3) zur „inneren Schienung".

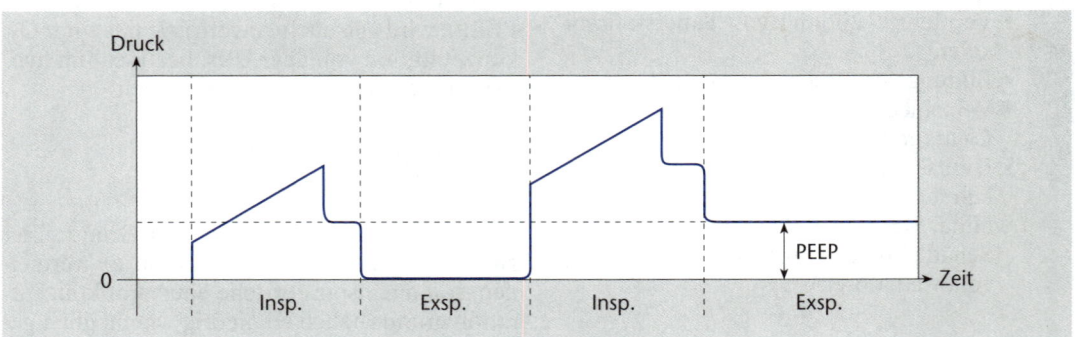

Abb. 5.4: Maschinelle Beatmung mit und ohne PEEP (hier volumenkontrollierte Beatmung). Links: Bei Beatmung ohne PEEP fällt der
Beatmungsdruck am Ende der Exspiration auf 0 ab (ZEEP). Rechts: Bei Beatmung mit PEEP fällt der Beatmungsdruck am Ende der
Exspiration auf den eingestellten positiven Druck ab. Damit bleibt der Druck in den Atemwegen bei Beatmung mit PEEP während des
gesamten Atemzyklus im positiven Bereich.

Umstritten ist die Anwendung eines PEEP bei obstruktiven Ventilationsstörungen, z.B. COPD oder Asthma bronchiale (☞ 1.1.3), da hier oft erkrankungsbedingt bereits ein intrinsic PEEP besteht. Durch Einstellen eines PEEP, der unterhalb dem Niveau des intrinsic PEEP liegt, ist es jedoch möglich, die kleinen Atemwege offen zu halten. Dies erleichtert die Ausatmung und vermindert die Atemarbeit des Patienten.

Weiter wird ein PEEP nur mit größter Vorsicht oder gar nicht eingesetzt bei Patienten mit erhöhtem Hirndruck (durch den PEEP kann der Hirndruck weiter steigen), Lungenembolie (PEEP erhöht die rechtsventrikuläre Nachlast), Herzfehler mit Rechts-Links-Shunt (PEEP kann hier den Rechts-Links-Shunt verstärken).

Einstellung des PEEP

Die Höhe des PEEP (in mbar) wird am Respirator eingestellt und kann am Display oder am Beatmungsdruckmanometer abgelesen werden.

 Extrinsic und intrinsic PEEP
Der am Respirator eingestellte PEEP wird auch als **extrinsic PEEP** oder *extrinsischer PEEP* bezeichnet; er wirkt gleichmäßig auf die gesamte Lunge ein (daher auch die Bezeichnung „all over PEEP"). Im Gegensatz dazu baut sich der **intrinsic PEEP** (auch *intrinsischer PEEP*) bei bestimmten Erkrankungen (insbesondere COPD ☞ 1.1.3) bzw. bei speziellen Beatmungsformen und Einstellungen am Respirator in Lunge des Patienten auf (☞ 5.3.1). Der intrinsic PEEP ist meist ungleichmäßig über die Lunge verteilt.

Für die Einstellung des PEEP-Niveaus existieren keine allgemein gültigen Richtlinien. Grundsätzlich wird folgendes empfohlen:
- Sehr hohe PEEP-Werte (> 15 mbar) sollen wegen der Nebenwirkungen vermieden werden (☞ PEEP-Nebenwirkungen 5.7.1)
- Zur Verbesserung der Oxygenierung wird ein PEEP von 0,1 – 0,15 mbar/kgKG eingestellt.

Für die individuelle Einstellung des PEEP bei einem Patienten existieren verschiedene Konzepte, bei denen auf unterschiedliche Weise der für den Patienten optimale PEEP ermittelt wird.

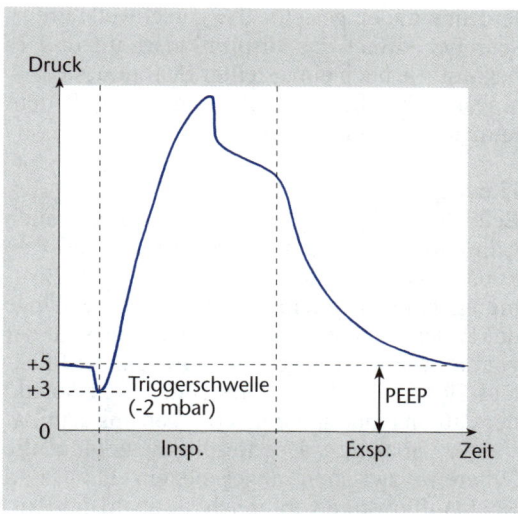

Abb. 5.5: Drucktrigger. Der Patient hat die Triggerschwelle erreicht (hier -2 mbar unter PEEP), daraufhin hat der Respirator einen maschinellen Atemhub verabreicht.

5.2.5 Trigger

 Trigger (engl: *Auslöser*): Schaltelement am Respirator, das Inspirationsbemühungen des Patienten erkennt und es ihm ermöglicht, einen maschinellen Atemhub auszulösen (assistiert kontrollierte Beatmung) oder am Respirator spontan zu atmen.

An derzeit gebräuchlichen Beatmungsgeräten kommen **Drucktrigger** und/oder **Flowtrigger** zur Anwendung. An manchen Geräten sind **Mischtrigger** installiert, d.h. der Anwender kann hier den Drucktrigger oder den Flowtrigger aktivieren.

Drucktrigger und Flowtrigger

Drucktrigger
Beim **Drucktrigger** muss der Patient durch seine Einatembemühungen einen bestimmten Unterdruck (unter PEEP) im Beatmungssystem aufbauen, um einen maschinellen Atemzug auszulösen bzw. spontan am Respirator atmen zu können. Der eingestellte Unterdruck (z.B. −2 mbar unter PEEP) entspricht der **Triggerschwelle** (auch *Triggerempfindlichkeit*) und wird von Drucksensoren im Respirator gemessen. Sobald der vom Patient aufgebrachte Un-

terdruck die eingestellte Triggerschwelle unterschreitet, öffnet das Inspirationsventil und es beginnt – je nach eingestellter Beatmungsform – ein maschineller Atemzug oder der Patient kann spontan einatmen.

Flowtrigger
Beim **Flowtrigger** erzeugt der Respirator auch während der Exspirationsphase einen geringen konstanten Basisflow, der durch das Beatmungsschlauchsystem geleitet wird. Solange der Patient nicht versucht einzuatmen, sind der vom Respirator abgegebene Flow und der Rücklauf-Flow gleich hoch. Dies ändert sich, sobald der Patient einatmet (d.h. Volumen aus dem Basisflow „abzieht"). Der Respirator erkennt die Differenz zwischen abgegebenem Flow und Rücklaufflow und verabreicht – sobald der Patient einen bestimmten Teil des Basisflows eingeatmet hat – einen maschinellen Atemzug bzw. ermöglicht es dem Patienten, am Respirator spontan zu atmen.

Triggerempfindlichkeit und Triggerlatenz

An manchen Respiratoren ist die Triggerempfindlichkeit fest eingestellt und kann vom Anwender nicht variiert werden. An den meisten gebräuchlichen Respiratoren jedoch kann die Triggerempfindlichkeit eingestellt werden. Dabei ist es wichtig, die Triggerschwelle weder zu hoch (geringe Empfindlichkeit) noch zu niedrig einzustellen:
• Eine zu hohe Einstellung erhöht die Atemarbeit des Patienten und birgt die Gefahr der respiratorischen Erschöpfung (Ermüdung der Atemmuskulatur). Besonders gefährdet sind COPD-Patienten. Keinesfalls sollte ein Drucktrigger möglichst hoch eingestellt werden um die Atemmuskulatur des Patienten zu „trainieren"
• Eine zu niedrige (zu empfindliche) Einstellung begünstigt die **Selbsttriggerung** des Respirators. Dabei werden geringste Veränderungen von Druck, Flow oder Volumen, die z.B. bei der Umlagerung des Patienten oder bei Bewegungen des Atemschlauchsystems entstehen, vom Respirator als Inspirationsbemühung gedeutet und entsprechend beantwortet (Verabreichung eines maschinellen Atemzugs bzw. Beginn der Spontanatmungsphase am Respirator).

 Richtwerte für die Einstellung der Triggerempfindlichkeit
• Drucktrigger: 1 – 2 mbar unter PEEP
• Flowtrigger: 2 – 4 l/Min.

Grundsätzlich sollte der Trigger bei jeder Beatmungsform aktiviert sein, damit der Patient, falls er versucht einzuatmen, auch tatsächlich Luft bekommt (☞ kontrollierte Beatmung 5.3.1).

 Triggerlatenz: Zeitverzögerung zwischen Erreichen der Triggerschwelle und Beginn des Inspirationsflows. Sollte so kurz wie möglich sein (< 50 ms), um beim Patienten das Gefühl der Atemnot und zusätzliche Atemarbeit zu vermeiden.

Die Triggerlatenz ist immer gerätespezifisch, d.h. sie variiert abhängig vom Respiratortyp. Daher ist die Triggerlatenz für die Praxis der Beatmungstherapie wenig relevant, sondern vor allem ein Kriterium für die Auswahl bzw. Neuanschaffung eines bestimmten Beatmungsgerätes.

5.3 Beatmungsformen

Klassifikation der Beatmungsformen
Eine einheitliche, allgemein gültige Klassifikation der Beatmungsformen existiert bis heute nicht. Etabliert hat sich die Einteilung der Beatmungsformen anhand der vom Patienten zu erbringenden Atemarbeit:
• Bei der **kontrollierten** *(mandatorischen)* **Beatmung** leistet der Respirator die Atemarbeit zu 100 % *(full respiratory support)*. Der Patient ist völlig passiv, d.h. er leistet keinerlei Atemarbeit
• Bei der **assistierten Beatmung** (auch *unterstützende* oder *augmentierende Beatmung*) unterstützt der Respirator die insuffiziente Spontanatmung des Patienten *(partial ventilatory support)*. Das Ausmaß der Unterstützung, die der Respirator leistet, ist sehr verschieden. So kann die Unterstützung beispielsweise sehr umfangreich (d.h. der Patient leistet nur einen sehr kleinen Teil der Atemarbeit) oder sehr gering sein (d.h. der Patient leistet einen sehr großen Teil der Atemarbeit). Der Begriff assistierte Beatmung lässt daher keine Rückschlüsse auf Qualität

und Quantität der Spontanatmung des Patienten zu
• Bei der **Spontanatmung** leistet der Patient die gesamte Atemarbeit selbst.

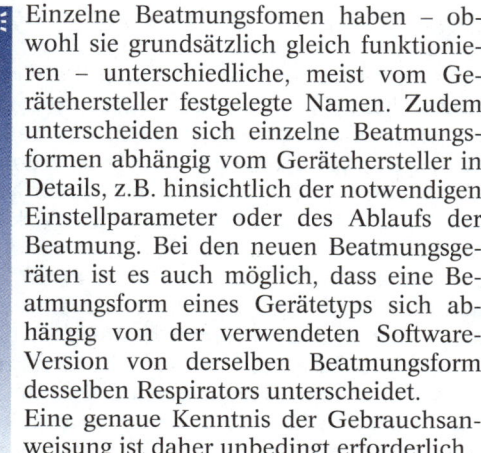 Einzelne Beatmungsfomen haben – obwohl sie grundsätzlich gleich funktionieren – unterschiedliche, meist vom Gerätehersteller festgelegte Namen. Zudem unterscheiden sich einzelne Beatmungsformen abhängig vom Gerätehersteller in Details, z.B. hinsichtlich der notwendigen Einstellparameter oder des Ablaufs der Beatmung. Bei den neuen Beatmungsgeräten ist es auch möglich, dass eine Beatmungsform eines Gerätetyps sich abhängig von der verwendeten Software-Version von derselben Beatmungsform desselben Respirators unterscheidet.
Eine genaue Kenntnis der Gebrauchsanweisung ist daher unbedingt erforderlich.

Die meisten Beatmungsformen haben mehrere verschiedene (Kurz-)Bezeichnungen, häufig werden sowohl deutsche als auch englische Begriffe verwendet. Im folgenden sind die Beatmungsformen jeweils unter der Bezeichnung näher beschrieben, die im klinischen Sprachgebrauch am häufigsten verwendet wird. Die Synonymbegriffe und Abkürzungen sind jeweils bei der Definition der Beatmungsform aufgeführt.

5.3.1 Kontrollierte Beatmung und Inversed-Ratio Ventilation (IRV)

Kontrollierte Beatmung (auch *continuous/controlled mandatory/mechanical ventilation*, kurz *CMV):* Beatmungsform, bei der das Beatmungsgerät die Atemarbeit vollständig übernimmt.
Der Patient kann nicht triggern (☞ 5.2.5). Kontrollierte Beatmung erfolgt entweder **volumenkontrolliert** *(volume controlled CMV*, kurz *VC-CMV)* oder **druckkontrolliert** *(pressure controlled CMV*, kurz *PC-CMV).*
Kontrollierte Beatmung *ohne PEEP* (ZEEP, d.h. **z**ero **e**ndexpiratory **p**ressure; zero = Null) wird als **IPPV** *(intermittend positive pressure ventilation)* bezeichnet, kontrollierte Beatmung *mit PEEP* als **CPPV** *(continuous positive pressure ventilation).*

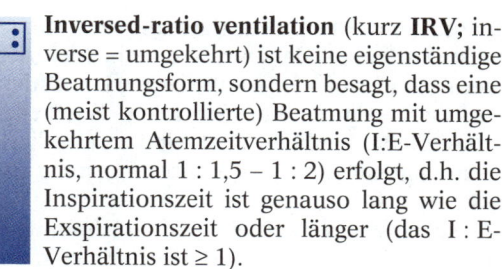 **Inversed-ratio ventilation** (kurz **IRV**; inverse = umgekehrt) ist keine eigenständige Beatmungsform, sondern besagt, dass eine (meist kontrollierte) Beatmung mit umgekehrtem Atemzeitverhältnis (I:E-Verhältnis, normal 1 : 1,5 – 1 : 2) erfolgt, d.h. die Inspirationszeit ist genauso lang wie die Exspirationszeit oder länger (das I : E-Verhältnis ist ≥ 1).

Bei kontrollierter Beatmung hat der Patient keinen Einfluss auf die Beatmung, d.h. Einatembemühungen des Patienten verändern die Beatmung nicht. Im Gegensatz dazu wird bei assistiert-kontrollierter Beatmung (☞ 5.3.2) ein Atemhub (entsprechend der eingestellten Beatmungsparameter) verabreicht, sobald der Patient durch seine Atembemühungen den Trigger auslöst (☞ 5.2.5).

Vorteile, Nachteile und Indikationen kontrollierter Beatmung

Die kontrollierte Beatmung hat zwei **Vorteile,** aus denen sich gleichzeitig die Indikationen für eine kontrollierte Beatmung ergeben:
• Der Sauerstoffverbrauch des Patienten wird auf ein Minimum reduziert (dies ist z.B. wichtig bei schwersten Gasaustauschstörungen, etwa im Rahmen eines ARDS)
• Überanstrengte Atemmuskulatur (etwa nach lang dauernden Entwöhnungsversuchen) kann sich unter kontrollierter Beatmung erholen.

Beide Vorteile können jedoch nur wirksam werden, wenn der Patient nicht unter der kontrollierten Beatmung Atembemühungen unternimmt, da diese das Gegenteil bewirken würden (der Sauerstoffverbrauch steigt, eine Erholung der Atemmuskulatur kann nicht erfolgen) und zudem beim Patienten das Gefühl der Luftnot entstünde (er versucht einzuatmen, bekommt aber keine Luft). Deshalb müssen Patienten häufig tief sediert und eventuell auch relaxiert werden, um eine kontrollierte Beatmung ertragen zu können, außer wenn sie wegen ihrer Grunderkrankung (etwa einer Intoxikation oder eines schweren Schädel-Hirn-Traumas) nicht selbstständig atmen können.
Der **Nachteil** der kontrollierten Beatmung besteht vor allem darin, dass die Atemmuskulatur geschwächt wird, und zwar umso mehr, je län-

ger die kontrollierte Beatmung andauert (Atemmuskelatrophie). Daneben ist oft eine (tiefe) Sedierung, ggf. auch eine Relaxierung des Patienten mit allen damit verbunden Nachteilen erforderlich. Deshalb wird eine kontrollierte Beatmung nur solange wie unbedingt nötig eingesetzt.

Die spezifischen Nachteile und Gefahren einer volumen- bzw. druckkontrollierten Beatmung sind jeweils bei diesen Beatmungsformen beschrieben.

Beatmung mit IRV

Bei **Beatmung mit IRV** wird das Atemzeitverhältnis (I : E-Verhältnis) umgekehrt. Daraus folgt eine
- Verlängerung der Inspirationszeit auf Kosten der Exspirationszeit (Verkürzung der Exspirationszeit, im Extremfall I : E = 4 : 1)
- Erhöhung des mittleren Beatmungsdrucks (Beatmungsmitteldruck, mittlerer Atemwegsdruck, kurz MAP)

IRV wird eingesetzt bei schweren Störungen des pulmonalen Gasaustausches, insbesondere bei restriktiven Ventilationsstörungen (Erkrankungen mit Einschränkung der Compliance ☞ 1.2.1). Der positive Effekt auf die Oxygenierung wird bewirkt durch eine:
- Gleichmäßigere Verteilung des Gases in der Lunge
- Längere Kontaktzeit des Gases in der Lunge
- Bessere Belüftung von Lungenarealen mit erhöhter Resistance (mehr Zeit zum Öffnen atelektatischer Lungenbezirke).

Nachteilig ist die Erhöhung des mittleren Beatmungsdrucks und damit des intrathorakalen Drucks, der dazu führt, dass der venöse Rückstrom zum rechten Herzen abnimmt und in der Folge auch das Herzzeitvolumen und damit die Durchblutung der Organe verringert werden (Details siehe Nebenwirkungen der Beatmung ☞ unten). Zudem kann sich durch die kurze Exspirationszeit ein intrinsic PEEP aufbauen (☞ unten).

Intrinsic PEEP und airtrapping

Unter Beatmung mit IRV kann die verbleibende Zeit zur Exspiration zu kurz sein, um das komplette zuvor eingeatmete Atemzugvolumen wieder aus der Lunge strömen zu lassen, d.h. ein Teil des Atemzugvolumens verbleibt in der Lunge. Dieses Phänomen wird „airtrapping" (trap = Falle) genannt. Es führt zu einer Erhöhung der FRC (☞ 1.2.1) und steigert den endexspiratorischen Druck, daher auch die Bezeichnung „Auto-PEEP" oder „Intrinsic- PEEP" (PEEP ☞ 5.2.4).

Im Gegensatz zum externen (am Respirator eingestellten) PEEP, der auf die gesamte Lunge einwirkt, kommt der Intrinsic-PEEP vor allem in den sog. „langsamen Lungenkompartimenten" (Lungenabschnitte, die sich nur sehr langsam mit Luft füllen und entleeren) zur Wirkung (deshalb wird er von manchen Autoren auch „Individual-PEEP" oder „selektiver PEEP" genannt). Abhängig davon, ob der Patient volumen- oder druckkontrolliert beatmet ist, birgt der Intrinsic-PEEP unterschiedliche **Gefahren:** Bei volumenkontrollierter Beatmung kann sich der Intrinsic-PEEP unkontrolliert aufschaukeln mit der Gefahr eines pulmonalen Barotraumas (☞ 5.7.1), bei druckkontrollierter Beatmung bewirkt der Intrinsic-PEEP eine Verminderung der Atemzugvolumina (Details ☞ 5.3.1 volumen- und druckkontrollierte Beatmung)

> Bei Patienten mit obstruktiven Ventilationsstörungen (z.B. COPD oder Status asthmaticus ☞ 1.1.3) besteht bei Beatmung mit IRV die Gefahr, dass die durch die Erkrankung ohnehin erhöhte FRC durch Ausbildung eines Intrinsic-PEEP zusätzlich erhöht wird. Diese Patienten sollten mit einem I : E Verhältnis von 1 : 2 bis 1 : 1,5 beatmet werden, eine IRV-Beatmung ist kontraindiziert.

Volumenkontrollierte Beatmung

> **Voumenkontrollierte Beatmung** (volume-controlled CMV, kurz VC-CMV): Kontrollierte Beatmung, bei der das Tidalvolumen (Atemzugvolumen) sowie der zeitliche Ablauf des Atemzyklus am Respirator eingestellt und entsprechend der Einstellung verabreicht werden, sofern nicht zuvor am Respirator eingestellte Grenzwerte (z.B. für den Beatmungsdruck) überschritten werden. Meist wird das Volumen mit einem konstanten Flow (auch Rechteckflow) in der vorgegeben Zeit verabreicht. Manche Respiratoren ermöglichen auch andere Flowformen (☞ 5.2.2).

 Der Beatmungsdruck (Spitzen- und Plateaudruck) bei volumenkontrollierter Beatmung ergibt sich aus den vorgenommenen Einstellungen und dem Zustand von Atemwegen und Lunge des Patienten (Compliance und Resistance).

Das Tidalvolumen stellt der Anwender entweder direkt am Respirator ein oder er stellt das Atemminutenvolumen und die Atemfrequenz ein und der Respirator errechnet daraus das Tidalvolumen (☞ 1.2.1).

Ablauf eines Atemzyklus bei volumenkontrollierter Beatmung
- Das eingestellte Tidalvolumen wird während der inspiratorischen Flowphase entsprechend dem eingestellten Flowmuster verabreicht
- Der Beatmungsdruck steigt während der inspiratorischen Flowphase kontinuierlich an, bis am Ende der inspiratorischen Flowphase der Beatmungsspitzendruck erreicht ist

- Ist eine inspiratorische Pause eingestellt, sind – nachdem das Tidalvolumen verabreicht wurde – in der eingestellten Zeit sowohl das Inspirations- als auch das Exspirationsventil des Respirators geschlossen (Flow = 0). In dieser Phase verteilt sich das Atemgas gleichmäßig in der Lunge, dadurch fällt der Spitzendruck auf den Plateaudruck ab
- Je länger die inspiratorische Flowphase und je kürzer die inspiratorische Pause ist, desto niedriger ist der Flow
- Während der Exspiration strömt das Atemgas aus der Lunge des Patienten. Auch für diesen Vorgang steht eine bestimmte Zeit zur Verfügung, die sich aus den Einstellungen ergibt (☞ 5.2.1). Bei Beatmung mit PEEP wird das Exspirationsventil spätestens dann geschlossen, wenn der eingestellte PEEP erreicht ist, bei Beatmung ohne PEEP fällt der Druck auf den Atmosphärendruck ab. Ist das Ende der eingestellten bzw. errechneten Exspirationszeit erreicht, beginnt die nächste Inspiration.

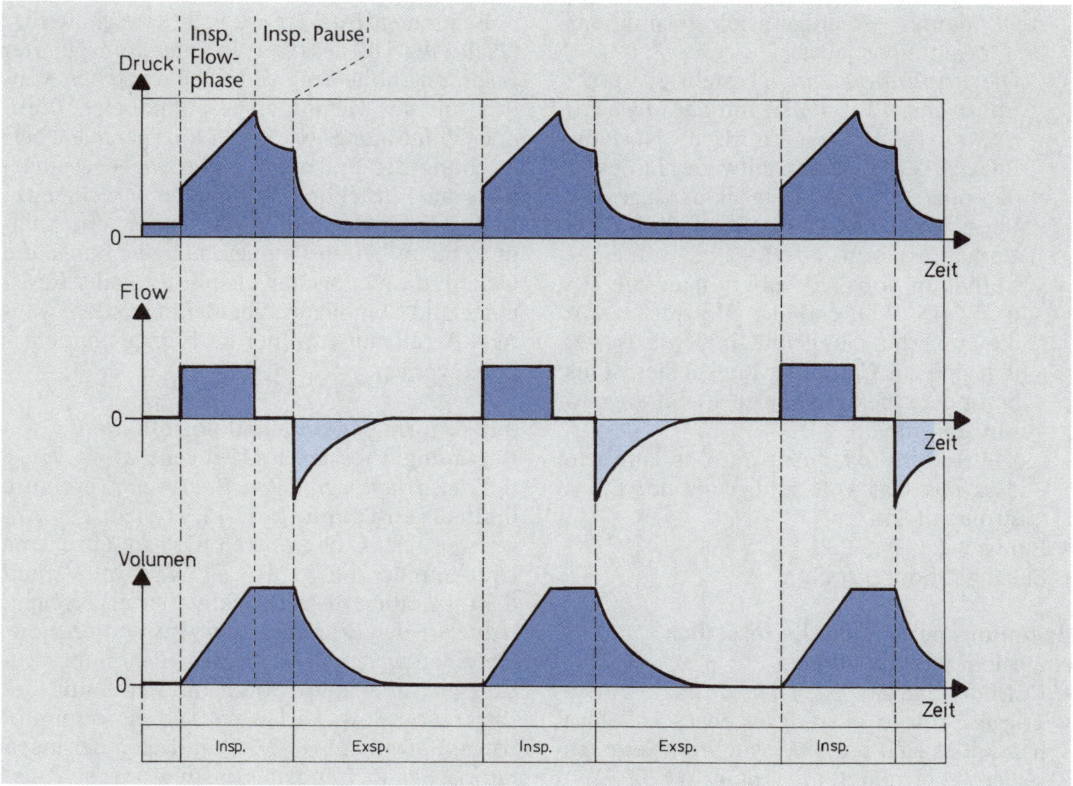

Abb. 5.6 a: Druck-, Flow- und Volumendiagramm bei volumenkontrollierter Beatmung mit PEEP und konstantem Flow.

Parameter, die am Respirator eingestellt werden müssen

- **Tidalvolumen bzw. Minutenvolumen** (abhängig vom verwendeten Respirator). Das Tidalvolumen beträgt i.d.R. 5 – 15 ml/kgKG, das AMV beträgt i. d. R. 80 – 100 ml/kgKG. Zielgröße für diese Volumina ist der pCO_2. Werden trotz hoher Frequenz Volumina benötigt, die zu einem hohen Beatmungsdruck führen, sollte auf eine druckkontrollierte Beatmung umgestiegen oder eine permissive Hyperkapnie in Betracht gezogen werden
- **Frequenz.** Zielgröße ist auch hier der pCO_2, meist beträgt sie 8 – 18/min. Wird die Frequenz (bei gleichem AMV) erhöht, muss beachtet werden, dass der Anteil der Totraumventilation am AMV zunimmt (☞ 1.2.1)
- **Atemzeitverhältnis.** Meist wird am Respirator die *Inspirationszeit* (Inspirationsdauer) in Sekunden oder % des Atemzyklus eingestellt, und die *Exspirationszeit* errechnet sich aus der Zeitdauer des Ventilationszyklus abzüglich der Inspirationszeit (☞ 5.2.1). An manchen Respiratoren werden der Flow und das Tidal- bzw. Atemminutenvolumen eingestellt, daraus errechnen sich Inspirations- und Exspirationsdauer
  - Die *Inspirationsdauer* besteht aus *inspiratorischer Flowphase* und der *inspiratorischen Pause* (inspiratorische No-Flow-Phase). Beide werden entweder in Sekunden oder in % des Atemzyklus eingestellt. Physiologisch ist Atemzeitverhältnis (I : E-Verhältnis) von 1 : 1,5 – 1 : 2, ab einem Verhältnis von 1 : 1 spricht man von IRV (☞ 5.3.1). Während der Flowphase wird die Lunge mit Gas gefüllt, in der Pause verteilt sich das Gas in der Lunge, dies ist insbesondere bei regionalen Belüftungsstörungen sinnvoll
  - Die *Exspirationsdauer* muss so lang sein, dass das Gas vollständig aus der Lunge strömen kann
- Flowmuster (☞ 5.2.2)
- Sauerstoffkonzentration.

Beatmungsparameter, die zusätzlich eingestellt werden können

- PEEP (☞ 5.2.4)
- Trigger. Sobald ein Trigger zugeschaltet ist, handelt es sich um eine synchronisierte (assistiert/kontrollierte) Beatmung (☞ 5.3.2)
- Inspirationsanstiegszeit.

Beatmungsgrenzwerte und Alarme

- Obere Druckgrenze. Einstellung ca. 10 mbar über dem gemessenen Spitzendruck, um frühzeitig Verschlechterungen der Lungenverhältnisse zu bemerken. Grundsätzlich möglichst < 35 mbar einstellen (☞ 5.7.1)
- Alarme für das Minutenvolumen. Einstellung der Grenzwerte ca. 20 % über und unter dem eingestellten Wert für das AMV
- Alarme für die Sauerstoffkonzentration. Wird häufig geräteseitig automatisch vorgenommen, ansonsten sollten die Grenzen 5 Vol.% über und unter dem eingestellten Wert liegen
- Diskonnektionsalarm.

Vorteile und Nachteile volumenkontrollierter Beatmung:

Die volumenkontrollierte Beatmung ist eine weit verbreitete, bekannte und (v.a. in der Anästhesie) vielfach benutzte Beatmungsform. Von **Vorteil** ist die Volumenkonstanz, d.h. das eingestellte Volumen wird verabreicht, auch wenn sich die Lungenverhältnisse verändern (z.B. wegen Umlagerung des Patienten). Die Volumenkonstanz ist gewährleistet, solange die obere Beatmungsdruckgrenze nicht erreicht wird. **Nachteilig** ist, dass bei volumenkontrollierter Beatmung hohe Spitzendrücke entstehen können mit der Gefahr eines pulmonalen Baro- oder Volutraumas (☞ 5.7.1). Eine genaue Überwachung des Spitzendrucks sowie eine angemessene Einstellung der oberen Druckgrenze ist bei dieser Beatmungsform daher sehr wichtig. Zudem besteht bei geschädigter Lunge die Gefahr, dass Lungenareale mit normaler Resistance und Compliance überdehnt werden, während Areale mit erhöhter Resistance minderbelüftet werden.

Sonderform der volumenkontrollierten Beatmung: Pressure limited ventilation

Bei der *druckbegrenzten Beatmung* (**pressure limited ventilation,** kurz PLV) stellt der Anwender neben der oberen Druckgrenze eine Drucklimitierung (p_{max}) ein. Wird im Verlauf der Inspiration diese Drucklimitierung erreicht, reduziert der Respirator den Inspirationsflow, um einen weiteren Anstieg des Beatmungsdruckes zu vermeiden. Durch die Reduktion des Inspirationsflows verlängert sich die inspiratorische Flowphase (☞ 5.3.1) zu lasten der inspiratorischen Pausendauer (inspiratorische Pause ☞ 5.2.1).

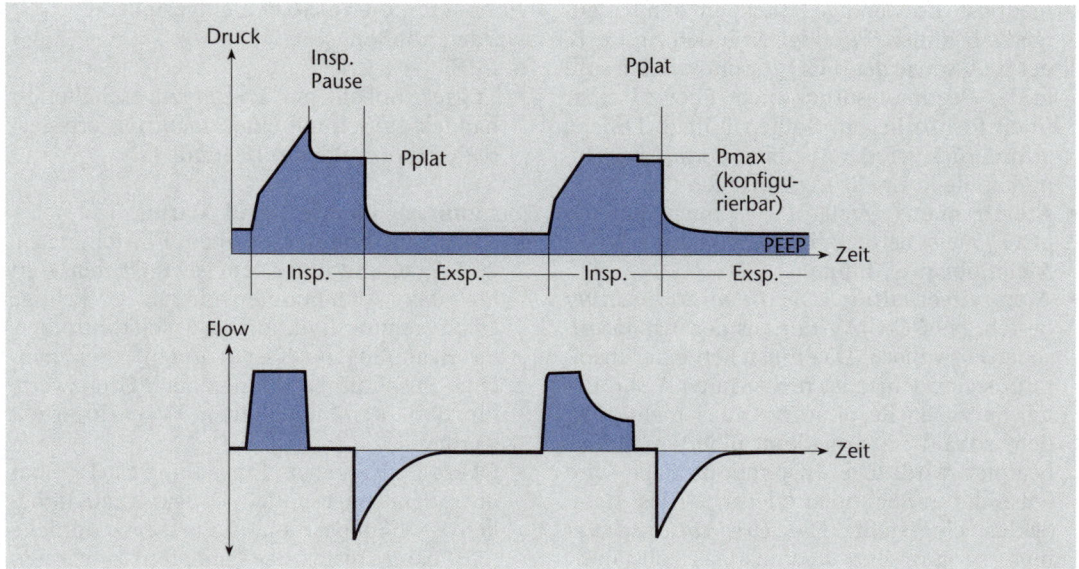

Abb. 5.6 b: Druck-Flowdiagramm bei PLV. Sobald p_{max} erreicht ist, reduziert der Respirator den Inspirationsflow, um einen weiteren Anstieg des Beatmungsdruckes zu verhindern. Solange die Beatmungsdruckkurve am Ende der Inspiration noch ein kurzes Plateau zeigt, ist die Beatmung volumenkonstant. (Modifiziert nach Fa. Dräger)

Kann das eingestellte Tidalvolumen auch mit dem verminderten Inspirationsflow nicht in der vorgegebenen Inspirationszeit (gesamte Inspirationszeit einschließlich inspiratorische Pause) verabreicht werden, wird die Beatmung volumeninkonstant und der Respirator gibt Alarm.

Druckkontrollierte Beatmung

Druckkontrollierte Beatmung (pressure-**c**ontrolled CMV, kurz PC-CMV):
Kontrollierte Beatmung, bei der ein am Beatmungsgerät eingestellter Druck aufgebaut und während der gesamten Inspirationsdauer in der Lunge aufrecht erhalten wird. Der Flow ist anfänglich hoch und sinkt im Verlauf der Inspiration ab (dezelerierender Flow). Das Tidalvolumen resultiert insbesondere aus dem eingestellten Druckniveau sowie der Compliance und Resistance von Atemwegen und Lunge, ist aber auch von der Inspirationsdauer und der eingestellten Frequenz abhängig.

Ablauf eines Atemzyklus bei druckkontrollierter Beatmung
- Zu Beginn der Inspiration wird das eingestellte Druckniveau rasch aufgebaut, d.h. die

Lunge füllt sich mit Atemgas, das anfangs mit sehr hohem Flow anflutet. Mit zunehmender Füllung der Lunge sinkt der Flow und letztlich strömt nur noch so viel Atemgas nach wie nötig ist, um den Druck bis zum Ende der eingestellten Inspirationszeit aufrecht zu erhalten. Daraus resultiert ein dezelerierender Flow
- Eine inspiratorische Pause ist bei druckkontrollierter Beatmung nicht sinnvoll und an vielen Respiratoren daher auch gar nicht möglich
- Während der Exspiration strömt das Atemgas aus der Lunge des Patienten. Bei Beatmung mit PEEP schließt das Exspirationsventil sobald der eingestellte PEEP erreicht ist, bei Beatmung ohne PEEP (im druckkontrollierten Modus sehr selten) fällt der Druck auf den Atmosphärendruck ab. Ist das Ende der eingestellten bzw. errechneten Exspirationszeit erreicht, beginnt die nächste Inspiration.

Beatmungsparameter, die am Respirator eingestellt werden müssen
- **Druckniveau** (insp. Druckniveau oder P_{insp}). Je höher der Druck, umso höher das verabreichte Tidalvolumen. Angestrebt wird der

niedrigste notwendige Druck, um den Patienten zu beatmen. Wichtige Kriterien sind z. B. der p_aO_2 sowie der p_aCO_2. Grundsätzlich sollte der Beatmungsdruck nicht über 35 mbar (incl. PEEP) liegen. Sollten höhere Drücke erforderlich werden, ist eine permissive Hyperkapnie in Erwägung zu ziehen

- **Atemfrequenz.** Zielgröße ist auch hier der pCO_2, meist beträgt die Atemfrequenz 8 – 18 Atemhübe pro Minute
- **Atemzeitverhältnis.** Die *Inspirationsdauer* besteht bei PC-CMV nur aus der inspiratorischer Flowphase. Das Einstellen einer inspiratorischen Pause ist nicht sinnvoll und daher an vielen Respiratoren auch nicht möglich, sobald im druckkontrollierten Modus beatmet wird. Die Inspirationsdauer wird entweder in Sekunden oder in % des Atemzyklus eingestellt. Die *Exspirationsdauer* muss so lang sein, dass das Gas vollständig aus der Lunge strömen kann
- **Sauerstoffkonzentration** (☞ 1.2.3).

Parameter, die zusätzlich eingestellt werden können
- PEEP (☞ 5.2.4)
- Trigger. Sobald ein Trigger zugeschaltet ist handelt es sich um eine synchronisierte (assistiert/kontrollierte) Beatmung.

Beatmungsgrenzwerte und Alarme
- Alarme für Minutenvolumen. Einstellung ca. 20 % über und unter dem gewünschten Wert für das Atemminutenvolumen. Wichtige Überwachungsfunktion bei druckkontrollierter Beatmung (☞ Kasten unten). Bei manchen Respiratoren können auch Grenzwerte für das Atemhubvolumen (V_T) eingestellt werden
- Obere Druckgrenze. Einstellung ca. 10 mbar über dem eingestellten Druckniveau (möglichst < 35 mbar) um hohe Spitzendrücke (z.B. beim Husten des Patienten) zu vermeiden
- Alarme für die Sauerstoffkonzentration. Häufig geräteseitig automatisch eingestellt,

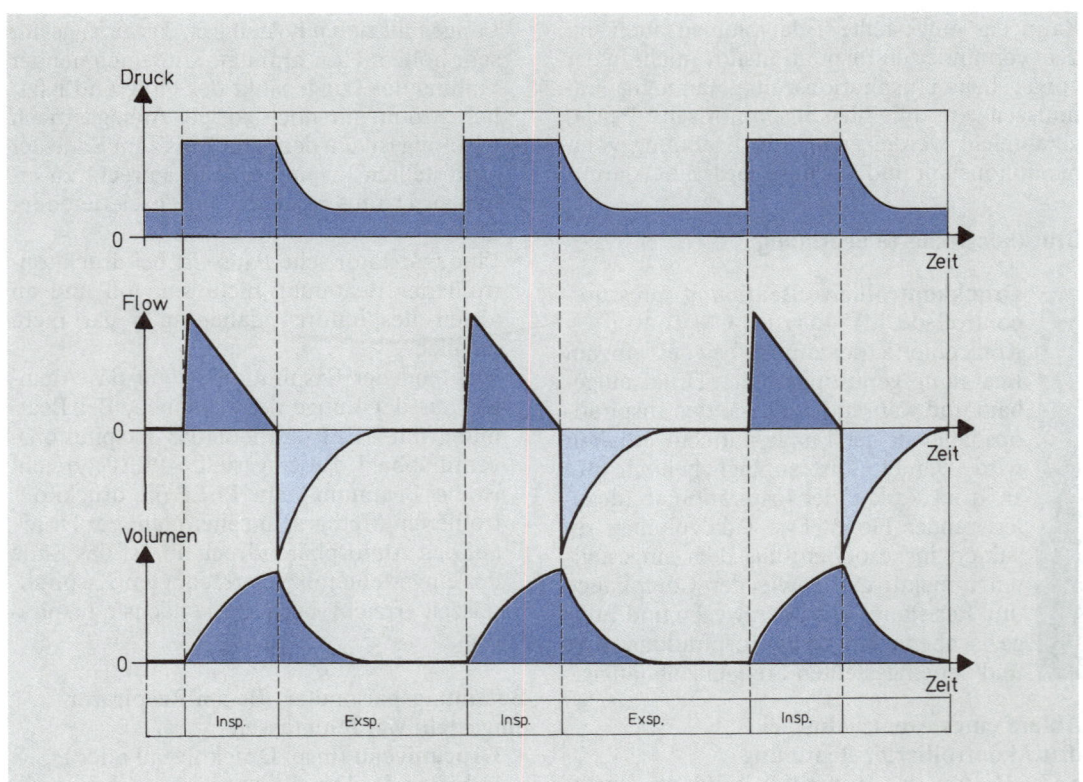

Abb. 5.7 a: Druck-, Flow- und Volumendiagramm bei druckkontrollierter Beatmung mit PEEP.

ansonsten 5 Vol.% über und unter dem eingestellten Wert
• Diskonnektionsalarm.

Vorteile und Nachteile der druckkontrollierten Beatmung
Wesentlicher **Vorteil** der druckkontrollierten Beatmung ist der festgelegte Beatmungsspitzendruck. Dadurch ist die Gefahr eines pulmonalen Volu- oder Barotraumas geringer. Insbesondere in Kombination mit einem PEEP scheint die druckkontrollierte Beatmung für die Eröffnung und das Offenhalten atelektatischer Lungenbereiche sehr günstig zu sein (alveolar recruitment mit nachfolgender verbesserter Oxygenierung). Die druckkontrollierte Beatmung ist daher die Beatmungsform der Wahl bei Lungenerkrankungen, insbesondere bei Erkrankungen des Lungenparenchyms, z.B. ARDS, Lungenkontusion oder Pneumonie.
Zudem können durch druckkontrollierte Beatmung Undichtigkeiten teilweise kompensiert werden, z.B. am Tubus bei Beatmung mit Tubus ohne Cuff (vor allem bei Kindern) oder Luftlecks bei Pneumothorax (☞ 2.3.4).

Bei druckkontrollierter Beatmung ist das Tidalvolumen immer vom eingestellten Beatmungsdruck sowie von Compliance und Resistance der Lunge abhängig. Ändern sich die Lungenverhältnisse des Patienten (z.B. auch durch Umlagerung oder Bronchialsekret), so ändern sich auch die Tidalvolumina, d.h. bei akuter Veränderung kann das Tidalvolumen rasch abfallen. Deshalb ist es bei druckkontrollierter Beatmung sehr wichtig, das Atemminutenvolumen genau zu überwachen und die Grenzwerte (insbesondere die untere AMV-Grenze) entsprechend einzustellen, um Veränderungen (Hyper- oder Hypoventilation) rasch zu bemerken.

An Respiratoren der neueren Generation ist die druckkontrollierte Beatmung zunehmend als BIPAP$_{Assist}$ realisiert, d.h. der Beatmung liegt vom Prinzip her eine BIPAP-Beatmung (☞ 5.3.6) zugrunde, bei der der Patient auf dem oberen Druckniveau spontan dazuatmen kann. Im Gegensatz zum „echten" BIPAP erfolgt jedoch der Wechsel vom oberen auf das untere Druckniveau unabhängig von den Atembemühungen des Patienten. Einatembemühungen

des Patienten auf dem unteren Druckniveau lösen eine maschinelle Inspiration, also einen Wechsel vom unteren auf das obere Druckniveau aus.

Sonderformen der druckkontrollierten Beatmung: PRVC, IPPV Autoflow® und APV

Die Beatmungsformen **IPPV-Autoflow®**, **PRVC** (**p**ressure-**r**egulated **v**olume-**c**ontrolled, d.h. druckregulierte-volumenkontrollierte Beatmung, kurz DRVK) und **APV** *(adaptive pressure ventilation)* sind druckkontrollierte Beatmungsformen, die sich dadurch auszeichnen, dass der Beatmungsdruck innerhalb eingestellter Grenzen vom Respirator automatisch den aktuellen Lungenverhältnissen angepasst wird. Sie verbinden die Vorteile der druckkontrollierten mit denen der volumenkontrollierten Beatmung. Beide Beatmungsformen unterscheiden sich u.a. in der Art und Weise, mit der das „Start-Druckniveau" ermittelt wird.

PRVC
Bei **PRVC** (realisiert an Respiratoren der Firma Siemens) wird zu Beginn der Beatmung ein **Zieltidalvolumen** vorgegeben. Der Respirator beginnt die Beatmung mit einem *Testatemzug:* Beim Servo 300 ist der Testatemzug ein druckkontrollierter Atemhub mit 10 mbar Inspirationsdruck. Mit diesem Testatemzug errechnet der Respirator den Inspirationsdruck, den er voraussichtlich benötigt, um das Zieltidalvolumen zu applizieren. Der nächste Atemhub ist dann ein druckkontrollierter Atemhub mit dem errechneten Inspirationsdruck. Beim Servo i wird ein volumenkontrollierter Atemhub als Testatemzug verabreicht und der dabei ermittelte Plateaudruck als Startinspirationsdruck für den folgenden Atemhub verwendet (bei diesem Gerät kann der Patient nach Ablauf der inspiratorischen Flowphase auf dem oberen Druckniveau spontan dazuatmen).
• Kann das Zieltidalvolumen mit diesem Inspirationsdruck nicht verabreicht werden, wird der Inspirationsdruck des nächsten Atemhubes um max. 3 mbar erhöht. Ist es auch mit diesem höheren Inspirationsdruck nicht möglich, das Zieltidalvolumen zu verabreichen, wird der Inspirationsdruck des folgenden Atemhubes nochmals um max. 3 mbar erhöht. Dies wiederholt sich solange, bis der Inspirationsdruck ausreicht, um das

Zieltidalvolumen zu verabreichen. Dabei wird jedoch aus Sicherheitsgründen der *Inspirationsdruck* bis auf *max. 5 mbar unterhalb der oberen Beatmungsdruckgrenze* erhöht. Sobald diese Grenze erreicht ist, verabreicht der Respirator kleinere Atemhübe (d.h. er wird volumeninkonstant) und gibt Alarm

- Wird das Zieltidalvolumen überschritten (z.B. weil sich die pulmonale Situation des Patienten bessert), vermindert der Respirator den Beatmungsdruck schrittweise solange, bis wieder das eingestellte Zieltidalvolumen erreicht ist.

 Bei PRVC, IPPV Autoflow® und APV immer darauf achten, dass die obere Druckgrenze der Situation des Patienten angemessen eingestellt ist, da der Beatmungsdruck bei Bedarf bis auf Werte von 5 mbar unterhalb dieses Drucks nachgeregelt wird.

Die am Respirator einzustellenden Beatmungsparameter entsprechen denen der volumenkontrollierten Beatmung. Das eingestellte Atemhub- bzw. Atemminutenvolumen entspricht dem Zieltidalvolumen bzw. Zielminutenvolumen.

IPPV Autoflow®

Auch bei **IPPV Autoflow**® (realisiert an Respiratoren der Firma Dräger) wird ein Zieltidalvolumen eingestellt und zunächst ein Testatemzug verabreicht. Dabei handelt es sich um einen volumenkontrollierten Atemhub. Der beim Testatemzug ermittelte Plateaudruck (p_{plat}) wird als Startwert gewählt, d.h. der Inspirationsdruck des folgenden Atemhubes entspricht dem zuvor ermittelten Plateaudruck. Im weiteren Beatmungsverlauf wird der Inspirationsdruck dann in Schritten von ± 3 mbar gesteigert oder verringert, um das Zieltidalvolumen zu verabreichen. Im Vergleich zu PRVC weist IPPV Autoflow® zwei Besonderheiten auf:

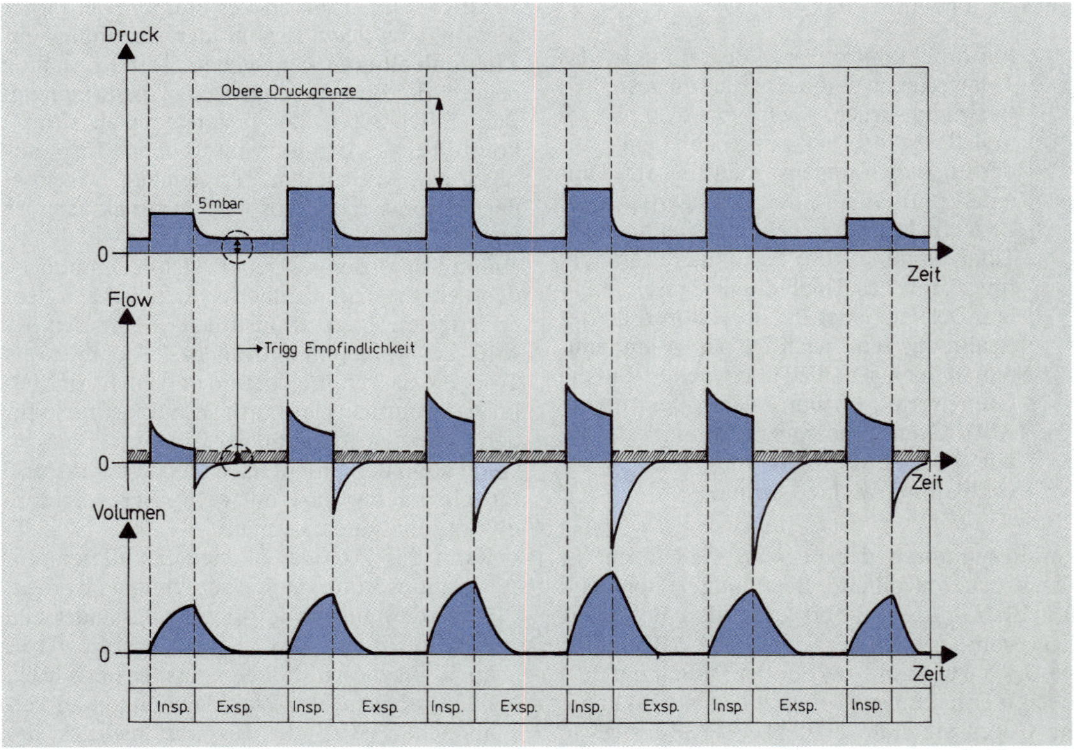

Abb. 5.7 b: Druck-, Flow- und Volumendiagramm bei PRVC mit PEEP und Flowtrigger. Bei dieser Beatmungsform reguliert der Respirator den Inspirationsdruck innerhalb gewisser Grenzen ständig, so dass er nur so hoch ist, dass das eingestellte Zieltidalvolumen verabreicht werden kann (☞ Text).

- Ist das Zieltidalvolumen vor Ablauf der Inspirationszeit verabreicht (d.h. der Flow ist innerhalb der Inspirationszeit auf 0 abgesunken), kann der Patient in der verbleibenden Inspirationszeit spontan atmen. Der Inspirationsdruck (Plateaudruck) bleibt dabei erhalten
- Eine Begrenzung des Tidalvolumens kann durch die Alarmgrenze V_{ti} erreicht werden, bei Überschreiten wird vor Ende der Inspiration auf das PEEP Niveau umgeschaltet.

Wie bei PRVC wird auch bei IPPV Autoflow® der Inspirationsdruck auf max. 5 mbar unterhalb der oberen Druckgrenze (p_{aw}) angehoben. Bei Überschreiten dieser Grenze gibt der Respirator Alarm.

APV

Bei **APV** (realisiert an Respiratoren der Firma Hamilton medical) wird ein Zielminutenvolumen eingestellt bzw. ergibt sich aus der eingestellten Beatmungsfrequenz und dem eingestellten Tidalvolumen. Dann werden zunächst 2 – 5 Testatemzüge verabreicht. Im weiteren Verlauf variiert der Respirator den Inspirationsdruck um jeweils ± 2 mbar, um das Zieltidalvolumen zu erreichen. Der Inspirationsdruck wird dabei auf maximal 10 mbar unterhalb der oberen Druckgrenze angehoben. Die weiteren Einstellungen am Respirator entsprechen der bei volumenkontrollierter Beatmung (☞ 5.3.1). APV kann einer druckkontrollierten oder SIMV-druckkontrollierten (PCV-SIMV) Beatmung zugeschaltet werden.

5.3.2 Assistierte kontrollierte Beatmung

Assistierte kontrollierte Beatmung (auch *assisted mandatory ventilation,* kurz *AMV, synchronized controlled mandatory/mechanical ventilation,* kurz *S-CMV* oder *synchonized intermittend/continuous positiv pressure ventilation,* kurz *S-IPPV* bzw. *S-CPPV*): Kontrollierte Beatmung (☞ 5.3.1) mit der Möglichkeit der Triggerung (Trigger ☞ 5.2.5).

Bei der assistiert kontrollierten Beatmung wird der Patient kontrolliert beatmet **und** hat zusätzlich die Möglichkeit zu **triggern,** d.h. zusätzliche Atemzüge auszulösen:

- Triggert der Patient den Respirator (d.h. die Triggerschwelle wird erreicht), verabreicht der Respirator nach einer gewissen Zeit (Triggerlatenz ☞ 5.2.5) einen maschinellen Atemhub entsprechend der eingestellten Beatmungsparameter, also z.B. einen volumenkontrollierten Atemzug definierter Größe und Atemzeitverhältnis. Da die maschinellen Atemhübe entsprechend den Einatembemühungen des Patienten verabreicht werden, also seinem Atemrhythmus angepasst sind, wird diese Beatmungsform als *synchron* bezeichnet. Triggert der Patient den Respirator, so verkürzt sich automatisch die Exspirationsphase des vorangegangenen Atemzugs mehr oder weniger stark. Dadurch ist die tatsächliche Atemfrequenz höher als die eingestellte Atemfrequenz (da der Patient ja zusätzliche Atemzüge auslöst). Diese Differenz zwischen tatsächlicher und eingestellter Atemfrequenz ist ein wichtiges Merkmal um zu erkennen, ob der Patient überhaupt triggert. Zusätzlich wird ein getriggerter Atemzug an den meisten Respiratoren angezeigt, z.B. in dem ein entsprechendes Lämpchen kurz aufleuchtet
- Triggert der Patient nicht, so erhält er die eingestellte kontrollierte Beatmung.

 Kontrollierte Beatmung und assistierte kontrollierte Beatmung unterscheiden sich lediglich in der Möglichkeit zu triggern. Deshalb ist es sehr wichtig, dass der Trigger dem einzelnen Patienten entsprechend sinnvoll eingestellt ist. Weder soll der Patient große Anstrengungen aufbringen müssen, um das Gerät zu triggern, noch soll es zur Selbsttriggerung des Respirators kommen (☞ Trigger 5.2.5).

Vorteile und Nachteile der assistierten kontrollierten Beatmung

Gegenüber der reinen kontrollierten Beatmung zeichnet sich die assistierte kontrollierte Beatmung durch folgende **Vorteile** aus:
- Da der Patient synchron zu seinen Einatembemühungen Atemzüge erhält, hat er nicht das Gefühl, dem Respirator hilflos ausgeliefert zu sein (kein „Kampf gegen das Beatmungsgerät"). Daher ist i.d.R. eine weniger tiefe Sedierung ausreichend

- Bei Verwendung eines Drucktriggers sinkt der Beatmungsdruck in der Triggerphase um die eingestellte Triggerschwelle ab. Dies verbessert den venösen Rückstrom zum Herzen (☞ 5.7.2)
- Einatembemühungen des Patienten müssen nicht unterdrückt werden, sondern bleiben erhalten. Dadurch bleibt die Atemmuskulatur – wenn auch in geringem Umfang – aktiv.

Nachteilig sind folgende Faktoren:
- Atmet der Patient mit einer hohen Frequenz (z.B. bei Unruhe, Schmerzen oder Durchgangssyndrom), kann es zu einer *Hyperventilation* kommen, da die eingestellte Atemfrequenz und das eingestellte Atemminutenvolumen (beides auf die Bedürfnisse des Patienten eingestellt) weit überschritten werden. Diese kann eine *respiratorische Alkalose* (☞ 1.3.2) verursachen
- Bei hoher Atemfrequenz reicht die Zeit zur Exspiration evtl. nicht aus, um das Gas komplett abzuatmen. Dadurch kann es zum *Airtrapping* kommen (☞ 6.3)
- Der Patient hat wenig Einfluss auf das verabreichte Tidalvolumen, d.h. die Luftmenge des verabreichten Atemzugs entspricht evtl. nicht dem Bedürfnis des Patienten (maschineller Atemzug kann zu groß oder zu klein sein).

Einstellen der assistierten kontrollierten Beatmung

Grundsätzlich muss entschieden werden, welche Form der kontrollierten Beatmung (volumenkontrolliert, druckkontrolliert oder modifizierte Formen der druckkontrollierten Beatmung) der assistiert-kontrollierten Beatmung zu Grunde gelegt werden soll. Diese Beatmungsform und die entsprechenden Beatmungsparameter werden am Respirator eingestellt (☞ kontrollierte Beatmung 5.3.1). Zusätzlich wird der Trigger aktiviert (☞ 5.2.5).
Auch die Beatmungsgrenzwerte und Alarme werden entsprechend der gewählten Beatmungsform eingestellt. Wichtig ist vor allem die Einstellung des oberen Grenzwertes für das Atemminutenvolumen, um eine Hyperventilation rechtzeitig zu erkennen.

5.3.3 SIMV

 SIMV (*synchronized intermittend mandatory ventilation, synchronisierte intermittierende maschinelle Beatmung*): Beatmung, bei der eine gewisse Anzahl maschineller Atemhübe eingestellt und synchronisiert verabreicht werden. Zwischen den maschinellen Atemzügen kann der Patient spontan atmen (optional mit Druckunterstützung ☞ 5.3.4). Sehr häufig eingesetzt im Rahmen der Respiratorentwöhnung (Weaning ☞ 5.9).

Ablauf der Beatmung bei SIMV

Bei SIMV wechseln sich maschinelle Atemzüge und Spontanatmungsphasen ab, d.h. nach einem maschinellen Atemzug folgt jeweils eine bestimmte Zeit, in der der Patient spontan atmen kann. Dann folgt wieder ein maschineller Atemzug usw. Wie viele maschinelle Atemzüge pro Minute verabreicht werden ist abhängig von der eingestellten SIMV-Frequenz.

SIMV-Frequenz
Wie viele maschinelle Atemzüge der Patient pro Minute bekommen soll wird am Respirator am Regler für die SIMV-Frequenz eingestellt. Darüber hinaus muss der Anwender festlegen, ob die maschinellen Atemzüge volumenkontrolliert (SIMV-volumenkontrolliert) oder druckkontrolliert verabreicht werden (SIMV-druckkontrolliert, kann auch mit den Sonderformen der druckkontrollierten Beatmung ☞ 5.3.1 erfolgen, z.B. als SIMV-PRVC). Mit diesen Einstellungen ist festgelegt, wie oft und in welchem Modus der Respirator maschinelle Atemzüge verabreicht. Darüber hinaus ist mit der SIMV-Frequenz festgelegt, wie lange ein einzelner SIMV-Zyklus dauert (teilt man eine Minute durch die eingestellte SIMV-Frequenz, ergibt sich die Zeitdauer des SIMV-Zyklus, d.h. SIMV-Zyklus [in Sek.] = 60 Sek. : SIMV-Frequenz).

 Da bei SIMV immer eine gewisse Anzahl maschineller Atemhübe verabreicht werden, erhält der Patient ein mehr oder weniger großes „Mindest-AMV". Dieses ist umso größer, je höher die SIMV-Frequenz und je größer der präformierte Atemhub ist (Tidalvolumen bei SIMV-volumenkontr./ Beatmungsdruck bei SIMV-druckkontr.).

SIMV-Zyklus

Ein **SIMV-Zyklus** besteht aus
- Einer **SIMV-Periode,** in der der Respirator den maschinellen Atemzug verabreicht. Dieser Atemzug ist präformiert, d.h. es handelt sich um einen (volumen- oder druck-)kontrollierten Atemzug (kontrollierte Beatmung ☞ 5.3.1), und wird vom Respirator *synchronisiert* verabreicht (daher auch die Bezeichnung **SIMV**), d.h. die Inspiration beginnt jeweils dann, wenn der Patient durch Einatembemühungen die Triggerschwelle erreicht hat. Um dies technisch zu ermöglichen, beginnt jede SIMV-Periode mit einer Zeit, in der der Respirator auf Einatembemühungen des Patienten wartet (diese Zeitspanne wird als *Erwartungszeitfenster* bezeichnet):
  - Triggert der Patient im Erwartungszeitraum, folgt auf den Trigger der maschinelle Atemzug
  - Triggert der Patient im Erwartungszeitraum nicht, folgt der maschinelle Atemzug unmittelbar nach Ablauf der Erwartungszeit.
- Einer **Spontanatemphase.** In dieser Zeit kann der Patient spontan atmen, d.h. Atemfrequenz, Tidalvolumen und Atemzeitverhältnis selbst bestimmen. Ist am Respirator ein PEEP eingestellt, so ist dieser auch während der Spontanatemphase wirksam (die Spontanatemphase entspricht dann der CPAP-Atmung). Häufig wird zusätzlich eine inspiratorische Druckunterstützung (☞ 5.3.4) eingestellt, um die Spontanatmung des Patienten zu unterstützen. Dies soll erhöhte Atemwiderstände durch das Beatmungsschlauchsystem und den Tubus ausgleichen und die Entwöhnung vom Respirator erleichtern.

 Wie lange die SIMV-Periode und das Erwartungszeitfenster dauern, hängt neben der eingestellten SIMV-Frequenz auch vom verwendeten Respirator ab. So ist z.B. beim Respirator Evita 4 (Fa. Dräger) das Erwartungszeitfenster immer 5 Sek. lang, während bei den Servoventilatoren (Fa. Siemens) die Dauer des Erwartungszeitfensters über die Beatmungsfrequenz (CMV-Frequenz) geregelt wird. Wichtig ist daher die genaue Kenntnis der Funktionsweise der einzelnen Respiratoren, um die für den Patienten optimale Einstellung vornehmen zu können.

Beatmungsparameter bei SIMV

Beatmungsparameter, die eingestellt werden müssen
- SIMV-Modus (SIMV-volumenkontrolliert, SIMV-druckkontrolliert oder SIMV-PRVC)
- SIMV-Frequenz und/oder Beatmungsfrequenz (je nach Respirator)
- Atemzeitverhältnis (regelt den zeitlichen Ablauf der maschinellen Atemhübe)
- Tidalvolumen (bei SIMV-volumenkontrolliert) oder Beatmungsdruck (bei SIMV-druckkontrolliert)
- Sauerstoffkonzentration
- Trigger.

Beatmungsparameter, die zusätzlich eingestellt werden können
- PEEP
- Inspiratorische Druckunterstützung.

Beatmungsgrenzwerte und Alarme
Bei SIMV-volumenkontrolliert entsprechen die Beatmungsgrenzwerte und Alarme denen bei volumenkontrollierter Beatmung ☞ 5.3.1, bei SIMV-druckkontrolliert entsprechen sie denen der druckkontrollierten Beatmung ☞ 5.3.1. Zusätzlich bei beiden Formen der SIMV die obere Atemfrequenzgrenze *(Hechelüberwachung)* einstellen.

Vorteile und Nachteile von SIMV

Im Gegensatz zur assistiert kontrollierten Beatmung (☞ 5.3.1) wird bei SIMV *nicht* bei jeder Einatembemühung des Patienten ein präformierter Atemhub verabreicht, sondern alle Atemzüge, die über der SIMV-Frequenz liegen, sind spontane (druckunterstützte, falls Druckunterstützung eingestellt ist) Atemzüge. Damit kann der Patient besser seinen Bedürfnissen entsprechend atmen.
Die Invasivität der Beatmung resultiert bei SIMV aus der Einstellung der SIMV-Frequenz: Bei einer hohen SIMV-Frequenz (z.B. 12/Min.) übernimmt der Respirator nahezu 100 % der Atemarbeit, bei niedriger SIMV-Frequenz (z.B. 5/Min.) liegt die Atemarbeit überwiegend beim Patienten.

Vorteile
- Das Maß der Unterstützung kann abhängig vom Patientenzustand eingestellt werden

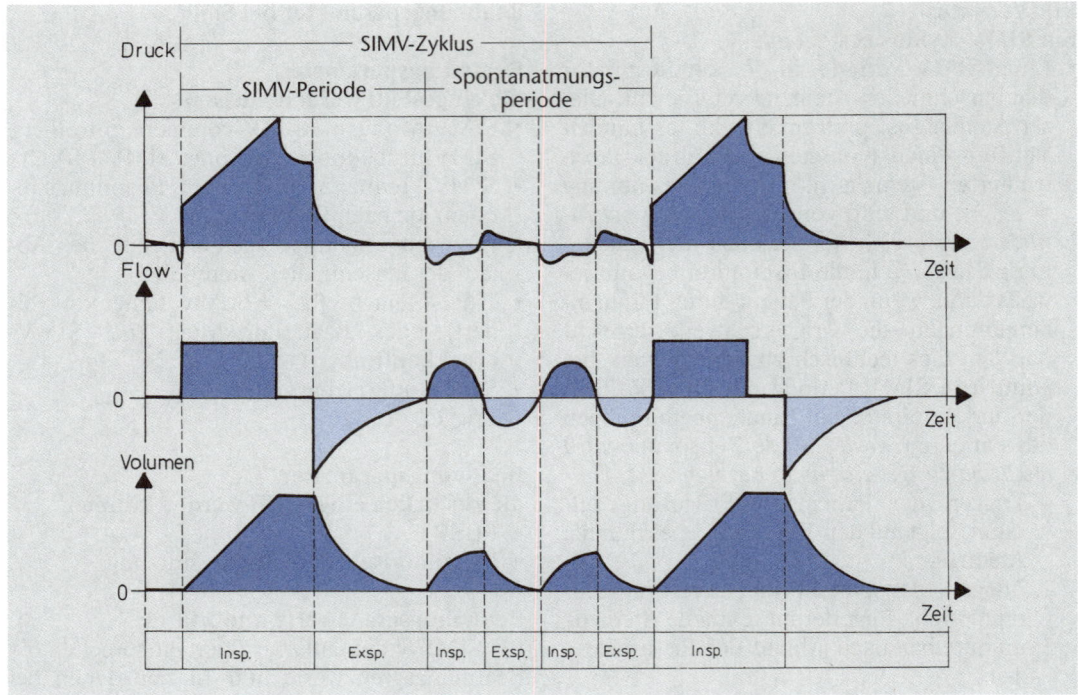

Abb. 5.8: Druck-, Flow- und Volumendiagramm bei SIMV-volumenkontrolliert mit Drucktrigger.

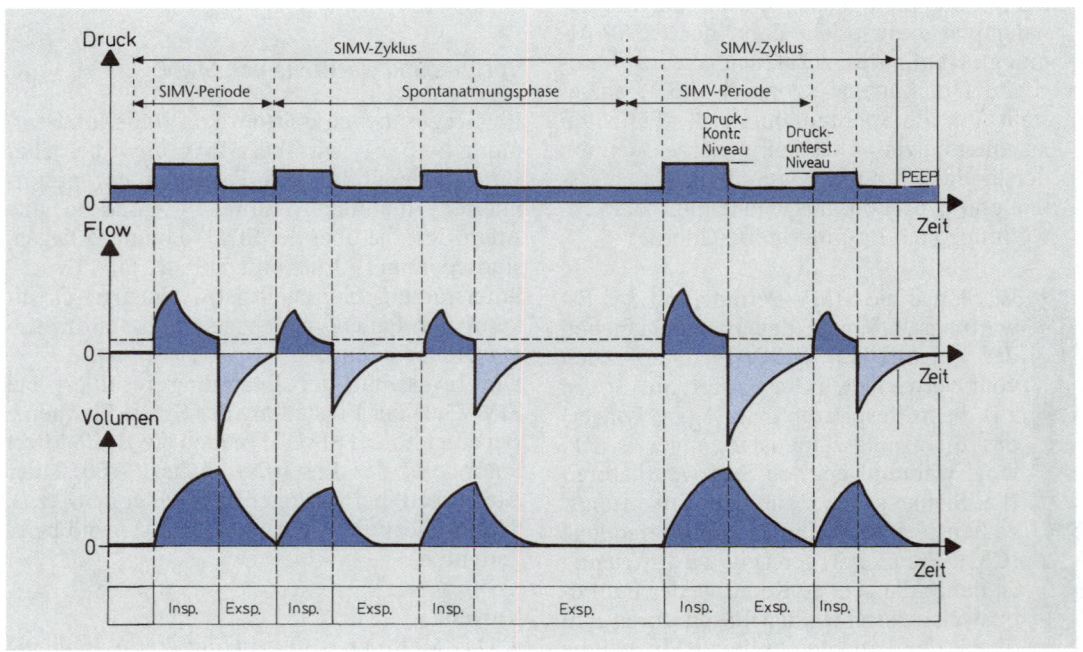

Abb. 5.9: Druck-, Flow- und Volumendiagramm bei SIMV-druckkontrolliert (PCV-SIMV) mit Druckunterstützung und Flowtrigger.

- Eine langsame Reduzierung der Beatmungs-invasivität und damit eine kontinuierliche Entwöhnung ist möglich
- Mittels Veränderung der SIMV-Frequenz ist ein fließender Übergang zu mehr bzw. weniger Beatmungsinvasivität möglich (z.B. Erhöhung der SIMV-Frequenz nachts und Reduktion der SIMV-Frequenz tagsüber)
- Ein gewisses Mindest-Minutenvolumen ist garantiert (kann aber abhängig von der Einstellung im Fall einer Apnoe zu gering sein!)
- Der Bedarf an Sedativa ist i.d.R. niedriger als bei kontrollierter oder assistiert kontrollierter Beatmung.

Nachteile
- Bei hoher SIMV-Frequenz ist die Beatmung sehr invasiv
- In der Spontanatmungsperiode besteht die Gefahr, dass der Patient *hechelt* (hohe Atemfrequenz und geringes Tidalvolumen)
- Atmet der Patient während der Spontanatemperiode gar nicht, erhält er nur das über die maschinellen Atemhübe verabreichte Mindest-Minutenvolumen. Ist dieses nur sehr gering, z.B. 2 l/Min. bei einer SIMV-Frequenz von 5/Min. und einem Tidalvolumen von 400 ml, kann es rasch zur *Hypoventilation* kommen
- Bei zu hoher Druckunterstützung und zu hoher SIMV-Frequenz kann es zu einer *Hyperventilation* kommen.

Werden die kontrollierten Hübe bei der SIMV-Beatmung volumenkontrolliert verabreicht (konstanter Flow) und die Spontanatmung des Patienten mit Druckunterstützung kombiniert (dezelerierender Flow), haben die Patienten oft Probleme, sich zu adaptieren. Abhilfe schafft das Übergehen auf eine druckkontrollierte SIMV-Beatmung, da dabei die mandatorischen Atemhübe druckkontrolliert verabreicht werden und damit denselben Flowverlauf (dezelerierend) haben wie druckunterstützte Spontanatemzüge (☞ Druck-, Flow-, Volumendiagramm bei druckkontrollierter Beatmung 5.3.1, bei inspiratorischer Druckunterstützung 5.3.4).

SIMV zur Respiratorentwöhnung
SIMV wird häufig im Rahmen der Respiratorentwöhnung eingesetzt. Dann wird die SIMV-Frequenz mit fortschreitender Entwöhnung schrittweise reduziert; damit steigt der Anteil des Patienten an der Atemarbeit (Vorgehen ☞ 1.1.3).

5.3.4 Inspiratorische Druckunterstützung

Inspiratorische Druckunterstützung *(inspiratory pressure support* kurz IPS): Beatmung, bei der die Inspirationsluft mit einem vorgewählten Druckniveau verabreicht wird. Der Patient bestimmt Atemfrequenz, Tidalvolumen und Atemzeitverhältnis.
Zahlreiche, teils von den Herstellfirmen der Beatmungsgeräte festgelegte Synonymbezeichnungen: *Pressure support ventilation* (kurz *PSV*), *assisted spontaneous breathing* (kurz *ASB*), *inspiratory flow assistance* (kurz *IFA*), *inspiratory help system* (kurz *IHS*), *druckunterstützte Beatmung* (kurz *DU*), *Hilfsdruck* (kurz *HD*) und *Inspirationshilfe* (*inspiratory help*, kurz *I-Help*). Häufig zusätzlich eingestellt bei SIMV (☞ 5.3.3) oder BIPAP (☞ 5.3.6).

Eine reine inspiratorische Druckunterstützung (d.h. Druckunterstützung ist nicht kombiniert mit SIMV oder BIPAP) ist nur möglich bei ausreichendem Atemantrieb des Patienten, d.h. der Patient muss triggern können.

Ablauf eines Atemzyklus bei inspiratorischer Druckunterstützung

Sobald der Patient triggert (d.h. die Triggerschwelle erreicht), strömt das Inspirationsgas mit einem wählbaren Druckniveau in den Patienten. Abhängig von der Höhe des Druckniveaus und den Lungenverhältnissen des Patienten strömt mehr oder weniger Luft in die Lunge des Patienten. Da das eingestellte Druckniveau gleich nach Beginn der Inspiration bzw. nach Ablauf der Inspirationsanstiegszeit erreicht wird, resultiert ein dezelerierender Flow. Während der Exspiration fällt der Druck auf den Atmosphärendruck bzw. das PEEP-Niveau ab (i.d.R. ist die inspiratorische Druckunterstützung mit einem PEEP kombiniert).

Umschaltung von Inspiration auf Exspiration

Wann der Respirator von Inspiration auf Exspiration umschaltet variiert abhängig vom Gerätehersteller und Respiratortyp. Bei den meisten Geräten ist der Inspirationsflow das entscheidende Kriterium:

- **Flowgesteuerte Umschaltung:** Sobald der Inspirationsflow einen gewissen Wert unterschreitet, schaltet der Respirator auf Exspiration um
  - Dieser Wert kann absolut sein, z.B. 2 – 6 l/Min
  - Der Wert kann aber auch relativ sein, d.h. ein gewisser Prozentsatz vom Spitzenflow (z.B. 25 %)
- **Zeitgesteuerte Umschaltung:** Dies ist meist ein zusätzliches Umschaltkriterium, das der Patientensicherheit dient. Sobald eine gewisse Inspirationsdauer überschritten ist (gebräuchlich sind z.B. 4 Sek.) schaltet der Respirator unabhängig von anderen Kriterien auf Exspiration um. Dies ist vor allem wichtig bei Undichtigkeiten im Beatmungssystem (z.B. defekter Cuff), da hier der Inspirationsflow oft nicht unter die „Umschaltgrenze" absinkt. Bei Servoventilatoren (Fa. Siemens) kann die Zeitdauer über die CMV-Frequenz variabel eingestellt werden (nach 80 % des eingestellten Zyklus schaltet das Gerät um)
- **Druckgesteuerte Umschaltung:** Sobald ein gewisses Druckniveau (z.B. 2 mbar über dem eingestellten Druckniveau) oder die obere Druckgrenze (☞ 5.3.8) erreicht ist, schaltet der Respirator um auf Exspiration. Dies ist z.B. häufig der Fall wenn der Patient hustet.

Darüber hinaus existieren weitere firmenspezifische Umschaltmechanismen, auf die hier jedoch nicht näher eingegangen werden kann. Detaillierte Informationen dazu entnehmen Sie bitte den Betriebsanleitungen der jeweiligen Geräte.

Einstellen des inspiratorischen Druckniveaus

Die Höhe der Druckunterstützung richtet sich nach der Patientensituation. Grundsätzlich gilt: Je höher das inspiratorische Druckniveau eingestellt ist, desto weniger Atemarbeit muss der Patient selbst leisten.
Wichtigstes Kriterium bei der Einstellung der inspiratorischen Druckunterstützung ist das

Tidalvolumen: Die Druckunterstützung wird so hoch gewählt, dass die Atemzüge des Patienten ausreichend groß sind. In der Regel wird ein inspiratorisches Druckniveau zwischen 8 – 15 mbar eingestellt.

 Beachte
- Bei manchen Respiratoren wird die Druckunterstützung über PEEP eingestellt, d.h. die effektive Druckunterstützung ist die Summe aus eingestelltem Druckniveau und PEEP
- Bei manchen Respiratoren wird die Druckunterstützung inclusive PEEP eingestellt, d.h. die effektive Druckunterstützung entspricht der eingestellten Druckunterstützung.

Nur eine Druckunterstützung über 5 – 10 mbar wirkt sich positiv auf die Atmung des Patienten aus. Geringere Druckniveaus werden kaum wirksam, da sie erforderlich sind, um die Strömungswiderstände der Beatmungsschläuche sowie des Tubus bzw. der Trachealkanüle zu kompensieren. Atmet also beispielsweise ein intubierter oder tracheotomierter Patient mit einer Druckunterstützung von 8 mbar, kann man davon ausgehen, dass seine Atemarbeit der einer Spontan- bzw. CPAP-Atmung (bei eingestelltem PEEP) entspricht, da die Druckunterstützung lediglich die Strömungswiderstände kompensiert.

Beatmungsparameter bei druckunterstützter Beatmung

Beatmungsparameter, die eingestellt werden müssen
- Trigger (Einstellung ☞ 5.2.5)
- Sauerstoffkonzentration
- Atemfrequenz (definiert die Zeitdauer eines Atemzyklus, die an manchen Respiratoren Kriterium für die zeitgesteuerte Umschaltung ist ☞ 6.1.2).

Beatmungsparameter, die eingestellt werden können
- PEEP. Wird i.d.R. zusätzlich eingestellt (PEEP-Niveau meist 5 – 8 mbar)
- Inspirationsanstiegszeit (☞ 5.2.2) kann bei manchen Beatmungsgeräten auch hier eingestellt werden. Bei langer inspiratorischer Anstiegszeit kann der Patient Luftnot verspüren,

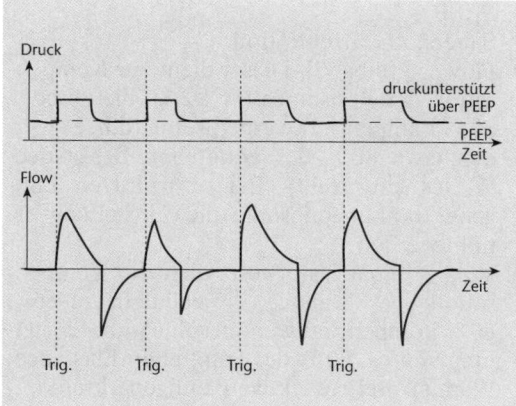

Abb. 5.10: Druck-, Flowdiagramm bei inspiratorischer Druckunterstützung mit PEEP und Flowtrigger.

da das Gas zu langsam anflutet. Bei zu kurzer inspiratorischer Anstiegszeit kann die Inspiration zu früh abgebrochen werden, da die Schwelle für die flowgesteuerte Umschaltung (☞ 6.1.2) noch während der Inspiration des Patienten erreicht wird. Eine gute Beobachtung und – sofern möglich – Kommunikation mit dem Patienten ist deshalb sehr wichtig.

Beatmungsgrenzwerte und Alarme
Eingestellt werden die Grenzwerte für die Atemfrequenz und das Tidalvolumen bzw. das daraus resultierende Atemminutenvolumen, um eine Hypo- oder Hyperventilation, eine Hechelatmung oder gar eine Apnoe rechtzeitig erkennen zu können.
- Die Beatmungsfrequenz und die Tidalvolumina sollten im physiologischen Bereich liegen. Eine sehr niedrige Frequenz (< 6 – 8/Min.) und hohe Tidalvolumina sprechen für eine zu hohe Druckunterstützung, eine hohe Frequenz mit niedrigen Tidalvolumina für eine zu niedrige Druckunterstützung. Patienten mit einer hohen Frequenz und hohen Tidalvolumina sind oft auch sehr unruhig und ängstlich. Ihnen sollte ihre Situation einfühlsam erläutert werden. Reicht das alleine nicht aus um die Unruhe bzw. Angst des Patienten zu mindern ist ggf. auch die Gabe von Sedativa erforderlich. Hat das keinen Erfolg, ist eine druckunterstützte Beatmung für diesen Patienten evtl. nicht geeignet
- Zusätzlich wird immer die obere Druckgrenze eingestellt, damit eine Inspiration im Bedarfsfall unterbrochen wird und keine zu ho-

hen Beatmungsdrücke entstehen können, z.B. wenn der Patient hustet.

Da manche Respiratoren im Falle einer Apnoe die „backup-ventilation" (Apnoe-Beatmung ☞ 5.3.8) aktivieren, muss diese dem Patienten entsprechend eingestellt werden.

Vorteile und Nachteile der druckunterstützten Beatmung

Vorteile
- Der Patient steuert die Beatmung im Wesentlichen selbst
- Der Bedarf an Sedativa ist i.d.R. sehr niedrig
- Die Atemmuskulatur bleibt aktiv
- Der mittlere Atemwegsdruck (☞ 1.2.1) ist relativ niedrig, daher sind die Nebenwirkungen der Beatmung weniger ausgeprägt
- Eine druckunterstützte Beatmung kann auch noninvasiv, d.h. über eine Gesichts- oder Nasenmaske vorgenommen werden (Non-invasive Ventilation, kurz NIV ☞ 5.4).

Nachteile
- In der Akutphase einer Erkrankung ist eine druckunterstützte Beatmung oft nicht geeignet, etwa weil der Patient sediert und evtl. auch relaxiert werden muss, um den Sauerstoffverbrauch zu senken
- Manche (vor allem ältere) Respiratoren starten im Fall einer langsamen oder aussetzenden Atmung keine „Back-up-Ventilation" (Apnoe-Beatmung), d.h. es kann rasch eine Hypoventilation oder Apnoe entstehen, die nur dann umgehend erkannt werden kann, wenn die untere Alarmgrenze für das AMV bzw. die Atemfrequenz entsprechend eingestellt sind.

Sonderformen der inspiratorischen Druckunterstützung: VS und PAV

Bei der (Be-)Atmungsform **VS** (volume support, d.h. volumenunterstützte Beatmung) reguliert der Respirator die Höhe der inspiratorischen Druckunterstützung automatisch innerhalb gewisser Grenzen. Der Anwender stellt am Respirator das zu erzielende Tidalvolumen, das Atemminutenvolumen und die gewünschte Atemfrequenz ein. Der erste Atemzug des Patienten ist dann ein Testatemzug mit 5 oder 10 mbar Druckunterstützung (je nach Softwareversion). Die weitere (Be-)Atmung verläuft dann wie die oben beschriebene konventionelle druckunterstützte Beatmung. Wesentliche Unterschiede sind:

- Der Respirator passt die Höhe der Druckunterstützung laufend den aktuellen Erfordernissen an, d.h. der Unterstützungsdruck wird in Schritten von max. 3 mbar (zwischen den einzelnen Atemzügen) gesenkt oder angehoben. Der maximale Unterstützungsdruck liegt bei 5 mbar unter der eingestellten oberen Druckgrenze
- Bleibt die Atemfrequenz des Patienten unter der eingestellten Atemfrequenz und übersteigt das spontane Minutenvolumen das eingestellte AMV, reduziert der Respirator den Unterstützungsdruck so lange, bis das eingestellte Minutenvolumen wieder erreicht ist
- Atmet der Patient mit einer höheren als der eingestellten Atemfrequenz, bleibt die Größe der Tidalvolumina gleich. Daraus resultiert eine Erhöhung des Minutenvolumens, ein Hecheln wird so verhindert
- Atmet der Patient mit einer niedrigeren Frequenz als der eingestellten, errechnet der Respirator auf der Basis des eingestellten Atemminutenvolumens ein neues Zieltidalvolumen (dieses kann maximal 150 % des voreingestellten Tidalvolumens betragen, z.B. max. 750 ml bei einem eingestellten Tidalvolumen von 500 ml), um das eingestellte Atemminutenvolumen zu erreichen.

Im Fall einer Apnoe (> 20 Sek.) schaltet das Gerät auf PRVC Beatmung um und gibt Alarm.

PAV

Bei der (Be-)Atmungsform **PAV** (*proportional assist ventilation*, auch *proportional pressure support*, kurz PPS oder *proportional pressure ventilation*, kurz PPV) variiert der Respirator die Höhe der inspiratorischen Druckunterstützung abhängig von den Einatembemühungen des Patienten: Je größer die Einatembemühungen des Patienten desto höher die inspiratorische Druckunterstützung (positive Rückkopplung).

Um diese Beatmungsform für den Patienten gut einzustellen sind die Kenntnis der Elastance (entspricht 1/Compliance ☞ 1.2.1) sowie der Resistance (☞ 1.2.1) notwendig.

Zur PAV werden die folgenden Parameter am Respirator eingestellt:

- PEEP
- Sauerstoffkonzentration
- $Flow_{assist}$ [mbar/l]. Dieser dient zur Kompensation der Resistance (☞ 1.2.1), die zu etwa 80 % kompensiert werden sollte (d.h. es werden etwa 80 % des ermittelten Resistance-Wertes eingestellt). Bei obstruktiven Lungenerkrankungen sollte die Einstellung erhöht werden
- Vol_{assist} [mbar/l/s]. Dieses dient zur Kompensation der Elastance, die ebenfalls zu etwa 80 % kompensiert werden sollte (d.h. Einstellung von ca. 80 % des ermittelten Elastance-Wertes). Bei restriktiven Lungenerkrankungen sollte die Einstellung erhöht werden.

Der wesentliche **Vorteil** von PAV gegenüber der herkömmlichen inspiratorischen Druckunterstützung ist die variabel an die Einatembemühungen des Patienten angepasste Druckunterstützung, d.h. die Beatmungsform passt sich besser an die Spontanatmung des Patienten an. Daraus resultiert ein höherer Patientenkomfort, der mit einem geringeren Bedarf an Sedativa einhergeht. **Nachteilig** sind die Gefahr einer Überkompensation (auch als „runaway" bezeichnet), die relativ zeitaufwendige Respiratoreinstellung sowie die eingeschränkte Funktion bei Leckagen des Systems. Zudem müssen die Resistance und die Elastance (bzw. Compliance) bekannt sein. Im Fall einer Apnoe startet der Respirator eine Apnoe-Beatmung.

Die einzustellenden Beatmungsgrenzwerte und Alarme entsprechen denen bei konventioneller inspiratorischer Druckunterstützung. Wichtig ist außerdem eine Überwachung des Patienten auf Zeichen einer Überkompensation, die sich vor allem in sehr hohen Tidalvolumina zeigt.

5.3.5 CPAP

 **CPAP** (*continuous positive airway pressure*, d.h. kontinuierlicher positiver Atemwegsdruck, auch *continuous positive pressure breathing*, kurz *CPPB*): Spontanatmung auf einem gegenüber dem Atmosphärendruck erhöhten Druckniveau.

Bei CPAP bleibt der Atemwegsdruck während des gesamten Atemzyklus im positiven Bereich, d.h. im Gegensatz zur Spontanatmung schwankt der Atemwegsdruck nicht um 0, son-

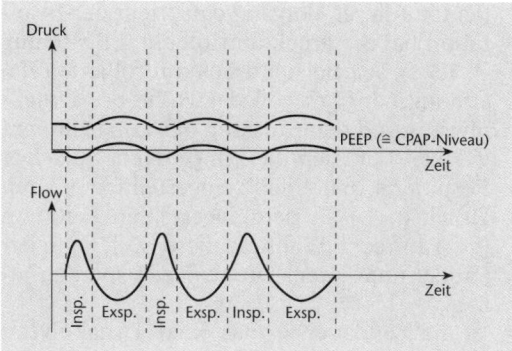

Abb. 5.11: Druck- und Volumendiagramm bei CPAP-Atmung (blaue Druckkurve) und bei Spontanatmung (schwarze Druckkurve). Die beiden Atemformen unterscheiden sich lediglich durch das PEEP-Niveau, durch das der Atemwegsdruck bei CPAP immer im positiven Bereich liegt.

dern um den eingestellten positiven Druck (CPAP-Niveau). Dieser positive Druck entspricht dem PEEP (☞ 5.2.4) und wird am Respirator meist auch am PEEP-Regler eingestellt.

CPAP kann über einen Tubus, eine Trachealkanüle oder über eine dicht sitzende Gesichtsoder Nasenmaske verabreicht werden (man spricht dann von Masken- oder Nasal-CPAP ☞ 5.3.5). Voraussetzungen für den Einsatz von CPAP ist ein erhaltener Atemantrieb des Patienten sowie eine ausreichende Atemmechanik. Massive Oxygenierungsstörungen (FiO$_2$ < 0,5) sollten nicht vorliegen. Insbesondere wenn spezielle CPAP-Geräte verwendet werden muss eine kontinuierliche Monitorüberwachung sowie eine engmaschige Kontrolle des Patienten sichergestellt sein, da diese Geräte häufig über gar keine oder nur sehr eingeschränkte Überwachungsfunktionen verfügen.

CPAP am Respirator und an CPAP-Geräten

Grundsätzlich kann CPAP über den Respirator oder über spezielle CPAP-Geräte (☞ 5.3.5) eingesetzt werden.

CPAP am Respirator
Bei CPAP am Respirator wird unterschieden zwischen Demand-Flow-CPAP und Flow-By-CPAP:
- Bei **Demand-flow-CPAP** (an den meisten Intensivrespiratoren realisiert) stellt der Respirator den Inspirationsflow zur Verfügung, sobald das CPAP-Niveau unterschritten wird

(Demand-Flow = angeforderter Flow; z.B. bis 180 l/min). Sobald das CPAP-Niveau überschritten wird stoppt der Respirator den Flow
- Bei **Flow-by-CPAP** (z.B. an Bennett-Respiratoren) strömt auch während der Exspiration ein kontinuierlicher Gasfluss (bis 20l/Min.) durch das Schlauchsystem. Atmet der Patient aus diesem Basisflow, erkennt das Gerät die Inspirationsbemühung und schaltet auf den Inspirationsflow (Demand-flow) um.

CPAP-Geräte
Spezielle CPAP-Geräte (z.B. Dräger CF 800 ☞ 5.3.5) ermöglichen ein **Continuous-Flow-CPAP**, d.h. während In- und Exspiration fließt ein eingestellter Frischgasflow durch das System. Das Frischgas wird in einem Reservoir bereitgehalten und der Flow auf etwa des 3-fache des AMV des Patienten eingestellt. Bei zu geringem Flow kann das CPAP-Niveau nicht über die gesamte Inspirationszeit gehalten werden, bei zu hohem Flow wird die Ausatmung erschwert. Der PEEP (und damit das CPAP-Niveau) wird an einem Ventil im Exspirationschlauch eingestellt.

Vorteile und Nachteile von CPAP

Die erwünschten, aber auch die unerwünschten Wirkungen des CPAP auf die verschiedenen Organe entsprechen im Wesentlichen den Wirkungen des PEEP (☞ 5.2.4).
Weitere **Vorteile** der CPAP-Atmung sind:
- Die Spontanatmung bleibt erhalten
- Der Atemwegsdruck verläuft (auf erhöhtem Niveau) physiologisch, d.h. er ist während der Inspiration geringer als während der Exspiration
- In der Regel sind nur wenig oder keine Sedativa nötig.

Gegenüber der reinen Spontanatmung weist die CPAP-Atmung folgende **Nachteile** auf:
- Der intrathorakale Druck ist erhöht, dadurch
  – Ist der venöse Rückstrom reduziert
  – Werden die Lungenkapillaren komprimiert, was die Rechtsherzbelastung erhöht
  – Ist die Funktion von Leber und Nieren beeinträchtig
  – Steigt ein bereits zuvor erhöhter intrakranieller Druck (Hirndruck)
  – Besteht die Gefahr einer Lungenüberdehnung, evtl. mit Baro-Volutrauma

- Insbesondere bei Verwendung von speziellen CPAP-Geräten Gefahr der unerkannten Hypoventilation oder Apnoe (spezielle CPAP-Geräte verfügen oftmals nicht über Überwachungsfunktionen). Daher sind eine lückenlose Monitorüberwachung und eine engmaschige Kontrolle des Patienten erforderlich.

 CPAP wird sehr häufig eingesetzt im Rahmen der Respiratorentwöhnung (Weaning ☞ 5.9) und ist hier dann meist die „letzte Stufe" bevor der Patient ganz selbständig und ohne Unterstützung atmet. Außerdem wird CPAP oft eingesetzt als Atemtherapie zur Pneumonieprophylaxe. Dann wird intermittierend (z.B. 3 mal täglich für 20 – 30 Min.) Masken- oder Nasal-CPAP durchgeführt.

5.3.6   BIPAP

BIPAP (biphasic positive airway pressure): Beatmung mit zeitgesteuertem Wechsel zwischen zwei Druckniveaus. Auf beiden Druckniveaus ist Spontanatmung möglich.

BiPAP® (**Bi**-level **p**ositiv **a**irway **p**ressure) ist der Markenname eines Heimbeatmungsgerätes der Firma Respironics Inc, das über die Funktion „inspiratorische Druckunterstützung" verfügt, d.h. BiPAP® hat nichts mit der Beatmungsform BIPAP zu tun.

Der Anwender stellt am Respirator die beiden Druckniveaus (oberes Druckniveau entspr. p_{insp} oder p_{hoch} und unteres Druckniveau entspr. p_{exsp} oder PEEP) und die Zeitspannen ein, in denen das obere bzw. untere Druckniveau jeweils gehalten werden soll (t_{insp} für oberes Druckniveau und t_{exsp} für unteres Druckniveau. Alternativ werden an manchen Respiratoren t_{insp} und Beatmungsfrequenz eingestellt, die Zeit für das untere Druckniveau errechnet sich daraus).

Ablauf der Beatmung bei BIPAP

- Mit dem Wechsel vom unteren auf das obere Druckniveau strömt Luft in die Lunge des Pa-

tienten (dieser Vorgang entspricht der Inspiration bei der druckkontrollierten Beatmung ☞ 5.3.1). Wie bei der druckkontrollierten Beatmung hängt es von der Höhe des Druckniveaus und dem Zustand der Lunge ab, mit wie viel Luft sich die Lunge dabei füllt. Der Respirator hält den eingestellten oberen Druck (p_{insp}) für den eingestellten Zeitraum (t_{insp}) aufrecht. Während dieser Zeit kann der Patient auf diesem Druckniveau spontan atmen

- Ist die Zeitdauer für das obere Druckniveau abgelaufen, schaltet der Respirator auf das untere Druckniveau (p_{exsp}) um. Dadurch strömt Luft aus der Lunge. Der Respirator hält nun das untere Druckniveau für die eingestellte Zeitdauer aufrecht. Während dieser Zeit kann der Patient spontan atmen. Nach Ablauf der Zeitdauer für das untere Druckniveau schaltet der Respirator wieder auf das obere Druckniveau um.

Der Wechsel zwischen oberem und unterem Druckniveau erfolgt jeweils synchronisiert, d.h. der Respirator registriert die Inspirations- bzw. Exspirationsbemühungen des Patienten und leitet die Inspiration (Wechsel vom unteren auf das obere Druckniveau) bzw. die Exspiration (Wechsel vom oberen auf das untere Druckniveau) entsprechend ein. Ausnahme: Bei $BIPAP_{Assist}$ (entspricht der klassischen PC-CMV ☞ 5.3.1) erfolgt der Wechsel vom hohen auf das tiefe Druckniveau nicht synchron zur Exspiration des Patienten.

Die meisten Patienten atmen hauptsächlich auf dem unteren Druckniveau spontan, nur selten findet auch auf dem oberen Druckniveau eine Spontanatmung statt. Die Spontanatmung auf dem unteren Druckniveau kann erleichtert werden indem eine inspiratorische Druckunterstützung (☞ 5.3.4) zugeschaltet wird (dann wird die Beatmung auch BIPAP-ASB genannt).

 Das hohe Druckniveau ist ein absoluter Druck (d.h. einschließlich eines PEEP), eine evtl. zugeschaltete Druckunterstützung ist ein relativer Druck (d.h. unabhängig vom PEEP). Ist beispielsweise ein p_{Insp} von 10 mbar eingestellt und ein PEEP von 5 mbar, so beträgt der effektive Druck für die Beatmung 5 mbar. Der selbe Druck wird erreicht wenn ein ASB von 5 mbar eingestellt ist.

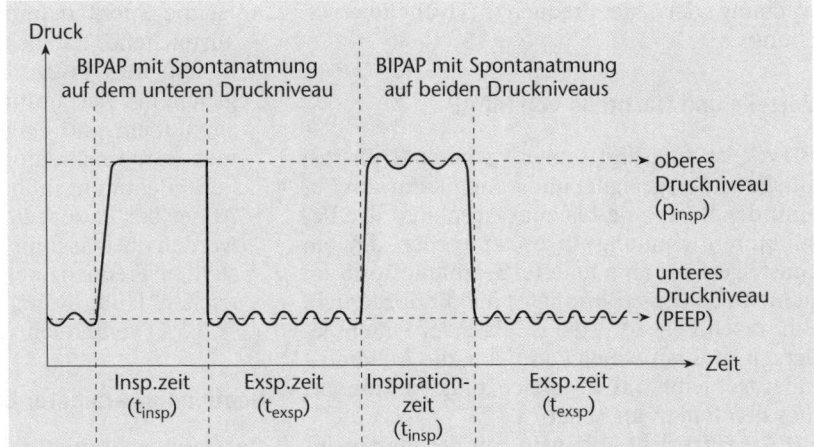

Abb. **5.12**: BIPAP. Der Patient wird durch den regelmäßigen Wechsel zwischen den beiden Druckniveaus beatmet und kann auf beiden Druckniveaus spontan atmen.

Abhängig von der Einstellung des Respirators und der Spontanatmung des Patienten stellt BI-PAP unterschiedliche Beatmungsformen dar:

- Atmet der Patient weder auf dem oberen noch auf dem unteren Druckniveau spontan und sind sowohl die Beatmungsfrequenz als auch das obere Druckniveau relativ hoch eingestellt, so entspricht BIPAP einer druckkontrollierten Beatmung (☞ 5.3.1)
- Ist die Zeitdauer für das obere Druckniveau genauso lange oder länger als die Zeit für das untere Druckniveau, so handelt es sich um **Inversed ratio BIPAP** (kurz *IR-BIPAP*, d.h. BIPAP mit umgekehrtem Phasenzeitverhältnis. ☞ IRV 5.3.1)
- Atmet der Patient nur auf dem unteren Druckniveau spontan, entspricht BIPAP einer druckkontrollierten SIMV-Beatmung (SIMV-druckkontrolliert oder PC-SIMV)
- Atmet der Patient auf beiden Druckniveaus spontan, entspricht BIPAP einer CPAP-Atmung auf wechselnden Druckniveaus
- Werden das obere Druckniveau und/oder die Beatmungsfrequenz mehr und mehr gesenkt, bis am Ende das obere Druckniveau dem unteren entspricht bzw. die Frequenz bei 0 liegt, entspricht BIPAP einer CPAP-Atmung (ggf. mit inspiratorischer Druckunterstützung).

Damit ist es abhängig von der Geräteeinstellung möglich, mit BIPAP einen fließenden Übergang zwischen einer kontrollierten Beatmung und der CPAP-Atmung zu schaffen, d.h. die Invasivität der Beatmung ist bei BIPAP stufenlos regelbar.

Sonderform BIPAP-APRV

Bei BIPAP-APRV (BIPAP-**a**irway **p**ressure **re**lease **v**entilation, d.h. intermittierende Druckreduktion) atmet der Patient spontan auf dem hohen Druckniveau (p_{hoch}). Dieses hohe Druckniveau wird 5 – 15 mal pro Minute auf ein niedriges Niveau (p_{tief}) abgesenkt. Die Zeiten für die jeweiligen Druckniveaus sind frei wählbar, die Beatmungsfrequenz resultiert aus den eingestellten Zeiten. Übliche Einstellungen für die t_{tief} sind 0,5 – 1,5 Sekunden, in der Zeit t_{hoch} sollten ca. 3 Atemzüge möglich sein. Der kurzzeitige Druckabfall soll eine verstärkte CO_2-Abatmung bewirken. Die Höhe der jeweiligen Drücke richtet sich nach den Lungenverhältnissen des Patienten.

Beatmungsparameter bei BIPAP

Beatmungsparameter, die eingestellt werden müssen

- Oberes Druckniveau (p_{hoch} oder p_{insp})
- Unteres Druckniveau (PEEP oder p_{tief})
- Beatmungsfrequenz
- Atemzeitverhältnis bzw. t_{insp} und t_{exsp}
- Inspiratorische Sauerstoffkonzentration.

Beatmungsparameter, die eingestellt werden können

- Inspiratorische Druckunterstützung (☞ 5.3.4)

Beatmungsgrenzwerte und Alarme

Die einzustellenden Beatmungsgrenzwerte und Alarme entsprechen denen der druckkontrollierten Beatmung (☞ 5.3.1). Zusätzlich Überwachung der Atemfrequenz (Hechelüberwachung).

Vorteile und Nachteile von BIPAP

BIPAP ist aufgrund seiner Variabilität für fast alle Patienten geeignet und kann häufig von Beginn der Beatmung bis zum Abschluss der Respiratorentwöhnung eingesetzt werden, d.h. ein Umsteigen auf eine andere Beatmungsform im Rahmen der Entwöhnung ist nicht erforderlich. Ein wesentlicher Vorteil ist, dass der Patient jederzeit spontan atmen kann, d.h. die Atemmuskulatur bleibt aktiv. Gleichzeitig vermindert dies den Bedarf an Sedativa.
BIPAP entspricht abhängig von der Geräteeinstellung und der Spontanatmung ganz unterschiedlichen Beatmungsformen (☞ oben), deren Vor- und Nachteile jeweils bei den einzelnen Beatmungsformen ausgeführt sind.

5.3.7   MMV

MMV *(mandatory minute ventilation,* d.h. mandatorische Minutenventilation oder *minimum minute ventilation,* d.h. Mindest-Minutenventilation): (Be-)Atmung, bei der ein wählbares Atemminutenvolumen garantiert ist. Falls der Patient nicht durch Spontanatmung das eingestellte AMV erreicht, werden maschinelle Atemzüge verabreicht. Kann kombiniert werden mit inspiratorischer Druckunterstützung (☞ 5.3.4). Insgesamt selten eingesetzt.

Der Anwender stellt am Respirator das zu erzielende Mindest-Minutenvolumen ein (Beatmungsfrequenz und Tidalvolumen) ggf. auch eine inspiratorische Druckunterstützung.

Ablauf der Beatmung bei MMV

Der Patient hat die Möglichkeit spontan zu atmen, evtl. wird die Spontanatmung durch eine inspiratorische Druckunterstützung erleichtert.
- Erreicht der Patient mit seiner Spontanatmung das eingestellte Atemminutenvolumen oder liegt sein spontanes Minutenvolumen über dem eingestellten, überwacht der Respirator im weiteren Verlauf lediglich die Spontanatmung des Patienten

- Ist die Spontanatmung des Patienten nicht ausreichend, d.h. das spontane AMV des Patienten liegt unter dem eingestellten AMV, gleicht der Respirator die Differenz zwischen spontanem und eingestelltem Minutenvolumen durch mandatorische, volumenkontrollierte Beatmungshübe aus
- Atmet der Patient überhaupt nicht spontan, werden die maschinellen Hübe mit der eingestellten Frequenz verabreicht. Die mandatorischen Hübe können druckbegrenzt (PLV ☞ 5.3.1) verabreicht werden.

Beatmungsparameter bei MMV

Beatmungsparameter, die eingestellt werden müssen
- Beatmungsfrequenz und Tidalvolumen (daraus resultiert das gewünschte und mindestens verabreichte AMV)
- Atemzeitverhältnis
- Trigger.

Beatmungsparameter, die eingestellt werden können
- PEEP
- Inspiratorische Druckunterstützung.

Beatmungsgrenzwerte und Alarme
Die einzustellenden Beatmungsgrenzwerte und Alarme entsprechen denen der volumenkontrollierten Beatmung (☞ 5.3.1). Darüber hinaus ist es bei MMV sehr wichtig, die Atemfrequenz sowie die Tidalvolumina engmaschig zu kontrollieren, da die Gefahr besteht, dass der Patient das eingestellte Mindest-Minutenvolumen mit kleinen Atemzügen und hoher Atemfrequenz erreicht, d.h. der Anteil der Totraumventilation am Minutenvolumen wäre sehr hoch. Dies steigert die Atemarbeit (☞ 1.1.3). Die an manchen Respiratoren verfügbare *Hechelüberwachung* dient dazu, diese Gefahr rechtzeitig zu erkennen.

Vorteile und Nachteile von MMV

Von **Vorteil** ist, dass der Patient weitgehend selbständig atmen kann (im Vergleich zu SIMV beispielsweise werden keine maschinellen Atemzüge verabreicht, wenn der Patient ausreichend selbständig atmet), im Bedarfsfall jedoch umgehend ein eingestelltes Mindest-Minutenvolumen erhält. **Nachteilig** ist, das der

Patient das eingestellte Mindest-Minutenvolumen durch relativ oberflächliche Atmung erreichen kann (kleine Atemzüge und hohe Atemfrequenz).

5.3.8 Weitere Beatmungsformen und -strategien

ASV

 **ASV** (*adaptive support ventilation*, d.h. anpassungsfähige unterstützende Beatmung): Beatmungsform, die sich der pulmonalen Situation des Patienten automatisch anpasst.

APV ist eine neue Beatmungsform, bei der der Respirator das optimale Atemmuster für den Patienten innerhalb gewisser Grenzen selbständig ermittelt und appliziert.
Eingestellt werden lediglich
- Das ideale (*nicht* das tatsächliche) Körpergewicht des Patienten. Eine Erhöhung der Einstellung für das Körpergewicht zieht automatisch eine Anpassung der Beatmung nach sich
- %MinVol: Gewünschtes Minutenvolumen in % des Normwerts
- Hochdruckalarmgrenzwert (obere Druckgrenze).

Neben diesen Parametern stellt der Anwender die Sauerstoffkonzentration, den PEEP, die Inspirationsanstiegszeit und den Trigger ein.
Zu Beginn der Beatmung errechnet der Respirator das dem Patienten entsprechende Atemminutenvolumen (z.B. 7,0 l bei 70 kg Körpergewicht) und verabreicht einige Testatemzüge. Aus den dabei ermittelten Werten errechnet er das für den Patienten optimale Atemmuster, u.a. Tidalvolumen (im Beispiel 470 ml), Beatmungsfrequenz (im Beispiel 15/min) und Inspirationsdruck. Abhängig davon, ob der Patient teilweise selbst atmet oder aber völlig passiv ist, wird das eingestellte Atemminutenvolumen (%MinVol) auf unterschiedliche Weise verabreicht, jedoch immer so, dass die Atemarbeit des Patienten so gering wie möglich ist.
- Je mehr der Patient selbständig atmet, desto mehr reduziert der Respirator die maschinelle Unterstützung, jedoch nur innerhalb gewisser Grenzen:

- Das minimal verabreichte Tidalvolumen beträgt 4,4 ml/kg KG (also beispielsweise 308 ml bei 70 kg Körpergewicht). Dadurch wird Hechelatmung mit einer übermäßigen Totraumventilation vermieden
- Das maximale Tidalvolumen wird durch den Hochdruckalarmgrenzwert (obere Druckgrenze) bestimmt. Während der Beatmung wird der Inspirationsdruck auf maximal 10 mbar unter diesem Druck angehoben
- Die maximale Beatmungsfrequenz ergibt sich aus dem Minutenvolumen und dem minimalen Tidalvolumen (4,4 ml/kgKG), die minimale Beatmungsfrequenz liegt bei 5/Min.

In der Entwöhnung kann dann das %MinVol verringert werden, die maschinelle Unterstützung wird dann reduziert. Die Entwöhnung ist erfolgreich, wenn der Anteil des spontanen AMV am Gesamt-AMV zunimmt und die Druckunterstützung abnimmt.

Apnoe-Beatmung

 **Apnoe-Beatmung** (auch *Apnoeventilation* oder *backup-Beatmung):* Beatmung, die der Respirator bei Beatmungsformen mit Spontanatemanteil im Fall einer Apnoe verabreicht.

Die Apnoe-Beatmung ist keine eigenständige Beatmungsform, sondern eine Sicherheitsfunktion am Respirator, die insbesondere bei Beatmungsformen mit hohem Spontanatemanteil des Patienten zum Tragen kommt, z.B. bei druckunterstützter Beatmung oder CPAP.

 Achtung: Nicht jeder Respirator bietet die Möglichkeit einer Apnoe-Beatmung! Respiratoren ohne Apnoe-Beatmung geben im Fall einer Apnoe lediglich Alarm, beatmen den Patienten aber nicht!

Der Anwender stellt am Respirator ein, wie der Patient im Fall einer Apnoe beatmet werden soll (Beatmungsform und einzelne Beatmungsparameter). An manchen Respiratoren ist auch geräteseitig festgelegt, in welchem Modus die Apnoe-Beatmung erfolgt.
Die Apnoe-Beatmung setzt dann ein, wenn der Respirator eine gewisse Zeit (Apnoe-Zeit) keine Einatembemühungen des Patienten feststellen kann. Die Dauer der Apnoe-Zeit ist an man-

chen Respiratoren geräteseitig festgelegt, an manchen kann sie eingestellt werden (Einstellung i.d.R. 15 – 20 Sek.). Mit Einsetzen der Apnoe-Beatmung gibt der Respirator Alarm.

 Bei Apnoe-Alarm unverzüglich ausreichende Beatmung sicherstellen (z.B. mittels manueller Beatmung, falls Respirator nicht über Apnoe-Beatmung verfügt), Ursache der Apnoe suchen, und wenn möglich beheben.

Automode

Die Funktion **Automode** ist eine Sonderfunktion am Servoventilator 300A® sowie am Servo®i, die bei kontrollierten Beatmungsformen wirksam wird (volumenkontrollierte, druckkontrollierte oder druckreguliert-volumenkontrollierte Beatmung).

Ist die Automode-Funktion eingestellt, schaltet der Respirator von der kontrollierten auf eine assistierte Beatmungsform um, sobald der Patient zweimal nacheinander Atemzüge triggert.

Abhängig von der Form der Beatmung schaltet der Respirator auf eine bestimmte assistierte Beatmungsform um:

- Bei volumenkontrollierter Beatmung sowie bei druckreguliert-volumenkontrollierter Beatmung (PRVC) wird auf Volumenunterstützung (VS ☞ 5.3.1) umgeschaltet
- Bei druckkontrollierter Beatmung wird auf inspiratorische Druckunterstützung (☞ 5.3.4) umgeschaltet. Daher ist es wichtig, dass bei PCV immer auch eine angemessene Druckunterstützung eingestellt ist.

Im weiteren Verlauf muss der Patient dann jeden Atemzug triggern (sowohl bei volumenunterstützter als auch bei druckunterstützter Beatmung). Wenn der Patient das Gerät nicht mehr triggert schaltet der Respirator nach einer bestimmten Zeit (12 Sek. bei Erwachsenen) wieder zurück in die kontrollierte Beatmungsform. Die Automode-Funktion soll bereits zu Beginn der Beatmung die Spontanatmungsfähigkeit des Patienten unterstützen.

Wichtig bei der Automode-Funktion ist die Einstellung der Alarmgrenzen für das AMV sowie eine patientengerechte Einstellung der Triggerschwelle.

Hochfrequenzbeatmung

 Hochfrequenzbeatmung (*high frequency ventilation*, kurz **HFV**): Beatmung mit sehr hoher Beatmungsfrequenz und extrem niedrigen Tidalvolumina. Unterschieden in:
- **HFPPV** (**h**igh **f**requency **p**ositive **p**ressure **v**entilation). Beatmungsfrequenz 60 – 120/Min.
- **HFJV** (**h**igh **f**requency **j**et **v**entilation). Beatmungsfrequenz 120 – 600/Min.
- **HFO** (**h**igh **f**requency **o**scillation). Beatmungsfrequenz 300 – 3 000/Min.

Bei der Hochfrequenzbeatmung „zerhackt" der Respirator einen kontinuierlichen Gasstrom mit sehr hoher Frequenz. Die so entstehenden Atemhubvolumina sind extrem klein und liegen zum Teil weit unter dem anatomischen Totraum (☞ 1.2.1). Dadurch ist es möglich, die Lungen- und Thoraxbewegungen auf ein Minimum zu reduzieren. Dass der Gasaustausch dennoch ausreichend ist liegt daran, dass die HFV alternative Gastransportmechanismen nutzt (z.B. Gasschwingungen und -turbulenzen).

Vorteile und Indikationen der HFV

Die **Indikationen** für eine Hochfrequenzbeatmung leiten sich aus den **Vorteilen** der HFV ab:
- Durch die extrem kleinen Tidalvolumina entstehen nur sehr geringe thorakale Druckschwankungen. Dadurch ist die Lunge praktisch „ruhig gestellt", was bei manchen Erkrankungen, z.B. instabilem Thorax (☞ 2.3.3), von Vorteil ist bzw. bei speziellen Untersuchungen oder chirurgischen Eingriffen an den Atmungsorganen oder deren unmittelbarer Umgebung, z.B. am Larynx, aus (operations-)technischen Gründen notwendig ist
- Weiter führen die extrem geringen Tidalvolumina dazu, dass hohe endinspiratorische Beatmungsdrücke vermieden werden, d.h. die HFV ermöglicht eine Druckentlastung der Lunge. Dies ist besonders wichtig beim schweren ARDS und hier besonders beim Atemnotsyndrom des Neugeborenen, selten auch bei bronchopleuralen und tracheoösphagealen Fisteln
- Die HFV bewirkt eine „innere Vibration" in der Lunge, was eine verbesserte Sekretolyse zur Folge hat. Sie wird daher auch zur Atemtherapie und Sekretmobilisation eingesetzt.

Nachteile und Kontraindikationen der HFV
Nachteilig sind:
- Der hohe technische Aufwand, die vergleichsweise schwierige Überwachung der Beatmung und ein evtl. notwendiger Austausch des Respirators (zur Umstellung von konventioneller auf Hochfrequenzbeatmung)
- Die meist unzureichende Atemgasbefeuchtung
- Die Gefahr einer direkten Schädigung der Trachealschleimhaut durch den hohen Gasflow
- Die Gefahr eines hohen intrinsischen PEEP (Folge der extrem kurzen Exspirationszeit) mit evtl. nachfolgendem Anstieg des pCO_2 (Hyperkapnie ☞ 2.4.1), Beeinträchtigung der Herz-Kreislauffunktion und pulmonalem Barotrauma (☞ 5.7.1). Wegen der erschwerten CO_2-Abatmung ist die Hochfrequenzbeatmung bei Patienten mit obstruktiven Lungenerkrankungen **kontraindiziert.**

Insgesamt hat die Hochfrequenzbeatmung durch die rasante Entwicklung neuer konventioneller Beatmungsformen an Bedeutung verloren und wird heute bei Erwachsenen nur noch sehr selten und – wegen des hohen technischen (Überwachungs-)Aufwandes und der Risiken dieser Beatmungsform – nur in speziellen Zentren durchgeführt.

5.4 Nichtinvasive Beatmung

 Nichtinvasive Beatmung *(noninvasive ventilation,* kurz **NIV**): Beatmung ohne endotracheale Intubation oder Tracheotomie. Unterschieden in:
- NIV mit negativem Druck *(**non**invasive **n**egative **p**resssure **v**entilation* kurz **NINPV**) Unterdruckbeatmung ☞ 5.1.2
- NIV mit positivem Druck *(**non**invasive **p**ositive **p**ressure **v**entilation* kurz **NIPPV**), eingesetzt in der Intensivmedizin sowie bei der Heimbeatmung (☞ 5.1.2).

Die in der Intensivmedizin eingesetzten nichtinvasiven Beatmungsverfahren sind praktisch ausschließlich solche mit positivem Druck. Daher wird im folgenden auch nur auf diese näher eingegangen. Details zur Heimbeatmung finden sich in Kap. 9.

5.4.1 Voraussetzungen zur nichtinvasiven Beatmung

Voraussetzungen für den Einsatz einer NIPPV

Eine nichtinvasive Überdruckbeatmung sollte nur durchgeführt werden wenn folgende Voraussetzungen erfüllt sind:

HFV-Modus	Beatmungs-frequenz	Tidalvolumen	Exspi-ration	Besonderheiten
HFPPV	60 – 120/Min.	2 – 5 ml/kg KG	passiv	• Auch mit gebräuchlichen Intensivrespiratoren möglich
HFJV	120 – 600/Min	2 – 4 ml/kg KG	passiv	• Gaszufuhr über dünnen Katheter (Injektorkanüle), der in den Tubus oder direkt in die Trachea eingeführt ist oder von außen perkutan in die Trachea eingeführt wird (Koniotomie ☞ 4.3.5) • Gasstrom erzeugt Venturi-Effekt, d.h. Gas aus der Umgebung wird „mitgerissen" • Kombination mit konventioneller Beatmung möglich
HFO	300 – 3 000/Min	1 – 3 ml/kg KG	aktiv	• Gaszufuhr über speziellen Tubusadapter, Hochfrequenzoszilator versetzt die Luft in hochfrequente Schwingungen • Eingesetzt vor allem bei Neugeborenen mit Atemnotsyndrom (IRDS)

Tab. 5.13: Gebräuchliche HFV-Verfahren im Vergleich.

- Der Patient ist kooperativ
- Die Schutzreflexe sind erhalten
- Kontraindikationen liegen nicht vor (☞ 5.4.2)
- Eine dicht sitzende Maske wurde angepasst
- Das Pflegepersonal ist im Umgang mit den spezifischen Geräten geschult und kennt Nebenwirkungen, Risiken und Abbruchkriterien der NIPPV
- Bei einem evtl. notwendigen Abbruch der nichtinvasiven Beatmung kann der Patient umgehend intubiert und konventionell beatmet werden
- Es steht ausreichend Zeit für die notwendige engmaschige Überwachung des Patienten zur Verfügung.

Masken zur nichtinvasiven Beatmung

Applikation der nichtinvasiven Unterdruckbeatmung ☞ oben
Bei der NIPPV erfolgt die Beatmung über eine dicht sitzende Maske. Diese bedeckt entweder nur die Nase (Nasenmaske ☞ 3.2.1), Nase und Mund (Gesichtsmaske ☞ 3.2.1) oder das ganze Gesicht.
Die Masken gibt es in unterschiedlichen Größen und Formen, um einen guten Sitz bei unterschiedlicher Gesichtsform und -größe zu ermöglichen. Die Masken sollten durchsichtig sein (aus transparentem Kunststoff bestehen), um die Beatmung besser überwachen und Komplikationen (insbesondere ein Erbrechen unter der Gesichtsmaske) frühzeitig erkennen zu können.
Wenn möglich werden die für den Patienten angenehmeren Nasenmasken verwendet. Dabei sollte der Patient während der Beatmung den Mund geschlossen halten. Es ist jedoch auch möglich, den Patienten trotz geöffnetem Mund über eine Nasenmaske zu beatmen, da etwa 50 – 75 % des Drucks, der in der Nasenmaske herrscht, in die Trachea übertragen wird (durch den Druck in der Nase entsteht im Rachenraum durch Lageveränderungen des weichen Gaumens eine Art „pneumatische Schiene, d.h. die oberen Luftwege werden offen gehalten und zum Mund hin abgedichtet).
Insbesondere im Heimbeatmungsbereich werden auch individuell angefertigte Masken verwendet, um einen dichten und komfortablen Sitz zu erreichen.
Seit kurzem gibt es **CPAP-Helme,** die vergleichbar einem Motorradhelm aufgesetzt und

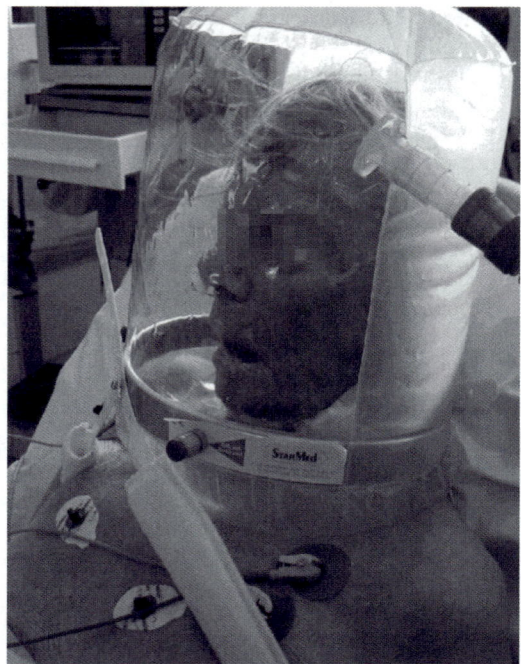

Abb. 5.13 B: Patient mit CPAP-Helm. [O173]

mit zwei Bändern unter den Achseln fixiert werden (☞ Abb. 5.1.3). Im Innenraum des Helmes wird der Atemwegsdruck aufgebaut, der sich dann über Mund und/oder Nase ins Tracheobronchialsystem überträgt. Im Gegensatz zu Nasen- bzw. Gesichtsmasken entsteht bei CPAP-Helmen kein Auflagedruck durch die Maske im Gesichtsbereich. Die Helme sind daher besonders geeignet für Patienten mit Verletzungen im Gesichtsbereich. Auch Patienten die eine Nasen- oder Gesichtsmaske wegen des Engegefühls nicht tolerieren kommen mit einem CPAP-Helm oft besser zurecht. Öffnungen im Gesichtsbereich des Helmes ermöglichen z.B. das Absaugen von Atemwegssekret, was sich jedoch in der Praxis noch recht schwierig gestaltet.

5.4.2 Vorteile, Nachteile und Komplikationen der NIPPV

Der **Hauptvorteil** der nichtinvasiven Beatmung liegt darin, dass alle mit der endotrachealen Intubation bzw. Tracheotomie verbundenen Nebenwirkungen, Risiken und Komplikationen umgangen werden (☞ Auswirkungen und Komplikationen der endotrachealen Intubation

4.2.8 ☞ Komplikationen der Tracheotomie 4.3.6). Weitere Vorteile sind:

- Die nichtinvasive Beatmung kann rasch begonnen bzw. beendet werden (keine zeitaufwändige Vorbereitung)
- Ein kurzzeitiges Entfernen der Beatmungsmaske ist i.d.R. problemlos, etwa damit der Patient essen und/oder trinken bzw. sprechen kann (bei Verwendung von Nasenmasken ist dies meist auch unter Fortführung der nichtinvasiven Beatmung möglich)
- Eine Atemgasklimatisierung ist i.d.R. nicht erforderlich, damit entfallen auch alle Risiken, die die verschiedenen Atemgasklimatisierungssysteme mit sich bringen (☞ 5.6)
- Eine Sedierung des Patienten ist i.d.R. nicht erforderlich
- Der Patient kann meist rascher mobilisiert werden, die Mobilisation ist darüber hinaus i.d.R. deutlich erleichtert.

Der **Hauptnachteil** der nichtinvasiven Beatmung ist die Aspirationsgefahr.

 Bei der konventionellen Beatmung dichtet der Cuff des Endotrachealtubus bzw. der Trachealkanüle die Atemwege relativ dicht ab. Im Gegensatz dazu sind bei der nichtinvasiven Beatmung die *Atemwege nicht gesichert*, d.h. wenn der Patient erbricht (etwa infolge einer Überblähung des Magens) besteht die Gefahr einer massiven Aspiration. Die Aspirationsgefahr ist besonders groß wenn der Patient eine Gesichtsmaske trägt und diese nicht rasch genug entfernen kann. Wegen dieser Gefahr ist eine lückenlose Überwachung des Patienten sowie eine engmaschige Beobachtung während der nichtinvasiven Beatmung unerlässlich.

Um das Risiko einer Aspiration unter nichtinvasiver Beatmung zu minimieren sollte der **Beatmungsdruck unter 25 mbar** und damit unter dem normalen Ösophagusverschlussdruck liegen. Ansonsten besteht die Gefahr von Magenüberblähung, Regurgitation und Aspiration von Mageninhalt.

Komplikationen der nichtinvasiven Beatmung sind:

- Druckschäden der Gesichtshaut durch die Maske. Diese Gefahr lässt sich reduzieren durch intermittierendes Entfernen der Maske sowie Polstern gefährdeter Areale, z.B. der Nase mit hydroaktiven Platten (z.B. Comfeel®)
- Undichtigkeit der Maske mit nachfolgend unzureichender Beatmung. Bei Undichtigkeit Sitz der Maske korrigieren, ggf. Maske austauschen. Ist die Maske im Bereich der Nase undicht, kann die hier entweichende Luft Richtung Augen strömen und dort Reizungen der Bindehaut bis hin zu Bindehautentzündungen (Konjunktivitis) hervorrufen
- Bedingt durch den hohen Flow der Geräte kann es dazu kommen, dass der Patient die Atemluft evtl. als kalt und trocken empfindet und die Schleimhäute im Nasen-Rachen-Raum austrocknen. Dann muss ggf. eine aktive oder passive Atemgasklimatisierung erfolgen (☞ 5.6)
- Wie bei der konventionellen Beatmung kommt es auch bei der nichtinvasiven Überdruckbeatmung zu einem Anstieg des intrathorakalen Druckes und den damit verbundenen Nebenwirkungen und Komplikationen (☞ 5.7).

5.4.3 Möglichkeiten und Grenzen der nichtinvasiven Beatmung

Indikationen zur nichtinvasiven Beatmung

Die nichtinvasive Beatmung ermöglicht die Entlastung der erschöpften Atempumpe und die Regeneration des Patienten unter Umgehung der Risiken einer endotrachealen Intubation bzw. einer Tracheotomie. Dies hat sich insbesondere bei Patienten mit exazerbierter COPD bewährt (Exazerbation = Verschlimmerung einer Erkrankung), da bei diesen Patienten eine konventionelle Beatmung häufig mit einer langwierigen und schwierigen Respiratorentwöhnung (☞ Weaning 5.9) verbunden ist.

In der Intensivmedizin wird die nichtinvasive Beatmung darüber hinaus eingesetzt zur Prophylaxe und Behandlung einer respiratorischen Insuffizienz bei:

- Kardialem Lungenödem
- Unkomplizierter Pneumonie und/oder Atelektasen
- Verletzungen oder operativen Eingriffen an Thorax und/oder Oberbauch.

Indikationen zur Heimbeatmung ☞ *Kapitel 9*

Beatmungsformen

Prinzipiell lassen sich fast alle Beatmungsformen, die über einen Endotrachealtubus oder eine Trachealkanüle verabreicht werden können, auch als nichtinvasive Beatmung über eine dicht sitzende Maske verabreichen. Voraussetzung ist jedoch, dass der Beatmungsdruck nicht höher als 25 mbar liegt. Wie bei der konventionellen Beatmung so sind auch bei der NIV die Beatmungsform und die einzelnen Beatmungsparameter von Art und Ausmaß der respiratorischen Insuffizienz sowie von der Akzeptanz des Patienten abhängig. Häufig als nichtinvasive Beatmung eingesetzt werden die Beatmungsformen CPAP (☞ 5.3.5), druckunterstützte Beatmung (☞ 5.3.4), SIMV (☞ 5.3.3), und BIPAP (☞ 5.3.6), seltener die assistiert-kontrollierte Beatmung (☞ 5.3.2).

Kontraindikationen

Bei folgenden Erkrankungen bzw. Zuständen ist eine nichtinvasive Beatmung kontraindiziert:
- Koma bzw. fehlende Schutzreflexe
- Mangelnde Kooperation (trotz Sedierung)
- Kreislaufinstabilität
- Erhöhte Aspirationsgefahr, z.B. bei (Sub-)Ileus oder oberer gastrointestinaler Blutung
- Verlegung der oberen Atemwege
- Ausgeprägte Sekretretention, die ein häufiges endotracheales (ggf. bronchoskopisches) Absaugen erforderlich macht
- Verletzungen im Gesichtsbereich, die ein dichtes Anbringen der Maske nicht erlauben
- Klaustrophobie

5.4.4 Praxis der nichtinvasiven Beatmung

Respiratoren zur nichtinvasiven Beatmung

Für die nichtinvasive Beatmung können – abhängig von der gewählten Beatmungsform – die folgenden Gerätegruppen eingesetzt werden:
- Intensivbeatmungsgeräte (☞ 6.4)
- Respiratoren zur Heimbeatmung (☞ 9.1)
- Spezielle CPAP-Geräte (☞ 6.5). Diese verfügen i.d.R. über keine oder nur unzureichende Überwachungsfunktionen.

Auswahl und Einstellung der Beatmungsform

Abhängig von Art und Ausmaß der respiratorischen Insuffizienz legt der Arzt die geeignete Beatmungsform fest und ordnet die Einstellung der entsprechenden Beatmungsparameter an:

- Liegt lediglich eine oxygenatorische Insuffizienz (respiratorische Partialinsuffizienz ☞ 2.1) vor, genügt meist eine CPAP-Atmung. Der PEEP wird dabei anfangs zwischen 5 – 8 mbar eingestellt und im Verlauf dann abhängig von der Blutgasanalyse variiert
- Bei ventilatorischer Insuffizienz (repiratorische Globalinsuffizienz ☞ 2.1) kommt meist eine assistierte Beatmung zum Einsatz, z.B. druckunterstützte Beatmung, BIPAP oder SIMV. Die Beatmung wird so eingestellt, dass ein Tidalvolumen von 6 – 8 ml/kgKG erreicht wird. Darunter darf der Beatmungsdruck nicht über 25 mbar ansteigen. Meist wird ein PEEP von 5 – 8 mbar zugeschaltet. Soll die Atemmuskulatur vollständig entlastet werden, kann eine assistiert-kontrollierte Beatmungsform (S-CMV) gewählt und die Atemfrequenz so eingestellt werden, dass sie über der normalen Atemfrequenz des Patienten liegt. Dadurch wird der Atemantrieb des Patienten außer Kraft gesetzt, seine Atemmuskulatur bleibt passiv und kann sich regenerieren.

In beiden Fällen wird die inspiratorische Sauerstoffkonzentration entsprechend den Erfordernissen eingestellt und im Verlauf anhand der Werte der Blutgasanalyse korrigiert.

Durchführung der nichtinvasiven Beatmung auf der Intensivstation

Zunächst informieren die Pflegenden oder der Arzt den Patienten über die geplante Maßnahme. Sofern die Erkrankung des Patienten bzw. die vorgenommene Operation es erlaubt, lagern die Pflegenden den Patienten auf dem Rücken in Oberkörperhochlage. Ist dies nicht möglich, achten die Pflegenden auf eine den Umständen entsprechende Atem erleichternde Lagerung des Patienten.

Anschließend gehen die Pflegenden wie folgt vor:
- Falls noch nicht geschehen Beatmungssystem auf Dichtigkeit testen. Beatmungsparameter und -grenzwerte entsprechend den ärztlichen Anordnungen bzw. klinikinterner Richtlinien einstellen
- Ausgewählte Maske an die Beatmungsschläuche anschließen
- Maske auf Nase oder Mund und Nase aufsetzen, mit einer oder zwei Händen halten bzw. Patienten halten lassen und testen, ob

der Patient problemlos atmen bzw. beatmet werden kann. Dies ist besonders wichtig wenn der Patient erstmalig nichtinvasiv beatmet wird und/oder sehr ängstlich ist, da die Pflegenden hierbei sehr genau beobachten können, wie der Patient mit der eingestellten Beatmung zurecht kommt

- Ist die (Be-)Atmung problemlos möglich, die Maske mit den entsprechenden Haltebändern am Kopf des Patienten befestigen
- Dichtigkeit der Maske prüfen (Luftstrom zwischen Maskenwulst und Gesichtshaut spürbar?). Bei vielen Patienten mit Zahnprothesen ist eine Abdichtung nur möglich wenn die Zahnprothesen eingesetzt sind. Schwierig ist das Abdichten auch bei liegender Magensonde. Hier kann es erforderlich sein, die Beatmung so einzustellen, dass ein geringer Luftverlust kompensiert wird, falls ein Abdichten der Maske nicht zu bewerkstelligen ist
- Lückenlose Monitorüberwachung sicherstellen und dafür sorgen, dass der Patient jederzeit Hilfe herbeirufen kann
- Patienten im weiteren Verlauf engmaschig beobachten.

Heimbeatmung ☞ *Kapitel 9*

Viele Patienten leiden wegen ihrer Grunderkrankung an Atemnot und damit verbunden auch an Angst. Diese Patienten empfinden das Anbringen der Maske oft zunächst als zusätzliche Erschwerung der Atmung, was ihre Angst meist noch verstärkt. Hier ist es besonders wichtig, dass die Pflegenden dem Patienten einfühlsam und in einer ihm verständlichen Art und Weise Sinn und Funktion der Beatmung erklären, in der ersten Zeit nach Anbringen der Maske bei ihm bleiben und ihm versichern, dass er im Bedarfsfall jederzeit die Möglichkeit hat, Hilfe zu erhalten.

Bei sehr unruhigen Patienten, deren Unruhe sich unter der NIV nicht bessert, ordnet der Arzt evtl. eine leichte Sedierung an, z.B. mit Dormicum®.
Die Dauer der nichtinvasiven Beatmung richtet sich nach dem Zustand des Patienten. So reichen bei manchen Patienten einige Stunden pro Tag aus, während andere Patienten zu Beginn bis zu 24 Stunden pro Tag diese Unterstützung benötigen.

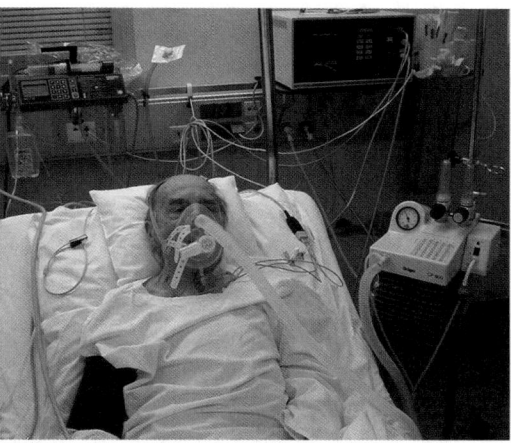

Abb. 5.14: Nichtinvasive Überdruckbeatmung. Hier ein Patient, der nach einem abdominellen Eingriff über eine Mund-Nasen-Maske im CPAP-Modus nichtinvasiv beatmet wird. [M251]

Überwachen des Patienten unter NIV

Während der nichtinvasiven Beatmung muss eine lückenlose Monitorüberwachung gewährleistet sein. Diese umfasst die Überwachung folgender Parameter:
- Herzfrequenz (wenn möglich mit Arrhythmieüberwachung) und Blutdruck
- Sauerstoffsättigung (☞ 5.2.3)
- Atemfrequenz (besonders wichtig bei Verwendung spezieller CPAP-Geräte, die i.d.R. nicht über Überwachungsfunktionen verfügen; ansonsten erfolgt die Atemfrequenzüberwachung durch den Respirator).

Darüber hinaus wird meist in regelmäßigen Abständen und zusätzlich bei Bedarf (z.B. nach Änderungen der Beatmungsparameter oder akuter Verschlechterung der Gesamtsituation) eine Blutgasanalyse (☞ 2.4.2) durchgeführt.
Erfolgt die nichtinvasive Beatmung über ein Intensiv- oder Heimbeatmungsgerät, ist i.d.R. auch eine mehr oder weniger umfangreiche Überwachung der (Be-)Atmung über den Respirator möglich. Diese umfasst:
- Atemminuten- und Tidalvolumen
- Atemfrequenz
- Beatmungsdruck (wichtig ist insbesondere der *obere inspiratorische Druck*, auch *Beatmungsspitzendruck*)
- PEEP.

Zusätzlich zu dieser kontinuierlichen Überwachung der Vitalparameter kontrollieren die

Pflegenden engmaschig den Zustand des Patienten. Dabei achten sie besonders auf die Zeichen einer persistierenden oder zunehmenden respiratorischen Insuffizienz (☞ Kapitel 2) und auf Hinweise für Komplikationen (☞ 5.4.2).

Abbrechen der nichtinvasiven Beatmung
Die nichtinvasive Beatmung muss abgebrochen und der Patient intubiert und konventionell beatmet werden wenn:
- Der Patient zunehmend eintrübt, komatös wird bzw. die Schutzreflexe aufgehoben sind
- Die Agitiertheit (motorische Unruhe) des Patienten zunimmt und nicht mehr beherrschbar ist
- Die Dyspnoe zunimmt, die Atemfrequenz > 35/Min. ansteigt (Hechelatmung) und das Atemzugvolumen abnimmt
- Die Sauerstoffsättigung unter der NIV nicht ansteigt bzw. sich die Blutgasanalyse unter der Beatmung nicht bessert
- Eine Sekretretention auftritt, die häufiges endotracheales (ggf. bronchoskopisches) Absaugen erforderlich macht
- Der Kreislauf instabil wird bzw. Herzrhythmusstörungen auftreten
- Der Patient erbricht bzw. der V.a. eine Aspiration besteht.

Bei starker Unruhe kann es notwendig werden, für diesen Fall angeordnete Medikamente zu verabreichen (z.B. Dormicum®)

5.5 Seitengetrennte Beatmung

> **Seitengetrennte Beatmung** *(independent lung ventilation*, kurz *ILV*): Getrennte Beatmung der beiden Lungenflügel, evtl. mit unterschiedlichem Beatmungsmuster. Seitengetrennte Beatmung erfolgt über einen Doppellumentubus oder (selten) eine Doppellumen-Trachealkanüle. Zur Beatmung sind zwei Respiratoren notwendig, die oft synchronisiert werden.

5.5.1 Indikationen zur seiten-getrennten Beatmung

Eine seitengetrennte Beatmung ist indiziert wenn eine Lungenerkrankung einseitig besonders ausgeprägt ist und andere Maßnahmen

(z.B. bestimmte Beatmungsstrategien oder Lagerungen) die Situation nicht verbessern können. Bei einseitig besonders stark ausgeprägter Lungenerkrankung besteht bei der konventionellen Beatmung die Gefahr, dass der überwiegend gesunde Lungenflügel überdehnt und der überwiegend erkrankte Lungenflügel nicht ausreichend belüftet wird. Mittels seitengetrennter Beatmung ist es möglich, den überwiegend gesunden Lungenflügel mit einem geringerem und den überwiegend erkrankten mit einem höheren Beatmungsdruck zu beatmen. Bei entzündlichen Lungenerkrankungen und bei Blutungen kann eine seitengetrennte Beatmung das Risiko vermindern, dass Blut bzw. Eiter in den intakten Lungenflügel übertritt.

Zu den Lungenerkrankungen, die eine einseitige Beatmung erforderlich machen können, gehören:
- Pneumonie (☞ 2.3.1)
- ARDS (☞ 2.3.6)
- Aspiration
- Lungenkontusion (☞ 2.3.3)
- Lungenembolie (☞ 2.3.5)
- Lungenblutung
- Bronchopleurale Fistel und Bronchusstumpfinsuffizienz
- Lungenödem
- Behandlungsresistente einseitige Atelektase
- Große Emphysemblasen
- Lungenabszess.

Darüber hinaus kann eine seitengetrennte Beatmung notwendig sein bei thoraxchirurgischen Eingriffen, wenn zur Erleichterung des chirurgischen Vorgehens ein Lungenflügel vorübergehend „stillgelegt" werden muss. Dies ist dann keine seitengetrennte Beatmung im eigentlichen Sinn mehr, vielmehr spricht man hier von einer *Ein-Lungen-Beatmung,* da der stillgelegte Lungenflügel meist lediglich mit einem geringen Frischgasflow durchspült wird.

5.5.2 Durchführung der seiten-getrennten Beatmung

Doppellumenintubation

Vorbereitung
Die Vorbereitung des Patienten und des Materials entspricht weitgehend der bei der oralen Intubation (☞ 4.2). Zusätzlich sind erforderlich:

- Doppellumentubus (☞ Abb. 4.14) mit zugehörigem Führungsstab und Konnektoren. Wichtig ist die Überprüfung der Dichtigkeit beider Cuffs. Die Kontrolle des trachealen Cuffs entspricht der beim Endotrachealtubus (☞ 8.4.1). Der bronchiale Cuff sollte mit maximal 3 ml Luft geblockt werden. Grundsätzlich sollte der Doppellumentubus so groß wie möglich gewählt werden, um den Strömungswiderstand niedrig halten zu können und das Absaugen über den Tubus zu erleichtern
- Intubations-Bronchoskop (☞ 4.2.5) zur Tubuslagekontrolle (selten erfolgt die Lagekontrolle des Doppellumentubus ausschließlich mittels Auskultation des Thorax).

Durchführung
Das Vorgehen entspricht bis zum Punkt „Einführen des Tubus" dem bei der oralen Intubation (☞ 4.2.5). Der Arzt führt den Doppellumentubus zunächst unter Sicht durch die Stimmritze in die Trachea ein, entfernt dann den Führungsstab, dreht den Tubus um 90° in die Richtung des Bronchus, der intubiert werden soll, und schiebt den Tubus dann bis zum Auftreten eines leichten Widerstandes vor.
Abschließend werden beide Cuffs geblockt und der Patient über beide Tubuslumen beatmet. Darunter müssen seitengleiche Atemgeräusche auskultierbar und seitengleiche Thoraxexkursionen beobachtbar sein. Ist nur ein Lungenflügel belüftet, liegt der Tubus zu tief (beide Tubuslumen liegen im Hauptbronchus). In diesem Fall müssen beide Cuffs entblockt und der Tubus zurückgezogen und neu geblockt werden.
Bei (absehbar) schwieriger Intubation kann der Doppellumentubus auch mit Hilfe eines Intubationsfiberskops eingeführt werden (fiberoptische Intubation ☞ 4.2.5). Je nach Größe des Doppellumentubus sind dazu spezielle (besonders dünne) Intubationsfiberskope erforderlich.

Tubuslagekontrolle
Ist die Belüftung beider Lungenflügel bei Beatmung über beide Tubuslumen gegeben, wird nacheinander jeweils ein Tubuslumen abgeklemmt und kontrolliert, welcher Lungenflügel darunter belüftet ist. Es darf jeweils auf der „abgeklemmten" Seite kein Atemgeräusch auskultierbar sein, während die „nicht-abgeklemmte" Seite belüftet sein muss.

Typische Fehllagen des Doppellumentubus sind die zu tiefe Intubation des richtigen Hauptbronchus (beide Lumen enden im Bronchus), eine nicht ausreichende Intubationstiefe (beide Lumen enden in der Trachea) sowie die (korrekte) Lage im falschen Hauptbronchus (das bronchiale Lumen endet im falschen Bronchus).

 Trotz sorgfältiger Auskultation kann es sehr schwierig sein, die Lage des Doppellumentubus sicher zu bestimmen, insbesondere wenn aufgrund der einseitig ausgeprägten Lungenerkrankung die Atemgeräusche verändert sind. Deshalb wird die abschließende definitive Lagekontrolle i.d.R. mittels Bronchoskopie vorgenommen.

Zur bronchoskopischen Lagekontrolle wird das Bronchoskop meist in das tracheale Lumen eingeführt und etwas über die Öffnung des Lumens in der Trachea hinaus vorgeschoben. Bei korrekter Tubuslage sind die Carina (Bifurkation) und der im richtigen Hauptbronchus liegende bronchiale Cuff zu sehen.

Technik der seitengetrennten Beatmung

Die Beatmung erfolgt mit zwei Respiratoren, wobei ein Gerät als „Master" („Herr"), das andere als „Slave" („Sklave") eingestellt wird. Die Geräte werden über ein Schnittstellenkabel verbunden. Das Master-Gerät übernimmt die Kontrolle. Wichtig ist es trotzdem, bei beiden Geräten die gleiche Frequenz einzustellen, falls es zu einer unbeabsichtigten Trennung der Geräte kommt.
Es werden drei Master-Slave-Beziehungen unterschieden:
- **Synchrone ILV:** Beide Respiratoren beginnen gleichzeitig mit der Inspiration, das I:E Verhältnis ist identisch
- **Asynchrone ILV:** Beide Respiratoren beginnen gleichzeitig mit der Inspiration, das I : E Verhältnis ist jedoch unterschiedlich (bei gleicher Zeitdauer des Ventilationszyklus)
- **Inverse ILV:** Der Slave-Respirator beginnt mit der Inspiration sobald am Master-Respirator die Exspiration beginnt.

Alternativ kann die seitengetrennte Beatmung auch erfolgen über:

- Zwei unabhängig voneinander arbeitende Respiratoren *(unsynchronisierte ILV)*
- Einen Respirator, der beide Lumen ventiliert. Dazu ist ein spezieller y-förmiger Adapter notwendig, der beide Tubuslumen zu einem zusammenführt, das an die Beatmungsschläuche angeschlossen wird. Indiziert ist diese Form der seitengetrennten Beatmung bei entzündlichen Erkrankungen oder Blutungen (hier dient der Doppellumentubus dem Schutz des nicht bzw. weniger stark geschädigten Lungenflügels).

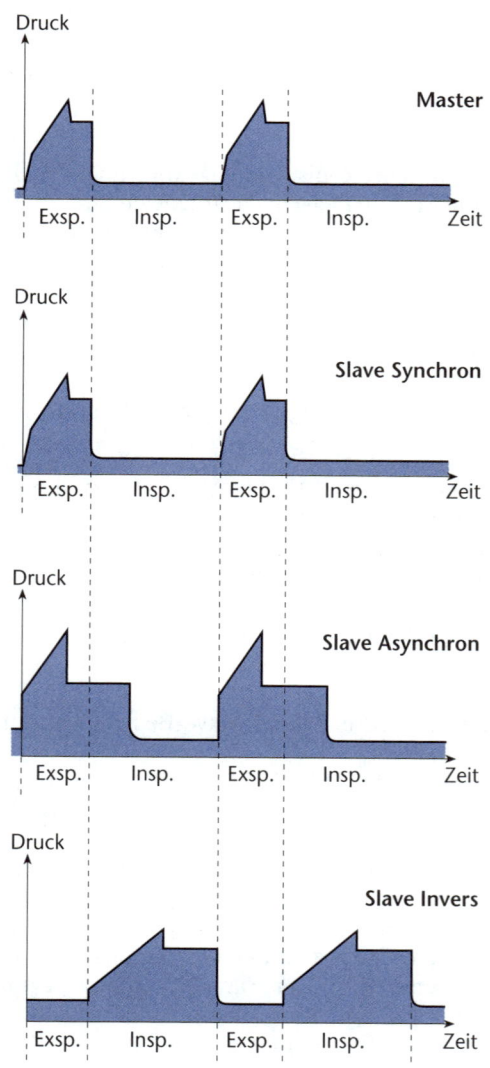

Abb. 5.15: Verschiedene Master-Slave-Beziehungen bei der seitengetrennten Beatmung. (Modifiziert nach Fa. Dräger)

Die seitengetrennte Beatmung ermöglicht es, jeden Lungenflügel entsprechend den erkrankungsbedingten Veränderungen mit unterschiedlichen Beatmungsparametern zu beatmen, z.B. verschieden hohes PEEP-Niveau, unterschiedliches Atemzeitverhältnis, angepasstes Tidalvolumen bzw. unterschiedlicher Beatmungsdruck. Diesem Vorteil stehen jedoch Nachteile und gravierende Risiken gegenüber: **Nachteilig** sind die i.d.R. notwendige tiefe Sedierung und ggf. auch Relaxierung des Patienten und der hohe technische Aufwand, der umfangreiche Überwachungsmaßnahmen erfordert. **Hauptgefahren** sind eine Lageveränderung des Tubus, z.B. nach einer Umlagerung des Patienten, mit nachfolgender Verschlechterung der Beatmungssituation, sowie im Extremfall eine Ruptur des tracheobronchialen Systems, die insbesondere dann droht, wenn der Tubus unter Druck oder Zug gerät und gleichzeitig die Cuffs sehr stark geblockt sind. Wegen dieser Risiken wird die seitengetrennte Beatmung nur sehr selten und i.d.R. für maximal 48 Stunden angewendet.

5.5.3 Pflege bei seitengetrennter Beatmung

Die Pflege des Patienten mit seitengetrennter Beatmung ist wegen des hohen technischen Aufwands und der meist schweren Form der Grunderkrankung sehr aufwändig. Spezielle Aspekte der Pflege bei seitengetrennter Beatmung sind:

- Um eine Lageveränderung des Doppellumentubus zu vermeiden wird der Patient so wenig und so schonend wie möglich umgelagert. Bei der Lagerung des Kopfes achten die Pflegenden darauf äußerst schonend vorzugehen und ein starkes Beugen, Drehen oder Strecken des Halses zu vermeiden, da dies geringe Lageveränderungen des Tubus nach sich ziehen kann. In den meisten Kliniken führen die Pflegenden die notwendigen Umlagerungen des Patienten zusammen mit dem Arzt durch, der dann i.d.R. nach jeder Umlagerung des Patienten eine Tubuslagekontrolle (ggf. bronchoskopisch) durchführt, um die korrekte Tubuslage sicher zu stellen. Evtl.

wird der bronchiale Cuff zur Umlagerung des Patienten entblockt (Arztrücksprache)
- Die Pflegenden überwachen und dokumentieren die seitengetrennte Beatmung z.B. mittels zwei Beatmungsprotokollen (ein Protokoll pro Respirator)
- Zum endotrachealen Absaugen können nur relativ dünnlumige Absaugkatheter verwendet werden. Angaben darüber, welche Absaugkatheterstärke verwendet werden kann, finden sich meist auf dem Beipackzettel des Tubus.

5.6 Atemgasklimatisierung

Atemgasklimatisierung *(Atemgaskonditionierung):* Befeuchtung und Erwärmung der Atemgase beim intubierten oder tracheotomierten Patienten.
Derzeit zwei Verfahren gebräuchlich:
- **Aktive Befeuchtungssysteme** führen der Atemluft Wärme und Wasser zu (die Inspirationsluft wird zu 100 % mit Wasserdampf gesättigt)
- **Passive Befeuchtungssysteme** *(heat- and moisture exchanger,* kurz *HME,* d.h. Wärme- und Feuchtigkeitstauscher, auch *künstliche Nasen* genannt) entziehen der Exspirationsluft Wärme und Wasser und geben sie während der nächsten Inspiration wieder an die Atemluft ab.

5.6.1 Grundlagen der Atemgasklimatisierung

Physikalische Grundlagen

Absolute und relative Feuchtigkeit
Ein Gasgemisch kann eine bestimmte Menge Wasserdampf (Feuchtigkeit) in sich aufnehmen. Diese Menge ist umso größer, je wärmer das Gas ist. Der tatsächliche Wassergehalt pro Volumeneinheit Luft ist die **absolute Feuchtigkeit** (absolute Feuchte). Die pro Volumeneinheit Luft maximal mögliche Wassermenge ist die **maximale Feuchtigkeit** (maximale Feuchte). Ist diese maximal mögliche Wassermenge in der Luft enthalten, so ist die Luft zu 100 % **gesättigt.** Aus absoluter und maximaler Feuchtigkeit errechnet sich die relative Feuchtigkeit:

> Relative Feuchtigkeit (%) = (Absolute Feuchtigkeit : Maximale Feuchtigkeit) x 100
> Die relative Luftfeuchtigkeit gibt an, wie viel Prozent der maximalen Feuchtigkeit in der Luft enthalten sind.

Beispiel: 10 °C-warme Luft kann maximal 9 mg Wasser pro Liter Luft aufnehmen. Ist die Luft 37 °C-warm, sind maximal 44 mg Wasser pro Liter Luft enthalten. Sind diese Wassermengen jeweils in der Luft enthalten, so liegt die relative Luftfeuchtigkeit in beiden Fällen bei 100 % (ab-

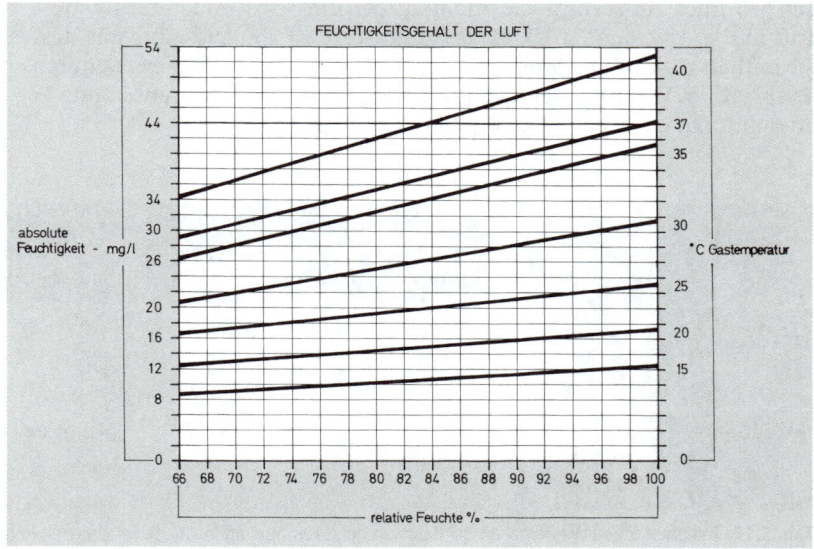

Abb. 5.16: Der Feuchtigkeitsgehalt der Luft hängt von der Temperatur ab. Je wärmer die Luft ist, desto mehr Feuchtigkeit kann sie aufnehmen.

solute Feuchtigkeit entspricht der maximalen Feuchtigkeit). Bleibt dagegen die absolute Feuchtigkeit gleich, also z.B. 9 mg pro Liter Luft, und ändert sich die Lufttemperatur, z.B. von 10 °C auf 37 °C, so sinkt die relative Feuchtigkeit in diesem Beispiel von 100 % auf 21 %, d.h. die absolute Feuchtigkeit bleibt gleich, die relative Feuchtigkeit ändert sich.

Grundlagen aus Anatomie und Physiologie

Atemgasklimatisierung bei Nasenatmung
Die Atemgasklimatisierung beim spontan atmenden (nicht intubierten oder tracheotomierten) Patienten erfolgt vor allem in den oberen Luftwegen. Hier wird die Atemluft durch den Kontakt mit den zahlreichen dünnwandigen Blutgefäßen der Nasenhöhlen erwärmt (Nasenschleimhaut gibt *Strahlungswärme* ab). Durch den verzweigten Aufbau der Nasenhöhlen entsteht eine turbulente Gasströmung; dies bewirkt einen intensiven Kontakt der Atemluft mit der Nasenschleimhaut. Die Drüsen der Nasenschleimhaut befeuchten die Atemluft, d.h. sie geben Wasser an die Atemluft ab.

Inspiration. Bereits im Nasen-Rachen-Raum wird die Atemluft auf ca. 34 °C erwärmt und auf 80 – 90 % relative Feuchtigkeit aufgesättigt, d.h. die unterhalb des Kehlkopfs ankommende Atemluft enthält bereits 35 mg Wasser/ l Luft (bei Atmung durch den Mund nur etwa 28 mg/l). Die Schleimhäute von Trachea und Bronchien erwärmen die Atemluft weiter auf etwa 37 °C und fügen ihr weitere 9 mg Wasser pro Liter zu, so dass die Atemluft bei Eintritt in die Alveolen zu 100 % gesättigt ist, d.h. sie enthält etwa 44 mg Wasser pro Liter.

Exspiration. Während der Exspiration kühlt die Atemluft auf ca. 32 °C ab und gibt dabei insgesamt etwa 10 mg Wasser pro Liter an die Schleimhäute ab (ca. 2 mg in Bronchien und Trachea, ca. 8 mg im Nasen-Rachen-Raum). Die Ausatemluft ist 32 °C warm und enthält 34 mg Wasser pro Liter, d.h. sie ist zu 100 % mit Feuchtigkeit gesättigt.

Insgesamt verliert ein Erwachsener etwa 250 – 300 ml Wasser pro Tag mit der Ausatemluft *(perspiratio insensibilis)*.

Atemgasklimatisierung beim intubierten/ tracheotomierten Patienten
Durch die Intubation oder Tracheotomie werden die physiologischen Funktionen der oberen Atemwege ausgeschaltet. Die Atemgasklimatisierung beschränkt sich dann auf die Trachea und die Bronchien, die damit eine unphysiologisch hohe Befeuchtungsleistung erbringen müssen. Dadurch kommt es rasch zur Eindickung des Schleims, was die Funktion des Flimmerepithels beeinträchtigt: Die Bewegungen der Zilien (normal ca. 100/Min.) verlangsamen sich und sistieren innerhalb kurzer Zeit völlig (z.B. nach 10 Min. bei relativer Feuchtigkeit < 50 % bzw. nach 3 – 5 Min. bei relativer Feuchtigkeit von 30 %).

Dies kann gravierende Folgen haben:
- Die Viskosität des Schleims nimmt zu, es kann zu Sekretstau und -inkrustationen kommen. Dadurch steigt die Gefahr einer Verlegung der Atemwege und/oder des Tubus bzw. der Trachealkanüle. Der Atemwegswiderstand nimmt zu, die Compliance (☞ 1.2.1) ab. Zudem entsteht ein guter Nährboden für Keime
- Die Aktivität des Surfactant (☞ 1.1.2) wird reduziert, dadurch steigt die Gefahr der Atelektasenbildung

	Nase	Aufnahme/Abgabe von Wasser im Nasen-Rachen-Raum	Obere Trachea	Aufnahme/Abgabe von Wasser in Trachea und Bronchien	Alveolen
Einatmung	22 °C 50 % 10 mg/l	+ 25 mg/l	35 mg/l	+ 9 mg/l	37 °C 100 % 44 mg/l
Ausatmung	32 °C 100 % 34 mg/l	– 8 mg/l	42 mg/l	– 2 mg/l	37 °C 100 % 44 mg/l

Tab. 5.17: Temperatur und Wassergehalt der Atemluft bei Nasenatmung (absolute Feuchtigkeit in mg/l, relative Feuchtigkeit in %).

- Die Anfälligkeit für pulmonale Infekte nimmt zu
- Langfristig kühlt der Patient aus (Hypothermie).

Darüber hinaus reizt zu kühle Atemluft die Bronchialschleimhaut und kann schlimmstenfalls eine Bronchospastik verursachen.
Insgesamt verschlechtert eine unzureichende Atemgasbefeuchtung und -erwärmung den pulmonalen Gasaustausch.

 Auch wenn der Patient nur kurzfristig intubiert oder tracheotomiert ist müssen die Atemgase immer klimatisiert werden, um die negativen Auswirkungen von trockener und kalter Atemluft zu vermeiden.

Nicht nur die Zufuhr von zu kalter und trockener Luft, auch die Zufuhr von überhitzten Atemgasen sind für den Patienten gefährlich. Bereits bei Temperaturen über 40 °C entstehen thermische Schäden der Tracheal- und Bronchialschleimhaut. Eine Zufuhr überhitzter Atemgase ist nur möglich beim Einsatz aktiver Atemgasbefeuchter.

5.6.2 Aktive Befeuchtungssysteme

Aktive Befeuchtungssysteme sind Geräte, die in den Inspirationsschenkel des Beatmungssystems eingebaut werden und dort der Inspirationsluft Wasser und Wärme zuführen.
Zwei Gerätegruppen werden unterschieden: *Verdampfer* und *Vernebler*.

Verdampfer
Verdampfer erzeugen unsichtbaren Wasserdampf. Beim Einsatz von Verdampfern wird die Inspirationsluft durch eine Kammer geleitet, in der sich beheiztes Wasser befindet. Abhängig davon, wie der Kontakt zwischen Atemluft und Wasser erfolgt, werden zwei Gerätetypen unterschieden:
- **Durchströmungsverdunster** (*Durchlaufverdunster* bzw. *Kaskadenverdampfer*). Bei diesen Geräten durchperlt das Atemgas ein beheiztes Wasserbad
- **Oberflächenverdunster**. Bei diesen neueren Geräten wird die Luft über die Oberfläche des erwärmten Wassers geleitet. Die Wasseroberfläche (und damit die Befeuchtungsleistung) wird dadurch vergrößert, dass im Wasserbad

ein hygroskopischer (d.h. Wasser bindender) Docht aus Löschblatt steht. Im Gegensatz zu den Durchströmungsverdunstern, bei denen bei Spontanatmung das Atemgas durch das Wasserbad durchgesaugt werden muss, erhöhen Oberflächenverdunster den Durchatemwiderstand praktisch nicht.

Klinisch relevant ist die Unterscheidung zwischen Systemen mit integrierter Schlauchheizung und solchen ohne beheizte Schläuchen.
Bei **Systemen ohne beheizte Schläuche** (z.B. Bennett-Cascade II®, Dräger Aquapor®, Kendall Conchatherm III®) wird das Inspirationsgas über die Oberfläche von ca. 60 °C warmem Wasser geleitet. Nach Passage des Verdampfers beträgt der Wassergehalt (100 % rel. Luftfeuchtigkeit vorausgesetzt) ca. 130 mg/l, bei 70 °C sogar 198 mg/l. Auf dem Weg durch den Inspirationsschlauch kühlt das Atemgas ab und ist am Y-Stück (also unmittelbar vor dem Tubus bzw. der Trachealkanüle) noch ca. 37 °C warm, der Wassergehalt beträgt also nur noch 44 mg/l. Während die Luft zwischen Verdampfer und Y-Stück abkühlt, kondensiert das überschüssige Wasser (rund 1 000 mg/Min bei einem AMV von 7,5 l/min) im Inspirationsschlauch. Auch im Exspirationsschlauch kommt es zum Niederschlag von Wasserdampf an der Wand des Schlauches, da die Exspirationsluft i.d.R. wärmer ist als die Raumtemperatur. In beiden Fällen können sich Wasseransammlungen ("Pfützen") bilden, die den Atemwiderstand erhöhen, eine Selbsttriggerung des Respirators auslösen können und zudem einen guten Nährboden für Keime darstellen. Um solche Wasseransammlungen zu vermeiden, sind in die Beatmungsschläuche *Kondenswasserabscheider* (so genannte *Wasserfallen*) eingebaut, in die hinein das überschüssige Wasser ablaufen, jedoch nicht ins Schlauchsystem zurück gelangen kann.
Diese Nachteile entfallen bei **Systemen mit beheizten Schläuchen** (z.B. Fisher& Paykel AGM 730®, MR 730®, MR 850®, Laborex SCT 3000®). Bei diesen Systemen wird das Atemgas im Verdampfer auf 36 °C erwärmt und zu 100 % mit Wasser gesättigt. Im Inspirationsschlauch wird das Atemgas durch im Schlauch eingebaute Heizdrähte weiter erwärmt auf 37 °C. Dadurch sinkt die relative Luftfeuchtigkeit des Atemgases und es kondensiert kein Wasser im Schlauch. Auch die Ausatemluft im Exspirati-

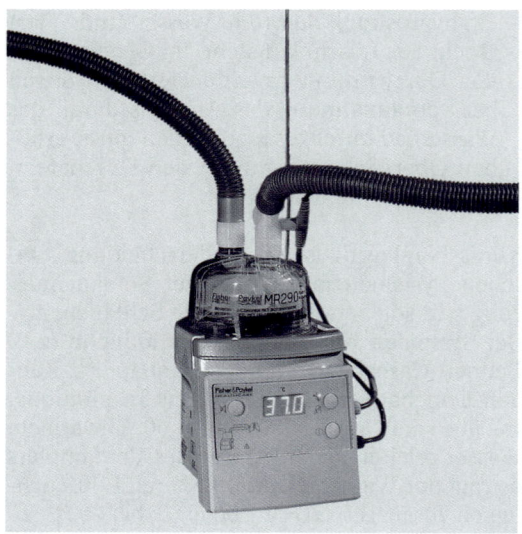

Abb. 5.18: Aktiver Atemgasbefeuchter, hier der MR 850 (Fa. Fisher & Paykel) mit integrierter Schlauchheizung. Die Heizdrähte in den Beatmungsschläuchen erwärmen die Inspirations- bzw. Exspirationsluft nochmals, dadurch bildet sich kein Kondenswasser und Wasserfallen (Kondenswasserabscheider) sind nicht erforderlich. [V088]

onsschlauch wird erwärmt, dadurch findet auch im Exspirationsteil keine Kondensation statt. Obwohl die Schläuche trocken aussehen, ist die Inspirationsluft nahezu vollständig mit Wasser gesättigt.

Vernebler
Vernebler (Ultraschallvernebler oder Düsenvernebler) erzeugen Wassertröpfchen. Diese können bei einer Kontamination des Systems als Vehikel für Keime dienen, die dann zusammen mit den Wassertröpfchen in die Alveolen gelangen. Zudem kann es zu Wasseransammlungen (Kondenswasserbildung) in den Schläuchen kommen, was hygienische Gefahren birgt und den Widerstand im Beatmungsschlauchsystem erhöht. Darüber hinaus können Ultraschallvernebler eine Überwässerung des Patienten hervorrufen. Wegen dieser Risiken werden Vernebler praktisch nicht mehr zur Atemgaskonditionierung beim beatmeten Patienten verwendet, sondern sind nur noch zum Vernebeln von Medikamenten indiziert.

Anforderungen an aktive Atemgasbefeuchter
Geräte zur Atemgasanfeuchtung sollen folgende Merkmale aufweisen:

- Die Kontrolle der Atemgastemperatur erfolgt patientennah (i.d.R. am Y-Stück)
- Der Befeuchter erwärmt das Atemgas so, dass es am Y-Stück mindestens 36 °C warm ist (ideal: Atemgastemperatur entspricht der Körpertemperatur des Patienten – Ausnahme: Hohes Fieber) und die relative Luftfeuchtigkeit 80 – 100 % beträgt
- Die aktuelle Atemgastemperatur wird optisch angezeigt
- Warneinrichtungen signalisieren Atemgastemperaturen unter 35 °C sowie über 40 °C
- Das Gerät besitzt eine geringe Compliance und Resistance und ist mit einer CE-Kennzeichnung versehen.

 Beim Einsatz von aktiven Atemgasbefeuchtern beachten:
- Kondenswasserabscheider (Wasserfallen) befinden sich am tiefsten Punkt der Inspirations- bzw. Exspirationsschläuche. Dazu ggf. die Schläuche entsprechend positionieren
- Kondenswasser nicht in den Vorratsbehälter zurückführen (Kontaminationsgefahr)
- Jeweils vor dem Umlagern des Patienten und vor Lageveränderungen der Beatmungsschläuche sicherstellen, dass sich in den Schläuchen keine zusätzlichen Wasseransammlungen gebildet haben (kann z.B. passieren, wenn die Wasserfallen nicht am tiefsten Punkt des Schlauches sitzen) und diese ggf. in die Wasserfallen entleeren, um zu vermeiden, dass die Wasseransammlungen während des Umlagerns Richtung Tubus laufen und aspiriert werden
- Füllungsstand der Befeuchtungskammer regelmäßig kontrollieren und ggf. steriles Wasser nachfüllen, um ein „Trockenfahren" (Beatmung mit unzureichend angefeuchteter bzw. trockener Atemluft) zu verhindern
- Überwärmte Gase bilden eine Gefahr für den Patienten und können möglicherweise unbemerkt als „hot shots" nach Unterbrechung der Beatmung auftreten (z.B. wenn der Respirator im Rahmen einer Umintubation oder Bronchoskopie abgeschaltet wurde, die Heizung aber weiter in Betrieb war). Um dies zu verhindern nach Wiederinbetriebnahme

- des Respirators zunächst einige Atemzüge durch das Schlauchsystem leiten bevor der Patient wieder angeschlossen wird
- Bei unterkühlten Patienten darauf achten, dass die Atemgastemperatur der Körpertemperatur entspricht. Bei Hypothermie kann es ansonsten zur Kondensation von Wasser in den Luftwegen kommen.
- Das Beatmungsschlauchsystem muss aus hygienischen Gründen regelmäßig gewechselt werden. Das Robert Koch Instituts (RKI) empfiehlt einen Beatmungssystemwechsel alle 7 Tage.

Die aktive Atemgasklimatisierung findet ihren Einsatz insbesondere in der Langzeitbeatmung.

5.6.3 Passive Befeuchtungssysteme

Passive Befeuchtungssysteme werden zwischen das Y-Stück des Beatmungsschlauchsystems und den Tubus/die Trachealkanüle bzw. die Tubusverlängerung angebracht. Je näher sie am Patienten sind, umso besser ist ihre Wirkung.

Aufbau passiver Befeuchtungssysteme
Die äußere Hülle des passiven Atemgasbefeuchters besteht aus festem Kunststoff. Darin befinden sich hygroskopische (wasseranziehende) Materialien, z.B. spezielle Papiere, Schwämme aus Zellulose, Polyurethan oder Polyethylen. Diese Materialien nehmen die Wärme und Feuchtigkeit der Exspirationsluft auf und speichern sie. Bei manchen Filtern sind die hygroskopischen Materialien zusätzlich mit Magnesi-

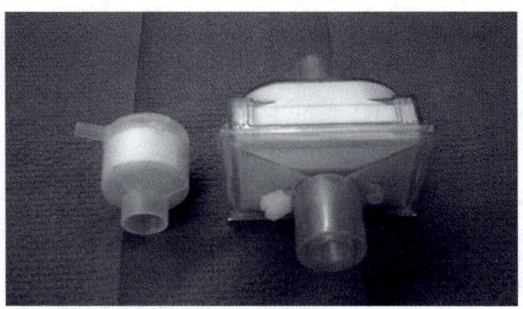

Abb. 5.19: Passive Atemgasbefeuchter. Rechts passive Befeuchter für beatmete Patienten, links passive Befeuchter für Patienten, die spontan über einen Tubus oder eine Trachealkanüle atmen. [M251]

um-, Kalzium-, oder Lithiumsalzen beschichtet. Dies verbessert die Leistung (Speicherkapazität) der Filter.

Funktion passiver Befeuchtungssysteme
Passive Befeuchtungssysteme imitieren die Funktion der Nase (daher auch die Bezeichnung „künstliche Nase"). Die Feuchtigkeit der Ausatemluft kondensiert und wird mit der Wärme in den hygroskopischen Stoffen des Filters gespeichert. Bei der nachfolgenden Inspiration geben die Filter die gespeicherte Feuchtigkeit und Wärme wieder ab. Dadurch wird die Inspirationsluft in ausreichendem Maß angefeuchtet und erwärmt. Die Befeuchtungsleistung wird schon nach kurzer Zeit erreicht.

 Passive Befeuchtungssysteme für intubierte bzw. tracheotomierte Patienten müssen die DIN ISO 8135 Norm erfüllen. Diese Filter sind auch für eine Langzeitbeatmung geeignet.

Zusätzlich dienen viele HME auch als Bakterien- und Partikelfilter.

Vorteile, Nachteile und Kontraindikationen passiver Befeuchtungssysteme
Passive Atemgasbefeuchter haben gegenüber den aktiven Befeuchtungssysteme folgende **Vorteile:**
- Sie sind erheblich preiswerter
- Eine Überhitzung der Atemgase ist ausgeschlossen.

Der Einsatz von passiven Atemgasbefeuchtern bei langzeitbeatmeten Patienten wird derzeit noch kontrovers diskutiert, scheint aber ohne gravierende Nachteile möglich zu sein.
Nachteile gegenüber den aktiven Befeuchtungssystemen sind:
- Der Filter kann durch abgehustetes Trachealsekret verlegt werden, diese Gefahr besteht vor allem bei stark verschleimten, tracheotomierten Patienten, bei denen keine Tubusverlängerung zwischen Filter und Trachealkanüle eingebaut ist. Bei **Sekretverlegung** des Filters ist eine maschinelle Beatmung evtl. nicht mehr in vollem Umfang (Erhöhung des Beatmungsdrucks bzw. Abnahme des Tidalvolumens) oder im Extremfall (bei totaler Verlegung des Filters) gar nicht mehr möglich. Patienten die teilweise oder vollständig spontan

atmen sind bei einer Sekretverlegung des Filters besonders gefährdet, da die Verlegung die Atemarbeit enorm erhöht. Der verlegte Filter muss umgehend ausgetauscht werden

- Als problematisch wird die Tatsache angesehen, dass der Filter den funktionellen Totraum vergrößert (☞ 1.2.1). Die durch den Filter bedingte **Totraumvergrößerung** beträgt bei Erwachsenen etwa 30 – 150 ml
- Der Filter erhöht den **Durchatemwiderstand** und damit die Atemarbeit. Bei beatmeten Patienten ist dies wenig relevant, bei teilweise oder vollständig spontan atmenden Patienten jedoch sollte darauf geachtet werden, dass die Durchatemwiderstände nicht zu sehr ansteigen. Als tolerabel gilt ein Anstieg von 2 mbar bei einem Flow von 60 l/min bei spontan atmenden Patienten

Nicht geeignet sind HME-Filter bei
- Deutlich unterkühlten Patienten
- Bei Patienten, bei denen die Ausatemluft (teilweise) nicht durch das Beatmungssystem geleitet wird (z.B. offener Pneumothorax, ungeblockter Cuff)
- Bei sehr niedrigen Tidalvolumina, da der Anteil der Totraumventilation zu groß wäre.

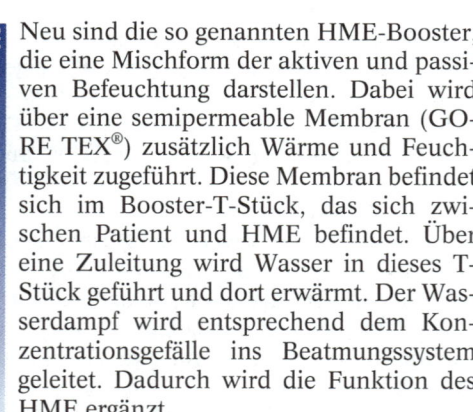 Neu sind die so genannten HME-Booster, die eine Mischform der aktiven und passiven Befeuchtung darstellen. Dabei wird über eine semipermeable Membran (GORE TEX®) zusätzlich Wärme und Feuchtigkeit zugeführt. Diese Membran befindet sich im Booster-T-Stück, das sich zwischen Patient und HME befindet. Über eine Zuleitung wird Wasser in dieses T-Stück geführt und dort erwärmt. Der Wasserdampf wird entsprechend dem Konzentrationsgefälle ins Beatmungssystem geleitet. Dadurch wird die Funktion des HME ergänzt.

5.7 Nebenwirkungen und Komplikationen der maschinellen Beatmung

Komplikationen durch Tubus ☞ 4.2.8 und Trachealkanüle ☞ 4.3.6
Jede Form der maschinellen Beatmung geht mit unerwünschten Nebenwirkungen einher, die nicht nur die Lunge selbst, sondern auch andere Körperorgane betreffen. Ursache dieser Beatmungsnebenwirkungen ist vor allem der erhöhte intrathorakale Druck. Die Nebenwirkungen sind umso ausgeprägter, je invasiver die Beatmung ist und je länger sie andauert.

5.7.1 Nebenwirkungen und Komplikationen an der Lunge

Eine längerfristige maschinelle Beatmung kann die (erkrankte) Lunge zusätzlich schädigen. Dafür werden im wesentlichen folgende Ursachen verantwortlich gemacht:
- Hohe inspiratorische Sauerstoffkonzentration (Sauerstofftoxizität ☞ 5.2.3)
- Hoher Atemwegsdruck (Barotrauma)
- Großes Tidalvolumen (Volotrauma)
- Hoher PEEP.

Beatmungsbedingtes pulmonales Barotrauma/Volotrauma

Lange galt ein hoher Beatmungsspitzendruck als ursächlich für eine (weitere) Schädigung der Lunge unter maschineller Beatmung. Inzwischen gilt als gesichert, dass vor allem hohe Tidalvolumina eine Schädigung der Lunge unter der Beatmung verursachen. Man spricht daher heute nicht mehr nur vom **pulmonalen Barotrauma,** sondern auch vom **pulmonalen Volotrauma** (auch *Volumentrauma* oder *Volutrauma*) bzw. von der **beatmungsbedingten Lungenschädigung** *(ventilator induced lung injury* kurz **VILI).**
Dabei kommt es zur Überblähung der Alveolen mit Zerreißung der alveolokapillären Membran. Gefährdet sind vor allem Patienten mit Lungenerkrankungen (insbesondere wenn die Erkrankung inhomogen über die Lunge verteilt ist) da hier häufig sehr invasiv beatmet werden muss, um einen ausreichenden Gasaustausch sicher zu stellen. Dadurch werden die gesunden Lungenabschnitte „überbeatmet".

Auswirkungen des pulmonalen Barotraumas/Volotraumas
Durch die Ruptur der Alveolen entstehen zum einen Veränderungen des Lungenparenchyms in den betroffenen Lungenabschnitten, zum anderen kann Luft in die umgebenden Strukturen gelangen:
- Durch die Zerreißung der Alveolen wird das Kapillarstrombett zerstört, die Gefäßpermea-

bilität nimmt zu und Plasma kann in das Interstitium und in die Alveolen austreten. Zugleich entsteht in den betroffenen Lungenabschnitten eine Entzündungsreaktion. Das so entstehende intraalveoläre Ödem begünstigt die Entstehung von Atelektasen (☞ 2.3.3) und erhöht dadurch einen Rechts-Links-Shunt (☞ 2.2.4). Zudem wird die Surfactantfunktion gestört. Insgesamt sind die Auswirkungen eines Überdehnungstraumas den pathophysiologischen Abläufen beim ARDS sehr ähnlich, d.h. bei Patienten mit primär kranker Lungen (z.B. COPD oder ARDS) ist es nach einigen Wochen invasiver Beatmung oft nicht mehr möglich sicher zu beurteilen, welche Lungenschäden durch die primäre Erkrankung und welche durch die invasive Beatmung entstanden sind

- Durch die Einrissstelle der Alveole kann Luft in das Mediastinum und den Pleuraraum gelangen, und zwar i.d.R. umso mehr, je höher der Beatmungsdruck und je größer das Tidalvolumen ist. So können ein **(Spannungs-) Pneumothorax** (☞ 2.3.4), ein **Pneumomediastinum** (Mediastinalemphysem) und/oder ein **Hautemphysem** entstehen.

Behandlung des pulmonalen Barotraumas/Volotraumas

Von den Auswirkungen eines pulmonalen Baro-/Volotraumas kann vor allem ein (Spannungs-)Pneumothorax den beatmeten Patienten rasch in eine lebensbedrohliche Situation bringen (☞ 2.3.4) und muss daher umgehend behandelt werden (☞ 2.3.4). Ein Haut- oder Mediastinalemphysem dagegen ist für den Patienten zwar sehr unangenehm und evtl. mit Schmerzen verbunden, muss i.d.R. aber nicht behandelt werden. Selten ist bei Mediastinalemphysem eine Druckentlastung mittels kollarer Mediastinostomie erforderlich.

Zusätzlich werden beim pulmonalen Baro-/Volotrauma der Beatmungsdruck und das Tidalvolumen soweit wie möglich zurückgenommen. Sofern keine Kontraindikationen bestehen wird eine dadurch entstehende Hyperkapnie zu Gunsten eines niedrigen Atemwegsdrucks und geringerer Tidalvolumina toleriert (permissive Hyperkapnie ☞ 7.5).

Respiratorassoziierte Pneumonie
Pneumonie ☞ 2.3.1

Respiratorassoziierte Pneumonie (auch *Ventilatorassoziierte Pneumonie*, kurz *VAP* oder „Beatmungspneumonie"): Nosokomiale Pneumonie, die unter maschineller Beatmung bei intubierten oder tracheotomierten Patienten auftritt. Das Risiko für eine respiratorassoziierte Pneumonie steigt mit der Dauer und der Invasivität der Beatmung.

Entstehung der respiratorassoziierten Pneumonie

Ausgangspunkt der Beatmungspneumonie ist wahrscheinlich eine Kolonisation (Besiedelung mit potentiell pathogenen Erregern, hier vorwiegend gramnegative Bakterien und Sprosspilzen) der Schleimhaut im Mund-Rachenraum (Oropharynx). Die Kolonisationsrate hängt von verschiedenen Faktoren ab, maßgeblich scheinen vor allem die Schwere der Grunderkrankung und das Alter des Patienten zu sein (je kränker und älter ein Patient, desto höher die Kolonisationsrate).

Beim beatmeten Patienten stellt der Tubus den bedeutendsten Risikofaktor dar. Er verhindert den Glottisschluss, stört den Schluckakt, schädigt die Schleimhaut im Rachen und in der Trachea, verhindert den Hustenstoß und stellt einen Fremdkörper dar, an dem Keime anhaften (adhärieren) können. Trotz korrekt geblocktem Endotrachealtubus können kleinste Sekretmengen aus dem Oropharynx in die Trachea gelangen (Mikroaspiration) und sich von dort aus in der Lunge ausbreiten. Insbesondere die nasale Intubation scheint ungünstig zu sein, da sie zusätzlich das Risiko einer Sinusitis erhöht.

Weitere werden als prädisponierende Faktoren angesehen:

- **Flachlagerung.** Eine Flach- oder gar Oberkörpertieflage begünstigt Reflux von keimhaltiger Flüssigkeit aus dem Oropharynx. Dies gilt insbesondere für Patienten die tief sediert und relaxiert sind
- **Nasogastrale Sonden,** z.B. Magen- oder Duodenalsonde. Diese begünstigen wahrscheinlich das Aufsteigen von Keimen aus dem Magen-Darm-Trakt sowie einen Reflux von Magensaft und (Mikro)Aspirationen.

Empfehlungen zur Prävention einer respiratorassoziierten Pneumonie

Die Kommission für Krankenhaushygiene und Infektionsprophylaxe am Robert-Koch-Institut empfiehlt folgende Maßnahmen zur Prävention einer respiratorassoziierten Pneumonie:

- Hygienische Händedesinfektion, jeweils
  - vor und nach Kontakt mit Tubus, Trachealkanüle bzw. Tracheostoma sowie dem Beatmungszubehör
  - nach Kontakt mit Schleimhäuten, Atemwegssekret bzw. Gegenständen, die mit Atemwegssekret kontaminiert sind
- Einmalhandschuhe tragen beim Kontakt mit Schleimhäuten und/oder Atemwegssekret bzw. damit kontaminierten Gegenständen
- Wenn möglich die orale Intubation statt nasaler Intubation
- Auf angemessene Schmerztherapie achten, um eine schmerzbedingte Schonatmung zu vermeiden und eine frühzeitige Mobilisation zu erleichtern
- Wechsel des Beatmungsschlauchsystems einmal wöchentlich
- Für die enterale Ernährung gilt:
  - Vor jeder Nahrungszufuhr korrekte Lage der Sonde prüfen
  - Menge der Nahrungszufuhr der Darmtätigkeit anpassen
  - Sofern keine Kontraindikationen vorliegen Oberkörperhochlagerung (30 – 45°) vornehmen
  - Ernährungssonde so früh wie möglich entfernen.

5.7.2 Nebenwirkungen und Komplikationen an anderen Organen

Auswirkungen auf das Herz-Kreislaufsystem

Aufhebung des Thorax-Pumpmechanismus

Unter Spontanatmung wirken die mechanischen Vorgänge während der Inspiration (☞ 1.2.1) wie eine Saugpumpe: Durch den intrathoraken Unterdruck (im Verhältnis zum Atmosphärendruck) wird das Blut aus dem extrathorakalen Bereich (also das venöse Blut aus dem Bauchraum, den oberen Extremitäten und dem Kopf) in den Thoraxraum und damit zum Herzen hin „gesaugt". Des weiteren sinkt durch den intrathorakalen Unterdruck auch der Druck im rechten Vorhof. Dadurch ist der ve-

nöse Rückstrom während der Inspiration erleichtert. Diese Vorgänge werden u.a. in den atemsynchronen Schwankungen des zentralen Venendruckes sichtbar.

Dieser Thorax-Pumpmechanismus wird durch eine Überdruckbeatmung beeinträchtigt:

- Während der Inspiration herrscht ein Überdruck im Thorax, der sich auch auf den rechten Vorhof überträgt. Dadurch ist der venöse Rückstrom des Blutes zum Herzen während der Inspirationsphase erschwert, was einen Abfall des Herzzeitvolumens (kurz HZV) und ein Absinken des arteriellen Blutdrucks zur Folge haben kann
- Ist der intrathorakale Druck auch während der Exspiration erhöht, z.B. weil ein PEEP oder eine CPAP-Atmung eingestellt ist, sind die oben beschriebenen Auswirkungen auf den Kreislauf stärker ausgeprägt.

Normalerweise führen physiologische Regulationsmechanismen dazu, dass sich der Venendruck erhöht. Dies kompensiert den erschwerten venösen Rückstrom, allerdings nur bei normalem Blutvolumen und intakter Venentonisierung. Sind diese Bedingungen z.B. wegen einer Hypovolämie oder einer medikamentös bedingten Gefäßerweiterung nicht erfüllt, bleibt der venöse Rückstrom gestört.

Kompression der Lungenkapillaren und Rechtsherzbelastung

Während der Überdruckbeatmung nehmen bei der Inspiration sowohl der intraalveoläre Druck als auch das Lungenvolumen zu. Die alveolären Kapillaren, die vom alveolären Druck umgeben sind, werden dadurch komprimiert. Dies kann eine Rechtsherzbelastung (Erhöhung der rechtsventrikulären Nachlast) verursachen. Patienten ohne Herz-Kreislauferkrankungen können dies i.d.R. gut tolerieren, bei schwerer Herzinsuffizienz jedoch kann es zu einer Verstärkung bzw. schlimmstenfalls einer Dekompensation der Rechtsherzinsuffizienz kommen.

Auswirkungen auf die Nierenfunktion

Eine Überdruckbeatmung beeinträchtigt in vielen Fällen auch die Nierenfunktion. Insbesondere zu Beginn der Beatmungstherapie nimmt die Urinausscheidung ab und es kommt zur Flüssigkeitsretention mit generalisierter Ödemneigung auch in der Lunge. Als Ursache dafür kommen mehrere Faktoren bzw. deren Zusammenwirken in Betracht:

- Durch die Abnahme des Herzzeitvolumens und des arteriellen Blutdrucks (Aufhebung des Thorax-Pumpmechanismus ☞ oben) sinkt der Perfusionsdruck der Nieren
- Im Bereich des linken Vorhofs liegen Dehnungsrezeptoren, die an der Volumenregulation des Organismus beteiligt sind. Bei vermehrter Dehnung des linken Vorhofs (Hypervolämie) sezernieren sie ANF (atrialer natriuretischer Faktor, auch ANP, d.h. atriales natriuretisches Peptid), das die Diurese steigert. Während der Überdruckbeatmung wird das Herz durch die starke Zunahme der Lungenvolumens komprimiert, d.h. die Wandspannung im linken Vorhof ist vermindert und gleicht daher der Situation bei Hypovolämie. Die Volumenregulationsmechanismen des Organismus streben daher eine Flüssigkeitsretention an (vermehrte Ausschüttung von ADH, d.h. antidiuretisches Hormon)
- Der erhöhte intrathorakale Druck vermindert den venösen Rückstrom. Dadurch kann auch der Druck in den Nierenvenen ansteigen, was eine Funktionseinschränkung der Nieren verursachen kann
- Durch die Überdruckbeatmung kann es zu einer Leberfunktionseinschränkung mit nachfolgendem Hyperaldosteronismus kommen.

Auswirkungen auf Leber und Gastrointestinaltrakt

Der erhöhte intrathorakale Druck beeinträchtigt auch die Durchblutung der Leber. Durch die Abnahme des Herzzeitvolumens nimmt auch die Leberdurchblutung ab. Daneben steigt durch den erhöhten Druck in der intrathorakalen unteren Hohlvene auch der Druck in den Lebervenen, was zu einer Stauungsleber führen kann.

Vergleichbares geschieht an den Organen des Magen-Darm-Traktes (Magen, Duodenum, Pankreas, Dünn- und Dickdarm). Auch hier nimmt auf Grund der verminderten HZV die Perfusion der Organe ab. Dies kann eine der Ursachen für die bei Beatmungspatienten relativ häufig auftretenden Ulzerationen im Magen-Darm-Trakt sein.

Auswirkungen auf das zentrale Nervensystem

Der durch die Überdruckbeatmung erhöhte intrathorakale Druck kann sich auch auf das zentrale Nervensystem, insbesondere auf das Gehirn, auswirken:

- Durch die Erhöhung des intrathorakalen Drucks steigt auch der ZVD, d.h. der venöse Rückstrom aus den Hirnvenen ist behindert. Dadurch nimmt das intrazerebrale Blutvolumen zu, wodurch der intrakranielle Druck (Hirndruck) ansteigt und der zerebrale Perfusionsdruck abnimmt. Ein bereits erkrankungsbedingt erhöhter Hirndruck kann dadurch weiter ansteigen
- In Folge des verminderten HZV sinkt auch der mittlere arterielle Druck und damit der zerebrale Perfusionsdruck (☞ 5.8.2).

Neben dem Beatmungsdruck haben auch die Blutgase und hier insbesondere die pCO_2-Werte Auswirkungen auf die Hirndurchblutung und den Hirndruck:

- Bei Hyperkapnie (☞ 2.4.1) – auch bei permissiver Hyperkapnie im Rahmen einer maschinellen Beatmung (☞ 7.5) – kommt es zu einer Vasodilatation der Blutgefäße im Gehirn. Dadurch nimmt das Blutvolumen im Gehirn zu und der (evtl. bereits erkrankungsbedingt erhöhte) Hirndruck steigt an
- Umgekehrt kommt es bei Hypokapnie (☞ 2.1) zu einer vorübergehenden Vasokonstriktion der Blutgefäße im Gehirn mit Abnahme des zerebralen Blutvolumens und des Hirndrucks. Diesen Effekt macht man sich bei der Beatmung von Patienten mit erhöhtem Hirndruck zu Nutze (☞ 5.8.2).

5.8 Beatmungsstrategien bei bestimmten Erkrankungen

Bestimmte Erkrankungen bringen spezielle Beatmungsprobleme bzw. -anforderungen mit sich. Dies hat zur Entwicklung von speziellen Beatmungsstrategien geführt, die zum Ziel haben, die spezifischen Risiken einer Beatmung bei der entsprechenden Erkrankung zu vermeiden. Im Folgenden sind grundlegende Aspekte der Beatmung von Patienten mit ARDS, erhöhtem Hirndruck sowie COPD und Status asthmaticus beschrieben. Dies soll vor allem dem Verständnis dienen (weshalb wird ein Patient mit COPD anders beatmet als ein Patient mit ARDS?) und den Pflegenden eine grobe Orientierung geben. Keinesfalls sind die Ausführungen zur eigenmächtigen Änderung der Beatmungseinstellung gedacht. Dies ist Aufgabe des Arztes und darf von Pflegenden nur im Notfall bzw. nach Absprache mit dem behandelnden Arzt vorgenommen werden.

Nicht selten widersprechen sich Beatmungsstrategien, z.B. bei Patienten mit Schädel-Hirn-Trauma und vorbestehender COPD. Dann wird der Arzt die Beatmung jeweils der aktuellen Patientensituation anpassen.

Detaillierte Informationen zu häufigen, eine respiratorische Insuffizienz auslösenden Erkrankungen von Lunge und Thorax finden sich auch in Kapitel 2.

5.8.1   Beatmung bei ARDS

Beim ARDS (☞ 2.3.6) sind die pathologischen Veränderungen i.d.R. ungleichmäßig über die Lunge verteilt, d.h. neben gesunden Lungenabschnitten gibt es pathologisch veränderte (mit entzündlichen Infiltraten, Ödem, Atelektasen), die sich vor allem in den dorsobasalen Lungenabschnitten finden. Eine derart veränderte Lunge wird auch **baby lung** (nach Gattinoni) genannt, weil nur Teile der Lunge belüftet sind und für den Gasaustausch zur Verfügung stehen, d.h. die verfügbare Gasaustauschfläche entspricht nicht mehr der eines Erwachsenen, sondern der eines kleinen Kindes. Die **Gefahr** besteht in einer Überdehnung und damit einer Schädigung der noch gesunden, gut belüfteten Lungenabschnitte.

Ziel der Beatmungstherapie beim ARDS ist es, einen ausreichenden Gasaustausch sicherzustellen und dabei gleichzeitig die noch gesunden Lungenabschnitte zu schützen und die veränderten Lungenabschnitte wieder für den Gasaustausch nutzbar machen.

Als Richtlinie für die Beatmung bei ARDS gilt die Formel **P2R2** (nach Gattinoni):
- **P**rotect the ventilated lung (schütze die noch gesunden, belüfteten Lungenabschnitte)
- **P**revent oxygen toxicity (vermeide zu hohe „toxische" Sauerstoffkonzentrationen ☞ 1.2.3)
- **R**ecruit the infiltrated, atelectatic and consolidated lung (Wiedereröffnung infiltrierter, atelektatischer und konsolidierter Lungenabschnitte)

- **R**educe the anatomic und alveolar deadspace (vermindere den anatomischen und alveolären Totraum ☞ 1.2.1).

 Richtwerte für die Beatmung bei ARDS
- Zu hohen Inspirationsdruck vermeiden (Ziel ≤ 30 mbar). Geeignete Beatmungsformen sind die druckkontrollierte Beatmung (PCV ☞ 5.3.1) oder BIPAP (☞ 5.3.6)
- PEEP hoch genug um die Alveolen offen zu halten (PEEP$_{gesamt}$ > 10 – 20 mbar)
- Zu hohe Tidalvolumina vermeiden (Ziel 5 – 6 ml/kgKG). Um trotz geringer Tidalvolumina eine ausreichende alveoläre Ventilation sicher zu stellen, kann die Atemfrequenz relativ hoch eingestellt werden (20 – 30/Min., ggf. auch > 30/Min.). Zusätzlich ggf. IRV (☞ 5.3.1) bzw. tolerieren eines relativ hohen pCO$_2$ (*permissive Hyperkapnie* ☞ 7.5)
- Inspiratorische Sauerstoffkonzentration (FiO$_2$) möglichst ≤ 0,6.

Lungenprotektive Beatmung

Unter lungenprotektiver Beatmung (*lung protective ventilation* oder „**baby lung concept**") versteht man eine Beatmung mit *geringstmöglichem Inspirationsdruck* und ausreichend *hohem PEEP*, d.h. es ergibt sich eine *kleinstmögliche Druckamplitude*.

Zur optimalen Einstellung von PEEP und Inspirationsdruck können die sog. „inflection points" (Knickpunkte) in der Druck-Volumen-Kurve der Lunge bestimmt werden:
- Zur Ermittlung des *lower inflection point* (unterer Knickpunkt) wird der PEEP während volumenkontrollierter Beatmung in kleinen Schritten gesteigert und jeweils die Compliance (☞ 1.2.1) berechnet. Der untere Knickpunkt liegt knapp unterhalb des PEEP-Niveaus mit der besten Compliance. Zur Beatmung wird der **PEEP oberhalb des unteren inflection points** eingestellt
- Zur Ermittlung des *upper inflection point* (oberer Knickpunkt) wird während druckkontrollierter Beatmung die Compliance bei verschiedenen Druckniveaus errechnet. Der obere inflection point liegt knapp über dem Inspirationsdruck mit der besten Compliance. Zur Beatmung wird der **Inspirationsdruck unterhalb des oberen inflection point** eingestellt.

Durch diese Einstellung sollen einerseits Atelektasen wiedereröffnet *(slow alveolar recruitment)* und offen gehalten, andererseits eine Überdehnung verhindert werden.

Open-lung concept
Das open lung concept (nach Lachmann) dient dem raschen Wiedereröffnen *(fast alveolar recruitment)* und Offen halten von atelektatischen Lungenbezirken. Dazu wird der Inspirationsdruck kurzfristig, d.h. für etwa 30 – 60 Sekunden, auf sehr hohe Werte angehoben (ca. 40 – 60 mbar). Gleichzeitig wird der PEEP auf insgesamt (d.h. eingestellter und intrinsischer PEEP) 20 – 25 mbar eingestellt. Der hohe Inspirationsdruck soll die Atelektasen eröffnen, der hohe PEEP soll sie offen halten. Nach dieser Wiedereröffnung (Recruitment) werden der Inspirationsdruck und auch der PEEP in kleinen Schritten reduziert. Sobald der PEEP den alveolären Verschlussdruck (Druck, bei dem die Alveolen kollabieren) unterschreitet fällt der p_aO_2 rapide ab. Dann folgt ein erneutes Recruitment und der PEEP wird über dem alveolären Verschlussdruck eingeregelt. Der Inspirationsdruck wird soweit wie möglich zurückgenommen, um gerade noch einen guten p_aO_2 zu halten.

 Bei schwerem ARDS kann ein PEEP von 15 – 20 mbar zum Offen halten der Alveolen erforderlich sein.

5.8.2 Beatmung bei erhöhtem Hirndruck

Hirndruck und Hirndurchblutung
Der **Hirndruck** (Druck im Schädelinnern, auch *intracranial pressure*, kurz **ICP**) liegt normalerweise bei 5 – 15 mmHg. Verschiedene Erkrankungen, insbesondere ein Schädel-Hirn-Trauma, ein Hirnödem oder ein Hirntumor, können den Hirndruck erhöhen, da es zu einer Volumenzunahme im Schädelinnern kommt.
Die Durchblutung des Gehirns unterliegt normalerweise einer Autoregulation, d.h. beim Gesunden ist die **Hirndurchblutung** (zerebraler Blutfluss, auch *cerebral blood flow*, kurz **CBF**) bei einem mittleren arteriellen Druck (kurz MAP) von ca. 60 – 150 mmHg immer gleich (beim Hypertoniker ist der MAD-Bereich etwas nach oben verschoben). Verschiedene Zustände können diese Autoregulation aufheben. Dazu gehören u.a. Schädel-Hirn-Traumen, Hirnödem, Hirntumoren und eine Hypoxämie.

Ist die Autoregulation aufgehoben, erfolgt die Hirndurchblutung passiv und ist vom **zerebralen Perfusionsdruck** (*cerebral perfusion pressure*, kurz **CPP**) abhängig. Der zerebrale Perfusionsdruck wiederum errechnet sich aus dem mittleren arteriellen Druck und dem Hirndruck:

$$CPP = MAP - ICP$$

Ziel der Intensivtherapie bei erhöhtem Hirndruck ist es, den CPP > 70 mmHg zu halten, um eine ausreichende Durchblutung des Gehirns zu gewährleisten. Dies geschieht in erster Linie durch Senken des erhöhten Hirndrucks (Beseitigen der intrakraniellen Raumforderung). Zudem wird, z.B. mittels Infusionsbehandlung zum Ausgleich eines Flüssigkeitsdefizits und/oder Katecholamintherapie, der mittlere arterielle Druck ausreichend hoch gehalten.

Kontrollierte Hyperventilation

Veränderungen des p_aCO_2 wirken sich auf die Hirndurchblutung aus:
• Eine **Hyperkapnie** (p_aCO_2 > 45 mmHg) bewirkt eine Dilatation der Hirngefäße. Die Durchblutung des Gehirns und damit das intrakranielle Blutvolumen nehmen zu, der Hirndruck steigt
• Eine **Hypokapnie** (p_aCO_2 < 35 mmHg) bewirkt eine Kontraktion der Hirngefäße. Die Durchblutung des Gehirns und das intrakranielle Blutvolumen nehmen ab, der Hirndruck sinkt. Ab einem p_aCO_2 < 25 mmHg nimmt die Hirndurchblutung soweit ab, dass die Gefahr einer zerebralen Ischämie besteht.

Diese Auswirkungen treten rasch, d.h. innerhalb weniger Minuten, ein.

Die hirndrucksenkende Wirkung einer Hypokapnie hat die Intensivmedizin in der Vergangenheit versucht zu nutzen. Patienten mit erhöhtem Hirndruck, insbesondere Patienten mit Schädel-Hirn-Trauma wurden **kontrolliert hyperventiliert,** d.h. am Respirator wurden hohe Tidalvolumina und hohe Beatmungsfrequenzen eingestellt, um einen p_aCO_2 von ca. 30 mmHg zu erzielen.
Es hat sich jedoch gezeigt, dass die hirndrucksenkende Wirkung einer Hypokapnie zeitlich

begrenzt ist. Nach ca. 24 Stunden normalisiert sich die Hirndurchblutung trotz anhaltend niedriger p_aCO_2-Werte, d.h. der Hirndruck steigt dann wieder an. Zudem birgt die Hypokapnie die Gefahr, dass die Hirndurchblutung zu stark gedrosselt wird und die Sauerstoffversorgung des Gehirns dadurch unzureichend ist. Deshalb wird eine kontrollierte Hyperventilation nicht prophylaktisch und auch bei erhöhtem Hirndruck nur zur vorübergehenden Absenkung des Hirndrucks angewendet. In der modernen Intensivmedizin wird die kontrollierte Hyperventilation vor allem eingesetzt um bei Patienten mit extrem hohem Hirndruck mit Gefahr der Einklemmung (Herniation) den Hirndruck kurzfristig, i.d.R. zur Überbrückung bis zur neurochirurgischen OP, zu senken.

Richtwerte für die Beatmung bei erhöhtem Hirndruck

- Grundsätzlich sind sowohl eine volumen- als auch eine druckkontrollierte Beatmung sowie augmentierende Beatmungsformen, z.B. BIPAP oder SIMV, möglich. Welche Beatmungsform zur Anwendung kommt hängt von Art und Ausmaß der Grunderkrankung sowie evtl. Begleiterkrankungen oder -verletzungen ab. Dabei ist zu beachten:
  - Eine **volumenkonstante Beatmung** druckkontrollierte volumenkonstante Beatmungsformen, z.B. PRVC oder IPPV-Autoflow® ☞ 5.3.1) ist das Beatmungsverfahren der Wahl bei Patienten mit erhöhtem Hirndruck ohne Begleiterkrankungen oder -verletzungen der Lunge. Günstig ist, dass durch die Volumenkonstanz der p_aCO_2 nicht wesentlich schwankt. Ungünstig sind evtl. Steigerungen des Beatmungsdrucks, die eine Verschlechterung des venösen Rückstroms aus den Hirngefäßen mit nachfolgender Erhöhung des Hirndrucks verursachen können. Bei volumenkontrollierter Beatmung ist daher eine enge Einstellung der oberen Beatmungsdruckgrenze sehr wichtig
  - Eine **druckkontrollierte Beatmung** (PCV ☞ 5.3.1) wird vor allem dann eingesetzt, wenn gleichzeitig eine Lungenerkrankung oder -verletzung vorliegt, also z.B. bei Patienten mit Schädel-Hirn- und Thoraxtrauma. Günstig ist, dass dabei hohe Beatmungsdrücke mit der Gefahr eines Hirndruckanstiegs vermieden werden. Ungüns-

tig ist die Volumeninkonstanz, die – bei Verschlechterung der pulmonalen Situation – zur Erhöhung des p_aCO_2 mit nachfolgender Steigerung des Hirndrucks führen kann

  - **Augmentierende Beatmungsformen** können i.d.R. dann eingesetzt werden, wenn der Patient nicht mehr tief sediert bzw. evtl. zusätzlich relaxiert werden muss, d.h. nach Abklingen der Akutphase und Stabilisierung des Patienten. Günstig ist, dass unter augmentierender Beatmung der mittlere thorakale Druck (mittlerer Beatmungsdruck) i.d.R. niedriger ist als bei kontrollierter Beatmung. Damit ist der venöse Rückstrom aus den Hirngefäßen besser und die Gefahr eines beatmungsbedingten Hirndruckanstiegs geringer. Es besteht jedoch die Gefahr, dass die Spontanatmung des Patienten zu oberflächlich ist, d.h. es kommt zur Hypoventilation mit Anstieg des p_aCO_2 und in der Folge des Hirndrucks.

- Das **Tidal-** bzw. **Atemminutenvolumen** und die **Beatmungsfrequenz** werden so eingestellt, dass ein p_aCO_2 von ca. 35 mmHg gehalten bzw. eine mäßige Hyperventilation (p_aCO_2 30 – 35 mmHg) erreicht wird. p_aCO_2-Werte > 40 mmHg sollen wegen des damit verbundenen Hirndruckanstiegs, p_aCO_2-Werte < 25 mmHg wegen der Gefahr einer zerebralen Ischämie vermieden werden

- Das **Atemzeitverhältnis** wird auf 1 : 2 – 1 : 1,5 eingestellt. Eine IRV-Beatmung (☞ 5.3.1) sollte vermieden werden, weil sie mit einem Anstieg des mittleren thorakalen Drucks (mittlerer Beatmungsdruck) verbunden ist

- Ein geringer **PEEP** (5 – 8 mbar) zur Aufrechterhaltung der funktionellen Residualkapazität (physiologischer PEEP ☞ 5.2.4) wirkt sich i.d.R. nicht nachteilig auf den Hirndruck aus. Ein höherer PEEP kann einen weiteren, gravierenden Hirndruckanstieg bewirken, insbesondere dann, wenn der Hirndruck bereits massiv erhöht ist und keine Kompensationsmöglichkeiten (vor allem Verschiebung von Liquor aus den Ventrikeln in den Spinalkanal) mehr zur Verfügung stehen

- Zielgröße für die inspiratorische Sauerstoffkonzentration (FiO_2) sind ein p_aO_2 von ≥ 100 mmHg und eine Sauerstoffsättigung (SaO_2) ≥ 97 %.

5.8.3 Beatmung bei COPD und Asthma bronchiale

Beatmung bei COPD

Bei COPD (☞ 2.3.2) kann es durch die dauernde Einengung der Atemwege zur unvollständigen Entlüftung der Alveolen und in der Folge zur Ausbildung eines intrinsic PEEP kommen (☞ 5.2.4). Dadurch nimmt die funktionelle Residualkapazität (FRC ☞ 1.2.1) zu, was wiederum eine Kompression des pulmonalen Kapillarstrombettes mit nachfolgender Rechtsherzbelastung nach sich ziehen kann. Infolge des intrinsic PEEP muss der Patient mit COPD sehr viel mehr Atemarbeit leisten als ein Lungengesunder (je höher der intrinsic PEEP desto größer die Atemarbeit), d.h. die Atemmuskulatur kann sich auch sehr viel schneller erschöpfen. Aus diesem Grund ist die Respiratorentwöhnung (weaning ☞ 5.9) bei einem Patienten mit schwerer COPD häufig schwierig und langwierig.

 Der Patient mit schwerer COPD wird nach Möglichkeit nicht invasiv beatmet, um die meist schwierige und lang dauernde Respiratorentwöhnung zu umgehen (nicht-invasive Beatmung ☞ 5.4). Die Indikation zur Intubation bzw. Tracheotomie wird bei Patienten mit COPD sehr restriktiv gestellt.

Muss der Patient intubiert bzw. tracheotomiert und beatmet werden, gelten die folgenden Richtwerte:

- **Inspirationsdruck** möglichst ≤ 40 mbar. Geeignet sind die druckkontrollierte Beatmung (PCV ☞ 5.3.1), BIPAP, druckunterstütze Beatmung (☞ 5.3.4) oder SIMV-druckkontrolliert
- **PEEP.** Bei schwerer COPD besteht i.d.R. ein intrinsic PEEP, der die Atemarbeit des Patienten erhöht und ungünstige Nebenwirkungen mit sich bringt (☞ oben). Ein extrinsic PEEP der *kleiner* ist als der intrinsic PEEP vermindert die Atemarbeit und ist daher beim COPD-Patienten sinnvoll. Wichtig ist jedoch, dass der PEEP deutlich unterhalb des intrinsic PEEP eingestellt wird (Faustregel: maximal 80 % des intrinsic PEEP), da ansonsten die bereits krankheitsbedingt überblähte Lunge weiter überdehnt wird, was die ungünstigen Nebenwirkungen verstärkt. Meist

wird initial ein PEEP von 3 – 8 mbar eingestellt (dieses PEEP-Niveau liegt in aller Regel deutlich unter dem intrinsic PEEP bei schwerer COPD)
- Normales **Atemzeitverhältnis** bzw. verlängerte Exspirationszeit (I : E 1 : 2 – 1 : 4), so dass genügend Zeit zur Exspiration bleibt
- Kurze **Inspirationsanstiegszeit** (steile Rampe), da ein zu geringer Inspirationsflow zu Beginn der Inspiration beim COPD-Patienten die Atemarbeit erhöht
- **Beatmungsfrequenz** eher niedrig (6 – 10/ Min). Je höher die Beatmungsfrequenz desto kürzer die Exspirationszeit (bei gleich bleibendem I:E-Verhältnis) und desto größer die Gefahr einer Zunahme des intrinsic PEEP
- **Tidalvolumen** und **Atemminutenvolumen** werden i.d.R. anhand des pH-Wertes (Ziel pH > 7,35) und nicht wie sonst üblich nach dem p_aCO_2 gesteuert, um eine „Überbeatmung" zu vermeiden. Ein zu rasches Absenken des p_aCO_2 soll vermieden werden, da hierdurch ein Bronchospasmus verstärkt und Elektrolytverschiebungen und Herzrhythmusstörungen ausgelöst werden können
- Die **inspiratorische Sauerstoffkonzentration** wird so eingestellt, dass p_aO_2-Werte von 60 – 80 mmHg erreicht werden. Höhere Werte sind zu vermeiden, da sie beim COPD-Patienten den Atemantrieb dämpfen (Atemantrieb bei COPD nicht – wie physiologisch – über erhöhten p_aCO_2, sondern über verminderten p_aO_2). Grundsätzlich werden die „Normalwerte" des Patienten angestrebt, d.h. die p_aO_2-Werte, an die er adaptiert ist.

Bei völliger Erschöpfung der Atemmuskulatur *(respiratory muscle fatique)* wird der Arzt den Patienten ggf. kontrolliert beatmen mit einer Beatmungsfrequenz die etwas über der Spontanatemfrequenz des Patienten liegt (dadurch wird der spontane Atemantrieb des Patienten unterdrückt). Der Patient muss dann keinerlei Atemarbeit leisten (auch nicht triggern) und seine erschöpfte Atemmuskulatur kann sich erholen.

Beatmung bei Status asthmaticus

Beim Status asthmatikus hält eine schwere Atemwegsobstruktion über Stunden bis Tage an (☞ 2.3.2). Eine Intubation und maschinelle Beatmung ist indiziert, wenn es mit anderen therapeutischen Maßnahmen (insbesondere Bronchospasmolytika) nicht gelingt, die Atemwegsobstruktion zu bessern bzw. sich die Atemwegsobstruktion weiter verschlimmert. Richtungsweisend sind die klinischen Symptome und die Blutgasanalyse:

- Erschöpfung der Atemmuskulatur, d.h. der Patient kann die notwendige Atemarbeit nicht mehr leisten (Zeichen ☞ 2.4.1)
- Respiratorische Azidose (☞ 1.3.2) mit hohem, im Verlauf weiter steigendem p_aCO_2
- Später Bradypnoe und Schnappatmung.

Muss der Patient intubiert und beatmet werden, ist auf folgendes zu achten:
- Geeignet ist die druckkontrollierte Beatmung (PCV ☞ 5.3.1) oder BIPAP (☞ 5.3.6)
- Wegen der Atemwegsobstruktion ist ein hoher Inspirationsdruck erforderlich, um ein ausreichendes Tidalvolumen verabreichen zu können. Wegen den negativen Auswirkungen und Komplikationen eines zu hohen Beatmungsdruckes (☞ 5.7.1) soll der **Inspirationsdruck** dennoch so gering wie möglich gehalten werden (Ziel: ≤ 40 mbar). Eine Hyperkapnie wird insbesondere zu Beginn der Beatmung meist toleriert (zu Gunsten eines geringstmöglichen Inspirationsdrucks) und nur langsam gesenkt (Ziel: pH > 7,2)
- Da beim Status asthmaticus sowohl die Inspiration als auch die Exspiration erschwert sind, wird die **Beatmungsfrequenz** eher niedrig eingestellt (ca. 10/Min), so dass genügend Zeit für In- und Exspiration zur Verfügung steht. Das **Atemzeitverhältnis** wird i.d.R. auf 1 : 2 bis 1 : 4 eingestellt. Durch die relativ lange Exspirationszeit soll eine weitere Überblähung der Lunge vermieden werden
- Durch die massive Atemwegsobstruktion kann sich ein intrinsic PEEP aufbauen (☞ 5.2.4). Ein extrinsic **PEEP** kann die Atemarbeit erleichtern, sollte jedoch immer unterhalb des intrinsic PEEP liegen, um eine weitere Überblähung der Lunge zu verhindern
- Die inspiratorische Sauerstoffkonzentration wird zunächst so hoch wie nötig eingestellt, um die Hypoxämie rasch zu beheben. Anschließend wird die F_IO2 dann zurückgenommen bis der p_aO_2 zwischen 60 – 80 mmHg liegt.

5.9 Entwöhnung vom Respirator

 **Entwöhnung** (engl: *weaning)*: Abtrainieren der maschinellen Beatmung, d.h. der Patient übt, wieder völlig selbständig zu atmen. Zeitdauer der Entwöhnung ist vor allem abhängig von Art und Ausmaß der Grunderkrankung sowie von Dauer und Invasivität der Beatmungstherapie.

Während der Begriff „Entwöhnung" früher benutzt wurde für das Übergehen von einer überwiegend maschinellen Beatmungsform auf eine Beatmungsform mit mehr oder weniger hohem Spontanatemanteil des Patienten (z.B. Umstellen von volumenkontrollierter Beatmung auf SIMV), wird der Begriff „Entwöhnung" heute weiter gefasst und steht in der moderneren Beatmungstherapie für **jegliche Form der Reduktion der Beatmungsinvasivität**, also z.B. auch eine Verminderung der Sauerstoffkonzentration oder eine Reduktion des Beatmungsdrucks. Da im klinischen Sprachgebrauch dennoch häufig erst dann von „Entwöhnung" gesprochen wird, wenn die Beatmung so eingestellt wird, dass der Patient selbst einen gewissen Anteil der Atemarbeit leisten muss, ist es für die Pflegenden wichtig, genau zu wissen, in welchem Stadium der Entwöhnung der Patient sich befindet und welche Beatmungsform und -parameter momentan eingestellt sind.

 Die Respiratorentwöhnung beginnt mit dem ersten Schritt hin zu weniger Beatmungsinvasivität. Entwöhnung im engeren Sinn bzw. im klinischen Sprachgebrauch bedeutet, dass Atemarbeit zunehmend vom Patienten und nicht mehr vom Respirator geleistet wird. Die Entwöhnung ist beendet, wenn der Patient dauerhaft ohne Unterstützung durch den Respirator spontan atmen kann. Dies ist *unabhängig* von der Extubation oder Dekanülierung, d.h. eine Entwöhnung gilt auch dann als beendet, wenn der Patient über eine Trachealkanüle oder einen Tubus spontan atmet.

Nach einer Kurzzeitbeatmung (< ca. 24 – 48 Stunden, z.B. postoperative Nachbeatmung) ist eine spezielle Entwöhnung meist nicht erforderlich. Hier kann i.d.R. mit Wiedereinsetzen der Spontanatmung die maschinelle Unterstützung rasch zurückgenommen bzw. beendet und der Patient extubiert werden (Extubation ☞ 4.2.9).

5.9.1 Kriterien zur Entwöhnung

Eine Reduktion der Beatmungsinvasivität die unabhängig von der Spontanatmung des Patienten ist, also z.B. Reduktion des F_iO_2 oder des Beatmungsdrucks, erfolgt immer abhängig von der Blutgasanalyse und dem Allgemeinzustand des Patienten.

Für Entwöhnungsschritte hin zu mehr Spontanatmung des Patienten, also z.B. Umstellen von einer kontrollierten auf eine assistierte Beatmungsform (etwa von druckkontrollierter Beatmung auf PC-SIMV), oder Reduktion des Anteils der Atemarbeit, die der Respirator leistet, also z.B. bei BIPAP-Beatmung Reduktion des oberen Druckniveaus (☞ 5.3.6), existieren zahlreiche Kriterien, die es ermöglichen sollen, den Erfolg der Entwöhnung abzusehen. Ziel ist es, Komplikationen durch missglückte Entwöhnungsversuche zu vermeiden und dem Patienten frustrane Entwöhnungversuche zu ersparen.

Allgemeine Kriterien der Respiratorentwöhnung

Im Verlauf der Respiratorentwöhnung muss der Patient mehr und mehr Atemarbeit selbst leisten. Dies gelingt nur dann dauerhaft, wenn der Atemapparat des Patienten in der Lage ist, die erforderliche Atemarbeit zu leisten. Übersteigt die erforderliche Atemarbeit die Leistungsfähigkeit des Patienten, kommt es zur Erschöpfung der Atemmuskulatur (auch *respiratorische Erschöpfung, inspiratorische Muskelermüdung* oder *respiratory muscle fatigue* genannt). Um dies zu vermeiden werden vor und während der Entwöhnung alle Faktoren, die die Leistungsfähigkeit des Atemapparates beeinträchtigen können, möglichst optimiert. Die folgenden **allgemeinen Kriterien der Respiratorentwöhnung** *(weaning-Kriterien)* gelten daher nicht nur vor, sondern vor allem auch während der Entwöhnung.

- **Beatmung.** Ein (weiterer) Entwöhnungsschritt ist nur dann sinnvoll, wenn die folgenden Kriterien seitens der Atmung/Beatmung erfüllt sind:
  - $p_aO_2 > 60$ mmHg bei $F_iO_2 \leq 0,4$
  - $p_aCO_2 < 55$ (Ausnahme chronisch obstruktive Lungenerkrankung), pH > 7,3
  - Atemfrequenz < 35/Min., AZV > 5 ml/kgKG
  - $V_D/V_T < 0,6$ (☞ 1.2)
  - Insbesondere bei absehbar schwieriger Entwöhnung sind auch die Parameter Vitalkapazität (> 10 ml/kgKG), inspiratorische Muskelkraft (> 20 mbar) und Atemwegsverschlussdruck (< –6 mbar) entscheidend
- **Stabile Herz-Kreislaufverhältnisse, Normovolämie.** Jeder Entwöhnungsschritt, der mit einer Reduktion des mittleren Beatmungsdruckes verbunden ist, führt dazu, dass der intrathorakale Druck abnimmt. Dadurch nehmen sowohl Vorlast als auch Nachlast des linken Ventrikels zu (Nebenwirkungen der Beatmung auf das Herz-Kreislaufsystem ☞ 5.7.2). Dies kann insbesondere bei vorbestehender Herzinsuffizienz zu einer kardialen Dekompensation mit nachfolgendem kardialen Lungenödem führen. Dies wiederum erhöht die Atemarbeit des Patienten (Reduktion der *Compliance* durch Wassereinlagerung in der Lunge ☞ 1.2.1). Um dies zu vermeiden verordnet der Arzt ggf. Diuretika und positiv inotrop wirkenden Substanzen (steigern die Kontraktionskraft des Herzmuskels), z.B. Dobutamin
- **Sauerstoffverbrauch und Kohlendioxidproduktion.** Sowohl ein erhöhter O_2-Verbrauch als auch eine erhöhte CO_2-Produktion steigern die Atemarbeit. Zustände, die den Sauerstoffbedarf steigern, z.B. Fieber oder Muskelzittern (Shivering), sollten deshalb vor dem (nächsten) Entwöhnungsschritt behoben werden. Die Ernährung des Patienten soll so zusammengesetzt sein, dass möglichst wenig CO_2 entsteht (keine unnötig hohe Kalorienzufuhr, insgesamt hoher Lipidanteil). Dies gilt besonders für die schwierige Entwöhnung
- **Elektrolythaushalt und Säure-Basen-Status.** Ein Mangel an *Phosphat*, *Kalzium* oder *Magnesium* kann die Leistungsfähigkeit der Atemmuskulatur einschränken und sollte daher vor der Entwöhnung behoben werden. *Metabolische Alkalosen* (☞ 1.3.2) können über eine kompensatorische Hypoventilation zum Anstieg des CO_2 führen und zur alveolären Hypoventilation führen. *Metabolische Azidosen* (☞ 1.3.2) steigern die Atemarbeit durch die kompensatorische Hyperventilation. Beide Zustände sollten daher vor einer

(weiteren) Entwöhnung ausgeglichen werden

- **Zwerchfellhochstand.** Alle Zustände bzw. Erkrankungen, die mit einem Zwerchfellhochstand einhergehen, z.B. (Sub-)Ileus, Meteorismus oder ausgeprägter Aszites, erhöhen die Atemarbeit, da die Compliance von Lunge und Thorax durch den Zwerchfellhochstand vermindert ist. Ein Zwerchfellhochstand soll daher vor bzw. während einer Entwöhnung wenn möglich behoben werden. Wichtig ist es aus diesem Grund auch vor und während der Entwöhnung die **Magen-Darm-Motilität** immer zu überwachen und ggf. mit entsprechenden Maßnahmen in Gang zu bringen

- **Bewusstseinslage.** Auch bewusstseinseingetrübte oder bewusstlose Patienten können vom Respirator entwöhnt werden, zur Extubation jedoch müssen die Schutzreflexe vorhanden sein (☞ 4.2.9). Kooperationsbereitschaft des Patienten erleichtert die Entwöhnung i.d.R. erheblich. Deshalb ist es zu jedem Zeitpunkt der Entwöhnung wichtig, die Kooperationsbereitschaft des Patienten zu fördern und ihn angemessen, d.h. in einer ihm verständlichen Art und Weise über die einzelnen Entwöhnungsschritte zu informieren. Die Entwöhnung eines unkooperativen und/oder sehr unruhigen Patienten ist häufig sehr schwierig. Eine damit verbundene extreme körperliche Unruhe, z.B. im Rahmen eines Durchgangssyndroms oder eines Entzugssyndroms, steigert die CO_2-Produktion und erhöht damit den Ventilationsbedarf. Bei Entzugssymptomatik kann die Entwöhnung daher i.d.R. nicht eingeleitet bzw. weitergeführt werden

- **Sedierung und Relaxierung.** Eine tiefe Sedierung sowie eine Relaxierung sind nicht mehr notwendig. In der Regel kann eine Entwöhnung erst dann begonnen werden, wenn die Wirkung von zuvor verabreichten Sedativa, Opioiden und Muskelrelaxanzien soweit abgeklungen ist, dass sowohl der Atemantrieb als auch die notwendige Muskelkraft weitgehend wieder vorhanden sind.

5.9.2 Entwöhnungsstrategien

Grundsätzlich wird unterschieden zwischen kontinuierlicher und diskontinuierlicher Respiratorentwöhnung.

Kontinuierliche Respiratorentwöhnung *(kontinuierliches weaning):* Gebräuchliche Methode der Respiratorentwöhnung mit fließendem Übergang von überwiegend maschineller Beatmung zu Spontanatmung (☞ Abb. 5.20).

Diskontinuierliche Respiratorentwöhnung *(diskontinuierliches weaning):* Nur in Einzelfällen angewandte Methode der Respiratorentwöhnung mit anfangs kurzen, später immer längeren Phasen reiner Spontanatmung im Wechsel mit Phasen vollständig maschineller Beatmung (☞ Abb. 5.2.1).

Kontinuierliche Respiratorentwöhnung

Die kontinuierliche Respiratorentwöhnung ist die üblicherweise in der Intensivmedizin eingesetzte Entwöhnungsmethode. Dabei wird der Anteil der Atemarbeit, die der Respirator leistet, Schritt für Schritt zurückgenommen, und der Patient leistet mehr und mehr Atemarbeit selbst. Dazu werden augmentierende Beatmungsformen eingesetzt, die die Atemmuskulatur entlasten indem sie einen Teil der Atemarbeit übernehmen (Augmentation = Vergrößerung).

Prinzipiell kann die kontinuierliche Respiratorentwöhnung auf drei Arten durchgeführt werden:

- SIMV (☞ 5.3.3). Dabei werden synchron zur Spontanatmung des Patienten maschinelle Atemhübe verabreicht. Zwischen den maschinellen Hüben kann der Patient spontan atmen. Vergleichbar funktioniert MMV (☞ 5.3.7), allerdings werden maschinelle Atemhübe hier nur verabreicht, wenn der Patient ein eingestelltes AMV nicht erreicht
- BIPAP (☞ 5.3.6). Dabei verabreicht der Respirator Atemhübe indem er zwischen den beiden Druckniveaus wechselt. Auf beiden Druckniveaus – also zu jeder Zeit – kann der Patient spontan atmen
- Druckunterstütze Beatmung (☞ 5.3.4). Dabei wird jeder einzelne Spontanatemzug des Patienten vom Respirator unterstützt.

Kontinuierliche Entwöhnung mit SIMV

Bei Entwöhnung mittels SIMV wird der maschinelle Anteil der Atemarbeit reduziert, indem die SIMV-Frequenz vermindert wird. Praktisch wird wie folgt vorgegangen:

- Umstellen der Beatmung auf SIMV. Dazu werden folgende Einstellungen vorgenommen:
  - SIMV-Frequenz anfangs ca. 8 – 10/Min. (Faustregel: SIMV-Frequenz = ca. $^1/_2$ Spontanatemfrequenz des Patienten). Zusätzlich Druckunterstützung (meist 8 – 15 mbar über PEEP) und PEEP (meist 5 – 8 mbar) einstellen
  - Kontrollierte Atemhübe entsprechend der vorangegangenen kontrollierten Beatmung
  - Einstellen des Triggers (☞ 5.2.5), so dass der Patient möglichst mühelos einatmen kann, es aber nicht zur Selbsttriggerung des Respirators kommt
- Ist der Patient unter dieser Beatmung stabil kann schrittweise weiter entwöhnt werden:
  - Schrittweise Reduktion der SIMV-Frequenz bis auf 4/Min.
  - Reduktion der Druckunterstützung in 2-mbar-Schritten bis auf ca. 7 mbar
  - Reduktion des PEEP in 2-mbar-Schritten bis auf ca. 5 mbar
- Umstellen auf CPAP-Atmung mit CPAP-Niveau 5 – 6 mbar. Ist der Patient auch darunter stabil, kann die Extubation erwogen werden (Kriterien und Durchführung ☞ 4.2.9).

Kontinuierliche Entwöhnung mit BIPAP

Bei der Entwöhnung über BIPAP wird der maschinelle Anteil der Atemarbeit reduziert, indem das obere Druckniveau abgesenkt und die Zeitdauer des unteren Druckniveaus verlängert wird. Praktisch wird i.d.R. wie folgt vorgegangen:

- Reduktion des oberen Druckniveaus (p_{insp} bzw. p_{hoch}) in 2-mbar-Schritten bis auf einen Druck von ca. 12 mbar
- Schrittweise Verlängerung der Zeitdauer des unteren Druckniveaus (t_{exsp}) auf ca. 10 Sek. Die Zeitdauer des oberen Druckniveaus (t_{insp}) bleibt bzw. wird zuvor eingeregelt auf ca. 3 Sek. In dieser Einstellung werden etwa 5 maschinelle Atemhübe pro Minute verabreicht
- Weitere Reduktion des oberen Druckniveaus bis das obere Druckniveau dem unteren (PEEP) entspricht. Damit ist dann gleichzeitig CPAP-Atmung erreicht
- Absenken des CPAP-Niveaus auf 5 – 6 mbar. Ist der Patient darunter stabil, kann die Extubation erwogen werden (Kriterien und Durchführung ☞ 4.2.9).

Kontinuierliche Entwöhnung mit druckunterstützter Beatmung

Die Entwöhnung mittels druckunterstützter Beatmung entspricht der mittels SIMV mit dem Unterschied, dass keine reinen maschinellen Atemhübe verabreicht werden:

- Umstellen der Beatmung auf inspiratorische Druckunterstützung (ASB):
  - Höhe der Druckunterstützung anfänglich meist 12 – 15 mbar über PEEP, zusätzlich PEEP (meist 5 – 8 mbar)
  - Einstellen des Triggers (☞ 5.2.5)

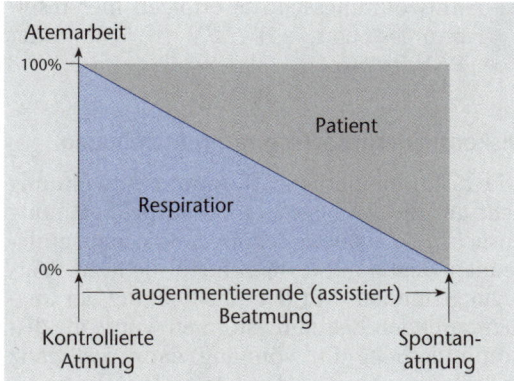

Abb. 5.20: Die kontinuierliche Respiratorentwöhnung ist die der Intensivmedizin übliche Methode der Entwöhnung. Dabei wird der maschinelle Anteil der Atemarbeit im Verlauf der Entwöhnung immer weiter zurückgenommen, dadurch entsteht ein fließender Übergang von maschineller Beatmung auf spontane Atmung. In der Praxis ist der Verlauf der Entwöhnung in aller Regel nicht so unproblematisch, wie die Grafik dies vermuten lässt. Nicht selten muss die Entwöhnung im Verlauf verlangsamt, gestoppt oder evtl. der maschinelle Anteil der Atemarbeit vorübergehend wieder angehoben werden, wenn Zeichen der respiratorischen Erschöpfung eintreten.

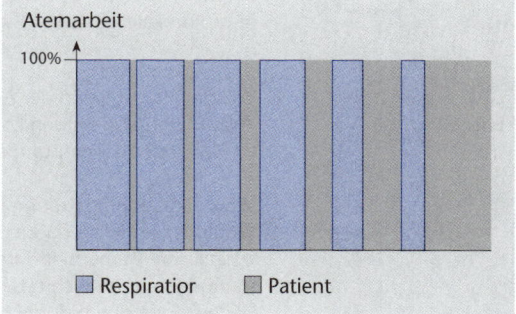

Abb. 5.21: Bei der diskontinuierlichen Respiratorentwöhnung wird die maschinelle Beatmung anfangs durch kurze, im Verlauf dann immer längere Spontanatemphasen unterbrochen.

- Ist der Patient unter dieser Beatmung stabil kann die Höhe der Druckunterstützung in 2 mbar-Schritten reduziert werden bis auf ca. 7 mbar
- Reduktion des PEEP in 2-mbar-Schritten bis auf ca. 5 mbar
- Umstellen auf CPAP-Atmung mit CPAP-Niveau 5 – 6 mbar. Ist der Patient auch darunter stabil, kann die Extubation erwogen werden (Kriterien und Durchführung ☞ 4.2.9).

 Viele der neu entwickelten Beatmungsformen reduzieren den maschinellen Anteil der Atemarbeit automatisch, d.h. einzelne Entwöhnungsschritte erfolgen hier respiratorgesteuert, z.B. ASV (☞ 5.3.8) oder PAV (☞ 5.3.4).

Diskontinuierliche Respiratorentwöhnung

Die diskontinuierliche Respiratorentwöhnung geht auf die Anfänge der Überdruckbeatmung zurück, also auf eine Zeit, in der die augmentierenden Beatmungsformen noch nicht zur Verfügung standen. Mit der Entwicklung der augmentierenden Beatmungsformen wurde die diskontinuierliche Entwöhnung dann fast ganz verlassen und erst in den letzten Jahren wieder entdeckt als alternative Entwöhnungsmethode für langzeitbeatmete Patienten mit völlig erschöpfter Atemmuskulatur. Dazu gehören vor allem Patienten mit schwerer COPD (☞ 2.3.2), aber auch Patienten mit chronischen Erkrankungen des Thorax, z.B. schwerer Skoliose oder neuromuskulären Erkrankungen.

Prinzip der diskontinuierlichen Respiratorentwöhnung

Bei der diskontinuierlichen Entwöhnung wird der Patient anfangs nur für sehr kurze Zeit (z.B. einige Minuten), später dann für immer längere Phasen vom Respirator diskonnektiert, d.h. er atmet spontan über den Tubus oder die Trachealkanüle. Während der Spontanatemphasen bekommt der Patient angefeuchtete, erwärmte und mit Sauerstoff angereicherte Luft über ein T-Stück zugeführt, das an den Tubus bzw. die Trachealkanüle angeschlossen ist. Durch die Diskonnektion vom Respirator soll die durch das Beatmungssystem verursachte Atemarbeit (z.B. Trigger vor jedem Atemzug, Resistance des Beatmungsschlauchsystems) auf ein Minimum reduziert werden. Lediglich der Strömungswiderstand von Tubus bzw. Trachealkanüle bleibt auch während der Spontanatemphasen bestehen.

Spätestens wenn der Patient Zeichen der respiratorischen Erschöpfung zeigt, wird er wieder an das Beatmungsgerät angeschlossen und kontrolliert beatmet. In manchen Kliniken bzw. bei

Entwöhnungs-strategie	Vorteile	Nachteile
Kontinuierliche Entwöhnung	• Lückenlose Überwachung der (Spontan-)Atmung durch den Respirator (AZV, AMV, Atemfrequenz) • Schrittweise Reduktion des intrathorakalen Drucks	• Erfordert im Vergleich zu reiner Spontanatmung ohne Respirator relativ viel Atemarbeit vom Patienten (z.B. durch Trigger, Strömungswiderstände des Beatmungsschlauchsystems; diese können jedoch mit speziellen Beatmungsoptionen, z.B. ATC, ausgeglichen werden)
Diskontinuierliche Entwöhnung	• Völlige Ruhigstellung der Atemmuskulatur während Phasen kontrollierter Beatmung (Atempumpe kann sich erholen) • Während Spontanatmung wird Respirator entfernt, dadurch keine zusätzliche Atemarbeit durch Beatmungssystem (jedoch u.U. hohe Widerstände durch dünnlumigen Tubus/Trachealkanüle)	• Überwachung des Patienten während der Spontanatemphasen problematisch (Überwachung durch Respirator entfällt). Engmaschige klinische Überwachung erforderlich • Durch plötzliches Abgehen vom Respirator sinkt der intrathorakale Druck abrupt. Dies kann hämodynamische Nebenwirkungen haben

Tab. 5.22: Kontinuierliche und diskontinuierliche Respiratorentwöhnung im Vergleich.

manchen Patienten wird alternativ so vorgegangen, dass der Patient spätestens nach einer festgelegten Zeit wieder an den Respirator angeschlossen und für (kurze) Zeit kontrolliert beatmet wird, bevor dann die nächste Spontanatemphase folgt. Dadurch soll eine respiratorische Erschöpfung verhindert werden. Während der maschinellen Beatmung wird dann jeweils eine Beatmungsfrequenz eingestellt, die etwas über seiner Spontanatemfrequenz liegt. Dadurch soll der Atemantrieb komplett unterdrückt werden, um eine völlige Entlastung der Atemmuskulatur zu erreichen.

Zunächst werden die für den Patienten meist sehr anstrengenden Spontanatemphasen nur tagsüber vorgenommen. Nachts wird der Patient kontrolliert beatmet und kann sich erholen. Erst wenn der Patient tagsüber weitgehend spontan atmen kann, wird die Spontanatmung auch auf die Nacht ausgedehnt.

5.9.3 Praxis der Respiratorentwöhnung

Da in der Intensivmedizin in den allermeisten Fällen die kontinuierliche Respiratorentwöhnung eingesetzt wird, ist im folgenden auch die praktische Anwendung dieses Verfahrens beschrieben. Der letzte Abschnitt gibt einen Überblick über die selten und meist in speziellen Kliniken eingesetzte diskontinuierliche Respiratorentwöhnung.

Ablauf der kontinuierlichen Entwöhnung

Die ersten Schritte der Entwöhnung erfolgen noch unabhängig von der Spontanatmung des Patienten. Sie dienen dazu, die Beatmungsinvasivität zu reduzieren. Dazu werden – jeweils abhängig von den Werten der Blutgasanalyse und dem Allgemeinzustand des Patienten – die folgenden Beatmungsparameter schrittweise reduziert:

- Inspiratorische Sauerstoffkonzentration (F_iO_2) bis auf $\leq 0,5$ (50 %)
- Atemzeitverhältnis (I : E-Verhältnis) auf $\leq 1:1$ (wenn möglich normales I : E-Verhältnis von 1 : 2)
- PEEP-Niveau auf 5 – 6 mbar.

Erst wenn diese Entwöhnungsschritte erfolgt sind ist es sinnvoll, die Spontanatemaktivität des Patienten zu fördern.

Einleiten der Entwöhnung

Erst wenn die oben genannten Entwöhnungsschritte erfolgreich vorgenommen werden konnten, beginnt die eigentliche Entwöhnung, d.h. die Förderung der Spontanatmung des Patienten. In der Regel ist es sinnvoll, damit am Vormittag nach einer möglichst wenig gestörten Nachtruhe des Patienten zu beginnen. Der Arzt und/oder die Pflegenden erklären dem Patienten das Vorgehen in einer ihm verständlichen Weise, ggf. sind mehrfache Erläuterungen erforderlich (Kommunikation mit dem beatmeten Patienten ☞ 8.8). Außerdem erklären sie dem Patienten, wie er rasch Hilfe herbeirufen kann, falls es während der Entwöhnung zu Atemnot kommt.

Bei den ersten Entwöhnungsversuchen sollte der Patient im Bett liegen, um eine zusätzliche Belastung durch die Mobilisation zu vermeiden. Die Pflegenden lagern den Patienten unmittelbar vor dem Einleiten der Entwöhnung halbsitzend bis sitzend im Bett (je aufrechter der Patient gelagert ist, desto leichter fällt ihm i.d.R. das Atmen). Ist eine aufrecht sitzende Körperposition wegen Erkrankungen oder Operationen (z.B. Frakturen der Wirbelsäule) kontraindiziert, achten die Pflegenden darauf, den Patienten so zu lagern, dass die Spontanatmung so problemlos wie möglich ist.

Sinnvoll ist es, eine Entwöhnung nur dann einzuleiten bzw. weiterzuführen, wenn der Patient in der Zeit unmittelbar danach weitgehend ungestört und eine lückenlose Überwachung sichergestellt ist. So ist es beispielsweise nicht ratsam, eine Entwöhnung einzuleiten unmittelbar bevor der Patient zu einer Untersuchung oder Behandlung transportiert werden muss. Die Pflegenden achten darauf, dass einzelne Entwöhnungsschritte sinnvoll auf geplante pflegerische, diagnostische und therapeutische Maßnahmen abgestimmt werden. Ggf. besprechen sie das Vorgehen mit dem Arzt.

Überforderung vermeiden

Entwöhnung bedeutet, dass der Patient Atemarbeit leisten muss, die zuvor der Respirator erbracht hat. Dies kann für den Patienten sehr anstrengend sein. Deshalb achten die Pflegenden insbesondere zu Beginn der Entwöhnung darauf, zusätzliche (Pflege-)Maßnahmen, die eine aktive Mitarbeit des Patienten erfordern und ihn belasten (z.B. Körperpflege, Lagerungsmaßnahmen oder Mobilisation), jeweils vor Beginn des (nächsten) Entwöhnungsschrittes vorzunehmen. Nachdem ein Entwöhnungsschritt vorgenommen wurde, soll der Patient möglichst seine Ruhe haben und sich auf die Atmung konzentrieren können.

Verlauf der Entwöhnung

Wie rasch die Entwöhnung fortgeführt, d.h. wann jeweils der nächste Entwöhnungsschritt vorgenommen werden kann, ist individuell sehr verschieden und hängt vor allem ab von der Dauer der vorangegangenen Beatmungstherapie, eventuellen chronischen Erkrankungen von Lunge und/oder Thorax sowie Art und Ausmaß der Grunderkrankung, die die Beatmung notwendig gemacht hat. Häufig zieht sich die Entwöhnung nach einer Langzeitbeatmung über Tage, manchmal auch Wochen hin.

Grundsätzlich ist es sinnvoll, den Patienten jeweils zu Beginn eines Entwöhnungsschrittes auf dem Rücken mit erhöhtem Oberkörper zu lagern und eine Seitenlagerung erst dann vorzunehmen, wenn der Patient mit der reduzierten Beatmung gut zurecht kommt. Im weiteren Verlauf können Entwöhnungsschritte dann auch vorgenommen werden, wenn der Patient im Lehnstuhl sitzt.

Überwachung des Patienten während der Entwöhnung

Während der Entwöhnung, insbesondere in den ersten Minuten nach Einleiten eines weiteren Entwöhnungsschrittes, beobachten die Pflegenden den Patienten sorgfältig auf Zeichen einer **respiratorischen Erschöpfung** (Ermüdung der Atemmuskulatur, Erschöpfung der Atempumpe, auch *respiratory muscle fatigue)*. Diese tritt dann auf, wenn der Patient die erforderliche Atemarbeit nicht mehr leisten kann. Abhängig vom Allgemeinzustand und der pulmonalen Situation des Patienten sowie evtl. vorangegangenen Entwöhnungsversuchen ist es vielfach ratsam, dass die zuständige Pflegende nach dem Einleiten bzw. Weiterführen der Entwöhnung für eine gewisse Zeit im Patientenzimmer bleibt, um eine Verschlechterung der Patientensituation sofort erkennen zu können. Ob und in welchem Umfang dies im Einzelfall erforderlich ist, ist oftmals eine Frage der Einschätzung, d.h. es ist sehr viel Erfahrung im Umgang mit der Entwöhnung von Patienten erforderlich. Für Pfle-

gende, die erst kurz auf einer Intensivstation arbeiten, ist es sinnvoll, das Vorgehen mit erfahrenen Pflegenden zu besprechen.

 Klinische Zeichen der respiratorischen Erschöpfung
* Tachypnoe (Leitsymptom)
* Vermindertes Atemzugvolumen
* Paradoxe Atmung (Schaukelatmung, d.h. Bauchmuskelkontraktion während der Inspiration)
* Einsatz der Atemhilfsmuskulatur, „Nasenflügeln"
* Hypertonie, Tachykardie und Kaltschweißigkeit
* Zunehmende Agitiertheit (motorische Unruhe und gesteigerte Erregbarkeit).

Des weiteren weist ein Abfall der Sauerstoffsättigung auf eine beginnende respiratorische Erschöpfung hin.

Treten die genannten Zeichen einer respiratorischen Erschöpfung auf, muss umgehend eine Blutgasanalyse erfolgen. Zeigen sich hier die Zeichen der respiratorischen Insuffizienz (☞ Kapitel 2), muss die Entwöhnung unterbrochen und die respiratorische Unterstützung vorübergehend wieder angehoben werden. Ggf. muss dies auch ohne vorherige Kontrolle der Blutgasanalyse erfolgen.

Wird eine respiratorische Erschöpfung unter der Respiratorentwöhnung nicht rechtzeitig erkannt und behandelt, besteht die Gefahr, dass sich die Atemmuskulatur völlig erschöpft und der Patient anschließend eine lange Erholungsphase benötigt, bevor die Entwöhnung fortgeführt werden kann. Zudem löst die mit der respiratorischen Erschöpfung verbundene Atemnot bei vielen Patienten massive Ängste aus. Die Betroffenen sehen dann weiteren Entwöhnungsschritten häufig mit großer Angst entgegen. Dies kann die weitere Entwöhnung erheblich erschweren.

Mögliche Ursachen für eine schwierige Entwöhnung

Zahlreiche Ursachen, in manchen Fällen auch ein Zusammenwirken mehrerer Faktoren, können es notwendig machen, dass die Entwöhnung unterbrochen und die maschinelle Unterstützung der Atmung vorübergehend erhöht werden muss (dies wird auch als *weaning-Versagen* bezeichnet).

- **Erhöhter Ventilationsbedarf** (vermehrte CO_2-Produktion bzw. vermehrter O_2-Bedarf), z.B. durch Fieber, Muskelzittern (Shivering), Agitiertheit oder erhöhte Totraumventilation (☞ 1.2.1)
- **Vermehrte Atemarbeit** in Folge
  - Erhöhtem Atemwegswiderstand (Resistance), z.B. durch zu enges Lumen von Tubus bzw. Trachealkanüle, vermehrte Bildung von Bronchialsekret, Bronchospasmus oder entzündliche Veränderungen der Bronchialschleimhaut
  - Verminderte Compliance von Lunge und Thorax, z.B. durch Atelektasen, Lungenödem oder Zwerchfellhochstand
- **Unzureichende Atemmechanik,** z.B. wegen schmerzbedingter Schonatmung oder verminderter Leistungsfähigkeit der Atemmuskeln (z.B. wegen Elektrolytstörungen)
- **Psychische Faktoren,** insbesondere Angst (vor Atemnot, Ersticken), Gefühl der Abhängigkeit und Stress durch mangelnde Ruhe (Erholungsphasen sind häufig unterbrochen durch Lärm, Licht, Überwachungs- und Therapiemaßnahmen)
- **Ungünstige Respiratoreinstellung,** z.B. zu hohe Triggerschwelle oder zu lange Inspirationsanstiegszeit.

Muss die Entwöhnung wegen drohender respiratorischer Erschöpfung unterbrochen werden, ist es wichtig, die Ursache zu suchen und nach Möglichkeit zu beheben. Dazu sind neben der Befragung des Patienten und der Kontrolle der Respiratoreinstellung je nach vermuteter Ursache ggf. auch Laborkontrollen bzw. technische Untersuchungen wie z.B. Rö.-Thorax oder Sonographie von Thorax und Abdomen erforderlich.

Ablauf der diskontinuierlichen Entwöhnung

Die diskontinuierliche Entwöhnung erfordert neben einer sehr genauen Überwachung des Patienten während der Spontanatemphasen (Überwachung der Atmung durch den Respirator entfällt) auch sehr viel Erfahrung im Umgang mit schwer entwöhnbaren Patienten. Daher wird die diskontinuierliche Entwöhnung häufig in Kliniken durchgeführt, die sich auf Patienten mit Entwöhnungsschwierigkeiten spezi-

alisiert haben, d.h. der Patient wird zur Entwöhnung in eine Spezialklinik verlegt. Hier werden dann ggf. spezielle Tests durchgeführt, um individuell auf den Patienten abgestimmte Vorgehensweisen festzulegen.

 Häufig wird eine diskontinuierliche Entwöhnung dann in Erwägung gezogen, wenn mehrere kontinuierliche Entwöhnungsversuche gescheitert sind. Zu diesem Zeitpunkt sind viele der betroffenen Patienten schon sehr geschwächt, ängstlich, manchmal auch aggressiv, deprimiert, verzweifelt oder gar lebensmüde. Dann ist es sehr wichtig, dass die Pflegenden ihnen beistehen, einfühlsam auf ihre Ängste und Fragen eingehen, sie angemessen informieren und ermutigen.

Sind die allgemeinen weaning-Kriterien erfüllt (☞ 5.9.1), wird während des Tages die erste Spontanatemphase eingelegt. Der Arzt und/oder die Pflegendem erklären dem Patienten das Vorgehen und lagern ihn möglichst aufrecht sitzend im Bett. Dann wird der Patient vom Respirator diskonnektiert und bekommt z.B. über ein T-Stück angewärmte, angefeuchtete und mit Sauerstoff angereicherte Luft verabreicht. Während der Patient spontan atmet überwachen die Pflegenden ihn sehr genau (insbesondere Atemfrequenz) hinsichtlich einer respiratorischen Erschöpfung und achten darauf, zusätzliche Belastungen zu vermeiden.

Nach einer festgelegten Zeit bzw. spätestens wenn der Patient erste Zeichen einer respiratorischen Erschöpfung zeigt, wird er wieder an das Beatmungsgerät angeschlossen und kontrolliert beatmet. Dabei soll der Patient keinerlei Atemarbeit leisten, d.h. er soll beispielsweise auch nicht triggern. Dadurch soll gewährleistet sein, dass sich die Atemmuskulatur vollständig erholen kann. Um dies zu ermöglichen wird die Beatmungsfrequenz so hoch eingestellt, dass sie über der Spontanatemfrequenz des Patienten liegt (dadurch wird der Atemantrieb des Patienten unterdrückt).

Im Verlauf der diskontinuierlichen Entwöhnung werden dann die Spontanatemphasen verlängert – je nach Leistungsfähigkeit des Patienten kann diese mehr oder weniger schnell erfolgen – und, sobald der Patient tagsüber ohne maschinelle Unterstützung atmen kann, auch auf die Nacht ausgedehnt.

6   Respiratoren

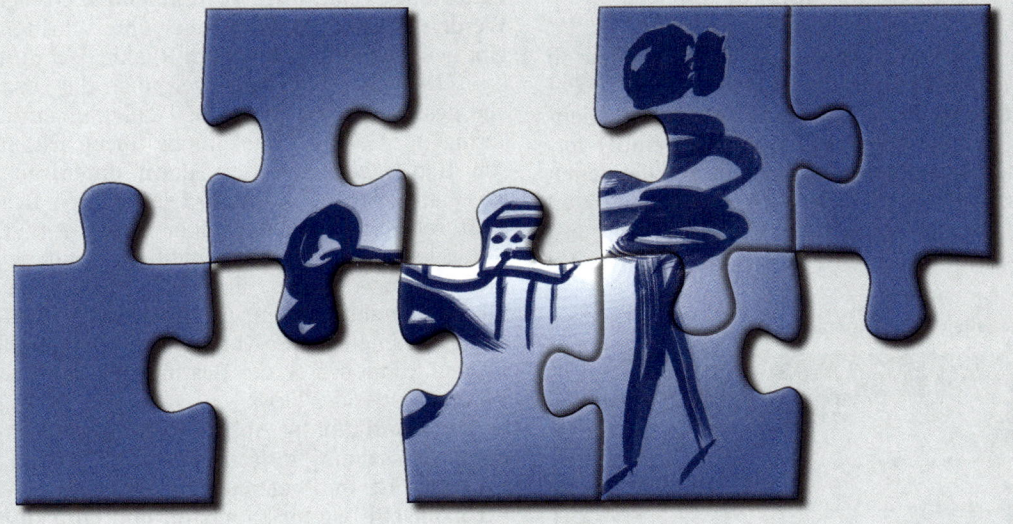

> ::: **Respirator** *(Beatmungsgerät):* Elektrisch oder pneumatisch betriebenes Gerät zur maschinellen Beatmung. Einteilung anhand verschiedener Kriterien, vor allem Einsatzbereich, Antriebsart und Steuerung.

6.1   Aufbau und Einteilung von Respiratoren

6.1.1   Aufbau eines Respirators

Jeder Respirator besteht aus einem **Bedienteil** und einem **Pneumatikteil** *(Patiententeil).* Bei den älteren Intensivrespiratoren sind Bedien- und Pneumatikteil untrennbar miteinander verbunden. Bei den Intensivrespiratoren der neuen Generation sind Bedien- und Pneumatikteil über ein Kabel miteinander verbunden und

können getrennt voneinander am Patientenbett positioniert werden (☞ Abb. 6.1).

Am **Bedienteil** (☞ Abb. 6.2) werden die Vorgaben für die Beatmung eingestellt, also vor allem die Beatmungsform, die einzelnen Beatmungsparameter und die Grenzwerte. Im Bedienteil integriert sind die verschiedenen Kontroll- und Alarmfunktionen des Respirators. Bei den neueren Respiratoren werden i.d.R. zumindest die Beatmungsvolumina (Tidal- und Minutenvolumen) und der Beatmungsdruck (Spitzendruck, Plateaudruck und PEEP) fortlaufend angezeigt. Werden Grenzwerte über- oder unterschritten, gibt der Respirator Alarm (i.d.R. akustisch und optisch), neuere Geräte zeigen auch die Ursache des Alarms an, also z.B. Tidalvolumen zu gering oder obere Druckgrenze überschritten. Am Bedienteil kann der Alarm unterdrückt bzw. zurückgesetzt werden. Die neueren Respiratoren verfügen vielfach über einen integrierten oder mit dem Bedienteil verbundenen Monitor bzw. bieten die Möglichkeit, einen Monitor anzuschließen, an dem diverse Beatmungsparameter in Kurvenform dargestellt werden können, z.B. der Beatmungsdruck, das Volumen oder der Flow.

Im **Pneumatikteil** (☞ Abb. 6.3) erfolgt die technische Umsetzung dessen, was am Bedienteil eingestellt ist. Im Pneumatikteil finden sich:

- **Gasanschlüsse** für Sauerstoff und Druckluft (Respiratoren, die auch in der Anästhesie verwendet werden, verfügen zusätzlich über einen Anschluss für Lachgas), die entweder an die zentrale Gasversorgung (Wandanschlüsse) oder an Sauerstoff- bzw. Druckluftflaschen angeschlossen werden
- **Anschlüsse für die Energieversorgung,** d.h. Netzanschluss und evtl. Anschluss für externe Batterieeinspeisung
- Eventuelle zusätzliche Anschlüsse ermöglichen z.B. die Synchronisation mit einem zweiten Respirator gleicher Bauart (☞ seitengetrennte Beatmung 5.5), den Anschluss weiterer Überwachungsgeräte oder den Datentransfer
- Im **Inspirationsteil** finden sich im Wesentlichen ein *Gasmischer,* in dem Druckluft und Sauerstoff entsprechend dem eingestellten FiO_2 gemischt werden, *Gasmodule,* die den Inspirationsflow regeln und ein *Druckwandler,* der den Druck des zum Patienten geleiteten Gasgemisches kontrolliert. Am *Inspirationsauslass* wird der Inspirationsschlauch

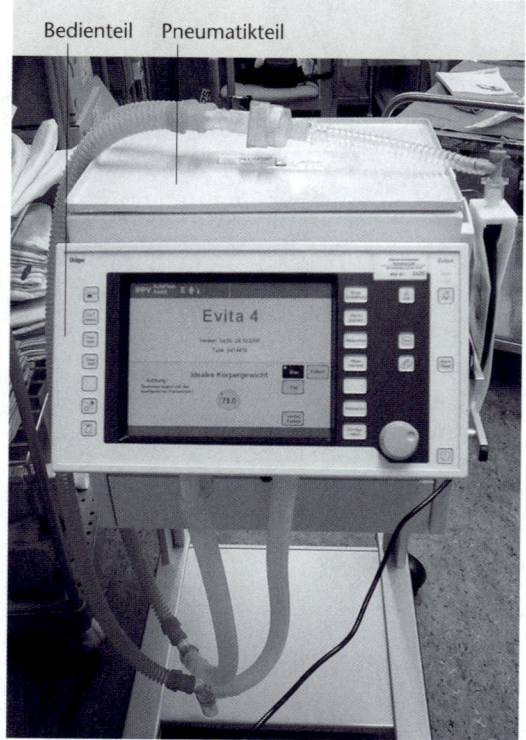

Bedienteil   Pneumatikteil

Abb. 6.1: Aufbau eines Respirators. Am Bedienteil werden die Beatmungsparameter und –grenzwerte eingestellt, im Pneumatikteil werden entsprechend der Einstellungen die Gase gemischt und verabreicht. An diesem Respirator (Evita 4 Firma Dräger) können die über ein Kabel verbundenen Teile getrennt voneinander am Patientenbett platziert werden. [M251]

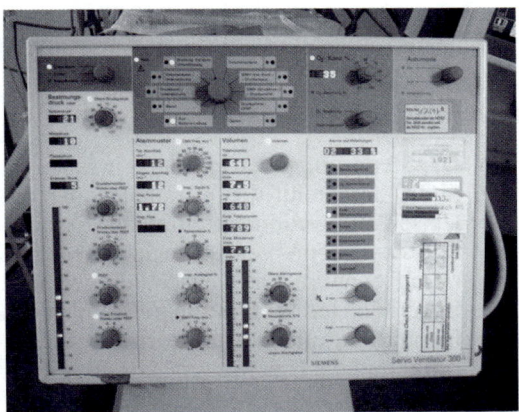

Abb. 6.2: Beispiel für ein Bedienteil eines Respirators, hier das Bedienteil des Servo 300A. [M251]

angeschlossen, in den (bei Verwendung einer aktiven Atemgasklimatisierung ☞ 5.6.2) ein Atemgasbefeuchter (☞ 5.6.2) integriert wird
- Am **Exspirationsteil** befindet sich der Anschluss für den Exspirationsschlauch. Vor dem Einlass in den Respirator ist i.d.R. ein Kondenswasserabscheider (Wasserfalle) angebracht, der ein Eindringen von überschüssiger Feuchtigkeit in den Exspirationsteil verhindert (dies könnte Fehlmessungen verursachen). Im Exspirationsteil werden hauptsächlich der Exspirationsflow und der

exspiratorische Druck gemessen (Exspirationsflow ist entscheidend für den Flowtrigger ☞ 5.2.5, der exspiratorische Druck ist entscheidend für den Drucktrigger ☞ 5.2.5 und den PEEP). Das Exspirationsventil schließt, sobald der eingestellte PEEP erreicht ist. Am Exspirationsauslass strömt das Gas aus dem Respirator.

6.1.2 Einteilung der Respiratoren

Respiratoren können anhand unterschiedlicher Kriterien eingeteilt werden. Für den klinischen Alltag sind insbesondere die Einteilung anhand der *Einsatzmöglichkeiten*, anhand der *Antriebsart* und der *Steuerung* wichtig.

Einteilung nach den Einsatzmöglichkeiten

Anhand der möglichen Einsatzbereiche werden die Respiratoren unterschieden in
- Respiratoren für den Erwachsenenbereich, für die Pädiatrie und Neonatologie
- Beatmungsgeräte für die Intensivmedizin und Narkosebeatmungsgeräte
- Respiratoren für den stationären Bereich und Respiratoren für den Transport beatmeter Patienten
- Respiratoren für die Beatmung in der Klinik und Heimbeatmungsgeräte.

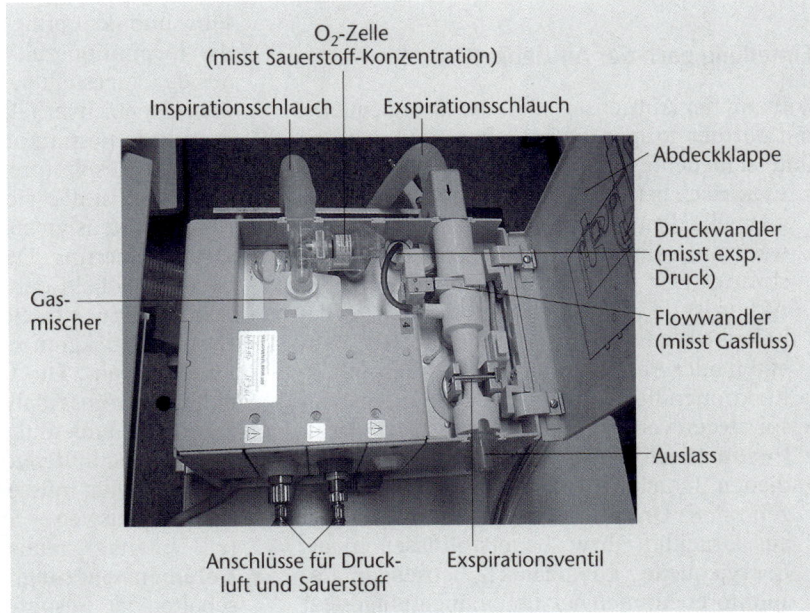

Abb. 6.3: Pneumatikteil eines Respirators, hier der Blick in das geöffnete Patiententeil des Respirators aus Abb. 6.2 (Servo 300A). [M251]

Abgegrenzt werden *Atemtherapiegeräte,* die im Gegensatz zu den anderen Respiratoren nur eine Unterstützung der Spontanatmung (insbesondere CPAP) ermöglichen. Eine Beatmung im eigentlichen Sinn ist mit diesen Geräten nicht möglich.

Viele Respiratoren, insbesondere die der neueren Generation, decken mehrere Einsatzbereiche ab. So können einzelne Respiratoren beispielsweise für Erwachsene und (nach Anbringen der geeigneten Beatmungsschläuche) auch für Kinder bzw. Neu- und Frühgeborene verwendet werden. Diese Möglichkeit kann bei manchen Respiratoren durch Nachrüsten des Geräts geschaffen werden (dann ist beispielsweise ein Respirator, der zuvor nur für Erwachsene verwendet werden konnte, auch für den Einsatz bei Kindern geeignet).

Manche Respiratoren können sowohl im stationären Bereich als auch zum Transport des Patienten verwendet werden, können sowohl in der Klinik als auch als Heimbeatmungsgerät eingesetzt werden und bieten die Möglichkeit der invasiven und der nichtinvasiven Beatmung. Diese Flexibilität mancher Respiratoren erleichtert die Beatmungstherapie erheblich, insbesondere wenn der Respirator sowohl zur stationären als auch zur Transportbeatmung geeignet ist. Ein frischoperierter Patient, der nachbeatmet werden muss, kann dann z.B. gleich in der OP-Schleuse an den Respirator angeschlossen werden, mit dem er dann auch weiter beatmet wird.

Einteilung nach der Antriebsart

Anhand der Antriebsart, d.h. der Energiequelle, mit der der Respirator betrieben wird, werden unterschieden:

- **Elektrisch** betriebene Respiratoren. Als Energiequelle dienen dabei das Stromnetz (Wechselstrom), Batterien oder Akkus (Gleichstrom). Der Betrieb über Batterien oder Akkus ist i.d.R. Ausnahmesituationen vorbehalten wie z.B. Transport des beatmeten Patienten oder Aufrechterhaltung der Respiratorfunktionen bei Stromausfall. Alle Intensivrespiratoren verfügen über diese Antriebsart
- **Pneumatisch** betriebene Respiratoren. Hier dienen Druckluft oder Sauerstoff (aus der zentralen Druckgasversorgungsanlage oder aus Druckluft- bzw. Sauerstoffflaschen) als Energiequelle. Pneumatisch betriebene Respiratoren können netzunabhängig eingesetzt

werden und werden daher überwiegend als Transportrespiratoren (☞ 8.9.1) verwendet.

Einteilung nach der Steuerung

 Die **Steuerung** (auch *cycling)* eines Respirators beschreibt den Parameter, der die Umschaltung von Inspiration auf Exspiration sowie den erneuten Beginn der Inspiration bewirkt. Die Umschaltungen von Inspiration auf Exspiration (= Beenden der Inspiration, auch **inspiratorische Steuerung)** und die Umschaltung von Exspiration auf Inspiration (= Beenden der Exspiration, auch **exspiratorische Steuerung)** können anhand des selben Parameters erfolgen (z.B. zeit-zeit-gesteuert, d.h. beide Umschaltungen sind zeitgesteuert) oder anhand verschiedener Parameter (z.B. volumen-zeit-gesteuert, d.h. das Ende der Inspiration ist volumengesteuert, das Ende der Exspiration zeitgesteuert).

Bei der **inspiratorischen Steuerung** (Beenden der Inspiration) sind vier Steuerungsarten möglich:

- **Zeitsteuerung.** Bei der Zeitsteuerung erfolgt die Umschaltung von Inspiration auf Exspiration *nach Ablauf einer vorgewählten Zeitspanne.* Die Zeitdauer der Inspirationsphase ist unabhängig von den pulmonalen Verhältnissen des Patienten, während Tidalvolumen, Flow und Beatmungsdruck variieren. Da sich die Inspirationszeit bei vielen Respiratoren aus der eingestellten Beatmungsfrequenz und dem Atemzeitverhältnis ergibt, werden zeitgesteuerte Respiratoren auch als *frequenzgesteuerte* Respiratoren bezeichnet. Die Zeitsteuerung ist die wichtigste Form der Steuerung an Intensivrespiratoren
- **Drucksteuerung.** Dabei wird die Inspiration beendet, sobald der Respirator einen vorgewählten Druck erreicht hat (obere inspiratorische Druckgrenze oder inspiratorisches Druckniveau). Die Umschaltung erfolgt unabhängig vom Tidalvolumen, d.h. das Gerät arbeitet volumeninkonstant, weshalb Tidal- und Atemminutenvolumen sorgfältig überwacht werden müssen. Eine Drucksteuerung ist beispielsweise an Atemtherapiegeräten (z.B. Inhalog®) realisiert
- **Volumensteuerung.** Bei Volumensteuerung schaltet der Respirator von Inspiration auf

Exspiration um nachdem ein vorgewähltes Atemzugvolumen verabreicht wurde. Dies erfolgt unabhängig davon, ob das verabreichte Volumen auch als Ventilationsvolumen genutzt wurde, d.h. die Umschaltung erfolgt beispielsweise auch dann, wenn das Volumen aus einem Leck entwichen ist. Änderungen von Compliance und Resistance beeinflussen das Atemzugvolumen nicht, wirken sich aber auf die inspiratorischen Beatmungsdrücke aus
* **Flowsteuerung.** Dabei erfolgt die Umschaltung bei Unterschreiten eines bestimmten Inspirationsflows.

Die **exspiratorische Steuerung,** d.h. der Wechsel von Exspiration zu Inspiration, erfolgt bei kontrollierter Beatmung automatisch abhängig von der eingestellten Frequenz, d.h. zeitgesteuert. Bei assistierter Beatmung kann er durch eine Triggerung des Patienten ausgelöst werden.

Parallelsteuerung

Bei der **Parallelsteuerung** (auch **Mischsteuerung)** sind mehrere Steuerungsmechanismen miteinander kombiniert, um eine möglichst sichere Beatmung zu gewährleisten (z.B. Volumen- und Drucksteuerung). Wenn mehrere Steuerungsmechanismen für die Umschaltung auf die Exspiration maßgebend sind, wird die Umschaltung durch den zuerst wirksam werdenden Steuerungsmechanismus ausgelöst. So wird beispielsweise beim Erreichen der oberen Druckgrenze unabhängig vom verabreichten Volumen oder der Inspirationszeit sofort auf Exspiration geschaltet, bei druckunterstützter Beatmung (☞ 5.3.4), die meist flowgesteuert ist, wird unabhängig vom Flow nach einer bestimmten Zeit (zeitgesteuert) oder beim Erreichen eines bestimmten Druckes (druckgesteuert) die Exspiration eingeleitet. Moderne Respiratoren arbeiten immer mit Parallelsteuerung.

6.2 Kriterien für Anschaffung und Auswahl eines Respirators

Auf den meisten Intensivstationen stehen mehrere verschiedene Respiratoren zur Verfügung, die abhängig von den Erfordernissen des Patienten eingesetzt werden. Vor Beginn einer Beatmungstherapie wählen die Pflegenden (ggf. nach Rücksprache mit dem Arzt) aus den vorhandenen Geräten den für den Patienten geeigneten Respirator aus. Nicht selten muss im Verlauf der Beatmungstherapie auf einen anderen Respirator umgestellt werden, etwa wenn sich die pulmonale Situation des Patienten verschlechtert. Dann tauschen die Pflegenden den Respirator, z.B. einen „einfachen" mit relativ wenig Möglichkeiten gegen ein Gerät mit vielfältigen Optionen, aus.

Ist die Neuanschaffung eines Respirators geplant, entscheiden die Pflegenden oft mit (meist zusammen mit dem zuständigen Arzt), welches Gerät angeschafft wird. Bei der Vielzahl der zur Zeit auf dem Markt angebotenen Respiratoren fällt die Auswahl oft schwer.

Folgende Fragen können helfen, Angebote zu prüfen und ein geeignetes Gerät auszuwählen.
* **Einsatzbereich**
  - Bei welchen Patienten soll das Gerät eingesetzt werden? Für Nachbeatmungen (z.B. im Aufwachraum) sind oft einfachere Geräte (mit weniger Möglichkeiten) ausreichend, für Beatmungen auf der Intensivstation werden meist Geräte benötigt, die differenzierte Beatmungen ermöglichen
  - Soll das Gerät nur stationär eingesetzt werden oder auch für Transporte geeignet sein? Sind für den Einsatz als Transportrespirator z.B. externe Stromquellen notwendig und besitzen diese eine ausreichende Standzeit? Ist das Gerät handlich genug, um z.B. mit dem Bett in einen Aufzug zu passen?
* **Beatmungsformen und -parameter**
  - Welche Beatmungsformen sind möglich (Standard für Intensivrespiratoren: PC-CMV, VC-CMV sowie CPAP und druckunterstützte Beatmung, evtl. zusätzlich SIMV, BIPAP, PRVC oder Autoflow)? Können weitere Beatmungsformen nachgerüstet werden?
  - Welche weiteren Möglichkeiten sollte das Gerät besitzen, z.B. automatische Tubuskompensation (ATC ☞ 6.3), CO_2-Messung, Möglichkeit zur NO-Beatmung (☞ 7.3), Möglichkeit verschiedener Messmanöver wie z. B. Compliance, Resistance, Intrinsic-PEEP oder Okklusionsdruck, Möglichkeit zur ILV (☞ 5.5)
  - Liefert das Gerät ausreichend hohe Drücke und einen ausreichend hohen Flow?
  - Lassen sich die Beatmungsmuster differenziert einstellen?

– Welche Triggerformen sind realisiert, wie lange ist die Triggerlatenzzeit (☞ 5.2.5)?
– Besteht die Möglichkeit zur Medikamentenvernebelung während der Beatmung?

• **Bedienfreundlichkeit**
– Wie groß ist der Platzbedarf, lassen sich Bedienteil und Pneumatikteil trennen? Dies ist insbesondere bei begrenztem Platzangebot auf der Station wichtig.
– Ist das Gerät leicht zu bedienen? Ist es übersichtlich gestaltet, sind die wesentlichen Informationen schnell erfassbar?
– Ist das Gerät mit den vorhandenen Geräten (z.B. aktive Atemgasbefeuchter) sowie den Schlauchsystemen kompatibel?
– Wie häufig müssen das Schlauchsystem und die Innenteile gewechselt werden? Wie aufwändig sind der Aufbau, notwendige Funktionsprüfungen und die Inbetriebnahme des Gerätes?

• **Überwachung und Alarme**
– Welche Informationen werden angezeigt, sind diese Anzeigen konfigurierbar?
– Sind Flow-, Druckkurven und Loops darstellbar?
– Werden die gemessenen Werte gespeichert und sind dann abrufbar und/oder können ausgedruckt werden?
– Über welche Alarme verfügt das Gerät, gibt es eine Alarmhierarchie?
– Werden Alarme optisch und akustisch angezeigt?
– Werden alle für den Patienten bedrohlichen Situationen sowie Gerätefehlfunktionen sicher alarmiert?
– Sind die Alarmlautstärke und der Alarmton konfigurierbar, wie unangenehm sind die Alarme für den Patienten?
– Werden Alarme automatisch gesetzt, sind Alarmgrenzen leicht ablesbar?

• **Beatmung bei Störungen**
– Beatmet das Gerät bei Stromausfall und/ oder Störung der Zufuhr eines Gases weiter?
– Kann der Patient im Falle einer Störung der Gasversorgung über ein Sicherheitsventil spontan atmen?
– Ist eine Apnoe-Beatmung möglich oder erfolgt im Fall einer Apnoe lediglich Alarm?

• **Service**
– Wie ist der Service vor Ort? Können die Wartungen vom Klinikpersonal durchgeführt werden? Gibt es einen Notdienst? In welcher Zeit stellt der Hersteller ein Ersatzgerät zur Verfügung?
– Welche Service-Intervalle sind notwendig, wie teuer sind diese einschließlich der notwendigen Austauschmaterialien?
– Müssen Original-Verschleißteile verwendet werden?
– Wie viele Geräteeinweisungen durch den Hersteller finden statt, wie teuer sind Folgeeinweisungen?

Weiter kann die Bekanntheit eines Respirators oder einer Herstellfirma mit entscheidend sein. Ein weiteres Modell eines bereits auf der Station eingesetzten Respirators hat den Vorteil, dass es den Pflegenden bereits vertraut ist. Ein Respirator der Herstellfirma, von der bereits andere Respiratoren auf der Station in Betrieb sind, etwa Vorgängermodelle, hat mehrere Vorteile, z.B. ist die „Bedienphilosophie" i.d.R. ähnlich wie bei den bereits bekannten Respiratoren der Firma (dies minimiert Bedienfehler), und bei Problemen, Wartungen etc. müssen nicht mehrere Firmen benachrichtigt werden. Ein Respirator einer Herstellfirma, deren Geräte bisher nicht auf der Station in Gebrauch sind, hat den Vorteil, dass die Mitarbeiter (insbesondere auch Teilnehmer der Fachweiterbildung) verschiedene Geräte kennen lernen und ihnen deren Anwendung vertraut wird. Nicht zuletzt haben viele Respiratoren ganz unterschiedliche Vorteile, was für verschiedene Beatmungsprobleme nützlich sein kann.

 Die meisten Herstellfirmen ermöglichen eine Probestellung, d.h. ein Respirator kann für eine gewisse Zeit auf der Intensivstation ausprobiert werden. Dabei achten die verantwortlichen Pflegenden darauf, das Gerät ausgiebig zu testen (möglichst alle Optionen ausprobieren, die der Respirator bietet, und das Gerät bei verschiedenen Patienten einsetzen) und zu prüfen, wie geeignet der Respirator für die beatmeten Patienten ist und wie die Anwender mit dem Gerät zurecht kommen. Hilfreich ist u.U. auch der Austausch mit Kollegen, die bereits mit dem Testgerät arbeiten. Hier kann der Hersteller i.d.R. den Kontakt vermitteln.
Das Gerät muss über eine CE-Kennzeichnung verfügen.

6.3 Sonderfunktionen an Respiratoren

Viele Respiratoren, insbesondere die der neueren Generation, bieten zahlreiche Sonderfunktionen, die den Patientenkomfort erhöhen und/oder spezielle Messmanöver ermöglichen. Im Folgenden sind einige dieser Sonderfunktionen beschrieben (ohne Anspruch auf Vollständigkeit).
Apnoe-Beatmung (backup-ventilation)
☞ *5.3.8*
Automode ☞ *5.3.8*

Automatische Tubuskompensation

 **Automatische Tubuskompensation** *(automatic tube compensation* kurz **ATC**): Beatmungsoption, bei der der Respirator die Strömungswiderstände des Endotrachealtubus bzw. der Trachealkanüle automatisch kompensiert. Effekt: Verminderung der Atemarbeit.

Endotrachealtubus bzw. Trachealkanüle bewirken Strömungswiderstände, d.h. der intubierte oder tracheotomierte Patient muss mehr Atemarbeit *(work of breathing*, kurz **WOB**) leisten als der nicht intubierte oder nicht tracheotomierte. Der Strömungswiderstand wird vor allem bestimmt von:
- Atemgasfluss (Flow)
- Innendurchmesser und Länge des Entdotrachealtubus bzw. der Trachealkanüle (Innendurchmesser ist maßgeblich, Tubus- bzw. Kanülenlänge spielt nur eine untergeordnete Rolle).

Bisher wurde bei Patienten mit einer augmentierenden Beatmung (☞ 5.8.2) eine geringe Druckunterstützung (i.d.R. 8 mbar) eingestellt um die durch den Tubus oder die Trachealkanüle bedingten Strömungswiderstände zu kompensieren. Da jedoch der Flow (der den Strömungswiderstand maßgeblich mitbestimmt) während der Inspiration nicht konstant ist, sondern im Verlauf variiert, kann eine gleichbleibende inspiratorische Druckunterstützung dazu führen, dass die Kompensation zu Beginn der Inspiration (dabei hoher Flow, d.h. hoher Strömungswiderstand) nicht ausreicht und gegen Ende der Inspiration (dabei niedriger Flow, d.h. niedriger Strömungswiderstand) zu groß ist, d.h. es entsteht eine „Überkompensation", was der Patient evtl. als unangenehm empfindet und die Gefahr einer Lungenüberblähung birgt.

Funktionsprinzip der ATC

Bei ATC errechnet der Respirator die Druckdifferenz (und daraus den Strömungswiderstand) zwischen Anfang und Ende des Tubus bzw. der Trachealkanüle (d.h. Druck vor und hinter dem Tubus/der Trachealkanüle) und kompensiert den Strömungswiderstand variabel jeweils genau mit dem Druck, der beim aktuell vorherrschenden Flow erforderlich ist (während der Inspiration wird der Druck erhöht und während der Exspiration erniedrigt).

 Durch ATC wird der Strömungswiderstand des Tubus bzw. der Trachealkanüle kompensiert. Damit ist es möglich, die Situation nach der Extubation/Dekanülierung zu simulieren, man spricht daher auch von einer „elektronischen Extubation bzw. Dekanülierung". Dies ermöglicht:
- Einen erhöhten Komfort für den Patienten (er „fühlt sich" extubiert bzw. dekanüliert). Die Atemarbeit, die der Patient zu leisten hat, ist so groß wie sie ohne Tubus bzw. Trachealkanüle wäre. Dies erleichtert insbesondere die Respiratorentwöhnung (weaning ☞ 5.9) primär lungenkranker Patienten
- Vorhersagen darüber, ob die Atmung nach der tatsächlichen Extubation/Dekanülierung ausreichend sein wird
- Die Differenzierung zwischen tatsächlicher und tubus- bzw. kanülenbedingter Beatmungspflicht

Einstellung der ATC
- Am Respirator stellt der Anwender ein:
- Tubus bzw. Trachealkanüle
- Tubus-/Kanülengröße (Innendurchmesser)
- Grad der Kompensation (0 – 100 %)
- Obere Beatmungsdruckgrenze (Inspirationsdruck wird auf max. 5 mbar unter dieser Druckgrenze angehoben).

Zudem stellt der Anwender ein ob nur eine inspiratorische ATC und/oder eine exspiratorische ATC wirksam werden soll.
- Bei COPD-Patienten sollte die exspiratorische ATC nur nach strenger Prüfung eingesetzt werden, weil ohne ATC die obstrukti-

ven Lungenbereiche länger offen gehalten werden, da der Druck länger über dem PEEP-Niveau bleibt.

 Das Maß der Kompensation ist für kalte „Normtuben" berechnet. Bei verkrusteten, teilverlegten oder leicht geknickten Tuben, was in der Praxis häufig vorkommt, kann die Kompensation nicht im eingestellten Bereich stattfinden.

Okklusionsdruck (P 0,1)

 Der **Okklusionsdruck** (auch *Atemwegsokklusionsdruck* oder kurz **P 0,1**) ist der negative Druck, der in den ersten 100 Millisekunden einer Inspiration gegen ein geschlossenes Inspirationsventil aufgebaut wird.

Messmanöver
Zur Messung ist das Inspirationsventil geschlossen. Die Messung beginnt, sobald der endexspiratorische Druck (PEEP oder CPAP) um 0,5 mbar unterschritten wird. Dieser Druck entspricht P1. Nach 100 Millisekunden wird der Druck abermals gemessen (P2). Die Differenz zwischen P1 und P2 entspricht dem Okklusionsdruck (P 0,1).
Das Messmanöver ist nur möglich wenn der Patient in der Lage ist den Trigger auszulösen.

Bewertung
Der Okklusionsdruck ist ein Maß für den neuromuskulären Atemantrieb, d.h. ein sehr negativer Okklusionsdruck ist Ausdruck eines gesteigerten Atemantriebs. Da der Patient einen

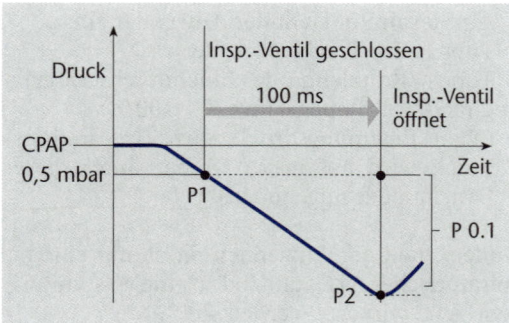

Abb. 6.4: Der Okklusionsdruck (P 0,1 ☞ Text) entspricht der Druckdifferenz zwischen P1 und P2 (modifiziert nach FA Dräger).

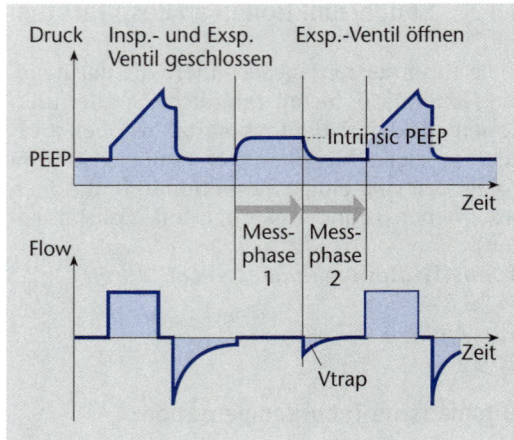

Abb. 6.5: Intrinsic PEEP Messung und Messung des V_{trap} (☞ Text) (modifiziert nach FA Dräger).

gesteigerten Atemantrieb nur eine gewisse Zeit aufrecht erhalten kann, ist der Okklusionsdruck ein wichtiger Parameter, der eine drohende respiratorische Erschöpfung, etwa auch während der Respiratorentwöhnung, „anzeigt". Normalerweise liegt der Okklusionsdruck bei −3 bis −4 mbar. Werte > −6 mbar (insbesondere wenn wiederholte P 0,1-Messungen solch hohe Werte ergeben) sprechen für eine drohende respiratorische Erschöpfung (☞ 5.9.3).

Intrinsic PEEP Messung und Messung des Airtrapping-Volumen (V_{trap})

Intrinsic PEEP ☞ 5.2.4
Der Intrinsic PEEP und das Airtrapping-Volumen (V_{trap}), d.h. die Luftmenge, die durch den Intrinsic-PEEP in der Lunge „gefangen" ist, auch *trapped volume* (trap = Falle) werden in **zwei Messphasen** ermittelt:
• Messphase 1 beginnt nach einer Exspiration, d.h. der Druck zu Beginn der Messphase entspricht dem PEEP. Während Messphase 1 bleiben sowohl das Inspirations- als auch das Exspirationsventil geschlossen (es kann weder Atemgas in das Beatmungssystem strömen noch Luft aus dem Beatmungssystem entweichen), dadurch findet während dieser Phase ein Druckausgleich zwischen der Lunge und dem Beatmungssystem statt (der Druck steigt auf den Intrinsic PEEP an). Der Respirator misst den Druckverlauf. Messphase 1 endet, wenn sich der Druckverlauf nicht mehr ändert bzw. nach maximal 3 Sekunden

(bei Erwachsenen). Der Druck am Ende von Messphase 1 entspricht dem **Intrinsic PEEP**
- Unmittelbar nach Messphase 1 öffnet das Exspirationsventil und Messphase 2 beginnt. Da der Intrinsic PEEP über dem am Respirator eingestellten PEEP liegt strömt nun Luft aus der Lunge, d.h. die Lunge wird auf den eingestellten PEEP entlastet. Der Respirator misst die ausströmende Luftmenge. Diese entspricht dem V_{trap}.

 Atembemühungen des Patienten während der Messung können die Messwerte verfälschen.

Rapid shallow breathing Index (RSB)

 **Rapid shallow breathing Index** (kurz **RSB**, *rapid* = schnell, *shallow* = flach, oberflächlich, *breathing* = Atmung): Quotient aus Spontanatemfrequenz und Atemzugvolumen. Lässt Aussagen über den Erfolg einer Respiratorentwöhnung (*weaning* ☞ 5.9) zu.

Der RSB ist ein einfach zu ermittelnder Indikator, der Aussagen darüber zulässt, ob eine Respiratorentwöhnung erfolgreich bzw. ein weaning-Versagen (misslungene Respiratorentwöhnung ☞ 5.9) wahrscheinlich scheint.
Zur Ermittlung des RSB wird der Patient – sofern nicht bereits geschehen – auf eine Spontanatemform umgestellt, z.B. CPAP-Atmung oder druckunterstützte Beatmung mit geringem Druckniveau. Unter dieser Einstellung werden die durchschnittliche Spontanatemfrequenz und das Atemzugvolumen des Patienten ermittelt.

RSB = Atemfrequenz (f [1/min]): Atemzugvolumen (V_T [Liter])

Bewertung
Grundsätzlich gilt: Je niedriger der RSB desto größer die Wahrscheinlichkeit einer erfolgreichen Entwöhnung.
Bei RSB < 100 ist eine erfolgreiche Entwöhnung sehr wahrscheinlich, bei RSB > 100 ist dagegen davon auszugehen, dass der Entwöhnungsversuch scheitert (weaning-Versagen ☞ 5.9.3).

Beispiel:
Spontanatemfrequenz 20/Min., V_T 0,4 l.
RSB = 20 : 0,4 = **50** → erfolgreiche Entwöhnung wahrscheinlich.
Spontanatemfrequenz 34 /Min., V_T 0,3 l.
RSB = 34 : 0,3 = **113** → weaning-Versagen wahrscheinlich.

Negativ inspiratory force Index (NIF)

 Negativ inspiratory force Index (kurz **NIF**, *force* = Kraft, auch **MIP**, d.h. *maximal inspiratory pressure*): Maximaler inspiratorischer Sog, den der Patient aufbauen kann. Lässt Aussagen über den Erfolg einer Respiratorentwöhnung (weaning ☞ 5.9) zu.

Zur Ermittlung des NIF wird das Patientensystem zum Ende der Exspiration geschlossen (hold exspiration). Der Respirator misst den Sog, den der Patient im Rahmen seiner Triggerbemühungen maximal erreicht.

Bewertung
Je höher der Sog, umso wahrscheinlicher ist eine erfolgreiche Entwöhnung und Extubation. Ein NIF unter – 30 mbar spricht dafür, dass eine Entwöhnung erfolgreich verlaufen wird bzw. der Patient problemlos extubiert werden kann. Bei NIF über – 20 mbar ist die Respiratorentwöhnung wahrscheinlich noch nicht abgeschlossen, eine Extubation wäre wahrscheinlich verfrüht (hohes Risiko, dass der Patient reintubiert werden muss).

6.4 Intensivrespiratoren

Im folgenden werden die derzeit gebräuchlichen Intensiv- und Transportrespiratoren kurz vorgestellt. Es würde den Rahmen dieses Buches bei weitem sprengen, hier alle Details der einzelner Respiratoren auszuführen. Daher informieren die folgenden Kurzvorstellungen der Geräte lediglich über die möglichen Beatmungsformen an den einzelnen Respiratoren sowie über deren Besonderheiten.

Die folgende Aufstellung gibt nur einen groben Einblick in die Möglichkeiten und die Funktionsweise der Respiratoren. Um in der Praxis mit den hier vorgestellten Geräten arbeiten zu können bedarf es unbedingt der gesetzlich vorgeschriebenen Geräteeinweisung (☞ 10.1).

Heimbeatmungsgeräte ☞ *9.1*
Beatmungsformen, denen das gleiche Funktionsprinzip zu Grunde liegt, haben häufig – meist abhängig vom Gerätehersteller – verschiedene Namen (so heißt beispielsweise die Beatmungsform „inspiratorische Druckunterstützung an manchen Geräten ASB, an anderen Druckunterstützung, an wieder anderen PSV). Um hier dem Leser einen Überblick zu ermöglichen, sind bei den möglichen Beatmungsformen der einzelnen Respiratoren die Beatmungsformen jeweils so bezeichnet, wie sie sich auch im Kapitel 5 dieses Buches finden. Die Bezeichnung in Klammern gibt an, wie die jeweilige Beatmungsform beim betreffenden Gerät genannt ist.

Die aufgeführten Optionen an einzelnen Respiratoren sind nicht grundsätzlich verfügbar, sondern können vielmehr optional ins Gerät integriert werden. Dies ist natürlich mit (zusätzlichen) Kosten verbunden.

6.4.1 Respiratoren der Firma Dräger

Evita 2

Evita 2 ist ein Respirator für den Intensivpflegebereich und zur Beatmung von Erwachsenen und Kindern geeignet.

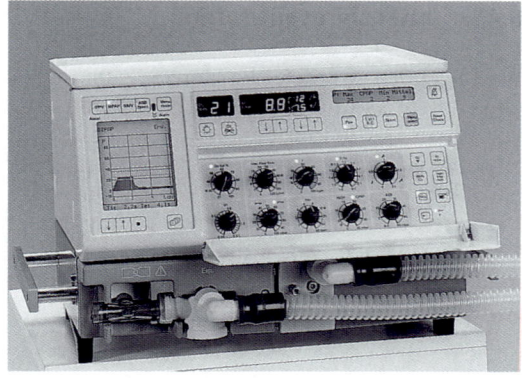

Abb. 6.6: Dräger Evita 2. [V162]

Mögliche Beatmungsformen
- Volumenkontrollierte Beatmung (IPPV), PLV
- Druckkontrollierte Beatmung (PCV)
- BIPAP, BIPAP-SIMV, BIPAP-APRV
- SIMV, SIMV mit Druckunterstützung (SIMV-ASB)
- MMV
- Inspiratorische Druckunterstützung (ASB)
- CPAP
- ILV (optional).

Darüber hinaus ist eine reine Spontanatmung am Respirator möglich.

Besonderheiten
Ein in den Respirator integrierter Bildschirm zeigt wählbare Beatmungskurven und Klartextdarstellung wie z.B. Beatmungsform oder Alarmmeldungen. Möglich sind: Flowtrigger, Apnoeventilation, P 0,1-Messung, Intrinsic-PEEP/V_{trap}-Messung, Hechelüberwachung, inspiratorisch getriggerte Medikamentenvernebelung.

Evita 2 dura

Evita 2 dura ist ein universell einsetzbarer Respirator für die Beatmung von Erwachsenen und Kindern sowie – mit der entsprechenden Option (NeoFlow®) – für Neugeborene (Neonatologie). Manche Möglichkeiten wie z.B. ATC, Autoflow oder Batteriebetrieb sind nur optional verfügbar.

Beatmungsformen
- Volumenkontrollierte Beatmung (IPPV und $IPPV_{assist}$), PLV
- Druckkontrollierte Beatmung (PCV und Autoflow, $BIPAP_{assist}$)
- BIPAP, $BIPAP_{ASB}$
- SIMV, SIMV mit Druckunterstützung ($SIMV_{ASB}$)
- APRV (Option *VentilationPlus)*
- Inspiratorische Druckunterstützung (ASB), PPS
- CPAP, $CPAP_{ASB}$
- MMV, MMV_{ASB}
- NIV
- ILV (Option VentilationPlus).

Besonderheiten
- Die Stromversorgung ist alternativ über Akkus möglich. Die internen Akkus dienen der

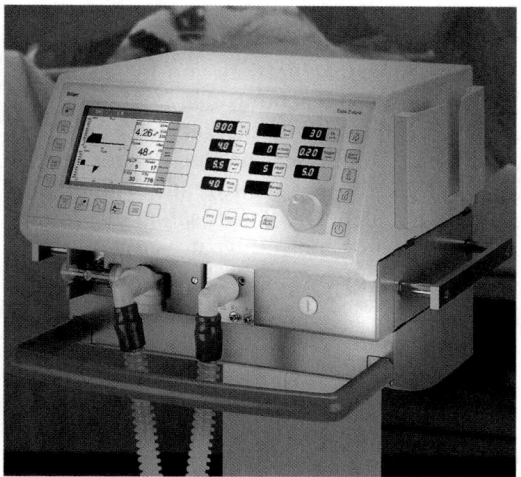

Abb. 6.7: Evita 2 dura. [V162]

Überbrückung von Stromausfällen, mit externen Akkus kann Evita 2 dura auch zum Transport benutzt werden
- ATC (☞ 6.3) kann zugeschaltet werden
- Fernbedienung für ausgewählte Beatmungsparameter mit 3 m Kabel, d.h. Funktionen wie z.B. Alarmstummschaltung oder Bestätigung, Präoxygenierung vor Absaugung, insp. und exsp. Pause können aus 3 m Entfernung aktiviert werden (sinnvoll z.B. für Röntgenaufnahmen in Inspiration)
- Geräteseitige Messung des exspiratorischen CO_2 (Kapnometrie) und der Sauerstoffsättigung (☞ 1.2.3)
- Gasumschaltung bei Ausfall eines Gases
- Apnoeventilation
- Flowtrigger
- Inspiratorisch getriggerte Medikamentenvernebelung
- Integrierter Bildschirm zur Darstellung von Beatmungskurven, Messwertanzeigen, Beatmungsmodus, Alarmtextmeldungen
- Mit Option *MonitoringPlus* zusätzlich
  - Darstellung von 8 Trends und Loops (Druck/Volumen- und Volumen/Flow-Werte)
  - Logbuch speichert bis zu 1 000 Meldungen und Einstellungsänderungen
  - P 0,1 Messung und Intrinsic-PEEP-Messung.

Evita 4

Evita 4 ist ein Respirator für den Intensivpflegebereich, der auch zum Transport des Patienten eingesetzt werden kann. Mit dem Respirator Evita 4 können sowohl Erwachsene als auch Kinder beatmet werden. Geräte mit der Option NeoFlow® eignen sich auch für den Einsatz in der Neonatologie.

Mögliche Beatmungsformen
- Volumenkontrollierte Beatmung (IPPV und $IPPV_{assist}$), PLV
- Druckkontrollierte Beatmung (PCV und Autoflow® ☞ 5.3.1, $BIPAP_{assist}$)
- BIPAP, $BIPAP_{ASB}$
- APRV
- SIMV, $SIMV_{ASB}$
- Inspiratorische Druckunterstützung (ASB und PPS)
- CPAP, $CPAP_{ASB}$
- NIV
- PAV (PPS®)
- ILV.

Besonderheiten
- Integrierter Bildschirm zur Darstellung von Beatmungskurven, Messwertanzeigen, Beatmungsmodus, Alarmtextmeldungen
- Auswahl der zu veränderten Parameter über die Auswahltasten oder den Touchscreen, Einstellung der Werte über einen zentralen Drehknopf und Bestätigung mittels Drücken des Drehknopfs
- Patientenorientierte Voreinstellung: Dieser Parameter ist stationsspezifisch konfigurierbar, d.h. der Anwender gibt eine Grundeinstellung bestimmter Beatmungsparameter (z.B. FiO_2) vor. Der Anwender stellt das ideale (*nicht* das tatsächliche) Körpergewicht des Patienten ein. Der Respirator beginnt die Beatmung mit den konfigurierten Startwerten
- Die Stromversorgung ist alternativ über Akkus möglich. Die internen Akkus dienen der Überbrückung von Stromausfällen, mit externen Akkus kann Evita 4 auch zum Transport benutzt werden
- Flowtrigger
- ATC (☞ 6.3) kann zugeschaltet werden
- Darstellung von Trends und Loops auf dem integrierten Bildschirm
- Logbuch speichert Meldungen und Ereignisse

- Fernbedienung für ausgewählte Parameter mit 3 m Kabel (☞ Evita 2 dura)
- Geräteseitige Messung des exspiratorischen CO_2 (Kapnometrie) und der Sauerstoffsättigung
- Gasumschaltung bei Ausfall eines Gases
- Apnoeventilation
- Inspiratorisch getriggerte Medikamentenvernebelung
- Abnehmbares Bedienpaneel; d.h. Bedienteil und Pneumatikteil können getrennt voneinander am Patientenbett positioniert werden
- Messung des P 0,1 sowie der zusätzlichen Entwöhungsparameter RSB (☞ 6.3) und NIF (☞ 6.3)
- Messung des Auto-PEEP
- NO-Beatmung möglich
- Auf Evita XL (☞ unten) aufrüstbar.

Evita XL

Evita XL unterscheidet sich von Evita 4 vor allem in der Überwachung der Beatmung. Ein großer, frei nach klinikinternen Vorgaben konfigurierbarer Monitor kann drei Beatmungskurven und gleichzeitig Shorttrends, Trends oder Loops darstellen. Die Betriebsanleitung für den Respirator ist online verfügbar.

Ansonsten entsprechen die Beatmungsformen und Besonderheiten des Geräts dem der Evita 4.

Evita 4 (☞ oben) kann zu Evita XL aufgerüstet werden.

Savina

Savina ist ein Respirator für Erwachsene und Kinder, der sich für unkomplizierte Beatmun-

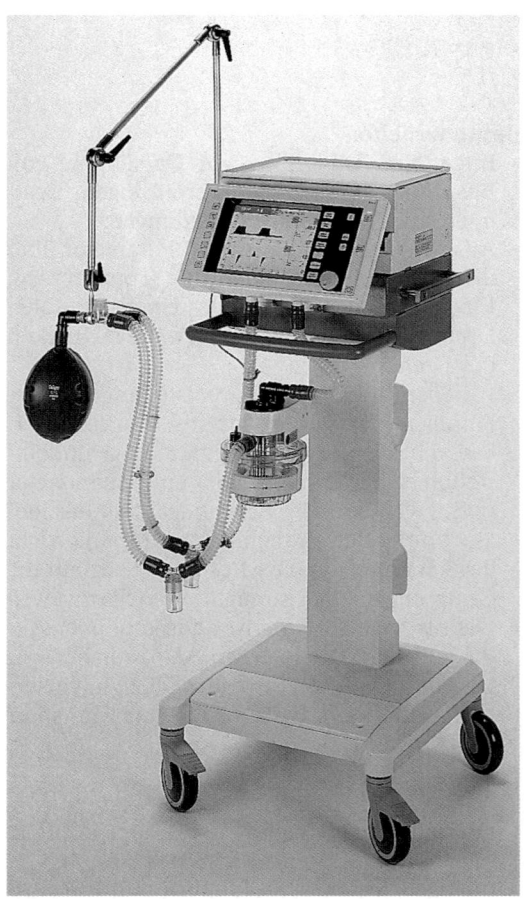

Abb. 6.8: Evita 4. [V162]

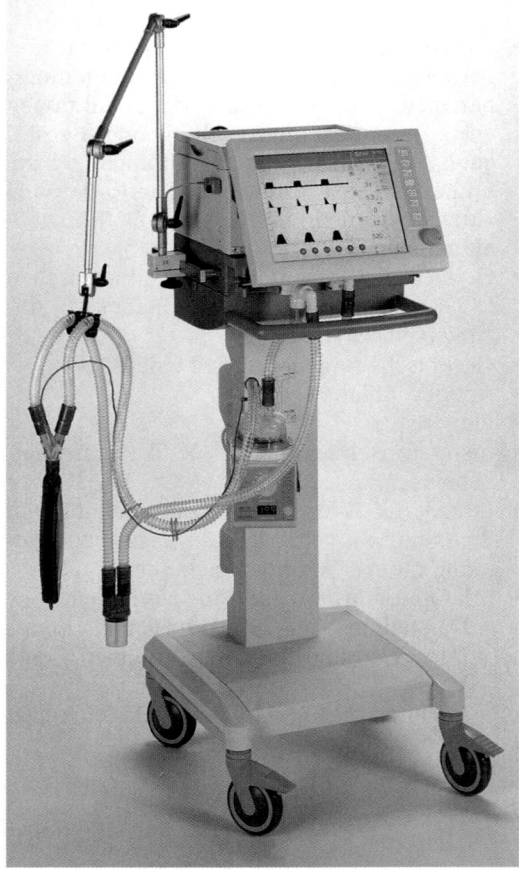

Abb. 6.8 b: Evita XL. [V162]

gen im Aufwachraum, auf Intermediate Care-Einheiten und Intensivstationen eignet. Das Gerät kann auch zum Transport verwendet werden.

Mögliche Beatmungsformen
- Volumenkontrollierte Beatmung (IPPV und IPPV$_{assist}$)
- SIMV, SIMV mit Druckunterstützung (SIMV$_{ASB}$)
- Inspiratorische Druckunterstützung (ASB)
- CPAP, CPAP$_{ASB}$
- Optional
  - Druckkontrollierte Beatmung (PCV und Autoflow, BIPAP$_{assist}$)
  - BIPAP, BIPAP$_{ASB}$
  - APRV.

Besonderheiten
- Betrieb mit internem Akku bis zu einer Stunde, mit externen Akkus bis 7 Stunden

- Druckluft wird über die interne Turbine generiert
- Darstellung einer Beatmungs-Kurve und diverser Beatmungsparameter auf integriertem Bildschirm
- Inspiratorisch getriggerter Medikamentenvernebler
- Flowtrigger.

6.4.2 Respiratoren der Firma Engström

Engström Elvira

Engström Elvira ist ein Intensivrespirator für die Beatmung von Erwachsenen und Kindern ab einem Körpergewicht von ca. 15 kg.

Mögliche Beatmungsformen
- Volumenkontrollierte Beatmung (IPPV)
- Druckkontrollierte Beatmung (PCV)
- SIMV

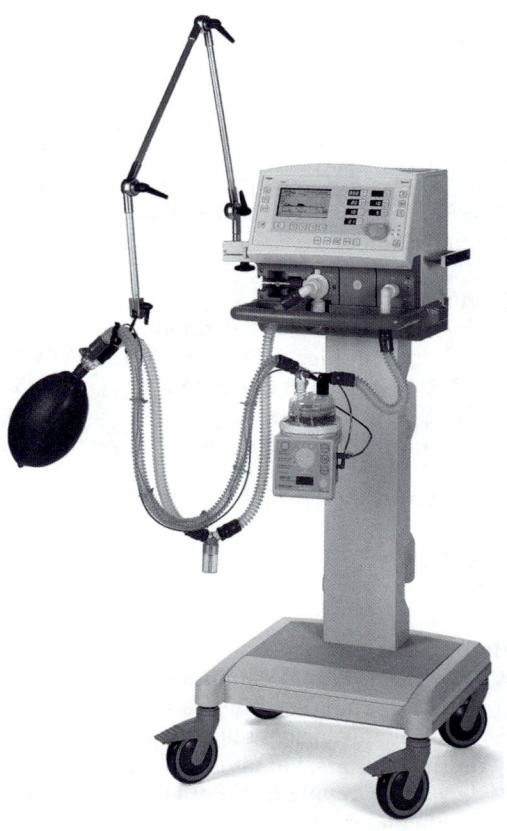

Abb. 6.8 c: Savina. [V162]

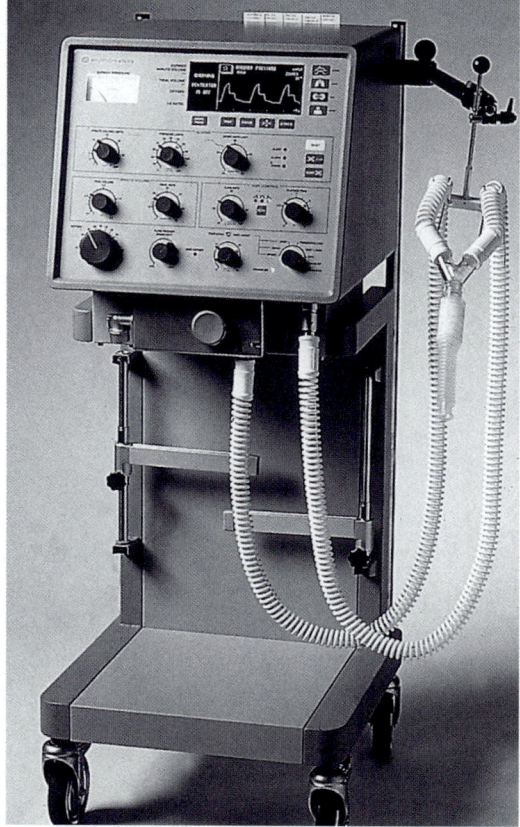

Abb. 6.9: Engström Elvira.

- MMV
- Inspiratorische Druckunterstützung (IPS)
- CPAP, CPAP-IPS
- Spontanatmung.

Besonderheiten
Der integrierte *Metabolic-Computer* erfasst und berechnet die Sauerstoffaufnahme, die CO_2-Abgabe, den respiratorischen Quotienten und den metabolischen Wert (Energieumsatzrate).

6.4.3 Respiratoren der Firma Hamilton Medical

Raphael (silver)

Raphael silver ist ein Intensivrespirator zur Beatmung von Erwachsenen und Kindern ab 5 kg Körpergewicht. Das Gerät kann – mit Sauer-

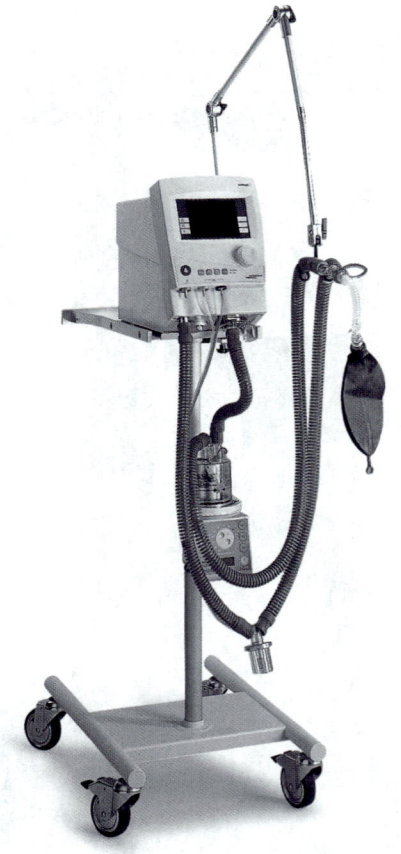

Abb. 6.10: Raphael silver. [V086]

stoffflaschen/Druckluftflaschen ausgerüstet – auch als Transportrespirator verwendet werden.

Mögliche Beatmungsformen
- Volumenkontrollierte Beatmung (CMV)
- Druckkontrollierte Beatmung (PCV)
- SIMV (SIMV vol.kontr. und SIMV druckkontr.)
- Inspiratorische Druckunterstützung (PSV)
- BIPAP (DuoPAP)
- SV
- ASV
- APRV.

Besonderheiten
- Darstellung von Beatmungskurven, Trends und Loops auf dem integrierten Bildschirm
- Apnoe-Beatmung
- Intrinsic-PEEP-Messung
- 60 Minuten Batterie-Betrieb
- Medikamentenvernebler
- Flowtrigger
- Speicherung der letzten 5 Alarme.

Galileo (gold)

Galileo Gold ist ein Intensivrespirator zur Beatmung von Erwachsenen und Kindern ab 5 kg Körpergewicht. Ausgerüstet mit Sauerstoffflaschen kann das Gerät auch zum Transport des Patienten verwendet werden (Batteriekapazität ca. eine Stunde).

Beatmungsformen
- Volumenkontrollierte Beatmung (CMV)
- Druckkontrollierte Beatmung (PCV, APV)
- SIMV (SIMV vol.kontr., SIMV$_{APV}$ ☞ 5.3.3 und SIMV druckkontr.)
- Inspiratorische Druckunterstützung (PSV)
- CPAP
- BIPAP (DuoPAP)
- ASV
- APRV
- NIV.

Besonderheiten
- Darstellung von Beatmungskurven, Trends und Loops auf dem integrierten Bildschirm
- Messung diverser Lungenfunktionsparameter (inspiratorischer und exspiratorischer Widerstand, Compliance, P 0,1) auch bei spontanatmenden Patienten, Berechnung von Atemarbeit (WOB) und RSB (☞ 6.3)

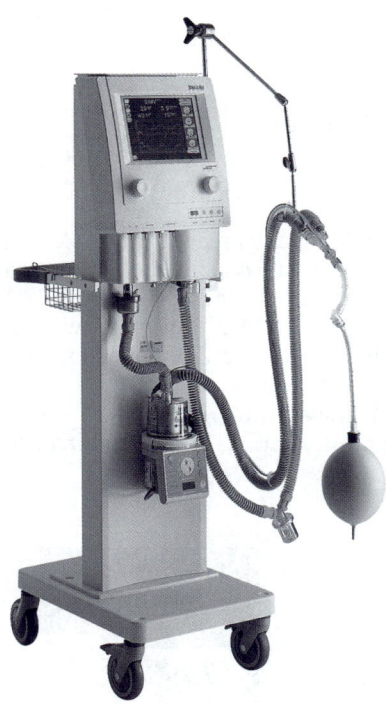

Abb. 6.11: Galileo Gold. [V086]

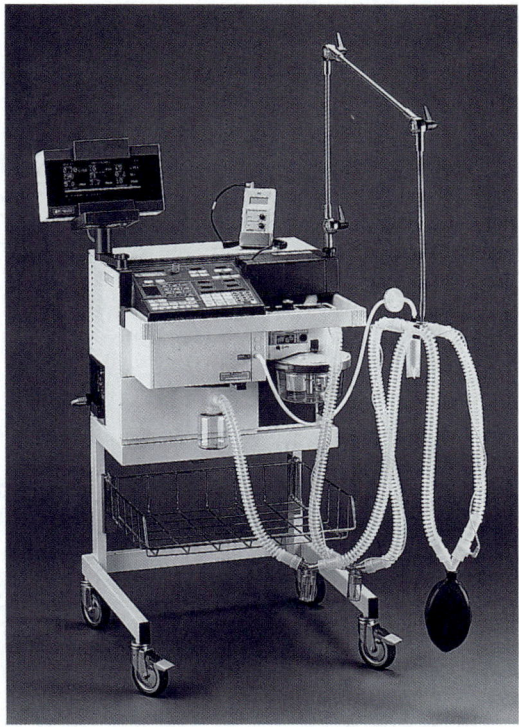

Abb. 6.12: Bennett 7200a.

- Automatische Einstellung der Alarme
- Trenddarstellung
- Automatische Tubuskompensation (ATC ☞ 6.3), an diesem Respirator als *TRC* (*tube resistance compensation*) bezeichnet
- Flow- und Drucktrigger
- Verneblung.

6.4.4 Respiratoren der Firma Puritan-Bennett

Puritan-Bennett 7200a

Der Puritan-Bennett 7200a ist ein Intensivrespirator für die Beatmung von Erwachsenen und Kindern ab 15 kg Körpergewicht. Das Gerät war im Einführungsjahr 1983 eines der ersten mikroprozessorgesteuerten Beatmungsgeräte. Durch die Installation zusätzlicher Optionen (Software) sind die Möglichkeiten des Respirators vielfältig erweiterbar.

Mögliche Beatmungsformen
- Volumenkontrollierte Beatmung (CMV)
- Druckkontrollierte Beatmung (PCV)

- SIMV (SIMV vol.kontr und SIMV druckkontrolliert)
- Inspiratorische Druckunterstützung (ASB)
- CPAP
- Spontanatmung.

Besonderheiten
- Apnoe-Beatmung
- Lungenfunktionsprüfungen
- Flow-by® (ermöglicht Flowtriggerung)
- Monitor optional, mit der Option *Graphik 2.0* lassen sich Kurven, Loops und Trends darstellen. Außerdem wird z.B. der RSB (☞ 6.3) berechnet.

Puritan-Bennett 760™

Das Intensivbeatmungsgerät Puritan-Bennett 760™ ist geeignet zur Beatmung von Erwachsenen und Kindern (ab einem Tidalvolumen von ca. 100 ml). Es kann für den Transport des beatmeten Patienten verwendet werden (Betriebsdauer der internen Batterie ca. zwei Stunden).

Beatmungsformen
- Volumenkontrollierte Beatmung (VCV)
- Druckkontrollierte Beatmung (PCV)
- SIMV (SIMV vol.kontr und SIMV druckkontr.)
- Inspiratorische Druckunterstützung (PSV)
- CPAP (SV plus PEEP).

Besonderheiten
- Apnoe-Beatmung (konfigurierbar)
- Luftzufuhr über Kompressor oder zentrale Gasversorgung
- Flow-by® (ermöglicht Flowtrigger)
- NO-Beatmung möglich.

Puritan-Bennett 840™

Der Intensivrespirator Puritan-Bennett® 840™ ist geeignet zur Beatmung von Erwachsenen, Kindern und Neugeborenen ab 3,5 kg Körpergewicht.

Beatmungsformen
- Volumenkontrollierte Beatmung (VC)
- Druckkontrollierte Beatmung (PC)
- BIPAP (BiLevel)
- SIMV (SIMV vol.kontr und SIMV druckkontr.)

- Inspiratorische Druckunterstützung (PS)
- CPAP (SV plus PEEP)
- APRV.

Besonderheiten
- Bildschirm zeigt eingestellte und gemessene Beatmungsparameter als Werte und in Kurvenform
- Einstellung des *idealen* (nicht des tatsächlichen) Körpergewichts, dadurch Vorkonfiguration der Beatmungsparameter (Vorteil: Schnellstmöglicher Einsatz bzw. Vorgaben, die für die weitere Beatmung angepasst werden können)
- Flow- oder Drucktrigger
- Apnoe-Beatmung (Parameter einstellbar)

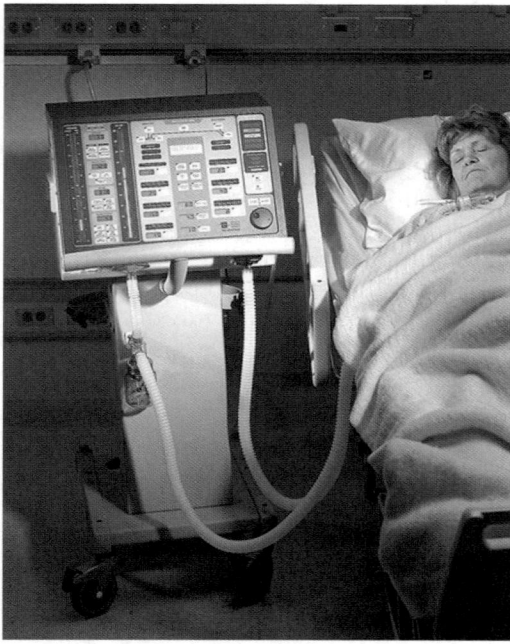

Abb. 6.13: Puritan-Bennett 760™. [V171]

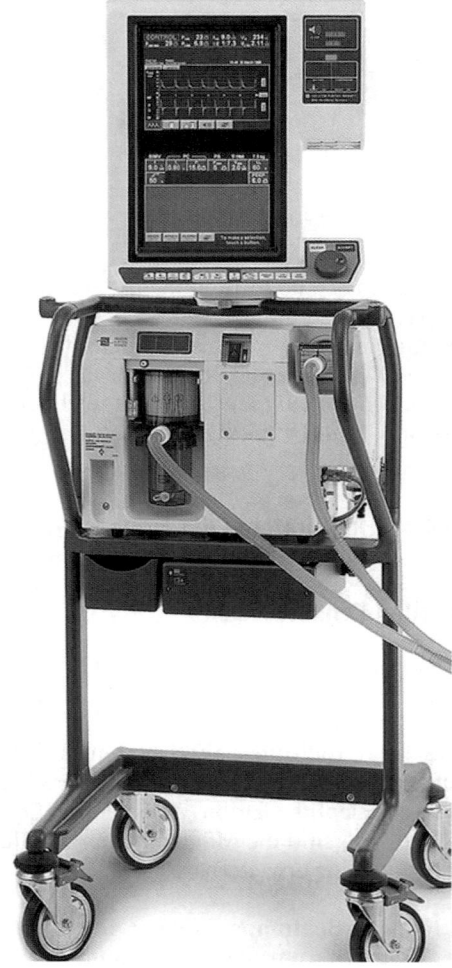

Abb. 6.14: Puritan-Bennett 840™. [V171]

- Messung bzw. Berechnung von Compliance, Resistance und Intrinsic-PEEP
- Batteriebetrieb für 30 Minuten
- Betrieb mit Kompressor möglich
- Bedienteil separat aufstellbar
- ATC (☞ 6.3) zuschaltbar
- NO-Beatmung möglich (☞ 7.3).

6.4.5 Respiratoren der Firma Siemens

Servo 900C®

Der Servo 900C® ist ein Intensivrespirator zur Beatmung von Erwachsenen und Kindern. Aufgerüstet mit Akku und Sauerstoffflasche kann er auch zum Transport beatmeter Patienten eingesetzt werden.

Beatmungsformen
- Volumenkontrollierte Beatmung (Vol. Kontr.)
- Druckkontrollierte Beatmung (Druckkontr.)

- SIMV (SIMV Volumenkontrolliert, SIMV ☞ Druckunterst.)
- Inspiratorische Druckunterstützung (Druckunterst.)
- CPAP.

Besonderheiten
Eine Apnoe wird lediglich alarmiert, es erfolgt *keine* Apnoe-Beatmung.

Servo 300/300A®

Die Intensivrespiatoren Servo 300® und Servo 300A® sind geeignet zur Beatmung von Erwachsenen, Kindern und Neugeborenen. Die beiden Geräte unterscheiden sich hauptsächlich in der Option Automode (☞ 5.3.8), die am Servo 300A® zuschaltbar ist, am Servo 300 nicht. Beide Respiratoren können für den Transport beatmeter Patienten verwendet werden.

Beatmungsformen
- Volumenkontrollierte Beatmung (Volumenkontr.)

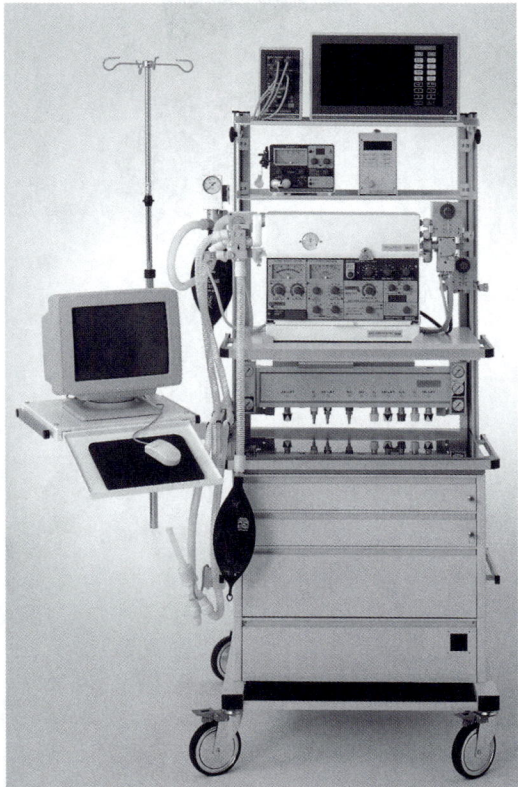

Abb. 6.14 b: Servo Ventilator 900C®.

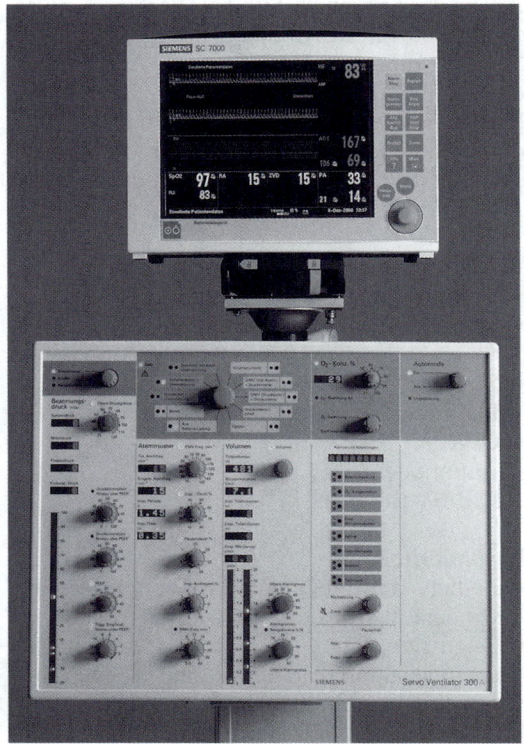

Abb. 6.15: Servo 300A®. [V137]

- Druckkontrollierte Beatmung (Druckkontr., Druckreg.-Volumenkontr. = PRVC)
- SIMV (SIMV vol.kontr. und SIMV druckkontr.)
- Inspiratorische Druckunterstützung (Druckunterst., VS)
- CPAP
- BIPAP (BiVent) Automode (nur Servo 300A®).

Besonderheiten
- Bedienteil abtrennbar
- 30 Minuten Betrieb mit internem Akku
- Flow- und Drucktrigger
- Darstellung von Beatmungskurven, Trends und Loops mittels Servo-Screen (muss zusätzlich angeschafft werden)
- NO-Beatmung möglich (☞ 7.3).

Servo i®

Der Servo i® ist ein Intensivrespirator, der in drei Ausführungen auf dem Markt ist: Als Servo i® Infant für den Einsatz in der Pädiatrie (0,5 – 30 kg Körpergewicht), als Servo i® Adult für die Beatmung von Erwachsenen (ab 10 bis 250 kg Körpergewicht) und als Servo i® Universal für den Einsatz in allen Altersgruppen. Der Servo i® Infant und der Servo i® Adult unterscheiden sind in den verfügbaren Beatmungsformen. Beide Modelle können durch Installation zusätzlicher Optionen zum Servo i® Universal aufgerüstet werden. Alle Modelle sind zum Transport des beatmeten Patienten geeignet.

Beatmungsformen
- Volumenkontrollierte Beatmung (VC)
- Druckkontrollierte Beatmung (PC, PRVC ☞ 5.3.1)
- SIMV (SIMV-VC, SIMV-PC, SIMV-PRVC)
- Inspiratorische Druckunterstützung (PS, VS)
- CPAP
- Automode (☞ 5.3.8).
- BIPAP (BiVent).

Besonderheiten
- Bedien- und Pneumatikteil können getrennt voneinander positioniert werden
- Open-Lung-Tool: Der Respirator ermittelt die relevanten Parameter zum Wiedereröffnen und Offenhalten atelektatischer Lungenbereiche (*alveolar recruitment* ☞ Lungenprotektive Beatmung und open-lung concept

2.3.3), z.B. den alveolären Verschlussdruck (closing airway pressure) und stellt diese auf dem Monitor dar. Dies soll das recruitment-Manöver sowie die optimale Einstellung der Beatmungsparameter für den jeweiligen Patienten erleichtern
- Vernebler
- Kann beidseits des Patientenbettes positioniert werden (Pneumatikteil ist im Transportgestell drehbar)
- Druck- und Flowtrigger
- Autoset (Alarmgrenzen werden auf Wunsch automatisch gesetzt)
- Darstellung von Beatmungskurven, Trends und Loops auf dem Bildschirm
- Apnoe-Ventilation konfigurierbar.

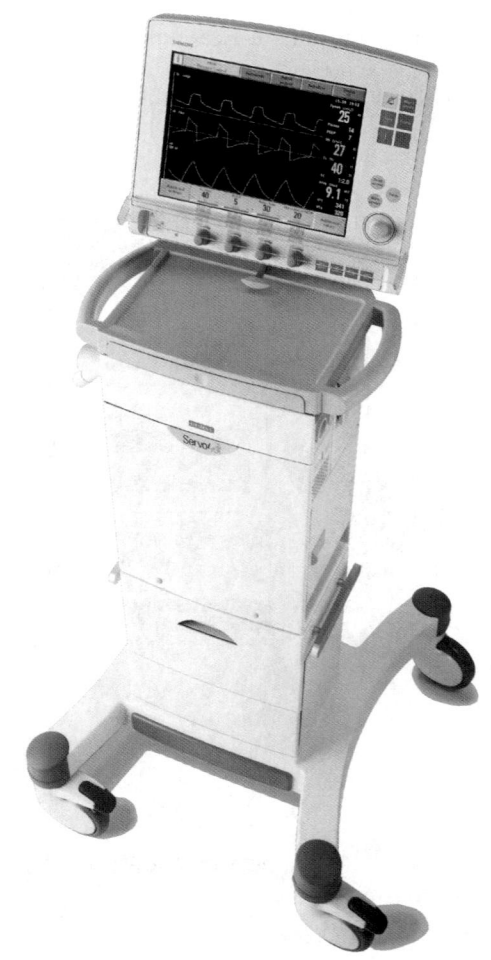

Abb. 6.16: Servo i® Universal. [V137]

6.4.6 Respiratoren der Firma Datex-Ohmeda

Centiva™/5

Centiva™/5 ist Intensivpflegerespirator der sowohl bei Erwachsenen als auch in der Pädiatrie eingesetzt werden kann.

Beatmungsformen
- Volumenkontrollierte Beatmung (VCV, PLV)
- Druckkontrollierte Beatmung (PCV)
- BIPAP (Zwei-Pegel-Beatmung)
- SIMV
- Inspiratorische Druckunterstützung (ASB)
- CPAP
- NIV.

Besonderheiten
- Bedienteil kann vom Pneumatikteil abgenommen und getrennt davon platziert werden
- LCD-Display zeigt überwachte Werte und Beatmungskurven
- Einstellbarer By-Flow (ermöglicht Flowtrigger)
- Batteriebetrieb für ca. 30 Minuten
- Automatische Tubuskompensation (ARC)
- Autoset, d.h. Respirator legt Grenzwerte für einzelne Beatmungsparameter abhängig von den gemessenen Werten fest.

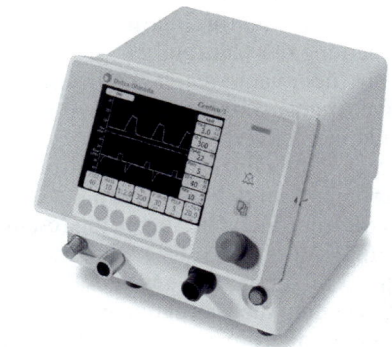

Abb. 6.17: CentivaTM/5. [V085]

Beatmungsformen
- Continuous-Flow-CPAP

Besonderheiten
- Keine Überwachungsfunktion
- Gerät arbeitet netzunabhängig (keine Stromversorgung notwendig)

6.5 CPAP-Geräte

CPAP am Respirator und an CPAP-Geräten
☞ *5.3.5*

CF 800 (Dräger)

Das CF 800 ist geeignet für die CPAP-Atmung von Erwachsenen und Kindern ab drei kg Körpergewicht. Am Gerät stellt der Anwender den Druckluft- und Sauerstoffflow ein entsprechend dem gewünschten Gesamtflow (2 – 3-faches AMV) und dem FiO_2 (die am Gerät aufgedruckte Mischtabelle gibt Auskunft darüber, mit welchen Einstellungen bestimmte Sauerstoffkonzentrationen erreicht werden können). Der PEEP wird über ein externes Ventil (am Beatmungssystem aufgesteckt) reguliert. Ein Manometer am CF 800 zeigt den Atemwegsdruck an.

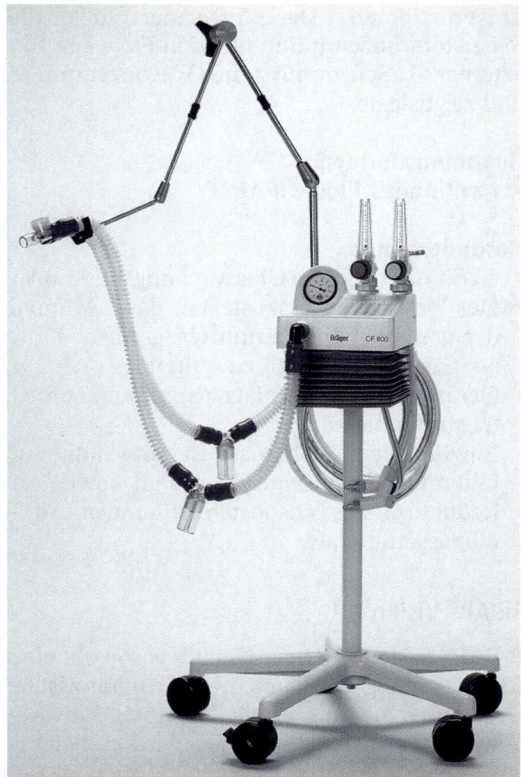

Abb. 6.18: CPAP-Gerät CF 800. [V162]

- Mögliche Erweiterungen:
  - Diskonnekt-Monitor (alarmiert eine Unterbrechung der Gaszufuhr)
  - Oxydig (überwacht die O_2-konzentration)
  - Aktive Atemgaskonditionierung (☞ 5.6)
  - Medikamentenvernebler
- Überdruck- (begrenzt Atemwegsdruck auf max. 25 mbar) und Notluftventil (stellt bei Ausfall der zentralen Gasversorung Raumluft zur Verfügung)
- Benötigte Luft kann auch aus dem Faltenbalg geatmet werden, die Bewegungen des Faltenbalg sollten allerdings gering sein. Große Auslenkungen sind ein Zeichen für einen zu niedrigen Flow, bei sehr geringen Bewegungen kann der Flow reduziert werden
- Geringe Druckschwankungen am Manometer weisen auf ausreichenden Flow hin.

Vital Flow 100® (Vital Signs)

Das CPAP-Gerät Vital Flow 100® zur CPAP-Atmung wird lediglich mit der zentralen Sauerstoffversorgung verbunden; die zusätzlich benötigte Raumluft „zieht" es sich nach dem Venturi-Prinzip an. Der Anwender stellt die Sauerstoffkonzentration und den Flow ein. Ein externer O_2-Sensor misst die O_2-Konzentration und zeigt sie an.

Beatmungsformen
- Continuous-Flow-CPAP

Besonderheiten
- Gerät besitzt keine Überwachungsfunktion
- Der Flow ist so einzustellen, dass während der gesamten Inspiration ein geringer Flow am Exspirationsventil zu spüren ist
- Gerät ist sehr klein (platzsparend) und arbeitet stromunabhängig
- Ein Filter am Lufteinlass ist notwendig zur Filterung der zugemischten Luft sowie zur Reduktion des ansonsten störenden Strömungsgeräusches.

BiPAP® Vision™

BiPAP® Vision™ ist ein Gerät das sowohl eine CPAP-Atmung als auch eine inspiratorische Druckunterstützung ermöglicht (beide invasiv oder nichtinvasiv). Eingesetzt wird es bei Erwachsenen sowohl in Kliniken als auch im Bereich der Heimbeatmung (☞ 9).

Beatmungsformen
- CPAP
- Inspiratorische Druckunterstützung (ASB)
- BiPAP (CPAP plus inspiratorische Druckunterstützung, nicht zu verwechseln mit BIPAP ☞ 5.3.6)
  - Insp. PAP, exsp PAP sowie die Frequenz und die Inspirationszeit können vorgegeben werden

Besonderheiten
- Umfangreiche Überwachungsfunktionen (Atemwegsdruck, Atemfrequenz, AMV, Tidalvolumen, Leck) und Darstellung auf integriertem Monitor
- Generiert Druckluft selbst
- Benötigt Stromanschluss
- ST-Modus. Triggert der Patient keine Atemzüge *(spontaneous mode)* wird er bedarfsweise kontrolliert *(timed mode)* beatmet
- Sauerstoffmodul optional
- PAV (☞ 5.3.4) nachrüstbar.

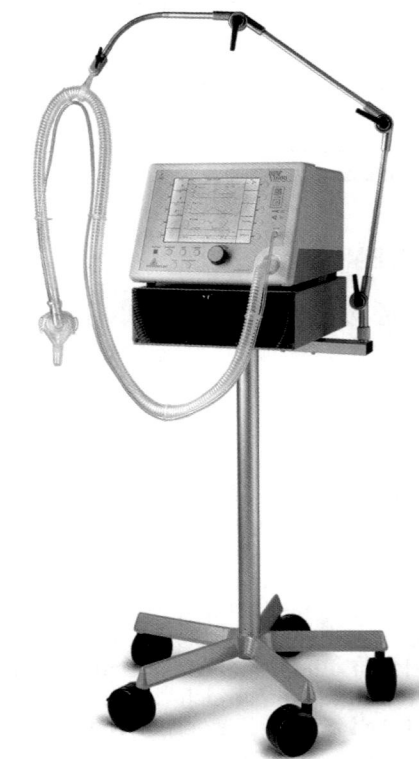

Abb. 6.19: BiPAP® Vision™. [V084]

6.6 Notfall- und Transportbeatmungsgeräte

6.6.1 Transportrespiratoren der Firma Weinmann

Medumat® Standard und Medumat® Standard a

Die Notfall- und Transportbeatmungsgeräte Medumat® Standard und Medumat® Standard a eignen sich zur Beatmung von Erwachsenen und Kindern ab 10 kg Körpergewicht. Die beiden Geräte unterscheiden sich in der Möglichkeit der assistierten Beatmung.

 Schalterstellung *Air Mix:* 55 – 85 % Sauerstoff (FiO$_2$ 0,55 – 0,85)
Schalterstellung *No Air Mix*: 100 % Sauerstoff (FiO$_2$ 1,0).

Beatmungsformen

- Zeitgesteuerte volumenkontrollierte Beatmung
- Assistierter Modus (nur Medumat® Standard a). Funktion ähnlich SIMV, d.h. in einem Triggerfenster geforderte Atemzüge werden mit einem mandatorischen Atemhub beantwortet.

Besonderheiten

- Pneumatisch angetrieben (Betriebsgas: Sauerstoff)
- Alarmfunktionen
  - Diskonnektion
  - Stenose
  - Druckabfall der O$_2$-Versorgung
  - Abfall der Betriebsspannung
  - Systemausfall.

6.6.2 Transportrespiratoren der Firma Dräger

Oxylog 1000

Das Notfall- und Transportbeatmungsgerät Oxylog 1000 ist geeignet zur Beatmung von Erwachsenen und Kindern ab 7,5 kg Körpergewicht.

 Schalterstellung *Air Mix:* 60 % Sauerstoff
Schalterstellung *No Air Mix:* 100 % Sauerstoff (FiO$_2$ 1,0).

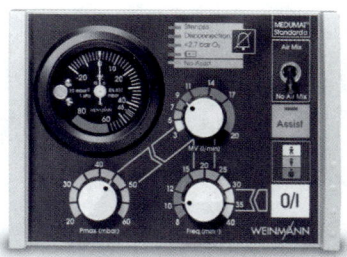

Abb. 6.20: Medumat® Standard a. [V083]

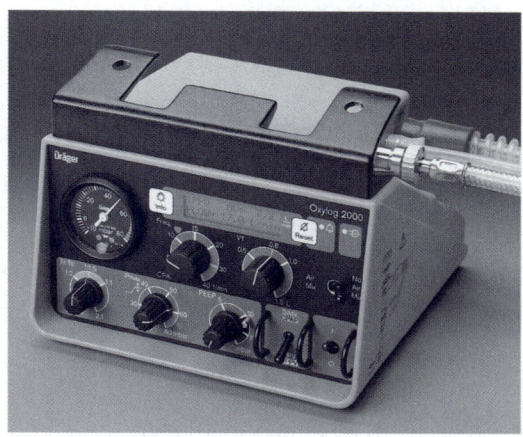

Abb. 6.21: Oxylog 1000. [V162]

Beatmungsformen

- Volumenkontrollierte Beatmung

Besonderheiten

- Betriebsgas Sauerstoff oder Druckluft
- Alarm für
  - Vordruck tief (< 2,7 bar)
  - Atemwegsdruck tief (Diskonnektionsalarm)
  - Atemwegsdruck hoch
- Gerät arbeitet stromunabhängig.

Oxylog 2000

Das Notfall- und Transportbeatmungsgerät Oxylog 2000 ist geeignet zur Beatmung von Erwachsenen und Kindern ab ca. 15 kg Körpergewicht bzw. einem Tidalvolumen > 100 ml.

 Schalterstellung *Air Mix:* 60 % Sauerstoff (FiO$_2$ 0,6)
Schalterstellung *No Air Mix*: 100 % Sauerstoff (FiO$_2$ 1,0).

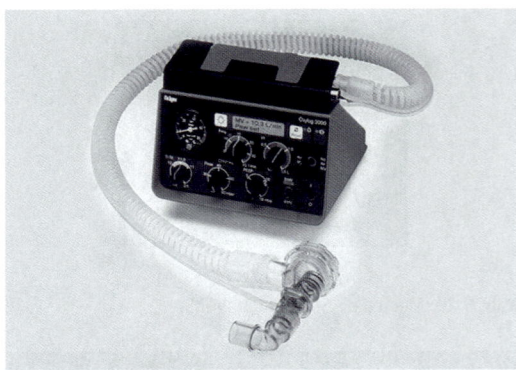

Abb. 6.22: Oxylog 2000. [V162]

Beatmungsformen
- (Synchronisierte) volumenkontrollierte Beatmung (S)-IPPV)
- SIMV volumenkontrolliert
- CPAP.

Besonderheiten
- Betriebsgas Sauerstoff oder Druckluft
- Spontanatmung über integriertes Demand-Ventil
- Einige Überwachungsfunktionen (z.B. Versorgungsdruck und -spannung) und Alarme (Diskonnektion, Stenose, Einstellfehler, Volumenüberwachung).

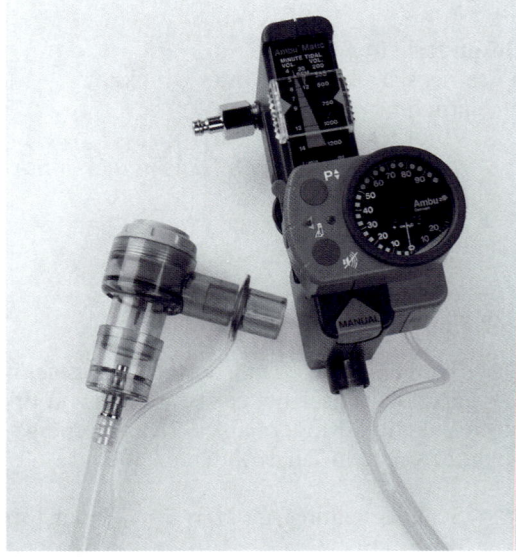

Abb. 6.23: Ambu® Matic. [U137]

6.6.3 Transportrespiratoren der Firma Ambu

Ambu® Matic

Das Notfall- und Transportbeatmungsgerät Ambu® Matic ist geeignet zur Beatmung von Erwachsenen und Kindern ab 3 Jahren bzw. 15 kg Körpergewicht.

 Wahlschalter ermöglicht Einstellung von 60 % oder 100% Sauerstoff.

Beatmungsformen
- Volumenkontrollierte Beatmung.

Besonderheiten
- Betriebsgas Sauerstoff oder Druckluft
- Anzeige von intrathorakalem Druck und Wiedereinsetzen der Spontanatmung
- Individuelle Anpassung des Beatmungsvolumens mit nur einem einzigen Regler (Beatmungsfrequenz und Tidalvolumen werden gleichzeitig erhöht bzw. verringert, d.h. Beatmungsfrequenz kann nicht unabhängig vom Tidalvolumen verändert werden und umgekehrt)
- Alarmfunktion über Monitor (muss zusätzlich beschafft werden)
  - Diskonnektion und Leckagen
  - Volumenverluste durch das Druckbegrenzungsventil
  - Fehler bei der Sauerstoffzufuhr
  - Zyklusfehler (batteriebetriebene Software analysiert in regelmäßigen Abständen die Inspirations- und Exspirationsphasen)
  - Störungen im Patientenschlauch im Inspirations- und Exspirationsweg
  - Erhöhter Atemwegsdruck.

6.6.4 Transportrespiratoren der Firma Breas Medical

Breas LTV 1000

Der Respirator Breas LTV 1000 ist ein vielseitig einsetzbares Gerät für die Beatmung von Kindern und Erwachsenen. Es eignet sich sowohl zum Transport beatmeter Patienten als auch zum Einsatz im Bereich der Heimbeatmung und im Intensivbereich. Die Luftversorgung erfolgt mittels Turbine (kompressorlos).

Beatmungsformen
- Volumenkontrollierte Beatmung
- Druckkontrollierte Beatmung
- SIMV (SIMV vol.kontr. und SIMV druck-kontr.)
- Inspiratorische Druckunterstützung
- NIV.

Besonderheiten
- Akku-Kapazität ca. 90 Minuten mit interner Batterie, externe Batterie zuschaltbar
- Hoch- oder Niederdruck-Sauerstoffanschluss möglich
- Apnoe-Ventilation nach einstellbarer Apnoezeit
- Mit Monitor aufrüstbar

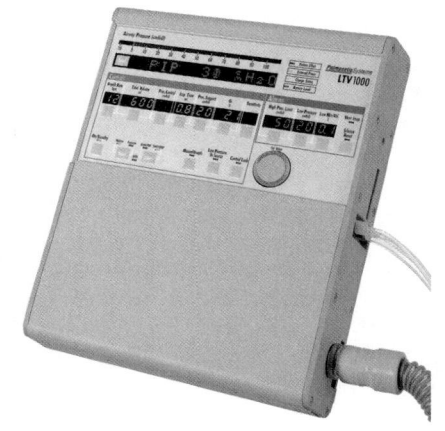

Abb. 6.24: Breas® LTV 1000 [V082]

7 Spezielle Behandlungsstrategien bei akutem Lungenversagen

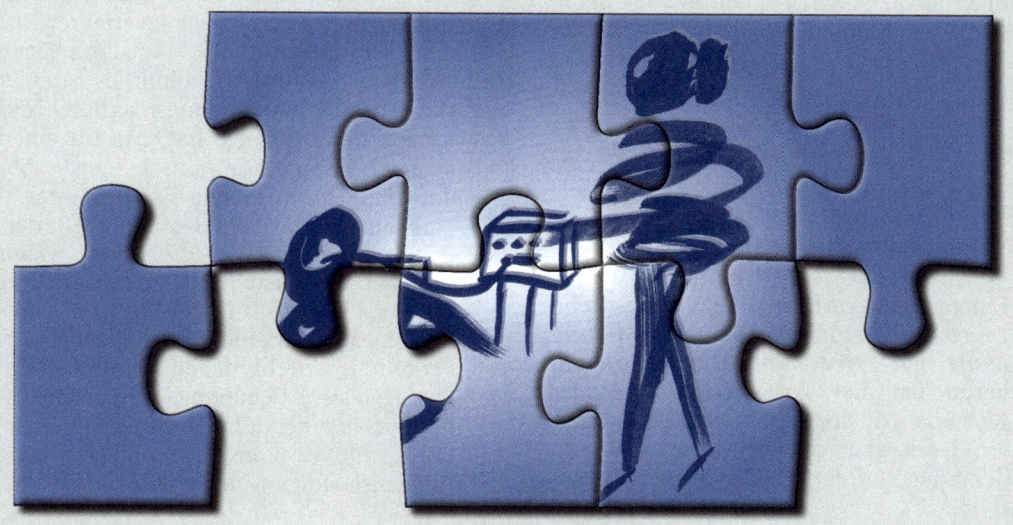

In ausgewählten Fällen kommen bei Patienten neben der maschinellen Beatmung sowie den begleitenden und die Beatmung unterstützenden Maßnahmen (z.B. kinetische Therapie) spezielle Behandlungsverfahren zum Einsatz. Die wichtigsten dieser Verfahren sind hier kurz dargestellt. Da diese speziellen Therapien nur in ausgewählten Fällen und vielfach auch nur in spezialisierten Zentren eingesetzt werden, wurde auf eine detaillierte Beschreibung der einzelnen Verfahren verzichtet. Die folgenden Ausführungen geben lediglich einen Einblick in die jeweiligen Verfahren; um die betreffenden Patienten kompetent versorgen zu können bedarf es neben speziellen Fortbildungen einer umfassenden Einarbeitung.

Hochfrequenzbeatmung ☞ 5.3.8

7.1 Lungenersatzverfahren

 Lungenersatzverfahren (auch *künstliche Lungenunterstützung* oder *artificial lung assist*, kurz ALA) sind Therapieformen, bei denen die Oxygenierung und/oder Kohlendioxidelimination mittels spezieller Geräte ganz oder teilweise außerhalb der Lunge erfolgt. Hier gibt es zwei Methoden:
- Extrakorporale Verfahren, d.h. Gasaustausch erfolgt *außerhalb* des Körpers
- Intrakorporale Verfahren, d.h. Gasaustausch erfolgt *innerhalb* des Körpers.

Während die extrakorporalen Lungenersatzverfahren seit vielen Jahren schon etabliert und fester Bestandteil der Therapie von Patienten mit akutem schwerstem Lungenversagen sind, befinden sich die intrakorporalen Verfahren noch in der Erprobungsphase. Der Stellenwert dieser Verfahren kann daher nicht abschließend beurteilt werden.

7.1.1 Extrakorporaler Gasaustausch

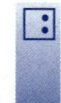 **Extrakorporaler Gasaustausch** (auch *extracorporeal lung support* kurz ELS; *extracorporeal lung assist*, kurz (E(C)LA): Therapieverfahren, bei dem über eine außerhalb des Körpers gelegene Membranlunge dem Blut Sauerstoff zugeführt und/oder Kohlendioxid entzogen wird.

ECMO *(extracorporeal membrane oxygenation):* Extrakoporale Anreicherung des Blutes mit Sauerstoff
ECCO$_2$-R *(extracorporeal CO$_2$-removal):* Extrakorporale Elimination von Kohlendioxid aus dem Blut.

Indikationen und Kontraindikationen für extrakorporale Lungenersatzverfahren

 Hauptindikation für den Einsatz eines extrakorporalen Lungenersatzverfahrens ist das schwerste akute Lungenversagen (ARDS ☞ 2.3.6). Hier kommt es zu einer schwersten Entzündungsreaktion der Lunge, die zur Folge hat, das für einen ausreichenden Gasaustausch – insbesondere eine ausreichende Oxygenierung – eine immer invasivere Beatmung erforderlich ist, die ihrerseits die Lunge weiter schädigt. So entsteht ein therapeutischer „circulus vitiosus" (Teufelskreis), der mittels eines extrakorporalen Lungenersatzverfahrens durchbrochen werden kann. Die aggressive Beatmung kann zurückgenommen werden, die Lunge kann sich erholen und (weitere) beatmungsbedingte Lungenschädigungen werden vermieden.

Ein extrakorporaler Gasaustausch kommt in Betracht bei Patienten mit schwerstem akutem Lungenversagen, das mittels konventioneller Verfahren (allen voran die optimierte Beatmung ☞ 5.1.1) und kinetischer Therapie (☞ 8.6.4, unterstützt von weiteren Verfahren, z.B. eine NO-Beatmung) nicht ausreichend behandelt werden kann, d.h. Sauerstoffversorgung und CO$_2$-Elimination bleiben unzureichend.

 Extrakorporale Lungenersatzverfahren erfordern einen hohen technischen Aufwand und eine ausreichende Anzahl entsprechend geschulten Personals. Der Einsatz dieser Therapien ist daher entsprechend ausgerüsteten Zentren (sog. ECMO-Zentren) vorbehalten.

Sowohl die Indikationen als auch die Kontraindikationen einer ECMO-Behandlung ändern sich u.a. abhängig von den verwendeten Systemen und Geräten kontinuierlich. Grundsätzlich ist die zu erwartende Lebensqualität des

Patienten nach der Behandlung („expected good quality of life") maßgebend für die Entscheidung.

Kriterien für die ECMO-Behandlung

Unterschieden wird zwischen dem „schnellen Anschluss" („fast entry") und dem „verzögerten Anschluss" („slow entry", d.h. zunächst maximale Beatmungstherapie für 1 – 5 Tage, dann Entscheidung für oder gegen ECMO):

- Kriterium für den „schnellen Anschluss" ist ein Oxygenierungsindex (p_aO_2 : F_iO_2) < 50 mmHg bei PEEP ≥ 10 mbar über mindestens 2 Stunden und unter Ausschöpfung aller intensivmedizinischen Maßnahmen
- Kriterien für einen „verzögerten Anschluss" sind im Wesentlichen:
  - Oxygenierungsindex < 150 mmHg bei PEEP ≥ 10 mbar
  - Intrapulmonaler Rechts-Links-Shunt > 30 %
  - Totale respiratorische Compliance < 30 ml/mbar oder rezidivierende pulmonale Barotraumen
  - Extravaskuläres Lungenwasser > 15 ml/kgKG.

Kontraindikationen für eine ECMO-Behandlung

Als Kontraindikationen für eine ECMO-Behandlung gelten derzeit:

- Unheilbare Grunderkrankung (z.B. metastasierender Tumor) oder laufende Chemotherapie
- Schwere Schädigung des ZNS
- Chronische Lungenerkrankung
- Akutes Lungenversagen als Folge einer Linksherzinsuffizienz
- Alter über ca. 60 Jahre bzw. bei Neugeborenen Geburtsgewicht < 1500 g.

Aufbau und Funktionsprinzip von ECMO und ECCO$_2$-R

Aufbau des Systems

Das System besteht aus einem Schlauchsystem, in das im wesentlichen folgende Komponenten eingebaut sind (Aufzählung in der Reihenfolge, wie sie vom Blut des Patienten durchströmt werden):

- Blutreservoir
- Rollerpumpe
- Membranlunge mit Frischgaszufuhr.

Alle Teile des Systems, die mit dem Patientenblut in Berührung kommen, sind heparinbeschichtet. Ins System integriert sind diverse Überwachungsfunktionen.

In manchen ECMO-Zentren werden zwei Membranlungen in das System eingebaut, die dann parallel arbeiten. Vorteil dieser Methode: Fällt eine Membranlunge aus (meist wegen Verstopfung durch Blutgerinnsel), kann sie unter Weiterführung der Behandlung ausgewechselt werden.

Funktionsprinzip

Bei den extrakorporalen Lungenersatzverfahren wird das Blut des Patienten durch eine Membranlunge gepumpt (☞ Abb. 7.1).

Bei der **ECMO** erfolgt in der Membranlunge die Anreicherung des Blutes mit Sauerstoff sowie (je nach Bedarf) die Elimination von Kohlendioxid.

Bei der **ECCO$_2$-R** erfolgt in der Membranlunge die Elimination des Kohlendioxids. Zur Oxygenierung wird über einen intratracheal liegenden dünnen Katheter kontinuierlich Sauerstoff insuffliert (apnoeische Oxygenierung). Gleichzeitig wird eine LFPPV *(low- frequency positive pressure ventilation)* durchgeführt, die dem „Offenhalten" der Lunge dient. Dabei werden PEEP-Werte bis 20 mbar und maximale Atemwegsdrücke bis 30 mbar eingestellt, die Frequenz liegt meist unter 8/Min. Die **ECCO$_2$-R** hat insgesamt an Bedeutung verloren und wird kaum noch angewendet, da die notwendige Oxygenierung des Blutes i.d.R. im Vordergrund steht.

Nach Passage der Membranlunge wird das Blut zurück in den Körper des Patienten geleitet.

Praxis der extrakorporalen Membranoxygenierung und CO$_2$-Elimination

Kommt bei einem Patienten ein extrakorporales Lungenersatzverfahren in Betracht, nehmen die zuständigen Ärzte Kontakt mit einem ECMO-Zentrum auf und besprechen die eventuelle Verlegung des Patienten. Im ECMO-Zentrum erfolgt dann je nach Ausgangssituation des Patienten ein sofortiger Anschluss an die ECMO (selten) oder eine 1 – 5-tägige Behandlungsphase mit maximaler konservativer Therapie (in „ECMO-Bereitschaft"). Abhängig vom Verlauf dieser Behandlung wird dann die ECMO-Behandlung eingeleitet.

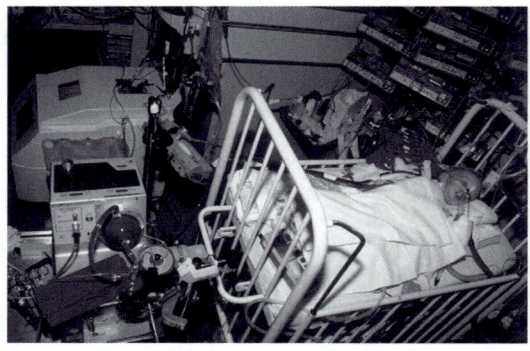

Abb. 7.1: Kind an der ECMO. [T094]

Anschließen des Patienten und Inbetriebnehmen des Systems

Abhängig vom geplanten Verfahren erfolgt zunächst die Kanülierung. Die **ECMO** erfordert einen relativ hohen extrakorporalen Blutfluss. Um dies zu ermöglichen wird i.d.R. die obere Hohlvene punktiert und die Kanüle, über die das Blut ausgeleitet wird, in den rechten Vorhof vorgeschoben. Zur Rückführung des Blutes wird eine große Vene (häufig die V. femoralis) kanüliert. Zur **ECCO$_2$-R** ist ein geringerer Blutfluss ausreichend, daher genügt hier meist die Kanülierung einer großen peripheren Vene.

Nach dem Spülen und Füllen sowie verschiedenen Sicherheitskontrollen des Systems erfolgt dann der Anschluss des Patienten an das System und die langsame Steigerung des extrakorporalen Blutflusses. Abhängig von den in der Folgezeit durchgeführten Blutgasanalysen kann die maschinelle Beatmung dann Schritt für Schritt reduziert werden.

 Bei Patienten in einem sehr kritischen Zustand kann die ELS bereits während dem Transport in ein Zentrum durchgeführt werden.

Komplikationen

Hauptkomplikationen sind die Gerinnselbildung im System sowie die mechanische Schädigung von Blutkörperchen und die Aktivierung des Gerinnungssystems. Weiter sind geräteseitige Komplikationen möglich wie z.B. Schlauchrisse, die – wegen des großen Lumens und des hohen Blutflusses – rasch zu sehr großen Blutverlusten führen können.

In der Anfangszeit der ECMO-Behandlung wurden die Patienten hochdosiert mit Antikoa-

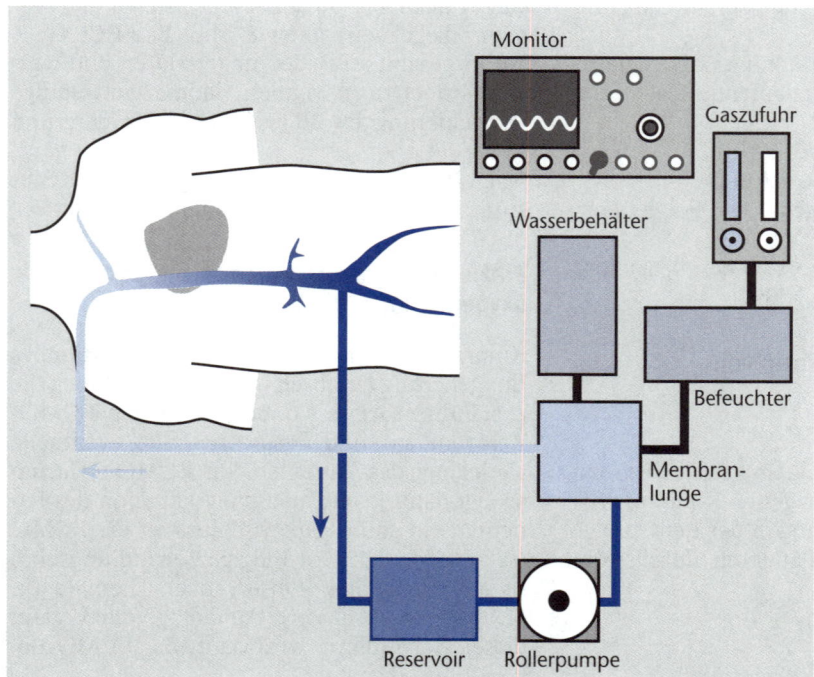

Abb. 7.2: Schematische Darstellung des Systems zum extrakorporalen Gasaustausch.

gulantien behandelt, um eine Gerinnselbildung im System zu verhindern. Dies ging mit der Gefahr schwerer Blutungskomplikationen einher. Heute werden heparinbeschichtete Systeme verwendet. Dadurch ist eine Reduktion der Heparindosierung möglich auf Mengen, wie sie auch zur Thromboseprophylaxe verwendet werden, und die Komplikation massiver Blutungen ist deutlich zurückgegangen.

7.1.2 Intrakorporaler Gasaustausch: IVOX

 **IVOX** (*intravaskuläre Oxygenierung*, auch *intravenöse Oxygenierung*): Anreicherung des Blutes mit Sauerstoff über einen speziellen, in eine große Vene eingeführten Membranoxygenator.

Die IVOX ist ein relativ neues Verfahren, das sich noch in der klinischen Erprobung befindet. Das Verfahren wurde bisher nur selten eingesetzt, eine abschließende Bewertung steht noch aus.

Aufbau und Funktionsprinzip
Bei der IVOX wird ein spezieller Membranoxygenator (ca. 40 – 60 cm lang und 7 – 10 mm dick) unter Röntgenkontrolle in die untere Hohlvene vorgeschoben.
Der Membranoxygenator besteht aus geschlängelten Hohlfasern, deren Wand porös ist und die mit einem Gasleiter verbunden und um diesen herum angeordnet sind. Der Gasleiter ist mit einer externen Sauerstoffquelle verbunden. Über den Gasleiter wird ständig Sauerstoff durch die Hohlfasern gesaugt. Durch die Poren der Hohlfasern gelangt entsprechend dem Partialdruckgefälle(☞ 1.2.2) Sauerstoff ins Blut und Kohlendioxid wird entzogen.

Bewertung
Die Gasaustauschfläche ist bei IVOX sehr viel geringer als bei der ECMO (IVOX ca. 0,2 – 0,5 m², ECMO 5 – 10 m²). Daher kann mittels IVOX die Lungenfunktion lediglich unterstützt, nicht jedoch komplett ersetzt werden, wie dies bei der ECMO möglich ist.
Problematisch ist die große Gefahr einer Thrombosierung der unteren Hohlvene im Bereich des Oxygenators, die eine intravenöse Vollheparinisierung und eine engmaschige Kontrolle der Gerinnungsparameter erfordert.

7.2 Surfactant-Applikation

Surfactant ☞ *1.1.2*

 Beim Atemnotsyndrom des Neugeborenen (*infant respiratory distress syndrom*, kurz **IRDS**) besteht ein *primärer Surfactant-Mangel*, d.h. die unreife oder geschädigte Lunge hat noch keinen Surfactant gebildet. Beim **ARDS** (Atemnotsyndrom des Erwachsenen ☞ 2.3.6) dagegen besteht ein *sekundärer Surfactant-Mangel*. Dabei kommt es nicht nur zu einer *quantitativen Verminderung* des Surfactant, sondern auch zu einer qualitativen Verschlechterung *(Surfactantdysfunktion)*.

Die **Folgen** des Surfactant-Mangels sind sowohl beim IRDS als auch beim ARDS gleich: Die Oberflächenspannung in den Alveolen nimmt zu, die Compliance der Lunge nimmt ab. Es bilden sich Atelektasen (☞ 2.2.4), die eine Zunahme des pulmonalen Rechts-Links-Shunts und eine Verschlechterung des Ventilations-/Perfusionsverhältnis nach sich ziehen. Es kommt zur Schädigung der alveolo-kapillären Membran mit Ausbildung eines interstitiellen und später intraalveolären Lungenödems. Dadurch wird der noch vorhandene funktionstüchtige Surfactant inaktiviert.

Indikationen
Beim IRDS ist die exogene Zufuhr von Surfactant eine anerkannte Therapieform.
Beim sekundären Surfactant-Mangel im Rahmen eines ARDS ist die Surfactant-Applikation noch in der Erprobung. Hier wird sowohl Surfactant zugeführt als auch die Faktoren therapiert, die eine Surfactant-Inaktivierung verursachen. Ansonsten wird der exogen zugeführte Surfactant rasch wieder inaktiviert und damit unwirksam.

Applikation
Zur Applikation wird ein dünner Katheter (z.B. eine dünnlumige Magensonde) über den Tubus oder die Trachealkanüle in die Trachea oder einen Hauptbronchus eingeführt. Über diesen Katheter wird der Surfactant verabreicht, i.d.R. in einer Dosierung von 50 – 200 mg/kg Körpergewicht. Die Wirkung des zugeführten (exogenen) Surfactant entspricht der des körpereigenen, d.h. die Oberflächenspannung der

Alveolen wird reduziert und atelektatische Lungenbereiche können wieder eröffnet werden. Spricht der Patient auf die Therapie an, bessert sich die Oxygenierung meist innerhalb der ersten halben Stunde und die Beatmungsinvasivität kann zurück genommen werden. Bis zu 3-mal können nach Ablauf einiger Stunden ggf. wiederholte Surfactant-Applikationen vorgenommen werden.

 Inwieweit eine Kombination einer Surfactant-Applikation mit einer NO-Beatmung (☞ 7.3) bzw. mit einer partiellen Flüssigkeitsventilation wirksamer ist als die alleinige Anwendung der jeweiligen Verfahren ist derzeit Gegenstand der Forschung.

7.3 NO-Beatmung

 NO (*nitric oxide*, *Stickstoffmonoxid*): Physiologische Substanz, die eine Vaso- und Bronchodilatation bewirkt.

Die NO-Beatmung ist ein Verfahren, dass sich noch in der klinischen Erprobung befindet.

Wirkweise
Die Inhalation geringster NO-Konzentrationen bewirkt eine selektive Vasodilatation in den belüfteten Lungenabschnitten. Dadurch sinkt der pulmonalarterielle Druck (**p**ulmonal **a**rterial **p**ressure, kurz PAP), der pulmonale Rechts-Links-Shunt nimmt ab und die Oxygenierung verbessert sich, weil eine Blutumverteilung zu Gunsten der gut durchbluteten Lungenabschnitte erfolgt. Für eine Verbesserung der Oxygenierung sind geringere NO-Konzentrationen als die zur Senkung des PAP notwendigen Dosierungen ausreichend.

Indikationen und Kontraindikationen
Indikationen sind:
* ARDS
* Rechtsherzversagen
* Pulmonale Hypertonie (insbesondere Patienten, bei denen wegen pulmonaler Hypertonie eine Lungentransplantation durchgeführt werden musste, profitieren deutlich von der Anwendung der NO-Beatmung).

Als absolute *Kontraindikationen* gelten ein Methämoglobin-Reduktase-Mangel sowie eine Methämoglobinämie. Relative Kontraindikatio-

nen sind intrakranielle Blutungen und schwere Blutgerinnungsstörungen.

Praxis der NO-Beatmung
NO wird über spezielle Geräte (z.B. Pulmonox®), die in den Inspirationsschenkel des Beatmungssystems eingebaut sind, der Einatemluft zugesetzt. Diese Geräte überwachen die inspiratorische und exspiratorische Konzentration von NO und NO_2 (Stickstoffdioxid, Metabolit des NO). Die für den Patienten optimale NO-Konzentration wird durch ein vorsichtiges Steigern der Dosis erreicht.

 NO und das entstehende NO_2 gelten als potentiell toxisch. Deshalb müssen die NO- und NO_2-Konzentrationen nicht nur im Beatmungssystem, sondern auch in der Umgebung kontinuierlich überwacht werden. Bestimmte MAK-Werte (**m**aximale **A**rbeitsplatz**k**onzentration) dürfen nicht überschritten werden.
Ein abruptes Beenden der NO-Beatmung kann Rebound-Phänomene (überschießende, der Wirkung entgegengesetzte Reaktion) auslösen, deshalb wird die Therapie „ausgeschlichen".

7.4 Liquidventilation

 Liquidventilation *(Flüssigkeitsventilation):* Beatmung der vollständig oder teilweise mit spezieller, sauerstofftragender Flüssigkeit (Perfluorcarbon, kurz PFC) gefüllten Lunge. Zwei Verfahren:
* **Total liquid ventilation** (kurz **TLV**, *totale Flüssigkeitsbeatmung*): Vollständiges Auffüllen der Lunge mit PFC und Beatmung mit speziellem Respirator. Wegen des hohen technischen Aufwands bisher keine klinische Anwendung
* **Partial liquid ventilation** (kurz **PLV**, partielle Flüssigkeitsbeatmung): Die Lunge wird nur zu Teilen mit PFC gefüllt. Die Flüssigkeit breitet sich in den schwerkraftabhängigen Lungenarealen aus.

Die **TLV** (total liquid ventilation) wird bisher nicht in der Klinik eingesetzt. Die folgenden Ausführungen beziehen sich daher ausschließlich auf die **PLV** (partial liquid ventilation).

Auch die PLV befindet sich noch in der klinischen Erprobung.

Perfluorcarbon

Perfluorcarbone (kurz PFC) sind Fluor-Kohlenstoffverbindungen, die vom menschlichen Organismus nicht verstoffwechselt werden. Die Flüssigkeit zeichnet sich durch eine hohe Löslichkeit für Gase (dadurch hohe Transportkapazität für Sauerstoff und Kohlendioxid) und eine geringe Oberflächenspannung (dadurch gute Ausbreitung auf Oberflächen) aus. Das spezifische Gewicht ist fast doppelt so hoch wie das von Wasser, dadurch breitet sich PFC rasch in den schwerkraftabhängigen Lungenarealen aus. Die Elimination von PFC erfolgt fast ausschließlich durch Abatmung über die Lunge.

Wirkweise

Das PFC verteilt sich auf Grund seines hohen spezifischen Gewichts rasch in den schwerkraftabhängigen Lungenbezirken, denn eben diese Lungenbereiche sind beim ARDS i.d.R. atelektatisch verändert. Durch das Auffüllen mit Flüssigkeit werden atelektatische Lungenbereiche wieder eröffnet und können wieder am Gasaustausch teilnehmen (*alveolar recruitment*). Zudem verhindert die intraalveoläre Flüssigkeit den erneuten Kollaps der betroffenen Alveolen. Da dies der Wirkung des PEEP gleichkommt (☞ 5.2.4), wird dieser Effekt auch als „Flüssigkeits-PEEP" oder „Liquid-PEEP" bezeichnet. Zudem wirkt PFC anti-inflammatorisch (antientzündlich); dies beruht wahrscheinlich auf einer Auswaschung und Aufschwemmung von Entzündungsmediatoren aus den Alveolen.

Auswirkungen der PLV

- Verbesserung der Oxygenierung durch Wiedereröffnung und Offenhalten atelektatischer Lungenbereiche (*alveolar recruitment*)
- Umverteilung des pulmonalen Blutflusses (durch den hydrostatischen Druck des PFC) aus den schwerkraftabhängigen in die unabhängigen Lungenbereiche. Dadurch Abnahme des pulmonalen Rechts-Links-Shunts und Verbesserung des Ventilations-/Perfusionsverhältnis
- Verringerung der Oberflächenspannung, dadurch Zunahme der Compliance (☞ 1.2.1)
- Anti-inflammatorische Wirkung.

Praxis der PLV

Zur PLV wird Perfluorcarbon transtracheal in die Lunge eingebracht. Die Menge PFC entspricht maximal der funktionellen Residualkapazität (FRC ☞ 1.2.1) des Patienten. Die Flüssigkeit wird entweder im Bolus oder langsam nach und nach in den Tubus appliziert, solange bis ein Flüssigkeitsspiegel im Tubus sichtbar ist. Unmittelbar danach bzw. gleichzeitig wird der Patient mit einem Intensivrespirator beatmet. Da Perfluorcarbone flüchtig sind und überwiegend ganz abgeatmet werden, muss die Flüssigkeit laufend nachgefüllt werden. Die benötigte Menge PFC hängt wesentlich vom Atemminutenvolumen des Patienten ab (ca. 50 ml/Stunde beim Erwachsenen).

Komplikationen

Während der Applikation der Flüssigkeit können *Bradykardien* auftreten, auf der PFC-Oberfläche schwimmendes Trachealsekret kann eine *Tubusverlegung* verursachen. Weitere Komplikationen sind ein Pneumo- oder Liquothorax.

7.5 Permissive Hyperkapnie

Permissive Hyperkapnie (kurz **PHC**): Beatmungsstrategie, bei der über die Norm erhöhte p_aCO_2-Werte (> 45 mmHg) bewusst toleriert werden, um einen hohen Inspirationsdruck sowie hohe Tidalvolumina zu vermeiden.

Beim ARDS versucht man, mit möglichst geringem Inspirationsdruck und relativ hohem PEEP zu beatmen, um die noch gesunden Lungenabschnitte zu schützen und gleichzeitig die bereits atelektatisch veränderten Bereiche möglichst offen zu halten (Lungenprotektive Beatmung ☞ 5.1.1). Ein solches Beatmungsregime bedingt i.d.R. relativ kleine Tidalvolumina, was rasch einen Anstieg des p_aCO_2 über 45 mmHg nach sich zieht (Hyperkapnie).

Auswirkungen der Hyperkapnie

Die Hyperkapnie bewirkt eine respiratorische Azidose (☞ 1.3.2), die jedoch bei normaler Nierenfunktion innerhalb von Stunden bis Tagen kompensiert werden kann (metabolisch kompensierte respiratorische Azidose ☞ 1.3.2).

Praxis der permissiven Hyperkapnie

Bei der permissiven Hyperkapnie wird bei einem Anstieg des p_aCO_2 über die Norm die Beatmung nicht entsprechend verändert (i.d.R. würden der Inspirationsdruck bzw. die Tidalvolumina erhöht) bzw. der Inspirationsdruck (und damit die Tidalvolumina) wird unter Inkaufnahme eines (langsam) steigenden p_aCO_2 reduziert. Dies erfolgt unter engmaschigen Kontrollen der Blutgasanalyse.

 Eine allgemein anerkannte Obergrenze für den p_aCO_2, die während der permissiven Hyperkapnie nicht überschritten werden sollte, existiert bislang nicht. Grundsätzlich gilt: Der pH-Wert sollte nicht unter 7,2 absinken. Bei pH-Werten < 7,2 sollte eine Pufferung mit THAM-Puffer erfolgen.

Flankierende Maßnahmen während der permissiven Hyperkapnie dienen dazu, eine erhöhte CO_2-Produktion nach Möglichkeit zu vermeiden. Im Wesentlichen gehören dazu kühlende Maßnahmen bei erhöhter Körpertemperatur, eine Ernährung mit relativ hohem Fett- und niedrigem Kohlenhydratanteil sowie die Analgosedierung des Patienten.

Indikationen und Kontraindikationen

Indiziert ist die permissive Hyperkapnie bei Patienten mit schwerem ARDS sowie im Status asthmaticus (☞ 2.3.2). Absolute *Kontraindikation* für eine permissive Hyperkapnie ist ein erhöhter Hirndruck (☞ Auswirkungen von p_aCO_2-Veränderungen auf die Hirndurchblutung 5.8.2). Als relative Kontraindikationen gelten ein Low-output-Syndrom (wegen der Azidose-bedingten Verschlechterung der Myokardkontraktilität) sowie eine Epilepsie (wegen der durch die Hyperkapnie bedingten Gefahr von zerebralen Krampfanfällen).

8 Pflege des beatmeten Patienten

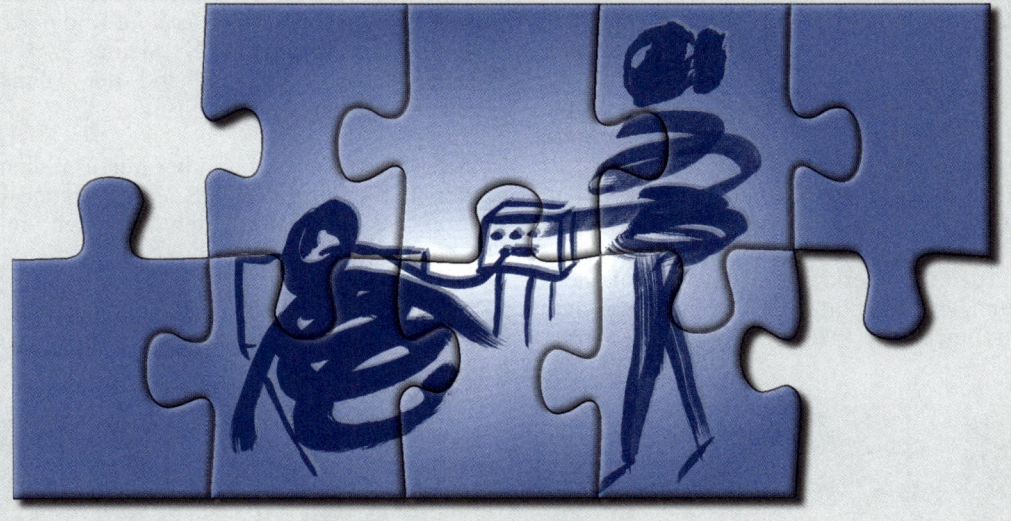

8.1 Auf- und Übernahme eines beatmeten Patienten

8.1.1 Vorbereiten eines Beatmungsbettplatzes

Ist die Aufnahme eines beatmeten Patienten, z.B. aus dem OP oder der Notaufnahme, geplant, bereiten die Pflegenden den Intensivbettplatz für die Beatmungstherapie vor. Muss ein bisher nicht beatmeter Intensivpatient intubiert und beatmet werden, sorgen die Pflegenden dafür, dass die für die Beatmungstherapie notwendigen Geräte und Materialien am Patientenbett platziert werden.

Im Vergleich zum Bettplatz eines nicht-beatmeten Intensivpatienten ist ein Beatmungsbettplatz ausgestattet mit:

- Einem **Respirator.** Mit welchem Gerät der Patient beatmet wird, hängt vor allem von Art und Umfang der geplanten Beatmungstherapie, der Grunderkrankung sowie evtl. notwendigen Transporten des Patienten ab. Ggf. entscheiden die Pflegenden nach Rückspra-

che mit dem Arzt, welcher Respirator eingesetzt wird
- Ein **Beatmungsbeutel** mit Sauerstoffanschluss (wird auf vielen Intensivstationen grundsätzlich am Bett jedes Patienten bereitgehalten)
- Eine **Beatmungsmaske** (damit der Patient im Fall einer versehentlichen Extubation oder Dekanülierung manuell mit Maske und Beutel beatmet werden kann)
- **Ersatztuben** bzw. **-trachealkanülen** in Reichweite (je nachdem, ob der Patient intubiert oder tracheotomiert ist), i.d.R. die verwendete Größe und eine Nr. kleiner
- **Absaugkatheter** entsprechend der Tubus- bzw. Kanülengröße.

In vielen Kliniken ist es darüber hinaus üblich, bestimmte Einführhilfen, z.B. einen Trachealspreizer bei tracheotomierten Patienten, am Bett bereitzuhalten.

Sofern die baulichen Voraussetzungen der Intensivstation es zulassen, sorgen die

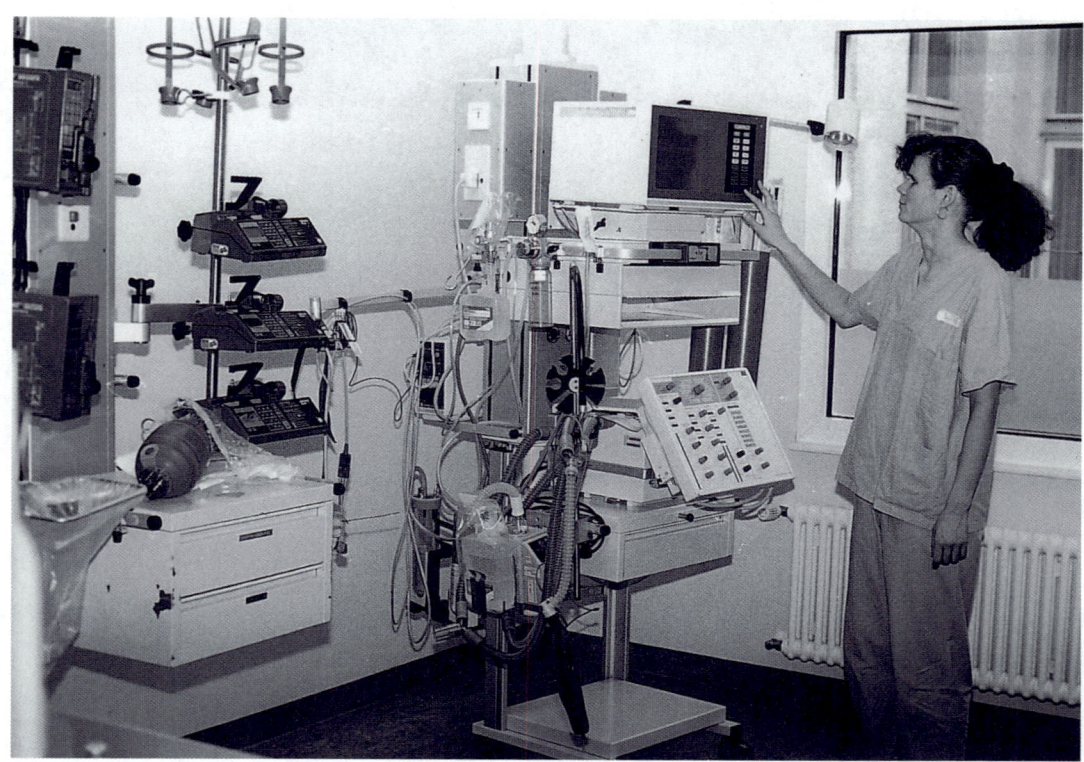

Abb. 8.1: Intensivbettplatz, vorbereitet für die Aufnahme eines beatmeten Patienten.

Pflegenden dafür, dass die Anordnung der Geräte und Materialien an einem Beatmungsbettplatz immer gleich ist. Dies erleichtert die Arbeitsabläufe und trägt wesentlich dazu bei, dass im Notfall, wenn jeder Handgriff „sitzen" muss, zügig gearbeitet werden kann.

Wegen der Arbeitsplatzsicherheit sowie aus hygienischen Gründen darauf achten, dass Kabel und Leitungen von Geräten nicht auf dem Boden liegen (Stolperfalle).

8.1.2 Aufnahme eines beatmeten Patienten

Die Neuaufnahme eines beatmeten Patienten auf die Intensivstation erfolgt in aller Regel nach Voranmeldung, d.h. Mitarbeiter aus OP, Notaufnahme oder den Allgemeinstationen informieren die Pflegenden der Intensivstation über die Verlegung. Meist erhalten die Mitarbeiter der Intensivstation im Rahmen dieser Anmeldung auch wichtige Informationen über den Patienten, z.B. Grunderkrankung, spezielle Beatmungsprobleme oder geplante Maßnahmen, und es wird der ungefähre Zeitpunkt der Verlegung mitgeteilt.

 Bei der Aufnahme eines beatmeten Patienten arbeiten die Pflegenden nach Möglichkeit zu zweit (die für den Patienten verantwortliche und eine weitere Pflegekraft), um die Zeitdauer, in der der Patient noch nicht an den Respirator, den Überwachungsmonitor sowie die Infusions(spritzen)pumpen angeschlossen ist, möglichst kurz zu halten. Dies ist umso wichtiger, je kritischer der Zustand des Patienten ist.

Vorbereitung der Aufnahme
Wurde der Patient angekündigt, bereiten die Pflegenden den Bettplatz für die Beatmungstherapie vor (☞ 8.1.1). Eventuell ist es auch notwendig, ein Bett für den Patienten vorzubereiten, etwa wenn der Patient auf einer Patiententrage auf die Station gebracht wird.
Kurz vor dem geplanten Aufnahmezeitpunkt schalten sie den Überwachungsmonitor und den Respirator ein (i.d.R. stations- bzw. klinikinterne Grundeinstellung) und überprüfen deren Funktionsfähigkeit (Kurzcheck; Funktionskontrolle entspr. Herstellerangaben i.d.R. beim Aufrüsten des Gerätes ☞ 8.2.1). Zusätzlich rich-

ten die Pflegenden eine Patientenkurve sowie ggf. zusätzliche Überwachungsprotokolle, z.B. ein Beatmungsprotokoll.

Ablauf der Aufnahme
In der Regel wird der Patient von einem Arzt und einer Pflegekraft (z.B. Anästhesist und Pflegekraft bei Aufnahme eines Patienten aus der Notaufnahme) auf die Station gebracht und dort von der Pflegenden, die im weiteren für den Patienten verantwortlich ist, sowie dem Dienst habenden Arzt der Intensivstation übernommen. Abhängig vom Zustand des Patienten sowie klinikinternen Standards variiert der im Folgenden beispielhaft dargestellte Ablauf der Aufnahme. Arbeiten bei der Aufnahme des Patienten zwei Pflegende zusammen, können viele der genannten Maßnahmen parallel erfolgen. So früh wie möglich bzw. so früh wie sinnvoll begrüßen die Pflegenden den Patienten und stellen sich ihm vor (☞ Kommunikation mit dem beatmeten Patienten 8.8).
- Ggf. Umlagern des Patienten in das Intensivpflegebett
- Einstellen der Beatmungsparameter (nach Rücksprache mit dem übergebenden/übernehmenden Arzt)
- Anschließen des Patienten an den Respirator, Auskultation der Lunge auf seitengleiche Belüftung und Kontrolle der Cuffdichtigkeit
- Anschließen des Patienten an den Überwachungsmonitor (EKG, Sauerstoffsättigung, invasive und/oder nicht-invasive Blutdruckmessung, evtl. weitere Überwachungsfunktionen, z.B. PAP oder ICP)
- Einstellen von notwendigen Infusionen und Infusionsspritzenpumpen. Infusionsleitungen auf Dichtigkeit und Durchgängigkeit kontrollieren und übersichtlich platzieren
- Sonden und Drainagen zugfrei positionieren und korrekte Ableitung sicherstellen.
- Übergabegespräch zwischen übergebenden und übernehmenden Pflegenden/Ärzten
- Dokumentation der vorgenommenen Einstellungen sowie der ermittelten Werte.

 Insbesondere bei Notfallpatienten (z.B. Unfallverletzte), aber auch bei frisch operierten Patienten finden sich häufig Verunreinigungen der Haut mit Blut und/oder Körpersekreten. Es empfiehlt sich daher, zur Aufnahme Handschuhe und evtl. auch Schutzkleidung zu tragen.

Im weiteren Verlauf kontrollieren die Pflegenden – sofern noch nicht geschehen – dann die in der Checkliste „Übernahme eines beatmeten Patienten" genannten Punkte (Tab. ☞ 8.2) und erstellen sobald wie möglich eine auf einer Pflegeanamnese basierende Pflegeplanung.

8.1.3 Übernahme eines beatmeten Patienten

Die Übernahme eines beatmeten Patienten von einer Schicht zur nächsten erfolgt auf den meisten Intensivstationen nach einem festgelegten Standard. In der Regel begrüßt die übernehmende Pflegende zuerst den Patienten und stellt sich ihm vor, dann folgt das Übergabegespräch und abschließend die Kontrollen des Patientenzustands sowie der Überwachungs- und Therapiemaßnahmen („Übergabecheck").

Übergabegespräch
In der Regel erfolgt zunächst ein Übergabegespräch, in dem die übergebende die übernehmende Pflegende über den Verlauf der vergangenen Schicht sowie den aktuellen Stand des Patienten (bzgl. Pflege, Behandlung, geplante Maßnahmen etc.) informiert. Vielfach führen die Pflegenden das Übergabegespräch am Patientenbett durch. In manchen Fällen ist es jedoch auch sinnvoll, das Gespräch ganz oder teilweise außerhalb der Hörweite des Patienten zu führen, z.B. wenn der Patient sehr unruhig und ängstlich ist. Wichtig: Grundsätzlich davon ausgehen, dass der Patient alles hören kann! (☞ 8.8).

„Übergabecheck"
Nach dem Übergabegespräch führt die übernehmende Pflegende eine Reihe von Kontrollen durch (Umfang ist i.d.R. stationsintern festgelegt). Damit soll sichergestellt werden, dass bestimmte Maßnahmen, die der Patientensicherheit dienen, in regelmäßigen Mindestabständen durchgeführt werden, z.B. Cuffdruckkontrolle, und der Beatmungsbettplatz immer vollständig mit allen erforderlichen Materialien ausgerüstet ist.

 Kontrollmaßnahmen nicht als Misstrauen anderen Pflegenden gegenüber werten! Der „Übergabecheck" dient letztlich der Sicherheit des beatmeten Patienten und trägt wesentlich dazu bei, dass die verant-

 wortliche Pflegende sich zu Beginn der Schicht einen umfassenden Überblick über die Situation des Patienten, mögliche Komplikationen und die anstehenden Maßnahmen verschaffen kann.

Tab. 8.2 zeigt beispielhaft den Ablauf eines Übergabechecks. Sowohl der Ablauf als auch Art und Umfang der einzelnen Kontrollen können abhängig vom Zustand des Patienten bzw. der Fachabteilung variieren.

8.2 Überwachung des beatmeten Patienten

Wegen möglicher Komplikationen, z.B. technische Defekte am Respirator oder Diskonnektion des Beatmungsschlauchsystems, müssen beatmete Patienten kontinuierlich überwacht werden. Diese *kontinuierliche Überwachung* umfasst mindestens die Überwachung der Beatmung und der Herz-Kreislauffunktion des Patienten (Herzfrequenz, meist auch Blutdruck) und wird mittels Überwachungsmonitor und der Überwachungsfunktionen des Respirators gewährleistet.
Abhängig vom Zustand bzw. der Erkrankung des Patienten kommen weitere Überwachungsparameter dazu, z.B. die Körpertemperatur oder der ICP (Hirndruck ☞ 5.8.2).
Zusätzlich zur kontinuierlichen Überwachung kontrollieren die Pflegenden in regelmäßigen Abständen bestimmte, nicht über den Überwachungsmonitor oder den Respirator kontrollierbare Parameter, z.B. die Urinausscheidung oder die Pupillenreaktion.
Im Folgenden sind nur die Überwachungsparameter ausführlich dargestellt, die hauptsächlich der Überwachung der Beatmungstherapie dienen. Die allgemeine Überwachung eines Intensivpatienten, die auch Basis der Überwachung des beatmeten Patienten ist, wird als bekannt vorausgesetzt. Nähere Informationen dazu entnehmen Sie bitte der entsprechenden Fachliteratur.

8.2.1 Kontrollen des Respirators und des Beatmungsschlauchsystems

Um technische Defekte am Respirator im Verlauf der Beatmungstherapie erkennen und angemessen reagieren zu können, muss die verant-

Beatmung	• Tubus-/Kanülenlage: Auskultation der Lungen auf beidseitige gleichmäßige Belüftung, Intubationstiefe (Längenmarkierung an Zahnreihe), Fixierung (ausreichend sicher, nicht zu eng?)
	• Atemgeräusche (evtl. endotracheales Absaugen erforderlich?)
	• Eingestellte Beatmungsform, Beatmungsparameter (aktuelle Einstellung mit verordneter Einstellung vergleichen), Grenzwerteinstellungen (ggf. der aktuellen Beatmungssituation anpassen)
	• Cuff: Dichtigkeit überprüfen, Cuffdruck messen (☞ 8.4.1)
	• Beatmungsschlauchsystem: Letzter bzw. nächster Wechsel?
	• Atemgasbefeuchtung (☞ 5.6.2)
	  – Aktive Atemgasbefeuchter: Wasserstand prüfen und ggf. steriles Wasser nachfüllen bzw. Einmal-Sterilwasserbehälter auswechseln, Atemgastemperatur kontrollieren, Platzierung der Kondenswasserabscheider kontrollieren (müssen sich am tiefsten Punkt des Beatmungsschlauches befinden)
	  – Passive Atemgasbefeuchter: Letzter bzw. nächster Wechsel?
	• Absaugung: Funktionsfähigkeit kontrollieren, Vorrat an Absaugkathetern und sterilen Handschuhen überprüfen
	• Funktionskontrolle des Beatmungsbeutels, O_2-Reservoir bzw. Sauerstoffschlauch angeschlossen? Sauerstoffgerät funktionsbereit? Beatmungsmaske vorhanden?

(Monitor) Überwachung	• Alarmgrenzen überprüfen und ggf. der aktuellen Situation anpassen
	• Darstellung von EKG und Pulsfrequenz (Kurven, Trends)
	• Blutdruck
	  – Invasiv: Platzierung des Transducers kontrollieren, 0-Abgleich durchführen, Darstellung der Druckkurve prüfen. Blutdruck konventionell messen und gemessenen Wert mit dem invasiv gemessenen vergleichen
	  – Nicht-invasiv: Zeitintervall (Einstellung prüfen)
	• Pulsoxymetrie: Sitz des Aufnehmers prüfen
	• Ggf. weitere Überwachungsfunktionen prüfen, z.B. ICP-Messung (Hirndruck-Messung), PAP (Pulmonalarteriendruck) -Messung
	• Alle Kabel übersichtlich platzieren

Medikamente und Infusionen	• Infusionspumpen und -spritzenpumpen auf Inhalt, Dosierung (Geschwindigkeit) und mögliche Inkompatibilitäten überprüfen • Dichtigkeit und Durchgängigkeit der Infusionsleitungen sowie richtige Stellung der integrierten Mehrfachverbindungen (z.B. 3-Wege-Hähne) kontrollieren • Einsatzzeiten von Infusionsfiltern (falls im Einsatz) kontrollieren (nächster Wechsel?) • Leitungen übersichtlich platzieren
Allgemeine Patienten-kontrolle	• Bewusstseinslage und Allgemeinzustand einschätzen • Psychische Situation und Bedürfnisse des Patienten erfassen (soweit möglich) • Hautzustand/Hautfarbe feststellen (Schädigungen?) • Schmerzstatus erheben • Wirkung von Medikamenten (Opiaten, Sedativa, Muskelrelaxantien) beurteilen • Lagerung: Korrekte Lagerung und Dauer der Lagerung überprüfen • Verbände (Nachblutung? sichere Fixierung?) • Drainagen: Sekret (Aussehen, Menge?), sichere Fixierung und freier Sekretabfluss? Bei Thoraxdrainagen eingestellten Sog und Wasserschloss überprüfen. Bei externer Ventrikeldrainage eingestellte Höhe des Drainagebehältnisses kontrollieren • Gastrointestinalsonden auf korrekte Lage, ausreichende Fixierung und Ableitung des Sekretes prüfen • Letzte Laborwerte (insbes. Information über relevante Laborwerte wie Hb, Hk, BZ, Elektrolyte, Gerinnung, Blutgasanalyse, Säure-Basen-Haushalt etc.) • Ausscheidungen: Urinableitung kontrollieren, letzter Stuhlgang?

Tab. 8.2: Beispiel für den Übergabecheck eines beatmeten Patienten. Art und Umfang der Kontrollen variieren Patienten- und Klinikabhängig.

wortliche Pflegende das betreffende Gerät kennen (Einweisung nach Medizinproduktegesetz muss erfolgt sein ☞ 10.1) und möglichst auch Erfahrung im Umgang mit dem Gerät haben. Hat eine Pflegekraft im Umgang mit einzelnen Respiratoren noch wenig Erfahrung, sollte sie immer erfahrene Kollegen zu Rate ziehen, sobald Unsicherheiten im Umgang mit dem Gerät auftauchen. Während der Beatmungstherapie kontrollieren die Pflegenden regelmäßig das Beatmungsschlauchsystem auf zug- und abknickfreie Lage. Sind aktive Atemgasbefeuchter (☞ 5.6.2) im Einsatz, überprüfen sie außerdem regelmäßig die Einstellung der Atemgastemperatur, den Füllungsstand des Sterilwasserbehälters sowie ggf. die korrekte Platzierung der Kondenswasserabscheider (Wasserfallen). Passive Atemgasbefeuchter werden regelmäßig auf eventuelle Verlegungen (z.B. durch abgehustetes Bronchialsekret) überprüft.

Manche Respiratoren müssen in bestimmten Intervallen gewartet werden, z.B. immer nach 1 000 Betriebsstunden. In diesem Fall muss der Respirator ggf. im Verlauf der Beatmungstherapie ausgetauscht werden, um die fällige Wartung vornehmen zu können.

8.2.2 Überwachen der Beatmungsparameter

Beatmungsparameter ☞ *5.2*
Während der Beatmungstherapie kontrollieren die Pflegenden regelmäßig die einzelnen Beatmungsparameter. Dabei wird sowohl geprüft, wie die einzelnen Parameter eingestellt sind als auch, was vom Respirator tatsächlich verabreicht bzw. vom Patienten evtl. zusätzlich geatmet wird.

Welche Beatmungsparameter am Respirator eingestellt werden und welche sich aus der Einstellung ergeben, hängt wesentlich von der Beatmungsform ab (Beatmungsformen ☞ 5.3). So werden beispielsweise bei druckkontrollierter Beatmung die Beatmungsfrequenz und der Inspirationsdruck eingestellt, das Atemhubvolumen ergibt sich aus der Einstellung und der pulmonalen Situation des Patienten (☞ 5.3.1), bei volumenkontrollierter Beatmung dagegen werden Beatmungsfrequenz und Atemhub- bzw. -minutenvolumen eingestellt und der Inspirationsdruck ergibt sich (☞ 5.3.1).

An den gebräuchlichen Respiratoren können für die wichtigsten Beatmungsparameter (inspi-

ratorische Sauerstoffkonzentration, Inspirationsdruck, Atemhub- bzw. -minutenvolumen) Grenzwerte eingestellt werden. Damit ist gewährleistet, dass bestimmte Beatmungsparameter nicht unbemerkt unter oder über die eingestellten Grenzwerte abfallen bzw. ansteigen.

Beatmungsgrenzwerte einstellen
Die Pflegenden kontrollieren regelmäßig (meist zu Schichtbeginn und jeweils nach Änderungen der Respiratoreinstellung) die eingestellten Beatmungsgrenzwerte (Alarmgrenzen) und passen sie ggf. der aktuellen Beatmungssituation an.

Wichtig: Alarmgrenzen weder zu eng einstellen (Gefahr häufiger Fehlalarme, die den Patienten stören) noch zu großzügig setzen (Gefahr, dass Komplikationen nicht bzw. zu spät erkannt werden).

An manchen modernen Respiratoren besteht die Möglichkeit, dass die Alarmgrenzen geräteseitig festgelegt werden, d.h. der Respirator legt die Alarmgrenzen jeweils der Beatmungssituation angepasst fest. Auch hier kontrollieren die Pflegenden, ob die Alarmgrenzen der Patientensituation angemessen eingestellt sind.

Richtwerte für die Einstellung der Beatmungsgrenzwerte:
- Inspiratorische Sauerstoffkonzentration: jeweils 5 – 10 Vol.% unter und über dem eingestellten FiO_2
- (Be-)Atmungsfrequenz: Abhängig v.a. von der eingestellten Beatmungsform und dem Zustand des Patienten (☞ Beatmungsfrequenz 5.2.1)
- Beatmungsvolumina (Atemhub- und -minutenvolumen): 20 % über und unter dem eingestellten bzw. (bei augmentierender Beatmung) gewünschten Wert
- Inspirationsdruck: 10 mbar über dem endinspiratorischen Druck, jedoch möglichst nicht höher als 35 mbar (wegen Gefahr des pulmonalen Barotraumas ☞ 5.7.1).

Inspiratorische Sauerstoffkonzentration

Einstellung der insp. Sauerstoffkonzentration und Sauerstofftoxizität ☞ *5.2.3*
Um eine falsch hohe oder falsch niedrige Einstellung der inspiratorischen Sauerstoffkonzentration rasch erkennen zu können, empfiehlt es

sich, die Alarmgrenzen relativ eng einzustellen (5 – 10 Vol.% unter und über dem eingestellten FiO_2).

Ursache für eine Alarmierung der Sauerstoffkonzentration können Störungen im Gasmischer, am Sauerstoffsensor oder in der Sauerstoffzelle sein. Störungen der Gasversorgung werden an den gebräuchlichen Respiratoren i.d.R. zusätzlich alarmiert, d.h. es wird ein Alarm für die untere Einstellung der Sauerstoffkonzentration und Gasversorgungsalarm ausgelöst.

Beatmungsfrequenz

Normwerte Atemfrequenz und Atemzeitverhältnis ☞ *5.2.1*
Einstellen der Beatmungsfrequenz ☞ *5.2.1*
Die Überwachung der (Be-)Atmungsfrequenz dient dem frühzeitigen Erkennen einer Tachy- bzw. Bradypnoe. Diese Gefahr ist umso größer, je höher der Spontanatemanteil einer Beatmungsform ist:

- Bei kontrollierter Beatmung (☞ 5.3.1) hat der Patient keinen Einfluss auf die Beatmung, d.h. bei ordnungsgemäßer Funktion des Respirators wird die eingestellte Beatmungsfrequenz auch verabreicht und weder unter- noch überschritten
- Bei assistiert-kontrollierter Beatmung (☞ 5.3.2) ist ein Trigger (☞ 5.2.5) zugeschaltet, d.h. der Patient kann zusätzliche Atemzüge anfordern. Daher kann die tatsächliche Beatmungsfrequenz *höher* sein als die eingestellte
- Bei Beatmungsformen mit hohem Spontanatemanteil, z.B. SIMV mit niedriger SIMV-Frequenz (☞ 5.3.3), inspiratorische Druckunterstützung (☞ 5.3.4) oder CPAP (☞ 5.3.5) kann sowohl eine Tachypnoe als auch ein Bradypnoe bis hin zur Apnoe auftreten.

Mögliche Ursachen für eine sehr hohe (Be-)Atmungsfrequenz sind Angst, Unruhe, Schmerzen sowie eine beginnende respiratorische Erschöpfung des Patienten (klinische Zeichen und mögliche Ursachen ☞ Kapitel 2). Eine zu geringe Atemfrequenz kann beispielsweise durch eine Opiatüberdosierung oder eine intrazerebrale Erkrankung bedingt sein.

 Die Einstellung der Alarmgrenzen für die Beatmungsfrequenz hängt wesentlich von der eingestellten Beatmungsform und dem Zustand des Patienten ab. So können beispielsweise die Grenzwerte bei einem Patienten, der schon weitgehend entwöhnt ist und bei dem größere Schwankungen der Atemfrequenz toleriert werden, großzügiger eingestellt werden als bei einem Patienten, der sehr invasiv beatmet wird und möglichst keine Atemarbeit leisten soll, um den Sauerstoffbedarf so gering wie möglich zu halten.

Grundsätzlich gilt:
Die untere Alarmgrenze nicht unter 8/Min. einstellen, um eine Bradypnoe rechtzeitig zu erkennen. Die obere Alarmgrenze (Hechelüberwachung) nicht über 30 – 35/Min. einstellen, um eine drohende respiratorische Erschöpfung rechtzeitig zu bemerken.

Eine **Apnoe** (Atemstillstand) während der Beatmungstherapie wird von den gebräuchlichen Respiratoren gesondert alarmiert (Apnoe-Alarm). An neueren Respiratoren setzt im Fall einer Apnoe nach einer gewissen (vorgegebenen oder einstellbaren) Zeit eine Apnoe-Beatmung (auch backup-ventilation ☞ 5.3.8) ein.

Beatmungsvolumina

Die meisten gebräuchlichen Respiratoren ermöglichen die Einstellung einer oberen und einer unteren Alarmgrenze des Atemminutenvolumens. Bei manchen Geräten können zusätzlich Grenzwerte für das Atemhubvolumen eingestellt werden.

 Im Exspirationsteil des Beatmungssystems wird das Atemhubvolumen gemessen. Ist das hier gemessene Volumen *geringer* als das eingestellte Atemhubvolumen, ist davon auszugehen, dass Luft an irgendeiner Stelle des Beatmungssystems oder über die Lunge des Patienten entweicht (z.B. bei Pleurafistel). In diesem Fall überprüfen die Pflegenden das Beatmungssystem auf ein mögliches Leck (alle Konnektionsstellen kontrollieren und Dichtigkeit des Cuff überprüfen) und kontrollieren bei Patienten mit liegender Thoraxdrainage diese hinsichtlich Zeichen einer Pleurafistel (Luftverlust über Wasserschloss).

Erreichtes AMV > eingestelltes AMV	Erreichtes AMV < eingestelltes AMV
• Patient triggert zusätzliche Atemzüge • Selbsttriggerung des Respirators, z.B. bei zu empfindlich eingestellter Triggerschwelle (☞ 5.2.5)	• Leck im Beatmungsschlauchsystem • Cuff undicht • Luftverlust über Pleurafistel • Atemhübe werden nicht vollständig verabreicht, weil Beatmungsdruckgrenzen erreicht werden (z.B. wegen Atemwegsekret oder weil Patient hustet)
• Fehlmessung, z.B. wegen fehlerhafter Eichung oder Feuchtigkeit in der Messvorrichtung	

Tab. 8.3: Mögliche Ursachen für Abweichungen des AMV gegenüber dem eingestellten Wert.

Für die Einstellung der Alarmgrenzen des Atemminutenvolumens werden Werte von ca. 20 % über und unter dem eingestellten AMV empfohlen. Auch hier gilt: Je kritischer der Zustand des Patienten, desto enger die Grenzwerteinstellung.

Beatmungsdruck

An den gebräuchlichen Respiratoren werden i.d.R. der Beatmungsspitzendruck, der Plateaudruck und der endexspiratorische Druck (meist positiv, dann PEEP ☞ 5.2.4) gemessen und angezeigt. Die Möglichkeit einer Grenzwerteinstellung besteht meist nur für den Beatmungsspitzendruck (obere Druckgrenze, auch als „Stenosealarm" bezeichnet). An manchen Respiratoren kann auch eine untere Druckgrenze (Diskonnektionsalarm) eingestellt werden.

Einstellen der Beatmungsdruckgrenzen
Die *obere Druckgrenze* (Stenosealarm) wird auf ca. 10 mbar über dem erreichten Beatmungsspitzendruck eingestellt, jedoch möglichst nicht höher als 35 mbar (Gefahr eines pulmonalen Barotrauma bei

 höherem Beatmungsspitzendruck). Sobald während der Beatmung die eingestellte Druckgrenze erreicht wird, gibt der Respirator Alarm und schaltet auf Exspiration um, unabhängig davon, ob das eingestellte Atemhubvolumen verabreicht wurde oder nicht, d.h. die Beatmung wird volumeninkonstant. Die *untere Druckgrenze* wird auf ca. 5 mbar unter dem endexspiratorischen Druck eingestellt, also beispielsweise auf +2 mbar bei einem PEEP von +7 mbar. Bei manchen Respiratoren (z.B. Bennett 7200) muss die untere Druckgrenze auch so gewählt werden, dass der eingestellte untere Druck (einschl. PEEP) während der Inspiration überschritten werden muss. An vielen Respiratoren gibt es keine untere Grenzwerteinstellung für den Beatmungsdruck. Eine versehentliche Diskonnektion wird hier über die untere AMV-Grenze alarmiert.

Bei allen volumenkonstanten Beatmungsformen sind sowohl der Beatmungsspitzen- als auch der Plateaudruck maßgeblich vom eingestellten Atemhubvolumen und von Compliance

Rascher Anstieg des Beatmungsdrucks	Rascher Abfall des Beatmungsdrucks
• Verlegung der Atemwege, z.B. durch Sekret oder weil Patient auf den Tubus beißt • Bronchospasmus • Einseitige (zu tiefe) Intubation (☞ 4.2.8) • Patient hustet oder atmet gegen Respirator • Abgeknickte oder verlegte Beatmungsschläuche (z.B. durch Sekret oder Kondenswasser) • Cuffhernie • (Spannungs-)Pneumothorax	• Leckage im System • Undichtigkeit des Cuff • (Versehentliche) Extubation oder Dekanülierung • Diskonnektion des Beatmungssystems • Luftverlust über Pleurafistel • Technischer Defekt des Respirators

Tab. 8.4: Mögliche Ursachen für einen plötzlichen Anstieg oder Abfall des Beatmungsdrucks.

und Resistance von Lunge und Thorax des Patienten abhängig.

- Der Plateaudruck (Verteilungs- oder Pausendruck ☞ 8.2.3) ist ein Maß für die Compliance der Lunge. Steigt er bei gleichen Inspirationsvolumen an, so ist dies ein Zeichen für eine Verschlechterung der Compliance (bei volumenkontrollierten Beatmungsformen). Daher wird der Plateaudruck regelmäßig kontrolliert und dokumentiert
- Der Beatmungsmitteldruck ist ein rein rechnerisch ermittelter Wert und gibt Auskunft über zu- oder abnehmende Druckbelastung in der Lunge.

Da der Beatmungsdruck nicht in den Atemwegen des Patienten gemessen wird, sondern geräteseitig im In- und Exspirationsschenkel, ist der angezeigte Druckwert nicht ohne weiteres mit den Druckverhältnissen in den Atemwegen des Patienten gleichzusetzen. Je kleiner das Tubuslumen, je höher der inspiratorische Gasfluss und je größer das AMV, um so eher ist der endinspiratorische Druckwert am Respirator höher als der Druck in den Atemwegen (vor allem bei Säuglingen und Kindern).

Beatmungskurven, Loops und Trenddarstellungen

Moderne Respiratoren bieten die Möglichkeit, einzelne Beatmungsparameter (je nach Gerät einen oder mehrere gleichzeitig) in Kurvenform darzustellen. Die Darstellung erfolgt entweder am Respirator (auf integriertem Bildschirm oder zusätzlich an den Respirator angeschlossenen Bildschirm) oder – über eine Schnittstelle – auf dem Überwachungsmonitor des Patienten. Dargestellt werden häufig der Beatmungsdruck, das Beatmungsvolumen und/oder der Flow. Die typischen Beatmungskurven bei den einzelnen Beatmungsformen sind in Kapitel 5 dargestellt.

 **Loops** (engl.: Schleifen) stellen die Druck-Volumen-Beziehung (**p**ressure-**v**olume-Loops, kurz *PV-Loops*) oder (seltener genutzt) die Flow-Volumen- oder Flow-Druck-Beziehung während eines Beatmungszyklus grafisch dar.

PV-Loops ermöglichen bei Beatmungsformen mit konstantem Flow vor allem Aussagen über Veränderungen der Compliance (bei abneh-

menden Compliance verläuft der PV-Loop flacher) und weisen auf eine mögliche Überdehnung einzelner Lungenbereiche hin (hier ermöglicht der PV-Loop die Einstellung des optimalen PEEP, auch „best PEEP" ☞ 5.2.4). Die meist weniger genutzten Flow-Volumen-Loops lassen Rückschlüsse auf den Atemwegswiderstand zu.

Loops werden i.d.R. auf dem integrierten Bildschirm des Respirators oder auf einem gesonderten Bildschirm dargestellt (als zusätzliches Zubehör zum Respirator erhältlich).

Im Gegensatz zu Beatmungskurven, die häufig routinemäßig zum Beatmungsmonitoring eingesetzt werden, kommt die Darstellung von Loops meist nur bei kritischer pulmonaler Situation des Patienten bzw. problematischer Beatmungssituation zum Einsatz. Die Interpretation der dargestellten Loops sowie ggf. entsprechende Maßnahmen sind auf den meisten Intensivstationen Aufgabe des Arztes.

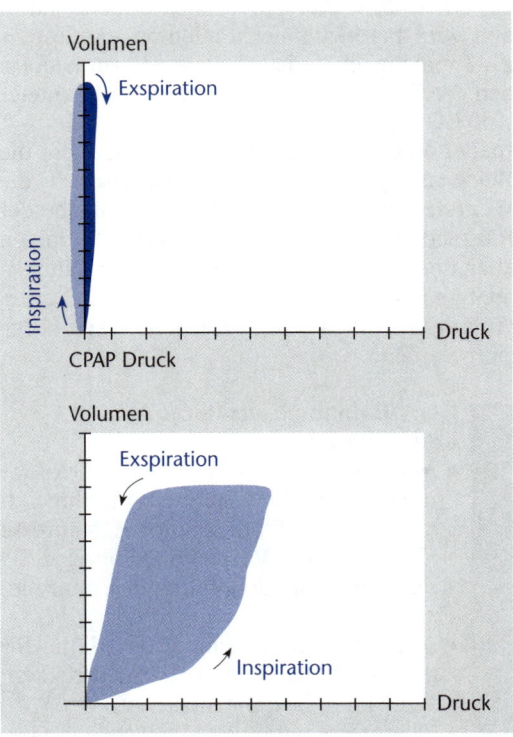

Abb. 8.5: PV-Loops (☞ Text). Oben ein PV-Loop bei Spontanatmung (die Schleife verläuft im Uhrzeigersinn), unten ein PV-Loop bei volumenkontrollierter Beatmung (die Schleife verläuft gegen den Uhrzeigersinn; der höchste Punkt entspricht dem verabreichten Tidalvolumen).

Trenddarstellungen ermöglichen eine rückwirkende Beurteilung des Beatmungsverlaufs. Respiratoren, die Trenddarstellungen ermöglichen, speichern einzelne Beatmungsparameter im zeitlichen Verlauf und stellen sie grafisch dar. Hilfreich können Trenddarstellungen beispielsweise zur Beurteilung des Entwöhnungsverlaufs sein.

8.2.3 BGA, Pulsoxymetrie und Kapnometrie

BGA

Die **Blutgasanalyse** (kurz **BGA**) ist einer der wichtigsten Überwachungsparameter der Beatmungstherapie. Die ermittelten Werte geben Auskunft über die Sauerstoffversorgung, die CO_2-Elimination sowie den Säure-Basen-Haushalt (Normwerte und Abweichungen der BGA ☞ 5.1.1).
Wie häufig BGAs beim beatmeten Patienten kontrolliert werden, variiert abhängig von der Beatmungssituation und dem Zustand des Patienten stark. Auf den meisten Intensivstationen wird bei beatmeten Patienten mindestens 2 – 3-mal täglich und zusätzlich nach gravierenden Veränderungen der Beatmungsparameter eine BGA kontrolliert.
In der Regel ist die Probenentnahme für die BGA aus einer arteriellen Kanüle, sowie die Weiterleitung der Probe ins Labor Aufgabe der Pflegenden. Viele Intensivstationen verfügen auch über BGA-Analysegeräte, d.h. die Blutgasanalyse kann vor Ort durchgeführt und die Beatmungstherapie ggf. entsprechend rasch korrigiert werden.

 BGA-Entnahme aus liegender arterieller Kanüle
- Material richten: Beschriftete BGA-Monovette, ggf. 2-ml-Spritze, Entnahmeadapter, Einmalhandschuhe, Kompresse als Unterlage, Desinfektionsmittel
- Patienten über die Maßnahme informieren
- Am Überwachungsmonitor Alarm für den arteriellen Blutdruck unterdrücken
- Einmalhandschuhe anziehen
- Kompresse unter den Dreiwegehahn unterlegen
- Desinfektion der Punktionsstelle des Messsystems

- Entnahmeadapter aus der Verpackung nehmen und auf die Blutmonovette stecken
- Das Vorgehen bei der Entnahme des Blutes hängt vom verwendeten Messsystem ab:
- **Entnahme aus Messsystemen mit Reservoir** (z.B. Eco Trans Monitoring Set®, Firma PVB):
  - Bedienknopf des Reservoirs *langsam* links herum bis zum Anschlag nach oben drehen. Das so erzeugte Vakuum zieht durch das freiwerdende Volumen im Zylinder des Reservoirs die stehende Flüssigkeitssäule ab und lässt unverdünntes Blut bis an die Punktionsstelle nachströmen (Vorsicht: Durch zu schnelles Drehen kann im Schlauchsystem ein zu hoher Vakuumfluss entstehen, die im Blut befindlichen Gase freisetzen und die Blutgasanalyse verfälschen)
  - 2-Wege-Hahn zwischen Reservoir und Entnahmestelle durch 90°-Drehung verschließen (dies verhindert eine Aspiration von verdünntem Blut aus Reservoir/Druckaufnehmer bei der Blutentnahme)
  - Monovette aufsetzen und Blut langsam aspirieren
  - 2-Wege-Hahn an der arteriellen Kanüle verschließen (nimmt Druck von der Punktionsstelle und verhindert so Austreten von Blut), dann zuerst die Monovette von der Entnahmestelle abnehmen, entlüften und verschließen, danach den Entnahmeadapter entfernen
  - 2-Wege-Hähne zur arteriellen Kanüle hin öffnen
  - Verdünntes Blut aus dem Reservoir durch langsames rechtsherum drehen des Bedienknopfes zurück in die Arterie führen
  - Punktionsstelle spülen.
- **Entnahme aus Messsystemen ohne Reservoir:**
  - Verschlussstopfen entfernen, 2-ml-Spritze aufsetzen und ca. 2 ml Blut aspirieren (dieses Blut wird verworfen)
  - Dreiwegehahn auf „Mittelstellung" stellen (so dass kein Blut nachläuft,

– aber auch keine Spüllösung Richtung Kanüle gelangt)
– BGA-Monovette aufsetzen, Blut aspirieren
– Dreiwegehahn wieder auf „Mittelstellung"
– Evtl. aspirierte Luft aus dem BGA-Röhrchen entfernen, Röhrchen verschließen
– Dreiwegehahn so stellen, dass Anschluss zur Probenentnahme durchgespült wird (Spüllösung auf Kompresse laufen lassen)
– Anschluss mit sterilem Verschlussstopfen verschließen.

• Messsystem so lange spülen, bis kein Blut mehr in der Leitung zu sehen ist. Vorsicht: Zu massives Spülen kann die Durchblutung der Hand vermindern. Deshalb ggf. Spülung immer wieder kurz unterbrechen
• Ggf. Alarm am Überwachungsmonitor reaktivieren
• BGA-Röhrchen zur Auswertung ins Labor weiterleiten oder Analyse vor Ort durchführen.

Um repräsentative und verwertbare Ergebnisse zu erhalten, BGA nicht unmittelbar vor oder nach einer endotrachealen Absaugung oder unmittelbar nach dem Umlagern oder Mobilisieren des Patienten abnehmen. Wurden Respiratoreinstellungen verändert, BGA nach Möglichkeit erst 20 – 30 Minuten nach der Neueinstellung abnehmen

Bei der BGA-Entnahme beachten:
• Es dürfen nur speziell hergestellte gasdichte Spritzen mit sog. Elektrolyt-kompensiertem Trockenheparin verwendet werden. Selbst hergestellte Entnahmespritzen führen zu Messwertverfälschungen
• Vor der Blutentnahme die jeweils vom Hersteller des Messsystems angegebene Blutmenge aspirieren (und je nach System evtl. verwerfen)
• Evtl. zusammen mit dem Blut aspirierte Luftblasen umgehend aus der Monovette entfernen; erst danach darf eine Durchmischung der Probe erfolgen. Das korrekte Durchmischen ist sehr wichtig für die Qualität der Analyse. Wenn nicht durchmischt wird,

kommt es zur Sedimentierung. Die Blutprobe wird inhomogen und ist nicht mehr repräsentativ
• Zu starkes Aspirieren sowie zu schnelles Einspritzen in das Analysegerät kann eine Hämolyse verursachen und damit die Ergebnisse verfälschen. Deshalb beides langsam vornehmen
• Wird die Analyse nicht auf der Station durchgeführt, die luftdicht verschlossene Monovette möglichst rasch ins Labor bringen. Eine kurzfristige Lagerung ist wie folgt möglich:
– Maximal 10 Minuten ohne Kühlung
– Bei 0 – 4 °C für maximal 30 Minuten (in Eiswasser oder entsprechenden Kühlbehältnissen). Achtung: Eine Lagerung unter 0 °C kann zur Hämolyse und somit zur Kalium- und Kalziumfreisetzung führen.

Die Normalwerte der BGA sind in ☞ 2.4.2 aufgeführt.

Pulsoxymetrie

 Pulsoxymetrie: Kontinuierliche, nicht-invasive Messung der arteriellen Sauerstoffsättigung (SaO_2 ☞ 5.2.3) und der Pulsfrequenz.

SaO_2 Normwerte ☞ 2.4.2
Sauerstoffbindungskurve (Sauerstoffdissoziationskurve) ☞ 1.2.3
Zur Pulsoxymetrie wird – je nach Gerät – ein Clip, eine flexible Sonde oder eine Manschette an einem Finger, einem Zeh, einem Ohrläppchen oder dem Nasenrücken des Patienten (bei Säuglingen alternativ auch die Hand) angeklemmt oder aufgeklebt.

Messprinzip
Clip, flexible Sonde oder Manschette bestehen jeweils aus einer Lichtquelle auf einer Seite und einer Photozelle auf der anderen Seite. Die Lichtquelle sendet Licht zweier definierter Wellenlängen (rot und infrarot) durch das Gewebe. Ein Teil des Lichts wird dabei absorbiert. Oxygeniertes (mit Sauerstoff gesättigtes) Hämoglobin und nicht-oxygeniertes Hämoglobin absorbieren das Licht unterschiedlich. Die Photozelle registriert das durchtretende Licht, vergleicht die Absorption von infrarotem Licht (für reduziertes und oxygeniertes Hb annähernd gleich) und von rotem Licht (für beide Anteile maximal

unterschiedlich) und bestimmt daraus die arterielle Sauerstoffsättigung.

Erfasst wird nur die Absorption durch pulsierendes (arterielles) Blut, nicht aber die Absorption durch Gewebe, stehendes (venöses) Blut oder Pigmente (daher auch die Bezeichnung *Puls*oxymetrie).

Praxis der Pulsoxymetrie

Beim beatmeten Patienten ist die kontinuierliche Messung der Sauerstoffsättigung obligat (Normwerte ☞ 2.4.2), da sie es ermöglicht, eine Hypoxämie rasch zu erkennen (je nach Gerät werden ca. 20 – 30 Sek. benötigt, um eine Messwertänderung anzuzeigen). Zudem kann während kontinuierlicher Messung der Sauerstoffsättigung die Häufigkeit von BGA-Kontrollen (☞ 2.4.2) meist verringert werden.

Wichtig Punkte für die praktische Anwendung sind:

• Klemmsensoren (Clips) können die Durchblutung des Gewebes an Finger, Ohr oder Zeh reduzieren und im schlimmsten Fall Drucknekrosen verursachen. Um dies zu verhindern setzen die Pflegenden die Clips regelmäßig um (etwa alle 1 – 2 Stunden). Aus rechtlichen Gründen wird das Umsetzen des Clips in der Patientenkurve dokumentiert

• Die Pulsoxymetrie funktioniert nur dann einwandfrei, wenn das Gewebe, an dem gemessen wird, gut durchblutet ist. Ist dies nicht der Fall, z.B. wegen Kreislaufzentralisation oder pAVK, kommt es zu Fehlmessungen (falsch niedrige Werte). Dann ggf. den Clip an einer anderen, besser durchbluteten Körperstelle anbringen

• Körperbewegungen können Artefakte bei der Messung verursachen.

Die Sättigungsmessung erfasst das gesamte, mit Gasen gesättigte Hämoglobin, also sowohl das mit Sauerstoff gesättigte Hämoglobin (*Oxyhämoglobin*, auch O_2Hb) als auch das sog. *Dyshämoglobin* (mit anderen Gasen als Sauerstoff gesättigtes Hb). **Falsch hohe Werte** können entstehen

• Bei erhöhten Dyshämoglobinen, z.B. bei
 – CO-Hb (*Carboxy-Hämoglobin*). Mit Kohlenmonoxid statt mit Sauerstoff verbundenes Hämoglobin. Ist insbesondere erhöht bei Bränden mit Entstehung von Kohlenmonoxid sowie bei extrem starkem Rauchen. Dabei blockiert das CO die Bin-

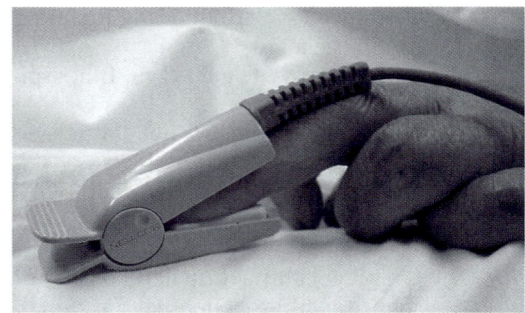

Abb. 8.6: Fingerclip zur Pulsoxymetrie. Der Clip kann alternativ auch an einem Zeh oder am Ohrläppchen befestigt werden. [M251]

dungsstellen am Hb für Sauerstoff, da die Affinität 300-mal höher als die von O_2 ist
 – *Methämoglobin*. Entsteht, wenn das Blut oxidierbaren Substanzen ausgesetzt ist, z.B. wenn zwei- zu dreiwertigem Eisen oxidiert
 – Hohen Dosen von Prilocain, Sulfonamiden. Antibiotika oder orale Antidiabetika können zur Entstehung von Sulfhämoglobin, kurz SHb, führen
 – Hohe Nitratdosen. Nitrate sind auch oxidierbar

• Nach dem Einsatz von Farbstoffen wie Methylenblau oder Cardio-green (werden zur Gefäßdarstellung benutzt), bei sehr hohen Bilirubinwerten oder bei Verwendung von Nagellack können falsche Werte gemessen werden.

 Bei bestimmter Fragestellung kann zusätzlich die *gemischt-venöse Sauerstoffsättigung* (☞ 5.2.3) sowie die *alveoloarterielle Sauerstoffpartialdruckdifferenz* (kurz $AaDO_2$ ☞ 1.2.2) bestimmt werden.

Kapnometrie

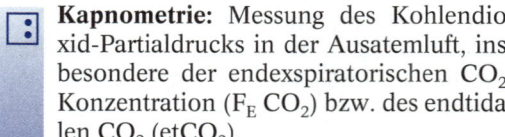 **Kapnometrie:** Messung des Kohlendioxid-Partialdrucks in der Ausatemluft, insbesondere der endexspiratorischen CO_2-Konzentration ($F_E CO_2$) bzw. des endtidalen CO_2 (etCO_2).

Der etCO_2-Wert wird numerisch auf dem Bildschirm des Monitors angezeigt.

Bei der **Kapnographie** wird zusätzlich der CO_2-Partialdruck in seinem zeitlichen Verlauf während des Atemzyklus als Kurve (Kapnogramm) dargestellt.

Messprinzip

Die Messung erfolgt durch Infrarot-Spektroskopie und beruht auf der Tatsache, dass Kohlendioxid Infrarotlicht absorbiert. Bei der Messung wird Infrarotlicht ausgesandt, die Absorption im Ausatemgas bestimmt und mit der Absorption eines Testgases (CO_2-frei) verglichen. Die Absorptionsdifferenz entspricht dem CO_2-Gehalt. Die Messung kann im *Seiten-* oder *Hauptstromverfahren* erfolgen:

- Beim *Seitenstromverfahren* (auch *Nebenstrom-* oder *side-stream-Verfahren*) wird über eine zwischen Endotrachealtubus bzw. Trachealkanüle und Y-Stück platzierte Zuleitung ständig eine geringe Menge Atemgas (ca. 20 – 200 ml pro Minute) abgesaugt und in die Messkammer geleitet
- Beim *Hauptstromverfahren* (*main-stream-Verfahren*) wird die Messkammer direkt zwischen Tubus bzw. Trachealkanüle oder Beatmungsmaske und Y-Stück platziert. Dieses Messverfahren ist genauer, da es patientennah erfolgt.

 Die endtidale CO_2-Konzentration (etCO$_2$) hängt ab von der:
  - CO_2-Produktion (Stoffwechsel)
  - CO_2-Elimination. Diese wiederum ist abhängig von der *Perfusion* der Lunge und der *Ventilation* (☞ *.*). Beim beatmeten Patienten ist außerdem die Respiratoreinstellung maßgeblich (Atemhubvolumen und Beatmungsfrequenz).

Das physiologische Kapnogramm

Der physiologische Kurvenverlauf des etCO$_2$ gliedert sich in folgende Phasen (☞ Abb. 8.8):

- A – B: Beginn der Exspiration, das obere Totraumvolumen wird entleert. Da diese Luft nicht am Gasaustausch teilgenommen hat (Totraum ☞ 1.2.1), ist die CO_2-Konzentration praktisch Null
- B – C: Abatmung des unteren Totraumvolumens und alveolärer Luft (Mischung aus Totraum- und Alveolarluft), dadurch rasch zunehmende CO_2-Konzentration (steiler Anstieg der Kurve)
- C – D (alveoläres Plateau): Abatmung der CO_2-angereicherten Luft aus den Alveolen. Der leichte Anstieg des Plateaus ist durch die Mischung mit Luft aus Arealen mit reduziertem Gasaustausch bedingt

- D: entspricht dem endtidalen CO_2-Partialdruck (etCO$_2$, = endexspiratorischer CO_2-Partialdruck). Letzter Anteil der alveolären Luft. Unter bestimmten Voraussetzungen dem p_aCO_2 (CO_2-Gehalt des arteriellen Blutes ☞ 2.4.2) gleichzusetzen
  Normwert des etCO$_2$: 38 – 40 mmHg
- D – E: Inspiration, d.h. frisches, CO_2-freies Gas strömt in die Lunge, daher steiler Abfall der Kurve auf die Grundlinie.

 Differenz zwischen etCO$_2$ und p_aCO_2
Bei erhöhter alveolärer Totraumventilation (☞ 1.2.1) ist der etCO$_2$ deutlich niedriger als der p_aCO_2. Mögliche Ursachen dafür sind eine Minderdurchblutung der Lunge, z.B. wegen Lungenembolie (☞ 2.3.5), Schockgeschehen oder Herz-Kreislaufstillstand, oder eine Überblähung der Lunge, z.B. auf Grund einer COPD (☞ 2.3.2). Will man sicher gehen, muss bei jedem Patienten eine einmalige vergleichende Blutgasanalyse durchgeführt werden, die aber nur solange Gültigkeit hat, wie sich primär die Lungendurchblutung nicht ändert.

Veränderungen des Kapnogramms

Abweichungen des Kapnogramms vom physiologischen Kurvenverlauf können zum einen auf

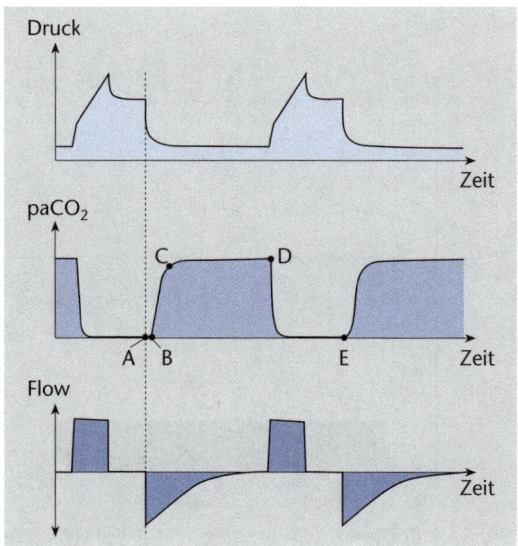

Abb. 8.7: Physiologische Kapnographiekurve (Erläuterungen zu den Phasen ☞ Text). Die darüberliegende Kurve zeigt den Beatmungsdruck, die untere Kurve den Flow.

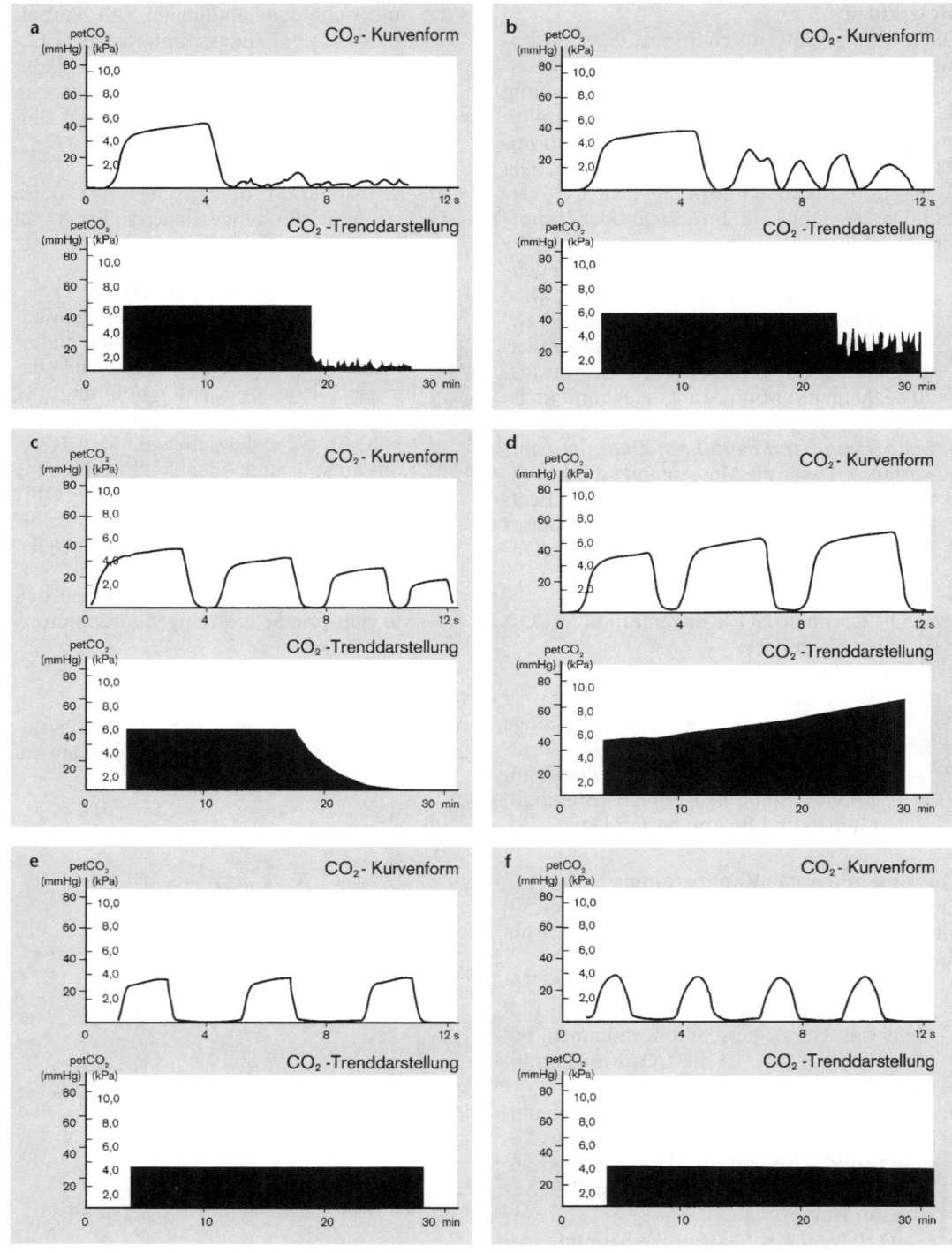

Abb. 8.8 a–g: Typische Veränderungen des Kapnogramms, jeweils mit Trenddarstellung.

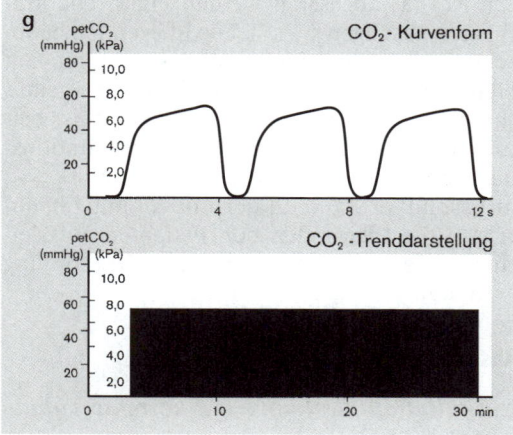

Veränderungen beim Patienten hinweisen (z.B. auf ein Schockgeschehen) oder beatmungsbedingt sein (z.B. Leckage im Beatmungssystem oder Sekretverlegung der Atemwege). Tab. 8.9 gibt einen Überblick über mögliche Ursachen für verschiedenartige Veränderungen des Kapnogramms.

 Eine Fehlintubation (☞ 4.2.8) ist sicher ausgeschlossen, wenn der etCO$_2$-Wert über mehrere Atemzyklen über 15 – 20 mmHg liegt.

Abb. 8.8 a–g: Typische Veränderungen des Kapnogramms, jeweils mit Trenddarstellung. (Fortsetzung)

Veränderung des etCO$_2$	Mögliche Ursachen
Plötzlicher Abfall des etCO$_2$ **gegen Null** (☞ Abb.8.8 a)	• Diskonnektion des Beatmungssystems • Abgeknickter Endotrachealtubus oder Beatmungsschlauch • Komplette Atemwegsobstruktion, z.B. durch Sekretverlegung • Lageveränderung des Tubus (versehentliche Extubation) • Funktionsstörung des Beatmungsgerätes
Plötzlicher Abfall des etCO$_2$ auf **niedrige Werte** (☞ Abb. 8.8 b)	• Teilweise Verlegung der Atemwege, z.B. mit Sekret • Leckage im Beatmungsschlauchsystem
Exponentieller Abfall des etCO$_2$ (☞ Abb. 8.8 c)	• Lungenembolie • Plötzlicher Blutdruckabfall oder Schock • Herz-Kreislauf-Stillstand
Allmählicher Abfall des etCO$_2$	• Abfall der Körpertemperatur • Tiefe Analgosedierung • Hyperventilation
Anstieg des etCO$_2$ (☞ Abb. 8.8 d)	• Plötzliche oder allmähliche alveoläre Hypoventilation • Erhöhung des Stoffwechsels (z.B. bei hyperthyreoter Krise) • Fieber, maligne Hyperthermie • Abrupter Blutdruckanstieg (z.B. durch Vasopressoren) • Gabe von Bikarbonat • Ausschleichen einer tiefen Analgosedierung
Konstant niedriger etCO$_2$ (☞ Abb. 8.8 e)	• Hypothermie • Z.n. Schockgeschehen • Hyperventilation wegen zu hoch eingestelltem AMV
Konstant niedriger etCO$_2$ bei **Kurvenform ohne Plateau** (☞ Abb. 8.8 f)	• Unvollständige Entlüftung der Alveolen, COPD • Teilweiser Verschluss des Tubus bzw. der Trachealkanüle, z.B. wegen Abknickung • Bei Nebenstromverfahren: Zu hohe Probengasentnahme (speziell bei kleinen Kindern)
Konstant erhöhter etCO$_2$ (☞ Abb. 8.8 g)	• Atemdepression, z.B. durch Medikamentenwirkung • Zu geringes AMV • Respiratorisch kompensierte metabolische Alkalose (☞ 1.3.2)

Tab. 8.9: Veränderungen des Kapnogramms und mögliche Ursachen.

8.2.4 Klinische Überwachung der Beatmung

Zur klinischen Überwachung der Beatmungstherapie gehören neben der Inspektion des Patienten die Auskultation, Palpation und Perkussion des Thorax sowie die Überwachung von Compliance und Resistance von Thorax und Lunge. In vielen Kliniken sind die genannten Untersuchungen Aufgabe des Arztes; auf manchen Intensivstationen gehören sie zumindest teilweise zum Aufgabenbereich der Pflegenden. Häufig gibt es auch Überschneidungen zwischen pflegerischen und ärztlichen Aufgabenbereichen. So ist es z.B. oft üblich, dass der Arzt den beatmeten Patienten mindestens einmal täglich im Rahmen der körperlichen Untersuchung des Patienten auskultiert, während die Pflegenden mehrfach täglich eine Auskultation der Lunge vornehmen, z.B. nach Manipulationen am Tubus oder der Trachealkanüle.

Inspektion

Wichtige Aspekte der Inspektion (Betrachten) des beatmeten Patienten sind:
* Die **Überwachung der Atemfrequenz.** Diese ist umso wichtiger, je höher der Spontanatemanteil der gewählten Beatmungsform ist (☞ Überwachung der Beatmungsparameter, Beatmungsfrequenz ☞ 5.2.1). In aller Regel wird die Atemfrequenz auch über den Respirator überwacht (i.d.R. verfügen die Geräte über eine obere Alarmgrenze ☞ 5.3.8; an manchen Respiratoren gibt es auch eine untere Alarmgrenze. Obligat ist auch ein Apnoealarm)
* Die **Überwachung der Thoraxbeweglichkeit**. Dabei wird vor allem kontrolliert, ob sich die Brustwand atemsynchron auf beiden Seiten gleich stark bewegt. Eine einseitige Einschränkung der Thoraxbeweglichkeit kann beispielsweise bei einseitiger Intubation (☞ 4.2.8), Pneumothorax (☞ 4.2.8), Rippenserienfraktur (☞ 4.2.8), Atelektasen (☞ 2.2.4) oder einem Pleuraerguss auftreten. Bei instabilem Thorax ist evtl. eine paradoxe Atmung (☞ 2.3.3) zu beobachten (nur beim spontan atmenden Patienten)
* Die **Beobachtung der Haut** auf evtl. beatmungsbedingte Veränderungen, z.B. Kaltschweißigkeit als Zeichen der Hypoxämie.

Husten ist beim beatmeten Patienten meist ein Zeichen dafür, dass Atemwegsekret vorhanden ist, das abgesaugt werden muss (endotracheales Absaugen ☞ 8.7). Die Pflegenden beobachten das abgesaugte Atemwegsekret auf Menge, Farbe und Beschaffenheit. Eine gelbliche bis grünliche Farbe des Sekrets weist beispielsweise auf eine Infektion im Respirationstrakt hin.

Insbesondere während der Entwöhnung beobachten die Pflegenden den Patienten auf Zeichen der respiratorischen Erschöpfung (☞ 5.3.9).

Auskultation

Auskultation der Lunge auf korrekte Tubuslage ☞ 4.2.5

Bei der **Auskultation** (Abhören) der Lunge ist beim lungengesunden Beatmungspatienten das so genannte *vesikuläre Atemgeräusch* zu hören. Es klingt über den peripheren Atemwegen *weich* und *säuselnd*, über der Trachea und den großen Atemwegen *laut* und *scharf*. Während der Inspiration ist das Geräusch lauter als während der Exspiration.

Pathologische Atemgeräusche sind:
* **Rasselgeräusche (RG),** diese werden differenziert in *trockene* und *feuchte Rasselgeräusche*
  * *Trockene Rasselgeräusche* entstehen, wenn Schleimfäden in den Luftwegen schwingen. Sie treten vor allem auf bei chronisch obstruktiver Bronchitis und Asthma bronchiale. Je nach Klangqualität werden brummende, schnarchende, giemende, pfeifende oder zischende RGs unterschieden
  * *Feuchte Rasselgeräusche* sind auskultierbar, wenn sich Sekret oder Flüssigkeit in den Atemwegen oder der Lunge befindet. Unterschieden werden *feinblasige Rasselgeräusche* (klingen scharf und knackend und werden durch Flüssigkeit in den Alveolen verursacht) und *grobblasige Rasselgeräusche* (klingen laut und gurgelnd und entstehen durch Sekret in Trachea und Bronchien).
* Ein **Giemen** ist bei chronisch obstruktiven Lungenerkrankungen wie z.B. COPD oder Asthma bronchiale auskultierbar (☞ 2.3.2)
* Ein **Stridor** ist ein pfeifendes Atemgeräusch, das bei eingeengten Atemwegen zu hören ist. Der Stridor kann in- und/oder exspiratorisch auskultierbar sein. Ein *inspiratorischer Stri-*

dor entsteht bei Verlegung oder Verengung der oberen Luftwege, ein *exspiratorischer Stridor* bei Einengungen der Bronchien, z.B. beim Bronchospasmus
- Ein **hauchendes Atemgeräusch** kann durch Minderbelüftung der Lunge z.B. wegen Atelektasen auftreten
- Ein **knarrendes Reibegeräusch** ist bei einer Pleuritis sicca durch entzündliche Veränderungen der Pleura zu hören.

 Beim beatmeten Patienten sind die physiologischen Atemgeräusche meist deutlich abgeschwächt und zudem oft durch andere Geräusche überlagert (z.B. Nebengeräusche durch Kondenswasser in den Beatmungsschläuchen). Hilfreich ist dann oft die Auskultation unter manueller Beatmung mit dem Beatmungsbeutel, um die Atemgeräusche besser differenzieren zu können.
Mittels Auskultation der Lunge kann man den Erfolg einer endotrachealen Absaugung kontrollieren: Durch Sekret in den großen Atemwegen bedingte grobblasige Rasselgeräusche sind nach einer erfolgreichen Absaugung nicht mehr auskultierbar.

Palpation

Mittels **Palpation** (Abtasten) des Thorax ist es möglich, ein Hautemphysem (Luftansammlung in der Subkutis, z.B. bei Rippenfrakturen, Pneumothorax oder Bronchusruptur) zu erkennen. Hier ist ein Knistern in der Haut zu spüren („Schneeknirschen").
Zusätzlich kann man ungleichmäßige Thoraxbewegungen feststellen. Dazu die Hände parallel so auf den Thorax des auf dem Rücken liegenden Patienten legen, dass sich die Daumen berühren (jeweils eine Hand pro Thoraxseite, Daumen zum Sternum hin). Bei normalen, seitengleichen Thoraxexkursionen bewegen sich die Daumen gleichmäßig auseinander und wieder aufeinander zu.

Perkussion

Bei der **Perkussion** (Beklopfen) des Thorax wird die Brustwand über beiden Lungenflügeln beklopft. Der Klang des Schalls lässt Rückschlüsse auf Vorgänge in der Lunge zu. Der normale Klopfschall klingt dumpf und tief (sonor).

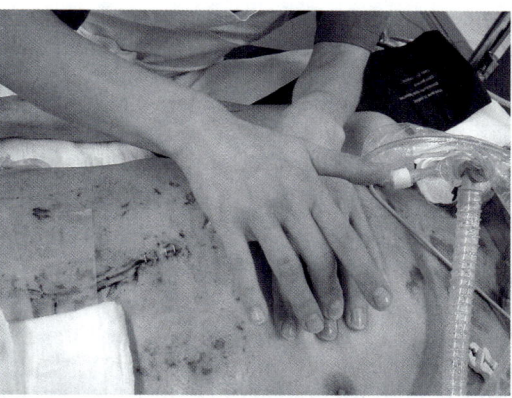

Abb. 8.10: Perkussion des Thorax bei einem beatmeten Patienten. [M251]

Bei vermehrter Luftansammlung z.B. wegen Lungenemphysem oder Pneumothorax ist der Klopfschall laut und dröhnend. Er wird als *hypersonor* oder „Schachtelton" bezeichnet. Ein hoher, gedämpfter und kurzer Schall ist ein Hinweis auf einen Erguss oder Atelektasen (verminderter Luftgehalt). Zudem können mittels Perkussion die Lungengrenzen festgestellt werden. Die Perkussion der Lunge beim beatmeten Patienten setzt sehr viel Übung und Erfahrung voraus.

 Befunde der Auskultation und Perkussion ergänzen sich
- Auskultation und Perkussion jeweils auf beiden Thoraxseiten durchführen, um die Befunde miteinander vergleichen und somit den gesamten Verlauf besser beurteilen zu können
- Während z.B. das Atemgeräusch sowohl bei einem Pneumothorax als auch bei einer Atelektase abgeschwächt ist bzw. völlig fehlen kann, ist der Klopfschall beim Pneumothorax hypersonor und bei einer Atelektase gedämpft. Bei einem Erguss ist das Atemgeräusch abgeschwächt und der Klopfschall gedämpft.

Überwachen von Compliance und Resistance

Compliance, Resistance ☞ 1.2.1
Compliance und Resistance sind wichtige Parameter, die Rückschlüsse auf die pulmonale Situation des Patienten zulassen und – im Verlauf betrachtet – über den Erfolg der Therapie bzw. den Verlauf der pulmonalen Erkrankung infor-

mieren. Manche der modernen Respiratoren bieten die Möglichkeit, die Resistance und/oder die Compliance zu messen und darzustellen. Auf manchen Intensivstationen ist es üblich, dass die Pflegenden die Messwerte von Compliance und Resistance des beatmeten Patienten in regelmäßigen Abständen registrieren und die Werte in der Patientenkurve dokumentieren.

8.2.5 Allgemeine Patientenüberwachung

Beatmungspatienten werden auf der Intensivstation kontinuierlich überwacht, um Veränderungen und Komplikationen rasch erkennen und ggf. behandeln zu können. Art und Umfang dieser Überwachung hängen wesentlich vom Zustand des Patienten und seiner Erkrankung ab.

Auf den meisten Intensivstationen werden stündlich bis zweistündlich Herzfrequenz, Blutdruck, Sauerstoffsättigung und Urinausscheidung kontrolliert und dokumentiert. Körpertemperatur und ZVD werden i.d.R. mindestens alle 8 Stunden, je nach Zustand des Patienten auch öfter, gemessen.
Die Überwachung des Patienten beinhaltet die regelmäßige Überprüfung der eingesetzten Geräte und die der Situation des Patienten angemessene Einstellung der Alarmgrenzen.

Je nach Patient kommen weitere Überwachungsparameter dazu, z.B. der ICP (Hirndruck ☞ 5.8.2) oder pulmonalarterielle Drücke (PAP, PCWP).
Viele Messwerte und Beobachtungen, die sich aus der allgemeinen Überwachung eines Intensivpatienten ergeben, können auch wichtige Hinweise auf Veränderungen der pulmonalen Situation des Patienten oder Veränderungen der Beatmungstherapie geben. Wichtig sind vor allem die klinischen Zeichen der Hypoxie (☞ 1.3.2) und der Hyperkapnie (☞ 2.4.1) sowie die Zeichen der respiratorischen Erschöpfung (☞ 5.3.9).

8.2.6 Röntgenkontrolle des Thorax

In den meisten Kliniken ist es üblich, beim beatmeten Patienten mehrmals wöchentlich eine Röntgenaufnahme des Thorax anzufertigen.

Diese dient der Verlaufsbeobachtung pulmonaler Veränderungen (z.B. Atelektasen, Infiltrate, Erguss) sowie dem Ausschluss (beatmungsbedingter) pulmonaler Komplikationen, z.B. eines Pneumothorax. Zudem können die korrekte Lage von intrathorakal liegenden Kathetern (z.B. ZVKs), Drainagen, des Tubus bzw. der Trachealkanüle dokumentiert werden. Röntgenaufnahmen des Thorax beim beatmeten Patienten werden in aller Regel auf der Intensivstation vorgenommen. Bei spezieller Fragestellung ist evtl. zusätzlich ein CT des Thorax erforderlich. Dazu muss der beatmete Patient in die Röntgenableitung transportiert werden (Transport beatmeter Patienten ☞ 8.9).

Röntgen-Thorax beim beatmeten Patienten
- Geplante Untersuchung in den pflegerischen Arbeitsverlauf einplanen, so dass möglichst keine zusätzlichen Lagerungsmaßnahmen erforderlich sind (d.h. Röntgen-Untersuchung möglichst dann durchführen, wenn der Patient sowieso auf dem Rücken liegt)
- Patienten über die anstehende Untersuchung informieren
- Ggf. vor der Untersuchung Sedativa verabreichen (nach ärztlicher Anordnung bzw. Rücksprache)
- Röntgenplatte vorsichtig unterlegen. Dazu den Patienten aufsetzen oder, wenn dies nicht möglich ist, z.B. wegen Wirbelsäulenfraktur, Patienten anheben oder drehen
- Überwachung während der Untersuchung sicherstellen
- Ggf. Strahlenschutz des Patienten (Bleischürze auf Unterleib) und Mitpatienten sowie für Pflegende, die in der unmittelbaren Umgebung des Patienten bleiben müssen
- Röntgenplatte wieder entfernen und Patienten lagern
- Dokumentation der Maßnahme.

8.2.7 Dokumentation der Beatmungstherapie

Im Vergleich zum nicht beatmeten Intensivpatienten muss beim Beatmungspatienten auch die gesamte Beatmungstherapie dokumentiert werden. Dokumentiert werden:

- Die am Respirator eingestellte Beatmungsform, die Beatmungsparameter und Alarmgrenzen
- Die Beatmungsparameter, die sich aus der Respiratoreinstellung ergeben
- Art der Atemgasklimatisierung und ggf. Atemgastemperatur
- Beatmungsschlauchsystemwechsel.

Zudem dokumentieren die Pflegenden alle Maßnahmen im Zusammenhang mit Intubation, Tracheotomie bzw. nicht-invasiver Beatmung, z.B. Größe und Lage des Tubus, Cuffdruck, letzter Kanülenwechsel etc.

Handschriftliche Dokumentation

Die noch übliche handschriftliche Dokumentation der Beatmung erfolgt entweder in der **Patienten-Tageskurve** (meist ist hier ein Bereich für die Dokumentation der Beatmung vorgesehen) oder auf gesonderten **Beatmungsprotokollen**. Der Vorteil der Beatmungsprotokolle gegenüber der Dokumentation in der Patientenkurve liegt darin, dass evtl. notwendige häufige Änderungen der Respiratoreinstellung übersichtlicher dokumentiert werden können (auf der Patienten-Tageskurve reicht dafür der Platz oft nicht aus). Nachteilig ist, dass die Parameter der Beatmung nicht mit anderen Parametern (z.B. Herz-Kreislaufwerte, Medikamentenverabreichung etc.) aus einem Dokument und im zeitlichen Zusammenhang ersehen werden können.

Auch Beatmungsprotokolle sind Dokumente im Sinne des Informationsmanagements und dienen im Schadensfall evtl. als Beweismittel. Daher müssen sie den Anforderungen an ein Dokumentationssystem genügen, d.h. die Dokumentation

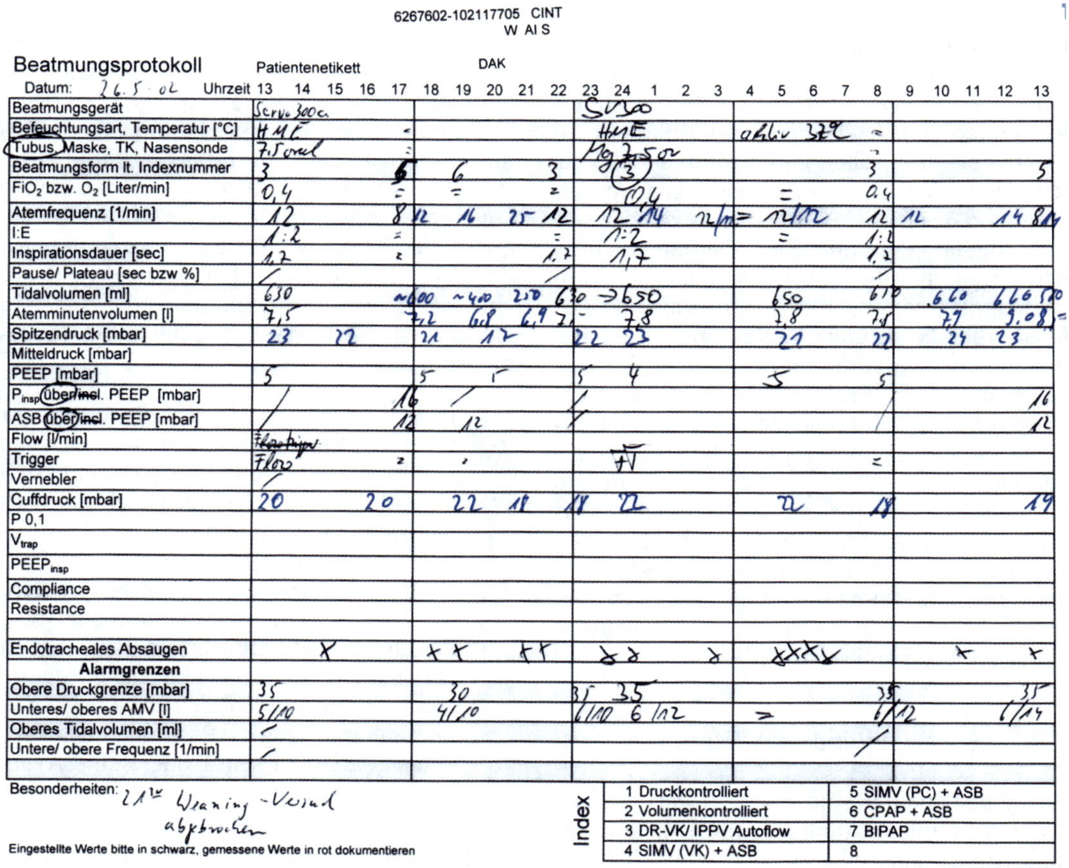
6267602-102117705 CINT W AI S

Beatmungsprotokoll — Patientenetikett — DAK

Datum: 26.5.02 — Uhrzeit 13 14 15 16 17 18 19 20 21 22 23 24 1 2 3 4 5 6 7 8 9 10 11 12 13

- Beatmungsgerät
- Befeuchtungsart, Temperatur [°C]
- Tubus, Maske, TK, Nasensonde
- Beatmungsform lt. Indexnummer
- FiO_2 bzw. O_2 [Liter/min]
- Atemfrequenz [1/min]
- I:E
- Inspirationsdauer [sec]
- Pause/ Plateau [sec bzw %]
- Tidalvolumen [ml]
- Atemminutenvolumen [l]
- Spitzendruck [mbar]
- Mitteldruck [mbar]
- PEEP [mbar]
- P_{insp} über/incl. PEEP [mbar]
- ASB über/incl. PEEP [mbar]
- Flow [l/min]
- Trigger
- Vernebler
- Cuffdruck [mbar]
- P 0,1
- V_{trap}
- $PEEP_{insp}$
- Compliance
- Resistance
- Endotracheales Absaugen

Alarmgrenzen

- Obere Druckgrenze [mbar]
- Unteres/ oberes AMV [l]
- Oberes Tidalvolumen [ml]
- Untere/ obere Frequenz [1/min]

Besonderheiten: 21 Uhr Weaning-Versuch abgebrochen

Eingestellte Werte bitte in schwarz, gemessene Werte in rot dokumentieren

Index	
1 Druckkontrolliert	5 SIMV (PC) + ASB
2 Volumenkontrolliert	6 CPAP + ASB
3 DR-VK/ IPPV Autoflow	7 BIPAP
4 SIMV (VK) + ASB	8

Abb. 8.11: Beispiel für ein Beatmungsprotokoll. [M251]

Atmung - Beatmung		INDEX	1 Druckkontrolliert		4 Volumenunterstützt		7 DU/CPAP	
			2 Volumenkontrolliert		5 SIMV (VK) + DU		8	
			3 DR/VK		6 SIMV (DK) + DU		9	
Zeit			13 14 15 16 17	18 19 20	21 22 23 24			
Beatmungsgerät								
Tubus, Maske, TK, Nasensonde								
Beatmungsform (Indexnummer)								
FiO₂ bzw. O₂ Liter/min								
Atemfrequenz								
I:E								
Atemminutenvolumen								
Tidalvolumen								
Spitzendruck								
PEEP								
Druckkontrollniveau über PEEP								
Druckunterstützung Niveau über PEEP								
Zeit			1 2 3 4	5 6 7	8 9 10 11 12			
Beatmungsgerät								
Tubus, Maske, TK, Nasensonde								
Beatmungsform (Indexnummer)								
FiO₂ bzw. O₂ Liter/min								
Atemfrequenz								
I:E								
Atemminutenvolumen								
Tidalvolumen								
Spitzendruck								
PEEP								
Druckkontrollniveau über PEEP								
Druckunterstützung Niveau über PEEP								

Abb. 8.12: Beispiel für die Dokumentation der Beatmung in der Patientenkurve. [M251]

 muss strukturiert, gut nachvollziehbar, sicher, eindeutig, authentisch und zeitnah erfolgen. Zudem muss der Datenschutz für den Patienten gewahrt werden.

EDV-gestützte Dokumentation
Auf zahlreichen Intensivstationen wird die Beatmung mittlerweile nur noch elektronisch dokumentiert, d.h. das Beatmungsprotokoll ist ein Teil der elektronischen Patientenakte. Die Vorteile dieser zunächst sehr aufwändigen Umstellung sind vielfältig. So können beispielsweise über digitale Schnittstellen die eingestellten bzw. ermittelten Beatmungsparameter direkt in die Dokumentation einfließen (dies spart zeitintensive handschriftliche Eintragungen), zusätzlich notwendige Formulierungen (beispielsweise für besondere Maßnahmen im Zusammenhang mit der Beatmungstherapie) können aus einem Menü gewählt werden, die Beatmungsparameter sind zeitlich exakt dokumentiert und können so – beispielsweise bei akuten Verschlechterungen – im zeitlich korrekten Zusammenhang zu anderen Veränderungen bzw. vorgenommenen Maßnahmen und Laborwerte gesehen werden (dadurch sind abgelaufene Vorgänge besser rekonstruierbar).

8.3   Lagerung und Mobilisation

Beatmete Patienten sind in aller Regel – bedingt durch die Grunderkrankung, eine evtl. notwendige Analgosedierung und ggf. auch Relaxierung sowie die zahlreichen Zu- und Ableitungen – in ihrer Bewegungsfähigkeit sehr stark eingeschränkt. Nur in seltenen Fällen kann sich ein intubierter oder tracheotomierter Patient selbst umlagern. In aller Regel sorgen die Pflegenden dafür, dass der beatmete Patient regelmäßig umgelagert und, sofern möglich, mobilisiert wird. In den meisten Fällen ist dies eine rein pflegerische Tätigkeit. Bei manchen Patienten kann es jedoch erforderlich sein, dass der Arzt bei der Lagerung bzw. Mobilisation zugegen ist, etwa wenn ein kreislaufinstabiler Patient in Bauchlage gebracht wird.

Im Folgenden ist lediglich auf die Besonderheiten der Lagerung und Mobilisation beatmeter bzw. intubierter/tracheotomierter Patienten eingegangen; Grundlagenwissen zu Lagerung und Mobilisation eines Intensivpatienten entnehmen Sie bitte der entsprechenden Fachliteratur.
Einsatz von Spezialbetten ☞ 8.6.4

8.3.1   Lagerung des beatmeten Patienten

Die regelmäßige Umlagerung des beatmeten Patienten dient in erster Linie dazu, die Belüftung und Durchblutung der Lunge zu optimieren (Ventilations-/Perfusionsverhältnis ☞ 1.2.4) und die Entstehung von Dekubiti (Druckulzera) zu verhindern. Zudem wirken bestimmte Lagerungen schmerzlindernd, z.B. die Hochlagerung geschwollener Extremitäten. Lagerungsdrainagen können dazu beitragen, dass Bronchialsekret aus bestimmten Lungenbereichen in die großen Atemwege abfließen kann (Lagerungsdrainagen ☞ 8.6.3).

Jeder Mensch hat im Liegen eine oder mehrere Positionen, in denen er sich am wohlsten fühlt und in denen er am besten einschlafen kann. Dies gilt auch für beatmete Patienten. Im Pflegealltag kann es hilfreich sein, die „Lieblingslage" des Patienten zu kennen und einzusetzen – sofern die Lagerung aus therapeutischen Gründen nicht kontraindiziert ist – etwa wenn der Patient schlecht einschlafen kann. Deshalb informieren sich die Pflegenden über die bevorzugten Positionen des Patienten (Patienten selbst oder seine Angehörigen fragen).

Auch beim beatmeten Patienten gilt: Nur so wenig Lagerungshilfsmittel wie nötig verwenden (je mehr Lagerungshilfsmittel verwendet werden, desto immobiler wird der Patient).

Der einfache Lagewechsel (z.B. von Rücken- in Seitenlage oder umgekehrt) wird meistens von zwei Pflegenden durchgeführt. Zur 135°- oder Bauchlagerung sind in der Regel drei Pflegende (oder zwei Pflegende und ein Arzt) erforderlich. Eine der drei Personen ist für die Lagerung des Kopfes und die Sicherung von Tubus bzw. Trachealkanüle und Beatmungsschläuchen („lifelines") verantwortlich. Lagerungsmaßnahmen nach den Grundregeln der Kinästhetik können meist von einer Pflegenden alleine durchgeführt werden.

Einfache Lagewechsel (Rücken-, Seiten- und sitzende Lagerung) führen die Pflegenden i.d.R. eigenverantwortlich durch. Spezielle Lagerungen wie z.B. 135°- oder Bauchlagerung werden mit dem Arzt besprochen bzw. angeordnet.

 Welche Lagerungen beim Patienten jeweils durchgeführt werden sollen bzw. dürfen, hängt vom Zustand des Patienten, der Beatmungssituation sowie der Grunderkrankung und evtl. durchgeführten operativen Eingriffen ab. Bei den meisten beatmeten Patienten wird regelmäßig zwischen Rücken- und Seitenlagerung abgewechselt. Bei schwerwiegenden pulmonalen Erkrankungen, insbesondere beim ARDS (☞ 2.3.6) sowie der Notwendigkeit einer invasiven Beatmung wird vielfach auch die 135°-Seitenlange (☞ 8.3.1) und die Bauchlagerung vorgenommen (☞ 8.3.1).

Allgemeine Maßnahmen vor, während und nach einer Umlagerung

Maßnahmen vor einer Umlagerung
Jeder Lagewechsel kann die Herz-Kreislauf-Situation sowie den Gasaustausch des beatmeten Patienten (vorübergehend) verschlechtern. Deshalb sorgen die Pflegenden dafür, dass auch während der Umlagerung eine kontinuierliche Überwachung sichergestellt ist und beobachten den Patienten während und unmittelbar nach dem Umlagern auf Zeichen einer Verschlechterung von Kreislauf und Atmung.

Vor der Umlagerung
- Zeitpunkt der Umlagerung von Rücken- in Seiten- oder Bauchlage mit anderen pflegerischen und therapeutischen Maßnahmen ab-

stimmen, z.B. Gabe von Sondenkost, Atem- und Krankengymnastik, geplante Untersuchungen, z.B. Röntgen, notwendige Kontrollen, die in Rückenlage durchgeführt werden müssen, z.B. ZVD-Messung
- Patienten über die Maßnahme informieren
- Bei oral intubierten Patienten, die in 135°- oder Bauchlagerung gebracht werden sollen, Endotrachealtubus in den Mundwinkel lagern, der nach der Lagerungsmaßnahme oben liegen wird (Tubus ist dann leichter zugänglich, verursacht weniger Druck im Mundwinkel und die Gefahr einer Abknickung ist geringer), also z.B. in den linken Mundwinkel, wenn der Patient in 135°-Seitenlage rechts gebracht wird (Tubus umlagern ☞ 8.4.2)
- Ggf. geschlossenes Absaugsystem (☞ 8.7.3) anbringen, insbesondere vor 135°- und Bauchlagerung, hygienisch einwandfreie offene endotracheale Absaugungen sind in dieser Lage i.d.R. nicht möglich
- Erforderliche Lagerungshilfsmittel bereitlegen
- Kontrollieren, ob sich Wasseransammlungen im Beatmungsschlauchsystem befinden und diese ggf. entfernen. Ansonsten besteht die Gefahr, dass die Flüssigkeit während des Umlagerns ins Tracheobronchialsystem gelangt
- Ggf. Kopfkissen entfernen bzw. vor Sekret schützen, saugfähige Unterlage im Gesichtsbereich unterlegen
- Patienten vor der Umlagerung ggf. oral und/oder endotracheal absaugen
- Händedesinfektion durchführen, Bettenschürze (z.B. Einmalschürze) und bei Bedarf auch Schutzhandschuhe anziehen
- Absprechen, wer für was zuständig ist, insbesondere klären, wer die Sicherung der „lifelines" übernimmt.

Maßnahmen während der Umlagerung
Beim Umlagern eines beatmeten Patienten achten die Pflegenden auf Folgendes:
- Tubus bzw. Trachealkanüle sowie die Beatmungsschläuche und weitere Zu- und Ableitungen, z.B. Urinkatheter, zentraler Venenkatheter, Drainagen oder Magensonde, dürfen nicht unter Zug geraten, unbemerkt abknicken bzw. schlimmstenfalls versehentlich herausgezogen werden. *Tipps:*
  - Beim Umlagern eines beatmeten Patienten zuerst den Kopf des Patienten mit Tubus

bzw. Trachealkanüle und Beatmungs-schläuchen annähernd in die neue Position bringen. Während des darauffolgenden Umlagerns des Körperstamms sind dann keine großen Bewegungen an Kopf und Beatmungsschläuchen mehr notwendig

– Muss der Patient im Bett in Längsrichtung bewegt werden, also z.B. zum Kopfende des Bettes hin, die Beatmungsschläuche aus der Halterung nehmen und mit der Hand, die den Kopf des Patienten unterstützt, durch das Y-Stück des Beatmungs-schlauches greifen. Das Y-Stück mit den beiden Beatmungsschläuchen auf der einen Seite und der Tubusverlängerung auf der anderen Seite liegt dadurch so auf dem Unterarm, dass bei der Lageveränderung kein Zug auf den Tubus ausgeübt wird

• Bei sedierten oder bewusstlosen und insbesondere bei relaxierten Patienten besteht durch den reduzierten bzw. aufgehobenen Muskeltonus beim Lagern die Gefahr der Luxation von Gelenken. Deshalb darauf achten, dass kein Zug auf einzelne Gelenke ausgeübt wird, z.B. Schultergelenk.

Maßnahmen nach der Umlagerung
Nachdem der Patient in die gewünschte Position gebracht wurde, führen die Pflegenden eine Reihe von Kontrollen durch, um lagerungsbedingte Komplikationen zu vermeiden. Dazu gehören:

• Tubus- bzw. Kanülenlage optisch (Lagemarkierung an der Zahnreihe bzw. Markierung an der Kanüle) und auskultatorisch überprüfen und die Beatmungsparameter kontrollieren. Beispielsweise kann sich bei druckkontrollierter Beatmung (☞ 5.3.1) durch die Lageveränderung (mit dadurch veränderter Compliance der Lunge) das Tidalvolumen reduzieren

• Beatmungsschläuche sollten grundsätzlich nicht auf dem Patienten aufliegen. Falls dieses nicht möglich ist, die Haut an der Auflagestelle polstern

• Sicherstellen, dass der Patient nicht versehentlich auf Leitungen, Schläuchen oder Drainagen liegt (Dekubitusgefahr)

• Bei hochgestelltem Kopfteil soll sich die Hüfte des Patienten am Übergang zum (höher gestellten) Kopfteil befinden. Dies vermeidet eine lagerungsbedingte Einschränkung der Atmung

• Liegt der Patient mit dem Gesicht vom Respirator abgewandt, kann es sinnvoll sein, die Beatmungsschläuche oberhalb seines Kopfes auf dem Bett liegend zu positionieren

• Kontrollieren, dass sich die Kondenswasser-behälter (Wasserfallen) am tiefsten Punkt des Beatmungssystems befinden

• Sicherstellen, dass alle Zu- und Ableitungen zugfrei positioniert sind und ungehinderter Zu- bzw. Abfluss gewährleistet ist.

Bei komplikationslosem Verlauf kann eine vorgenommene Lagerung für 2 – 3 Stunden beibehalten werden, bevor der Patient erneut umgelagert wird (Ausnahme: 135°- und Bauchlagerungen werden meist länger belassen, da der positive Effekt dieser Lagerungen meist erst nach mehreren Stunden einsetzt). Auch beim Einsatz von Matratzenauflagen, Spezialmatratzen oder Spezialbetten zur Reduktion des Auflagedrucks wird der Patient – sofern keine Kontraindikationen bestehen – alle 2 – 3 Stunden umgelagert, um den positiven Effekt des Lagewechsels auf die Lunge zu nutzen.

Rücken-, Seiten- und sitzende Lagerung

Rücken- und Seitenlagerung
Die Rücken- und Seitenlagerung sind die gebräuchlichsten Lagerungsarten beim beatmeten Patienten mit unkomplizierter Beatmungssituation. Das Umlagern des beatmeten Patienten von Rücken- in Seitenlage bzw. umgekehrt entspricht vom Vorgehen her dem beim nicht-beatmeten Intensivpatienten. Unterschiede bestehen lediglich in Bezug auf die Sicherung von

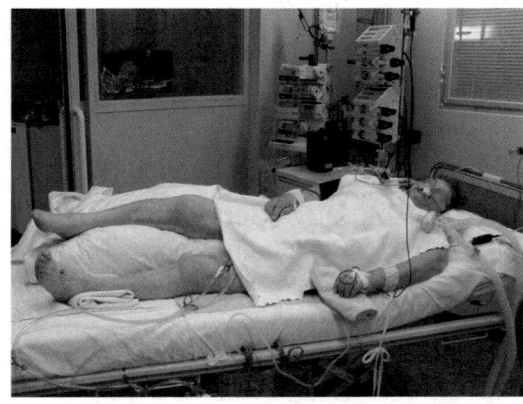

Abb. 8.13: Beatmete Patientin in Seitenlage. [M 251]

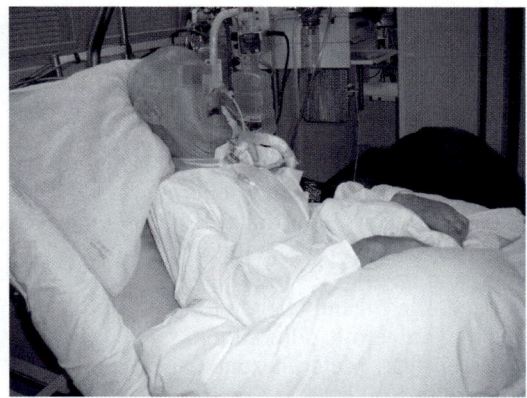

Abb. 8.13 b: Beatmeter Patient in sitzender Lagerung. [M 251]

Tubus bzw. Trachealkanüle sowie der Beatmungsschläuche. Die hier notwenigen Maßnahmen sind im Abschnitt „Maßnahmen vor, während und nach einer Umlagerung" ausgeführt (☞ oben). Allgemeine Informationen zur Durchführung von Rücken-, 30°- bzw. 90°-Seitenlagerung beim Intensivpatienten sind der entsprechenden Fachliteratur zu entnehmen.

Sitzende Lagerung
Auch die sitzende Lagerung beim beatmeten Patienten entspricht weitgehend der im Intensivbereich häufig eingesetzten Lagerung bei nichtbeatmeten Patienten. Wichtig beim beatmeten Patienten ist die Lagerung des Kopfes. Dieser muss vor allem bei sedierten bzw. relaxierten Patienten gegen seitliches Abkippen gesichert werden, z.B. mittels Lagerungskissen. Besteht bei beatmeten Patienten eine Herzinsuffizienz, wird oft auch die Herzbettlage eingesetzt. Dabei ist dann im Unterschied zur einfachen sitzenden Lagerung das Beinteil des Bettes stark abgesenkt, wodurch dann gleichzeitig die Beatmung erleichtert und das Herz entlastet wird.

135°-Seitenlagerung und Bauchlagerung

Die 135°-Seitenlagerung und die Bauchlagerung werden eingesetzt bei schweren, nicht kardial bedingten Lungenfunktionsstörungen (insbesondere Oxygenierungsstörungen), meist im Rahmen eines ARDS (☞ 2.3.6). Hierbei kommt es in Rückenlage häufig zu einer Minderbelüftung in den abhängigen Lungenabschnitten, die häufig durch Sekretverhalt und/oder Störungen des Surfactant (☞ 1.1.2) gänzlich verschlossen

sind und am Gasaustausch nicht mehr teilnehmen können (Atelektasen ☞ 2.2.4). Dadurch entsteht ein pulmonaler Rechts-Links-Shunt (☞ 2.2.4) und die Sauerstoffversorgung des Organismus verschlechtert sich. Die Durchblutung der abhängigen Lungenabschnitte ist, bedingt durch das Schwerkraftprinzip, weniger eingeschränkt, daher resultiert eine Störung des Ventilations-Perfusionsverhältnis (☞ 1.2.4).

 Wirkung der 135°-Seiten- und Bauchlagerung
Sowohl die 135°-Seiten- als auch die Bauchlagerung können gestörten Gasaustausch wesentlich verbessern. Welche Mechanismen diese Verbesserung bewirken, ist bislang nicht endgültig geklärt. Wahrscheinlich tragen die folgenden Effekte der 135°-Seiten bzw. Bauchlagerung wesentlich zur Besserung bei:
- Verbesserung der Belüftung der zuvor abhängigen Lungenabschnitten und
- Sekretdrainage aus diesen Lungenbereichen.

Die abhängigen Lungenabschnitte können wieder am Gasaustausch teilnehmen (alveolar recruitment), das Ventilations-Perfusionsverhältnis bessert sich und der intrapulmonale Rechts-Links-Shunt nimmt ab.

Kontraindiziert sind die 135°-Seiten- und die Bauchlagerung bei massiver Kreislaufinstabilität, bei erhöhtem Hirndruck (☞ 5.8.2) sowie bei instabiler Wirbelsäule. Relative Kontraindikation sind Thoraxwandinstabilität (z.B. wegen Rippenserienfraktur), instabiles Becken (z.B. wegen Beckenringfraktur) und spezielle abdominelle Erkrankungen, z.B. Peritonitis mit offener Bauchbehandlung.

 Eine Reanimation ist in überdrehter Seiten- bzw. Bauchlagerung nicht möglich, d.h. der Patient muss im Notfall so rasch wie möglich zurück auf den Rücken gedreht werden. Da dies relativ viel Zeit in Anspruch nimmt, ist eine 135°-Seiten- oder Bauchlagerung bei massiver Kreislaufinstabilität kontraindiziert. Im Zweifelsfall mit dem verantwortlichen Arzt besprechen, ob der Patient in überdrehte Seiten- oder Bauchlagerung gebracht werden soll oder nicht.

Komplikationen der 135°-Seiten- und Bauchlagerung

Sowohl die überdrehte Seiten- als auch die Bauchlagerung sind mit zahlreichen Komplikationen behaftet, daher muss ihr Einsatz bei jedem Patienten immer sorgfältig gegen den Nutzen abgewogen werden. Insgesamt sind die Komplikationen bei reiner Bauchlagerung ausgeprägter als bei 135°-Seitenlagerung, daher wird auf vielen Intensivstationen primär die 135°-Seitenlagerung verwendet und nur in ausgewählten Fällen die Bauchlagerung. Die 135°-Seitenlagerung bietet zusätzlich den Vorteil, dass der Patient im Bedarfsfall rascher zurück auf den Rücken gelagert werden kann.

Mögliche Komplikationen sind:

- Dislokation diverser Zu- und Ableitungen während der Umlagerung
- Druckläsionen an Kopf, Knie und Füßen
- Reflux oder Regurgitation von Mageninhalt
- Verlegung der Atemwege infolge der Sekretmobilisation
- Ausgeprägte Ödeme im Gesicht, insbesondere in der Augenregion.

Die Umlagerung in 135°-Seiten- oder Bauchlage kann beim beatmeten Patienten zu einer (vorübergehenden) Verschlechterung der Herz-Kreislaufverhältnisse sowie des Gasaustausches führen. Die Verschlechterung der Situation tritt meist unmittelbar nach der Umlagerung auf, ist von Patient zu Patient unterschiedlich ausgeprägt und hält unterschiedlich lange an (oft 15 – 20 Min., dann langsame kontinuierliche Verbesserung). Nicht selten ist die Zustandsverschlechterung so ausgeprägt, dass sie nicht mehr toleriert werden kann. Dann muss der Patient rasch zurück in die Ausgangsposition gebracht werden. Deshalb bei und unmittelbar nach der Umlagerung in 135°-Seiten- bzw. Bauchlage den Patienten genau überwachen und immer darauf gefasst sein, den Patienten notfalls rasch zurück zu drehen.

Sowohl die 135°-Seiten- als auch die Bauchlagerung erfordern i.d.R. eine gute Analgosedierung (z.B. mit Propofol®), da sie ansonsten vom Patienten kaum toleriert werden können.

Durchführung der 135°-Seitenlage

Im Folgenden ist die Umlagerung des Patienten vom Rücken in die 135°-Seitenlage links beschrieben. Bei der 135°-Seitenlage rechts wird analog zur anderen Seite hin gearbeitet. Die Pflegenden gehen wie folgt vor (allgemeine vorbereitende Maßnahmen ☞ oben):

- Ggf. oralen Endotrachealtubus umlagern (☞ allgemeine Maßnahmen vor einer Umlagerung oben)
- Lagerungshilfsmittel bereitlegen (Bettdecke, längs aufgerollt; alternativ 2 – 3 Lagerungskissen, ggf. Material zum Lagern und Polstern des Kopfes)
- Patienten in Rückenlage ganz an den Rand des Bettes legen (auf die Seite des Bettes, die der Seite gegenüberliegt, zu der hin der Patient gedreht werden soll, also im Beispiel an die rechte Bettkante zur 135°-Links-Seitenlage)
- Längs aufgerollte Bettdecke (bzw. Lagerungskissen) auf die frei gewordene Bettseite legen
- Patienten leicht zur Seite drehen (im Beispiel auf die rechte Seite) und den linken Arm unter den Körperstamm schieben. Liegt an diesem Arm eine Zu- oder Ableitung, z.B. eine arterielle Kanüle, für sichere Fixierung und zugfreie Lagerung während des Umlagerns sorgen. Ggf. vorher zusätzliche Infusionsverlängerung einbauen
- Patienten vorsichtig auf die linke Seite drehen
- Auf „halber Strecke", also in ca. 90°-Seitenlage, EKG-Elektroden auf dem Rücken anbringen, EKG-Kabel vom vorderen Brustkorb entfernen und auf den Elektroden am Rücken befestigen, Elektroden vom vorderen Brustkorb entfernen
- Patienten auf die aufgerollte Bettdecke drehen (diese stabilisiert den Patienten in der gewünschten Position). Dabei wird der unten liegende Arm wieder frei. Unten liegende Schulter etwas nach hinten lagern, so dass der Patient auf dem Brustkorb aufliegt. Ggf. auch das Becken etwas nach hinten ziehen. Unten liegenden Arm frei lagern
- Kopf so lagern, dass das Gesicht sichtbar ist. Ggf. kleines Kissen oder individuell angefertigtes Polstermaterial zum Lagern des Kopfes verwenden. Wichtig:
  - Auf das unten liegende Auge darf kein Druck ausgeübt werden

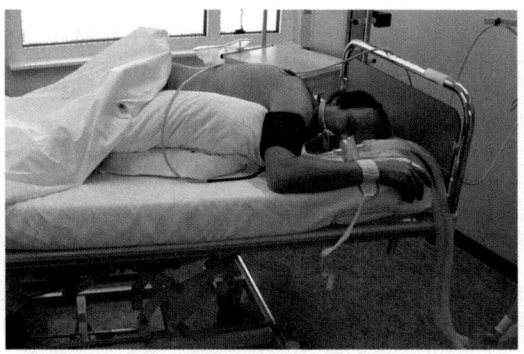

Abb. 8.14: 135°-Seitenlage. [M 251]

– Kontrollieren, dass unten liegendes Ohr nicht abgeknickt ist
• Oben liegenden Arm in physiologischer Mittelstellung lagern, Hand liegt neben dem Kopf. Unten liegenden Arm parallel zum Körperstamm lagern, ggf. polstern, z.B. bei peripheren Venenverweilkanülen am Handrücken
• Das oben liegende Bein in physiologischer Mittelstellung auf der aufgerollten Bettdecke bzw. einem Lagerungskissen lagern. Unten liegendes Bein kann gestreckt oder leicht angewinkelt gelagert werden.

Durchführung der Bauchlagerung
Bei der Umlagerung in Bauchlage wird der Patient über die 90°-Seitenlage auf den Bauch gedreht. Meist ist es sinnvoll, den Patienten über die zum Respirator hin gewandte Seite auf den Bauch zu drehen, weil dabei weniger Zug auf die Beatmungsschläuche ausgeübt wird. Ist dies unerheblich, z.B. weil der Respirator am Kopfende des Bettes positioniert ist, drehen die Pflegenden den Patienten über die Seite mit weniger Verletzungen (z.B. bei traumatologischen Patienten) bzw. weniger Zu- und Ableitungen.
Beim Umlagern des Patienten von Rücken- in Bauchlage gehen die Pflegenden wie folgt vor (allgemeine Maßnahmen vor einer Umlagerung ☞ oben):
• Ggf. oralen Endotrachealtubus umlagern (☞ Maßnahmen vor einer Umlagerung oben)
• Lagerungshilfsmittel bereitlegen (3 Lagerungskissen, jeweils eines für Thorax, Becken und Unterschenkel; zur Lagerung des Kopfes ein kleines Kissen, einen speziellen Kopfring oder individuell angefertigtes Lagerungsmaterial)

• Patienten in Rückenlage zunächst ganz auf eine Seite des Bettes legen
• Patienten leicht zur Seite drehen (von der Seite abgewandt, über die er Patient gedreht wird) und den Arm unter den Körperstamm schieben. Vorsicht: Sind an diesem Arm Zu- oder Ableitungen, z.B. eine arterielle Kanüle, für sichere Fixierung und zugfreie Lage während der Umlagerung sorgen
• Lagerungskissen für Thorax- und Beckenbereich quer vor Brustkorb bzw. Becken legen
• Patienten zunächst in 90°-Seitenlage bringen. EKG-Elektroden auf dem Rücken anbringen, EKG-Kabel daran befestigen und EKG-Elektroden vom Brustkorb entfernen
• Patienten auf den Bauch und damit gleichzeitig auf die Lagerungskissen drehen. Diese sollen so liegen, dass Brustkorb und Becken etwas erhöht gelagert sind, so dass das Abdomen frei liegt. Dadurch soll verhindert werden, dass Druck auf das Abdomen ausgeübt und dadurch das Zwerchfell nach oben gedrückt wird, was die Beatmung erschweren würde
• **Kopf** so lagern, dass kein Druck auf Augen oder Nase ausgeübt wird. Möglichkeiten:
– Lagerung des Kopfes wie bei der 135°-Seitenlagerung (☞ oben)
– Lagerung des Kopfes ohne Seitwärtsdrehung, d.h. mit dem Gesicht nach unten. Dabei dann mit entsprechendem Lagerungs- bzw. Polstermaterial das Gesicht frei lagern. Manche Spezialbetten (☞ 8.6.4) verfügen über spezielle Kissen im Kopfbereich (Kissen mit Aussparungen im Gesichtsbereich), die eine freie Lagerung des Gesichts ermöglichen, oder bieten die Möglichkeit, die oberen Luftkissen bzw. Matratzenteile zur Bauchlagerung zu entfernen bzw. zu entlüften
• Die **Arme** können entweder angewinkelt gelagert werden (Schultergelenk in physiologischer Mittelstellung, Ellenbogen angewinkelt, Hände liegen mit der Handfläche nach unten neben oder oberhalb des Kopfes) oder gestreckt parallel zum Körperstamm liegen (Handflächen liegen nach oben neben bzw. unterhalb des Beckens). Vielfach ist es üblich, bei Patienten deren Bauchlagerung längerfristig beibehalten wird (oft 6 – 10 Stunden) die Lagerung der Arme etwa alle 2 Stunden zu ändern

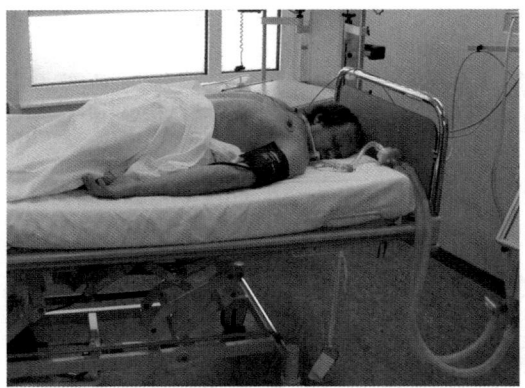 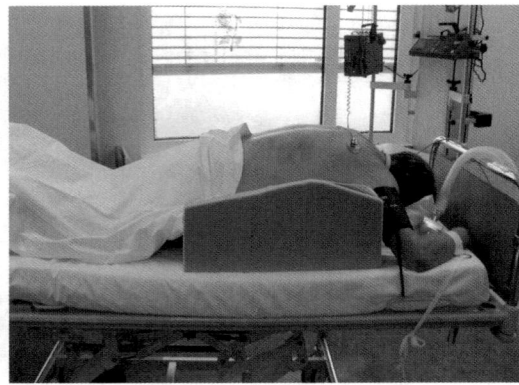

Abb. 8.15 – 8.16: Bauchlagerung. Links: Lagerung mit seitwärts gedrehtem Kopf, rechts Lagerung mit Gesicht nach unten. [M 251]

- Die **Beine** so lagern, dass kein Druck auf die Kniescheiben und die Zehen ausgeübt wird. Dazu Lagerungskissen keilförmig formen, mit der dünnen Seite zu den Knien und mit der dicken Seite zu den Füßen hin unter die Unterschenkel legen. Dadurch liegen Kniescheiben und Zehen frei.

Matratzenauflagen, Spezialmatratzen und Spezialbetten zur Dekubitusprophylaxe bzw. -therapie

Ist der beatmete Patient besonders dekubitusgefährdet oder ist bereits ein Dekubitus entstanden und darf der Patient *nicht* regelmäßig umgelagert werden, z.B. wegen instabilem Thorax oder massiv erhöhtem Hirndruck (☞ 5.8.2), kommen spezielle luftgefüllte Matratzenauflagen, Spezialmatratzen oder Spezialbetten zur Anwendung.

- Luftgefüllte **Matratzenauflagen**, z.B. First Step® von KCI-Mediscus, werden auf der Matratze des Bettes befestigt. Die Matratzenauflage wird über ein Gebläse mit Luft gefüllt und – bei manchen Modellen – auch kontinuierlich mit Luft durchströmt. Der Druck in der Matratze ist variabel einstellbar. Wirkungsweise: Druckgefährdete Körperareale sinken tiefer in die Matratzenauflage ein, dadurch verteilt sich der Auflagedruck gleichmäßig über die gesamte Aufliegefläche, d.h. Auflagedruck und damit Durchblutung der Haut sind an jeder Stelle der Aufliegefläche gleich. Damit kann einer Dekubitusentstehung vorgebeugt bzw. die Heilung eines bereits bestehenden Dekubitus gefördert werden. Matratzenauflagen können i.d.R. nur für

Patienten bis ca. 90 kg Körpergewicht eingesetzt werden. Bei schwereren Patienten werden statt Matratzenauflagen Spezialmatratzen verwendet

- Luftgefüllte **Spezialmatratzen** werden anstelle der normalen Matratze ins Intensivpflegebett eingelegt. Ihre Wirkungsweise entspricht der von luftgefüllten Matratzenauflagen. Manche Spezialmatratzen bieten zusätzliche Optionen, z.B. eine vom unteren ans obere Bettende durchlaufende Pulsation zum Zweck der Thromboseprophylaxe
- **Spezialbetten** kommen zum Einsatz bei Patienten mit bereits entstandenen Dekubitalulzera sowie bei speziellen Krankheitsbildern, z.B. instabile Wirbelsäule, Z.n. Hauttransplantation oder großflächiger Verbrennung an Rücken und Gesäß. Unterschieden werden:
  – Einfache **Luftkissenbetten** (Low-Flow-Betten oder Low Air Loss Systeme), z.B. das Monarch-Bett. Diese bestehen aus Luftkissen, die in einen Bettrahmen eingesetzt sind. Jeweils 3 – 5 Luftkissen bilden ein farblich markiertes Segment, innerhalb dessen der Luftdruck variabel eingestellt werden kann
  – **Air-Fluidised-Betten**, z.B. das Clinitron®- oder das Redactron®-Bett. Diese bestehen aus einer Wanne mit lose eingespanntem Filtertuch, unter dem kontinuierlich oder im Intervall feiner Quarzsand bzw. Mikroglaskugeln aufgewirbelt wird
  – **Betten zur kinetischen Therapie**, z.B. Respicar®-, Pulmonair®- oder Century SS®-Bett. Details ☞ kinetische Therapie 8.6.4

– **Stryker-Betten** (Drehbetten). Dies sind spezielle Betten, die z.B. bei Patienten mit instabiler Wirbelsäule (z.B. wegen Wirbelfraktur) zum Einsatz kommen. Stryker-Betten ermöglichen den regelmäßigen und sehr schonenden Lagewechsel von Rücken- in Bauchlage bzw. umgekehrt.

Vor- und Nachteile von Spezialbetten
Vorteile, Nachteile und Komplikationen von Betten zur kinetischen Therapie ☞ 8.6.4
Dem **Hauptvorteil,** der sehr effizienten Druckentlastung (i.d.R. gleichzeitig Indikation zum Einsatz eines Spezialbettes), stehen zahlreiche **Nachteile** gegenüber:
- Die Betten sind in aller Regel sehr schwer und daher auch nur sehr eingeschränkt (Luftkissenbetten) bzw. gar nicht (Air-Fluidised-Betten) zu bewegen. Zu Transporten (☞ 8.9) muss der Patient daher meist in ein normales Intensivpflegebett umgelagert werden
- Der Patient befindet sich in den genannten Spezialbetten in einer Art „Schwebezustand", da der normalerweise an einigen Körperstellen spürbare Aufliegedruck entfällt. Dadurch verändert sich das Empfinden für den eigenen Körper, d.h. der Patient spürt nicht mehr, wie er liegt und verliert dadurch die räumliche Orientierung, was auch zu Verwirrungszuständen führen kann
- Die Betten sind sowohl in der Anschaffung als auch im Gebrauch sehr teuer, deshalb werden sie von den Kliniken in aller Regel nicht gekauft, sondern im Bedarfsfall von der Herstellfirma geliehen. Die Mitarbeiter der Firma übernehmen auch das Aufstellen des Bettes auf der Station sowie die Einstellung für den Patienten
- Bei manchen Spezialbetten ist die Oberkörperhochlagerung des Patienten schwierig (z.B. Clinitron®-Bett) und zusätzliche Lagerungshilfsmittel müssen zum Einsatz kommen. Auch die Mobilisation des Patienten ist bei manchen Modellen erschwert, wegen der relativ hohen und an manchen Betten kaum oder gar nicht verstellbaren Arbeitshöhe
- Das Gebläse erzeugt ein kontinuierliches Geräusch, das vielfach als sehr unangenehm empfunden wird
- Der ständige trockene Luftstrom kann ein Austrocknen der Haut bewirken.

Die meisten Spezialbetten verfügen über einen integrierten Akku, der im Fall eines Stromausfalls bzw. der Notwendigkeit eines Transports den Weiterbetrieb des Bettes ermöglicht.

 Reanimation in Luftkissen- oder Air-Fluidised-Betten
Luftkissenbetten verfügen über auffällig gekennzeichnete Hebel zur Notfallentlüftung. Werden diese betätigt, werden sämtliche Luftkissen schlagartig entlüftet und der Patient kommt auf der harten Unterlage des Bettes zu liegen. Vorsicht: Durch die Notfallentlüftung sinkt der Patient sehr rasch um ca. 30 – 50 cm (je nach Dicke und Füllungszustand der Luftkissen) ab. Dadurch können der Tubus bzw. die Trachealkanüle sowie andere Zu- oder Ableitungen (z.B. der ZVK) unter Zug geraten und schlimmstenfalls herausgezogen werden. Bei *Air-Fluidised-Betten* entsteht durch Abschalten des Gebläses eine feste Unterlage.

Pflegemaßnahmen beim Einsatz von Spezialbetten
Maßnahmen beim Einsatz von Spezialbetten zur kinetischen Therapie ☞ 8.6.4
Beim Einsatz von Spezialbetten ist zu beachten:
- Sicherstellen, dass die verantwortliche Pflegende die Funktionen des Bettes kennt, insbesondere im Fall einer Reanimation das Bett rasch so einstellen kann, dass der Patient flach und hart liegt
- Zwischen der Aufliegefläche des Bettes und dem Bettlaken dürfen keine Gummiunterlagen oder ähnliche, luftundurchlässige Materialien liegen, da dies die Funktion des Bettes beeinträchtigt. Aus diesem Grund können i.d.R. nicht die kliniküblichen wasserundurchlässigen Saugunterlagen verwendet werden. Die Hersteller versorgen den Anwender meist mit speziellen saugfähigen Unterlagen
- Orientierende Berührungen sowie basal stimulierende Einreibungen können dazu beitragen, durch den „Schwebezustand" vermindertes Empfinden für den eigenen Körper wieder herzustellen
- Ein Austrocknen der Haut insbesondere im Aufliegebereich kann durch den warmen trockenen Luftstrom bedingt sein. Ggf. Pflegemaßnahmen zum Schutz vor weiterer Aus-

trocknung ergreifen, z.B. Haut mit Wasser-in-Öl-Emulsion eincremen.

Spezialbetten tragen durch die effiziente Druckentlastung wesentlich dazu bei, dass Druckulzera vermieden werden bzw. gut abheilen können. Andere Komplikationen der Immobilität, z.B. eine Pneumonie, Kontrakturen oder eine Thrombose, können dagegen auch bei Patienten, die in Spezialbetten gelagert sind, entstehen. Daher ist es sehr wichtig, dass alle Patienten, die gelagert werden dürfen, auch im Spezialbett regelmäßig umgelagert werden.

8.3.2 Mobilisation des beatmeten Patienten

Zur **Mobilisation** zählen alle Maßnahmen, die der körperlichen Aktivierung und Bewegungsförderung des Patienten dienen, also beispielsweise auch das Bewegen des Patienten im Bett vom Fuß- zum Kopfende des Bettes hin. Im Pflegealltag der Intensivstation wird i.d.R. jedoch erst dann von Mobilisation gesprochen, wenn der Patient aus seinem Bett heraus bewegt oder zumindest an den Bettrand gesetzt wird.

Die Mobilisation eines beatmeten Patienten dient folgenden Zielen:
- Verbesserung der Beatmungssituation durch Vertiefen der Atmung und Optimieren des Ventilations-Perfusionsverhältnis (ist am besten im Stehen und aufrechten Sitzen)
- Dekubitus-, Kontrakturen-, Obstipations- und Thromboseprophylaxe
- Anregung der Sinne und Förderung der Körperorientierung
- Verbesserung der Schlafqualität und Steigerung des Appetits (von Patient zu Patient unterschiedlich stark ausgeprägt).

Darüber hinaus kann sich die Mobilisation positiv auf die Psyche des beatmeten Patienten auswirken: Viele beatmete Patienten empfinden die Mobilisation als sichtbaren Fortschritt der Behandlung. Dies mindert das Krankheitsgefühl, hebt das Selbstwertgefühl und macht Mut für die weitere Behandlung. Zudem ist es dem Patienten möglich, seine Umgebung einmal aus einer neuen ("normalen") Perspektive wahrzunehmen.

Ob und wie ein beatmeter Patient mobilisiert werden darf, hängt immer von seiner Grunderkrankung und dem aktuellen Zustand ab. In aller Regel besprechen die Pflegenden mit dem zuständigen Arzt, wann ein Patient erstmals mobilisiert wird. Verläuft diese erste Mobilisation problemlos, führen die Pflegenden weitere regelmäßige Mobilisationen eigenverantwortlich durch, sofern sich der Allgemeinzustand des Patienten nicht gravierend ändert.

Vorbereitung der Mobilisation

Grundvoraussetzung zur Mobilisation eines beatmeten Patienten sind stabile Herz-Kreislauf-Verhältnisse, d.h. die Pflegenden beobachten Puls und Blutdruck des Patienten vor einer geplanten Mobilisation und verschieben die Maßnahme ggf., wenn gravierende Veränderungen der Herz-Kreislauf-Situation eintreten. Die weitere Vorbereitung der Mobilisation umfasst:
- Mobilisation zeitlich planen, d.h. sinnvoll in den pflegerischen Ablauf integrieren, ggf. Rücksprache mit dem Arzt, um Überschneidungen mit geplanten diagnostischen oder therapeutischen Maßnahmen zu vermeiden
- Patienten informieren, ihm (insbesondere bei der ersten Mobilisation) Sinn und Ablauf der Maßnahme erklären, ggf. demonstrieren (ihm beispielsweise den Stuhl zeigen, auf dem er sitzen kann). Wenn möglich und sinnvoll auch den Zeitpunkt der Mobilisation mit dem Patienten besprechen, um die Maßnahme dann durchzuführen, wenn der Patient sich „fit" fühlt
- Rücksprache mit den Kollegen: Zur Mobilisation des beatmeten Patienten werden mindestens zwei, je nach Situation des Patienten auch mehr Pflegende benötigt
- Geeignete Mobilisations-Hilfsmittel (z.B. Krankenlifter, Halte- bzw. Transfergurt, Drehscheibe, Bettleiter) sowie Stuhl, Sessel o.ä. für den Patienten auswählen und bereitstellen (i.d.R. werden spezielle fahrbare Mobilisationsstühle eingesetzt, die vielfältig verstellbar sind). Hilfsmittel ggf. zuvor auf Funktionsfähigkeit prüfen
- Ggf. Antithrombosestrümpfe anziehen oder Beine wickeln, eventuell auch weitere Kleidung, z.B. Schlafanzughose, anziehen. Hausschuhe des Patienten (feste Schuhe, in denen der Patient sicher steht) bereitstellen. Evtl. benötigte weiter Kleidungsstücke, z.B.

Bademantel, bzw. eine leichte Decke bereitlegen
- Fixierung aller Zu- und Ableitungen sicherstellen (insbesondere Tubus bzw. Trachealkanüle). Nicht unbedingt benötigte Zu- oder Ableitungen können eventuell abgestöpselt werden, z.B. Magensonde oder peripher-venöser Zugang
- Wäsche zum Beziehen des Patientenbettes bereithalten.

Durchführung der Mobilisation

Zu Beginn besprechen die Pflegenden den Ablauf der Mobilisation und klären, wer für das Sichern von Tubus bzw. Trachealkanüle und Beatmungsschläuchen verantwortlich ist.
Vorgehen bei der **Mobilisation ohne Hilfsmittel** vom Bett auf einen Stuhl:
- Händedesinfektion und Anlegen von Einmalschürzen und ggf. auch Einmalhandschuhen
- Beatmungsschläuche aus der Halterung nehmen und sicherstellen, dass während der Mobilisation kein Zug auf die Beatmungsschläuche und damit auf Tubus bzw. Trachealkanüle ausgeübt wird. Tipp: Mit der Hand, die den Kopf des Patienten hält, zuerst durch das Y-Stück der Beatmungsschläuche fahren – diese liegen dann auf dem Unterarm – und mit der Hand den Kopf des Patienten stützen
- Patienten an die Bettkante setzen, nach den Regeln des rückenschonenden Arbeitens sowie kinästhetischen Gesichtspunkten. Wichtig: Der Patient sollte dabei festen Boden unter den Füßen haben (ggf. Betthöhe entsprechend verändern oder Schemel o.ä. unterstellen). Falls nicht bereits geschehen dem Patienten Hausschuhe anziehen
- Beobachten, wie der Patient den Lagewechsel verkraftet. Wenn möglich Patienten nach seinem Befinden fragen. Fühlt der Patient sich wohl und sind die Kreislaufverhältnisse stabil, kann weiter mobilisiert werden
- Dem Patienten helfen, sich kurz vor das Bett zu stellen, sich etwas zu drehen und in den bereitgestellten Stuhl zu setzen. Wurde der Patient bereits mehrfach mobilisiert bzw. fühlt er sich kräftig genug, kann er mit Unterstützung der Pflegenden einige Schritte auf der Stelle bzw. neben dem Bett gehen (dabei darauf achten, dass Zu- und Ableitungen nicht unter Zug geraten)

- Patienten im Stuhl bequem positionieren und sicherstellen, dass er nicht zur Seite oder nach vorn kippen kann. Alle Zu- und Ableitungen übersichtlich und zugfrei positionieren, insbesondere Beatmungsschläuche. Vor allem bei den ersten Mobilisationen den Patienten während des Sitzens genau beobachten und öfters nach seinem Befinden fragen. Meist kann der Patient anfangs gerade so lange auf dem Stuhl sitzen, bis sein Bett frisch bezogen ist. Später können die Mobilisationsphasen je nach Zustand und Wunsch des Patienten auf 1 – 2 Stunden ausgedehnt werden. Dann sorgen die Pflegenden dafür, dass der Patient sich bei Bedarf melden (Klingel in Reichweite) und evtl. – entsprechend seinen Bedürfnissen und Möglichkeiten – beschäftigen kann, z.B. Lesen, Musik hören oder Fernsehen
- Bei problemlosem Ablauf erfolgt der Transfer zurück ins Bett in umgekehrter Reihenfolge.

> **Den Patienten nicht überfordern**
> Treten während einer Mobilisation Zeichen einer Kreislaufschwäche oder eines drohenden Kreislaufkollaps auf, z.B. Schwindel, Übelkeit, Hypotonie, helfen die Pflegenden dem Patienten, sich zügig zurück ins Bett zu legen.
> Vor allem bei den ersten Mobilisationen überschätzen manche Patienten ihre Kraft. Sie reicht dann (trotz Unterstützung durch die Pflegenden) manchmal nicht mehr aus, um vom Stuhl aufzustehen und zurück ins Bett zu gelangen. Hier kann es dann hilfreich sein, für den Transfer zurück ins Bett Hilfsmittel einzusetzen, z.B. einen Patientenlifter. Damit kann vermieden werden, dass der Patient sich überanstrengt und Angst vor der nächsten Mobilisation hat bzw. diese ablehnt. Ist der Einsatz eines Patientenlifters zum Rücktransfer ins Bett absehbar, ist es – je nach Ausführung der Tragevorrichtung – evtl. sinnvoll, die entsprechenden Tragetücher schon auf dem Stuhl zu platzieren bevor der Patient hineingesetzt wird, dies erspart späteres mühsames Unterschieben der Tragetücher.

Nach dem Transfer zurück ins Bett sorgen die Pflegenden dafür, dass der Patient bequem gelagert ist und sich ausruhen kann. Zudem kontrollieren sie die Lage und sichere Fixierung von

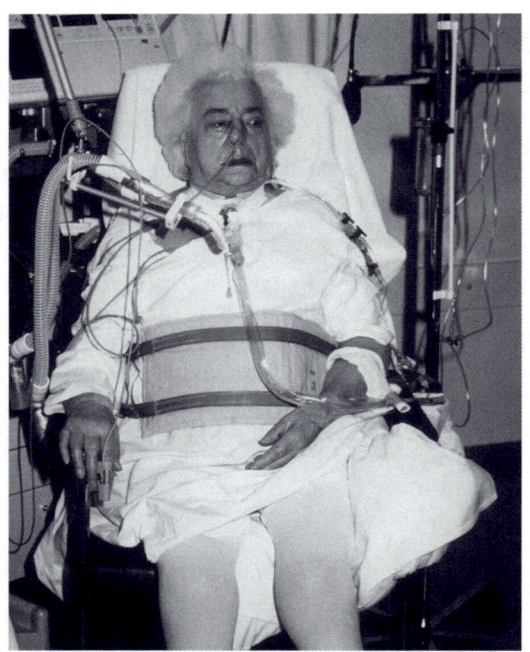

Abb. 8.17: Neben vielen anderen Vorteilen verschafft die Mobilisation dem beatmeten Patienten die Möglichkeit, seine Umgebung aus einer neuen, „normalen" Perspektive zu betrachten. [M 161]

Tubus bzw. Trachealkanüle und Beatmungsschläuchen, reaktivieren evtl. unterdrückte Alarme und schließen evtl. zuvor abgestöpselte Zu- oder Ableitungen wieder an.

8.4 Pflege bei oraler und nasaler Intubation

Sowohl die orale als auch die nasale Intubation erfordern besondere Pflegemaßnahmen, die dazu dienen, Schäden und Komplikationen durch den Tubus bzw. die Tubusfixierung zu vermeiden bzw. frühzeitig erkennen und behandeln zu können.

 Manipulationen am Tubus können sehr unangenehm sein, Würge- und Hustenreiz auslösen. Daher bei Maßnahmen, die mit Manipulationen am Tubus verbunden sind, den Patienten angemessen informieren, vorsichtig aber zügig vorgehen und bei Bedarf nach Arztrücksprache Sedativa und/oder Analgetika verabreichen.

Endotracheales Absaugen ☞ 8.7

8.4.1 Cuffkontrolle

Cuff (Blockermanschette): Funktion, Formen, Cuffdruck ☞ 4.2.2
Beim intubierten Patienten wird der Cuff mehrmals täglich auf Dichtigkeit und den Druck im Cuff kontrolliert, um sicherzustellen, dass der Cuff weder zu gering noch unnötig stark geblockt ist. Auf den meisten Intensivstationen ist es üblich den Cuffdruck jeweils zu Schichtbeginn zu prüfen.

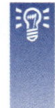 Der Cuffdruck sollte grundsätzlich unter 25 cm H_2O gehalten werden. Ein anhaltend hoher Cuffdruck birgt die Gefahr von Schädigungen der Trachealschleimhaut und der Knorpelstrukturen der Trachea (☞ auch 4.2.2).

Geräte zum Messen des Cuffdrucks
Zum Messen des Cuffdrucks stehen verschiedene Geräte zur Verfügung:
- *Manuelle Cuffdruckmesser* (☞ Abb. 8.20) werden ganz überwiegend zur Cuffdruckkontrolle eingesetzt. Dabei handelt es sich um handliche Geräte, die über drei Funktionen verfügen:
  - Am Manometer kann der Cuffdruck abgelesen werden. An den meisten Geräten ist der Bereich, in dem der Cuffdruck nach Möglichkeit gehalten werden sollte („unproblematischer" Cuffdruck), grün, und der Bereich eines zu hohen Cuffdrucks rot gekennzeichnet
  - Über den Pumpballon kann der Cuff unter fortlaufender Cuffdruckkontrolle nachgeblockt werden
  - Ein seitlicher Hebel bzw. Schraubverschluss ermöglicht das Ablassen von Luft aus dem Cuff
- *Automatische Cuffdruckmesser.* Dies sind Geräte, die über einen Zuleitungsschlauch mit dem Cuff verbunden werden und den Cuffdruck kontinuierlich anzeigen. An den meisten Geräten wird der gewünschte Cuffdruck eingestellt, und das Gerät hält den gewünschten Cuffdruck automatisch aufrecht, ggf. durch Nachblocken bzw. Ablassen von Luft aus dem Cuff. Manche Geräte können auch atemsynchron blocken, d.h. einen höheren Druck in der Inspirationsphase und einen niedrigeren während der Exspiration erzeugen. Insgesamt sind diese Geräte wenig in

Gebrauch, da sie vergleichsweise teuer sind und keine Auskunft über die Dichtigkeit des Cuffs geben.

Durchführung der Cuffkontrolle
Die Cuffkontrolle kann entweder mittels Einmalspritze und Cuffdruckmesser oder lediglich mit dem Cuffdruckmesser durchgeführt werden. Im Folgenden ist das Vorgehen mit Einmalspritze bzw. manuellem Cuffdruckmesser beschrieben:
• Patienten über die geplante Maßnahme informieren
• Falls nicht bereits im Rahmen vorhergehender Maßnahmen geschehen, Rachenraum gründlich absaugen
• Stethoskop etwa auf Höhe des Cuffs am Hals aufsetzen
• Cuffzuleitung abklemmen, Einmalspritze oder manuellen Cuffdruckmesser aufsetzen, Zuleitung öffnen
• Mittels Einmalspritze oder manuellem Cuffdruckmesser solange Luft aus dem Cuff ablassen bzw. aspirieren, bis der Cuff hörbar undicht ist (blubberndes Geräusch). Dann den Cuff vorsichtig blocken, bis das blub-

bernde Geräusch nicht mehr hörbar ist. Zur Sicherheit noch etwas Luft zugeben
• Cuffdruck messen. Beim Blocken mit Einmalspritze dazu die Cuffzuleitung abklemmen, Einmalspritze diskonnektieren, manuellen Cuffdruckmesser anschließen und Zuleitung öffnen. Cuffdruck ablesen
• Cuffzuleitung verschließen, manuellen Cuffdruckmesser entfernen
• Patienten endotracheal absaugen
• Cuffdruck dokumentieren.

Dieses Vorgehen birgt die Gefahr einer Aspiration von über dem Cuff stehenden Sekret. Deshalb wird in vielen Kliniken der Cuff **nicht** bis zur hörbaren Undichtigkeit entblockt, sondern lediglich die Dichtigkeit und der Cuffdruck (muss im „grünen Bereich" sein) geprüft.

 Spezielle Tuben mit Niederdruck-Cuff verfügen über eine integrierte Ausgleichsmöglichkeit für den Cuffdruck (z.B. Tuben mit Lanz-Ventil®, Brandt-Tubus®, Tubus mit Fome-Cuff®). Bei diesen Tuben muss jeweils nur die Dichtigkeit bzw. Funktionsfähigkeit des Cuffs, nicht jedoch der Cuffdruck kontrolliert werden (☞ 4.2.2).

Mögliche Ursachen eines hohen Cuffdrucks
Verschiedene Zustände können dazu führen, dass zum Blocken des Cuffs ein hoher Druck erforderlich (> 25 cm H_2O) ist:
• Der Tubus ist im Vergleich zur Trachea zu klein gewählt. Je geringer die Differenz zwischen Außendurchmesser des Tubus und Innendurchmesser der Trachea ist, um so geringer ist der notwendige Druck zum Blocken des Cuff
• Der Tubus ist nicht weit genug eingeführt bzw. ein Stück herausgerutscht und liegt mit dem Cuff in der Glottis. Notwendige Maßnahmen ☞ 4.2.8.
• Die Trachea ist relativ groß, die Stimmritze verhältnismäßig eng, d.h. die Tubusgröße ist zwar richtig gewählt, zum Blocken des Cuffs ist jedoch ein relativ hoher Druck erforderlich.

Wird bei einem Patienten postoperativ erstmals eine Cuffkontrolle durchgeführt, kann der Cuffdruck relativ hoch sein, weil im Rahmen

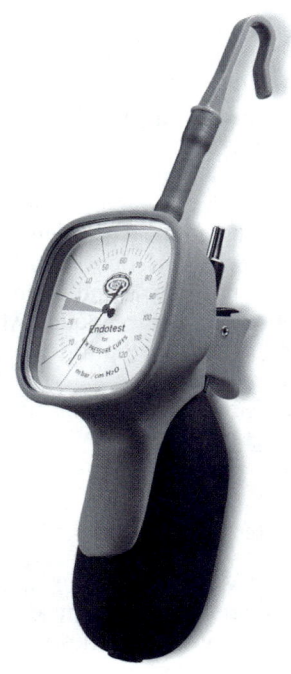

Abb. 8.18: Manueller Cuffdruckmesser [M 139].

einer Inhalationsanästhesie Lachgas in den Cuff diffundiert sein kann. Nach Entblocken und erneutem Blocken des Cuffs sollte der Cuff dann bei einem Cuffdruck < 25 cm H$_2$O dicht sein.

Mögliche Ursachen von Leckagen
Wird der Cuff, nachdem er korrekt geblockt wurde, im Verlauf immer wieder undicht (Respirator alarmiert dann meist untere AMV-Grenze oder untere Beatmungsdruckgrenze) oder lässt er sich gar nicht mehr abdichten, können folgende Störungen vorliegen:
- Der Kontrollballon (Pilotballon ☞ Abb. 4.6) oder die Cuffzuleitung ist undicht (Leckage). In diesem Fall muss der Tubus baldmöglichst ausgewechselt werden (Tubuswechsel ☞ 4.2.6). Um die Zeit bis zum Tubuswechsel zu überbrücken kann der Zuleitungsschlauch versuchsweise geschient werden. Dazu eine Plastikverweilkanüle (ohne Mandrin!) so in den Zuleitungsschlauch einführen, dass das defekte Schlauchstück abgedichtet ist. Ist eine vorübergehendes Abdichten auch damit nicht möglich, muss der Tubus bei beatmeten Patienten umgehend gewechselt werden
- Der Cuff (Blockermanschette) ist undicht. Auch in diesem Fall muss der Tubus beim beatmeten Patienten umgehend gewechselt werden (Tubuswechsel ☞ 4.2.6). Evtl. kann durch Erhöhung des Atemminutenvolumens oder Umstellen auf druckkontrollierte Beatmung eine kurzzeitige Leckagekompensation erreicht werden (Beatmungsmuster nur nach Rücksprache mit dem Arzt verändern)
- Kontrollballon, Cuffzuleitung und Cuff sind intakt, aber der Beatmungsdruck steigt kontinuierlich an. Dadurch kann Luft aus dem Tracheobronchialsystem am korrekt geblockten Cuff vorbei nach außen entweichen (typischerweise immer während der Inspiration). Ein Nachblocken des Cuffs dichtet diesen dann zunächst wieder ab. Steigt der Beatmungsdruck weiter an, kann es erneut zu Undichtigkeiten kommen. Ist der Anstieg des Beatmungsdrucks unabwendbar (beispielsweise durch die notwendige invasive Beatmung verursacht), muss der Cuff jeweils nachgeblockt, d.h. ein steigender Cuffdruck in Kauf genommen werden. Steigt der notwendige Cuffdruck dauerhaft über ca. 30 cmH$_2$O an, kann evtl. durch eine Änderung der Respiratoreinstellung Abhilfe geschaffen

werden (z.B. Umstellen auf druckkontrollierte Beatmung).

 Ein defekter Tubus muss so schnell wie möglich gewechselt werden, um den Patienten nicht unnötig zu gefährden!

8.4.2 Mundpflege bei oraler Intubation

Bei oraler Intubation ist die Mundpflege, bedingt durch den Tubus, zum einen deutlich erschwert und zum andern für den Patienten oft auch sehr unangenehm durch die mehr oder weniger starken Manipulationen am Tubus.

Wie bei anderen Schwerkranken so ist auch beim oral intubierten Patienten das Ziel der Mundpflege die Aufrechterhaltung bzw. Wiederherstellung einer physiologischen Mundflora, das Gesunderhalten von Zähnen und Zahnfleisch sowie die Soor- und Parotitisprophylaxe. Bereits entstandene Schädigungen, z.B. Infektionen der Mundschleimhaut, sollen behandelt werden.

Im Folgenden sind lediglich die speziellen Aspekte der Mundpflege beim oral intubierten Patienten beschrieben. Detaillierte Informationen zur Durchführung der Mundpflege sind der entsprechenden Pflegeliteratur zu entnehmen.

Die Mundpflege bei oraler Intubation umfasst das Absaugen von Sekret aus Mund und Rachen, die Inspektion und Reinigung der Mundhöhle (einschließlich Zahnpflege), die Spülung des subglottischen Raumes, die Umlagerung und Neufixierung des Tubus und die Lippenpflege. Diese „komplette" Mundpflege wird auf den meisten Intensivstationen ca. zwei- bis dreimal täglich durchgeführt. Zwischendurch wird lediglich das Sekret aus dem Mund-Rachenraum abgesaugt und die Mundhöhle gereinigt (ohne Zähneputzen). Diese „kleine" Mundpflege erfolgt auf den meisten Stationen etwa 2- bis 4-stündlich.

Im Folgenden sind Vorbereitung und Durchführung der „kompletten" Mundpflege beschrieben.

Vorbereitung der Mundpflege

Die „komplette" Mundpflege ist am einfachsten durchzuführen, wenn der Patient auf dem Rücken mit leicht erhöhtem Oberkörper liegt. Die „kleine" Mundpflege kann auch in Seitenlage vorgenommen werden.

- Insbesondere bei „kompletter" Mundpflege Maßnahme mit anderen Pflegemaßnahmen abstimmen; Mundpflege beispielsweise nicht unmittelbar nach Verabreichung von Sondenkost durchführen, da Manipulationen am Tubus Würge- und Hustenreiz auslösen können und dadurch die Gefahr einer Regurgitation von Mageninhalt steigt
- Patienten informieren
- Materialien bereitlegen:
  - Einmalhandschuhe, evtl. saugfähige Unterlage
  - Mundpflegeutensilien, ggf. auch Zahnbürste des Patienten
  - Material zum Absaugen des Mund-Rachenraumes und zum endotrachealen Absaugen (☞ 8.7)
  - Material zum Entblocken und Neublocken des Cuff sowie zur Cuffdruckkontrolle: Einmalspritze oder (manueller) Cuffdruckmesser (☞ 8.4.1), Stethoskop
  - Material zum Fixieren des Tubus (☞ 8.4.4)
  - Abwurf in Reichweite stellen.

Durchführung der Mundpflege

Absaugen von Sekret aus Mund und Rachen
Beim intubierten Patienten sammelt sich häufig Sekret im Mund und im Rachenraum an. Dieses Sekret wird zunächst abgesaugt, um dann die Mundhöhle inspizieren und reinigen zu können. Dazu ggf. zunächst die Tubusfixierung so ändern, dass die Mundhöhle frei zugänglich ist (Vorsicht: Tubus muss dabei entweder sicher fixiert bleiben oder zweite Pflegeperson muss den Tubus halten, um versehentliche Extubation zu verhindern). Dann den Mund-Rachenraum mit Einmalabsaugkatheter gründlich absaugen. Insbesondere beim Absaugen des Rachenraumes Patienten genau überwachen, da Manipulationen im Rachen einen Vagusreiz (mit dadurch bedingter Bradykardie) auslösen können.

Inspektion der Mundhöhle
Zu Beginn inspizieren die Pflegenden die Mundschleimhaut, Zähne und Zahnfleisch – ggf. mit Hilfe einer Taschenlampe und eines Spatels – auf krankhafte Veränderungen.

Reinigung der Mundhöhle
Die Reinigung der Mundschleimhaut erfolgt meist mit einer Klemme, an deren Spitze mit Mundpflegelösung getränkte Kompressen befestigt sind. Alternativ können sich die Pflegenden die getränkten Kompressen um den Zeigefinger wickeln und damit die Mundhöhle reinigen. Dies ist für den Patienten meist angenehmer, birgt jedoch die Gefahr, dass der Patient der Pflegeperson auf den Finger beißt. Deshalb nur anwenden, wenn diese Gefahr nicht besteht bzw. Beißschutz einlegen.

Zähne putzen. Hat der Patient noch eigene Zähne und bestehen keine Kontraindikationen (vor allem massive Blutgerinnungsstörungen), putzen die Pflegenden dem Patienten die Zähne mit Zahnbürste und Zahnpasta. Dabei wie folgt vorgehen:
- Sicherstellen, dass der Cuff dicht geblockt ist (☞ 8.4.1)
- Auf eine weiche oder mittelharte (Einmal-) Zahnbürste wenig Zahnpasta auftragen (Achtung: Anwendung von Zahncreme beim intubierten Patienten ist umstritten wegen der Gefahr, dass Zahncremereste im Rahmen von Mikroaspirationen in die Lunge gelangen. In manchen Kliniken wird daher bei intubierten Patienten grundsätzlich keine Zahnpasta verwendet). Zähne und Zahnfleischrand vorsichtig aber gründlich bürsten
- Anschließend Mundhöhle spülen. Dazu Absaugkatheter in die Mundhöhle einlegen und während laufender Absaugung die Zahnreihen mit z.B. Aqua dest. (z.B. in 10 ml-Spritze aufgezogen) gründlich spülen, bis keine Zahnpastareste mehr sichtbar sind
- Mundschleimhaut reinigen wie oben beschrieben
- Abschließend subglottischen Raum absaugen (☞ 8.4.2).

Reinigung des subglottischen Raumes
Sekret, das sich im subglottischen Raum (Raum direkt oberhalb des Cuffs, auch als „Jammerecke" bezeichnet ☞ 4.2.2) ansammelt, stellt ein besonderes Problem dar, da die hier enthaltenen Krankheitskeime über Mikroaspirationen in das Tracheobronchialsystem gelangen können. Gleichzeitig ist das Sekret in diesem Bereich besonders schwer zugänglich. Zur Entfernung dieses Sekret gibt es neben der einfachen Absaugung des Rachenraumes verschiedene Möglichkeiten:
- **Nasen-Rachenraumspülung.** Dabei wird über einen dünnen, über die Nase in den oberen Rachenraum eingeführten Absaugkatheter spezielle Spüllösung in den Rachen-

raum eingebracht und über einen dickeren, oral eingeführten Absaugkatheter wieder abgesaugt. Dadurch wird auch der subglottische Raum gespült und das Sekret damit entfernt. Als Spüllösungen werden nur solche Flüssigkeiten verwendet, die bei evtl. Aspiration keine Lungenschädigung verursachen (z.B. Aqua dest., Salbei- oder Kamillentee)

- Spezielle Tuben („Spültuben") mit Möglichkeit zur Spülung des subglottischen Raumes (☞ Abb. 4.13). Diese verfügen über eine Öffnung unmittelbar über dem Cuff, die über eine spezielle Zuleitung zugänglich ist. Über diese Zuleitung kann der subglottische Raum gespült werden. Auch hier gilt: Vor der Spülung Dichtigkeit des Cuffs sicherstellen. Dann Spüllösung (100 ml Aqua dest.) mit Infusionsleitung an die Zuleitung anschließen und einlaufen lassen. Während dessen den Rachenraum sorgfältig absaugen.

Unabhängig von der Art der Spülung muss der Patient abschließend endotracheal abgesaugt werden, um evtl. aspirierte Spüllösung umgehend wieder zu entfernen.

Tubus umlagern
Um durch den Tubus bedingte Druckschäden am Mundwinkel und in der Mundhöhle zu vermeiden, werden orale Tuben regelmäßig umgelagert (i.d.R. ein- bis dreimal täglich im Rahmen der „kompletten" Mundpflege). Meist wird der Tubus vom rechten in den linken Mundwinkel oder umgekehrt verlagert, selten wird er in der Mitte des Mundes fixiert. Dies ist für den Patienten meist unangenehmer und die Fixierung des Tubus ist hier schwieriger.
Beim Umlagern von einem Mundwinkel in den anderen wie folgt vorgehen:

- Material zum Fixieren des Tubus bereitlegen (☞ 8.4.4)
- Sekret aus dem Mund-Rachenraum absaugen (falls nicht bereits geschehen)
- Einmalhandschuhe anziehen
- Tubusfixierung lösen
- Intubationstiefe kontrollieren (cm-Markierung am Tubus in Höhe der Zahnreihe)
- Pflasterreste etc. vorsichtig mit geeigneten Materialien entfernen, z.B. Waschbenzin
- Äußeres Ende des Tubus mit einer Hand festhalten. Mit zwei Fingern der anderen Hand (Zeige- und Mittelfinger) den Tubus in der Mundhöhle schienen, vorsichtig über den

Zungengrund hinweg in den gegenüberliegenden Mundwinkel schieben, ohne dabei die Intubationstiefe zu verändern
- Intubationstiefe kontrollieren (sollte der vorherigen entsprechen)
- Tubus neu fixieren (☞ 8.4.4)
- Lunge auf korrekte Tubuslage auskultieren (☞ 4.23).

In manchen Kliniken ist es üblich, abschließend den Cuff zu entblocken und neu zu blocken, um eine evtl. Faltenbildung am Cuff zu beheben. In jedem Fall wird abschließend der Cuffdruck kontrolliert, die Dichtigkeit des Cuffs überprüft und endotracheal abgesaugt.

 Vorsicht: Zum Umlagern muss die Tubusfixierung komplett entfernt werden, d.h. es droht die Gefahr einer versehentlichen Extubation, insbesondere bei sehr unruhigen Patienten. Auf den meisten Intensivstationen ist es deshalb üblich, die Tubusumlagerung grundsätzlich zu zweit durchzuführen.

Lippenpflege
Abschließend die Lippen auf evtl. Druckschädigungen durch den Tubus hin inspizieren und mit geeigneter Creme einfetten, z.B. Panthenolsalbe.

8.4.3 Nasenpflege bei nasaler Intubation

Bei nasaler Intubation sind besondere Pflegemaßnahmen an der Seite der Nase erforderlich, durch die der Tubus eingeführt ist. Die Nasenpflege bei nasaler Intubation wird i.d.R. ein- bis zweimal täglich durchgeführt. Dabei wird wie folgt vorgegangen:

- Material bereitlegen: dünne Einmal-Absaugkatheter (z.B. Ch. 8), Einmalhandschuhe, mehrere dünne Watteträger, physiolog. NaCl-Lösung, Nasensalbe, Material zum Fixieren des Tubus (☞ 8.4.4)
- Patienten informieren
- Tubusfixierung lockern, so dass die Nasenöffnung gut einsehbar ist
- Sekrete um den Tubus herum vorsichtig mit dünnem Absaugkatheter entfernen
- Nasenschleimhaut mit Watteträger (mit physiolog. NaCl-Lösung getränkt) reinigen, dabei evtl. vorhandene Verkrustungen vorsichtig entfernen

- Nase auf Druckstellen hin inspizieren. Sind Druckstellen zu beobachten, Arzt informieren. Evtl. muss eine Umintubation (☞ 4.2.6) oder eine Tracheotomie (☞ 4.3) vorgenommen werden
- Nasensalbe auf einen Watteträger aufbringen und rings um den Tubus auf die Nasenschleimhaut auftragen
- Tubus neu fixieren (☞ 8.4.4).

Bei nasaler Intubation ist die Gefahr einer versehentlichen Extubation während der Nasenpflege sehr viel geringer als bei oraler Intubation während der Mundpflege. Daher kann die Nasenpflege bei nasaler Intubation in aller Regel von einer Pflegenden alleine vorgenommen werden. Ausnahme: Sehr unruhige Patienten.

 Vorsicht bei Gerinnungsstörungen. Bei Patienten mit massiven Gerinnungsstörungen äußerst behutsam vorgehen, da auch kleine Verletzungen der sehr gut durchbluteten Nasenschleimhaut relativ starkes und lang anhaltendes Nasenbluten nach sich ziehen kann.

8.4.4 Tubusfixierung

Die Tubusfixierung dient dazu, Lageveränderungen des Tubus, insbesondere eine versehentliche Extubation, zu verhindern. Zudem soll die Tubusfixierung verhindern, dass Bewegungen an den Beatmungsschläuchen (z.B. durch Manipulationen, aber auch durch Kondenswasseransammlungen im Schlauchsystem) auf den Tubus und damit auf die Trachealschleimhaut übertragen werden.
Die Tubusfixierung wird i.d.R. mindestens einmal täglich bzw. bei oraler Intubation bei jeder Umlagerung des Tubus (☞ 8.4.2) und zusätzlich bei Bedarf (z.B. Durchfeuchtung des Fixierungsmaterials) gewechselt.

Methoden zur Tubusfixierung

Grundsätzlich sind sowohl bei oraler als auch bei nasaler Intubation die folgenden Methoden der Tubusfixierung möglich:
- **Pflasterfixierung.** Dabei werden Pflasterstreifen zirkulär am Tubus aufgeklebt, überkreuzt und auf der Gesichtshaut befestigt. Die Pflasterfixierung ist relativ fest und damit etwas sicherer als die Fixierung mit klebefrei-

en Bändern. Daher ist sie besonders für sehr unruhige Patienten geeignet. Nachteilig ist die Gefahr von Hautschäden durch den relativ häufig notwendigen Wechsel der Pflasterstreifen. Diese Gefahr besteht besonders bei empfindlicher Haut und Ödemen im Gesichtsbereich
- **Klebefreie Fixierbänder.** Hier werden verschiedene, teils industriell vorgefertigte Materialien verwendet. Insgesamt sind klebefreie Fixierbänder weniger sicher als die Pflasterfixierung, d.h. die Gefahr einer unbeabsichtigten Lageveränderung des Tubus ist etwas größer. Dem steht der Vorteil der Hautfreundlichkeit gegenüber. Häufig benutzt werden TG-Schlauchverband und industriell vorgefertigte Fixierbänder:
  - *TG-Schlauchverband* (eigentlicher Verwendungszweck dieses Materials sind Fingerverbände). Dazu wird am Tubus unmittelbar vor Eintritt in Mund oder Nase ein Pflasterstreifen zirkulär angebracht (dieser dient dazu, ein Verrutschen des TG-Schlauchverbands zu verhindern). Zum Befestigen den TG-Schlauchmull doppelt legen, im Bereich des Pflasterstreifens um den Tubus führen, die beiden Enden durch die Schleife ziehen und festziehen. Dann die beiden Schlauchverbandstücke um den Kopf des Patienten führen (auf einer Seite über und auf der anderen Seite unter dem Ohr herum) und seitlich am Gesicht mittels fester Schleife verbinden
  - Industriell vorgefertigte *Fixierbänder* (☞ Abb. 8.23). Diese bestehen aus hautfreundlichem Schaumstoff und sind meist mit einem Klettverschluss versehen. Am Tubus werden sie meist ebenfalls an einem zirkulär angebrachten Pflasterstreifen fixiert, der ein Abrutschen des Fixierbandes verhindern soll
- Selten eingesetzt werden Fixierungsmaterialien, bei denen der Tubus mit speziellen Bändern fixiert wird, die an auf den Wangen des Patienten angebrachten Halteplatten befestigt werden.

Fixierung oraler Tuben

Im Folgenden ist die Fixierung oraler Tuben mit Pflasterstreifen und mit klebefreien Klettbändern beschrieben:
- Pflasterfixierung eines oralen Tubus:

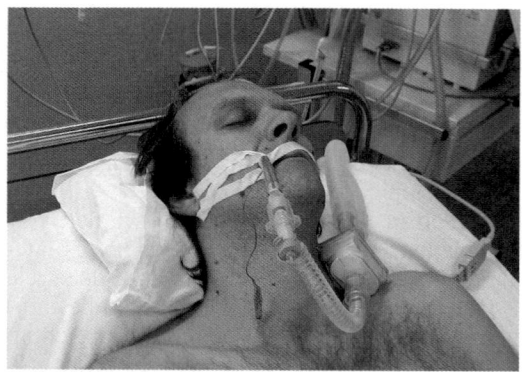

Abb. 8.19 : Pflasterfixierung eines oralen Tubus [M 251]

– Zwei Pflasterstreifen zurechtschneiden (Länge: Pflasterstreifen soll über beide Wangen reichen)
– Pflasterreste der vorherigen Fixierung entfernen (z.B. mit Waschbenzin)
– Schädigungen der Haut im Bereich der Wangen oder Lippen ggf. mit Hautschutzplatten abdecken (alternativ Pflasterstreifen an intakten Hautregionen aufkleben oder klebefreie Fixierbänder verwenden)
– Ersten Pflasterstreifen an der Wange aufkleben, möglichst faltenfrei oberhalb der Oberlippe zum Tubus führen, zirkulär um den Tubus anbringen und auf der gegenüberliegenden Wange befestigen. Wichtig: Dabei dürfen keine Hautfalten entstehen, sondern der Pflasterstreifen muss allen Hautfalten folgen
– Zweiten Pflasterstreifen *entweder* oberhalb des ersten Pflasterstreifens ebenfalls im Bereich über der Oberlippe befestigen (deckt dann den ersten Pflasterstreifen teil-

weise ab), zirkulär um den Tubus führen und auf derselben Wangenseite unterhalb der Unterlippe zurückführen *oder* Pflasterstreifen unterhalb der Unterlippe zum Tubus führen, diesen umwickeln und restlichen Pflasterstreifen auf der gegenüberliegenden Wangenseite anbringen
– Auf vielen Stationen ist es üblich das Pflaster am Ende des Pflasterstreifens umzuschlagen; dadurch bildet sich eine kleine Lasche, und die Fixierung kann im Notfall schneller entfernt werden
• Fixierung mit Klettband:
– Am Tubus unmittelbar vor Eintritt in den Mund zirkulären Pflasterstreifen anbringen
– Fixierband im Bereich des Pflasterstreifens zirkulär fest um den Tubus wickeln
– Band um den Kopf des Patienten führen (günstig: auf einer Seite oberhalb, auf der anderen Seite unterhalb des Ohres)
– Fixierband mit Klettverschluss schließen.

Fixierung nasaler Tuben

Ein nasaler Tubus soll so fixiert sein, dass das Tubuslumen mittelständig in der Nasenöffnung liegt, d.h. der Tubus soll zu keiner Seite hin besonderen Druck ausüben. Auch nasale Tuben können sowohl mit Pflasterstreifen als auch mit TG-Schlauchverband oder klebefreien Fixierbändern fixiert werden.
Bei beiden Methoden wird am Tubus ein zirkulärer Pflasterstreifen unmittelbar vor Eintritt des Tubus in die Nasenöffnung angebracht. Dieser dient gleichzeitig als Markierung für die Intubationstiefe.

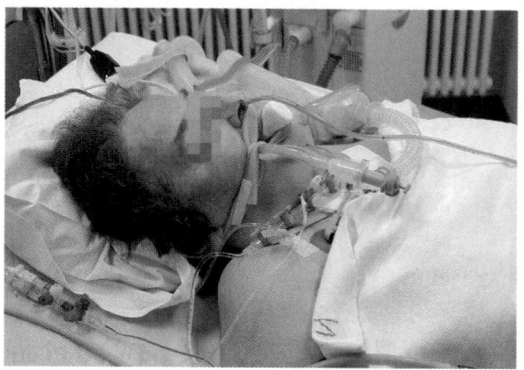
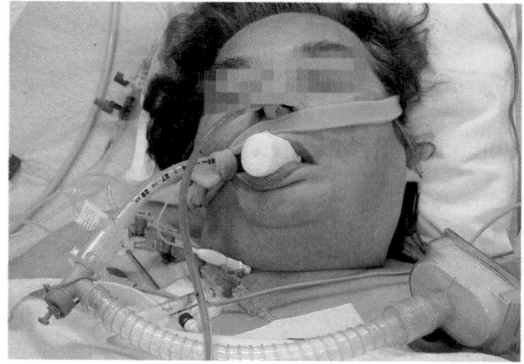

Abb. 8.20: Fixierung eines oralen Tubus mit klebefreiem Fixierband (Klettverschluss) in der seitlichen und in der frontalen Ansicht. Die als Beißschutz eingelegte Mullbinde soll Verletzungen der ödematös geschwollenen Zunge verhindern. [M 251]

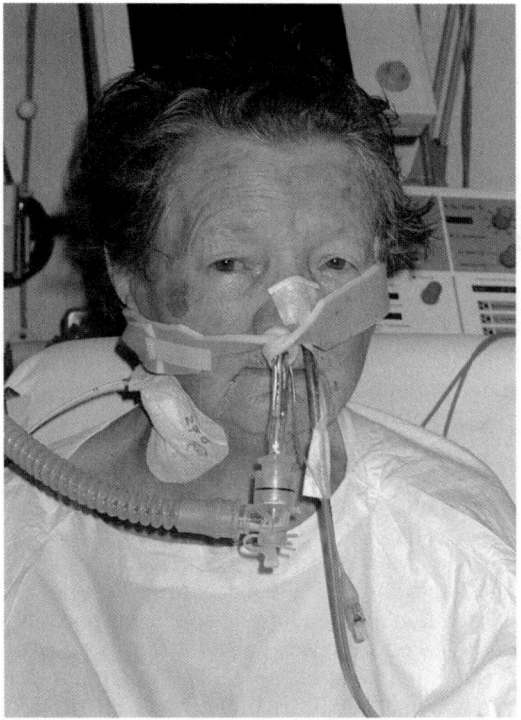

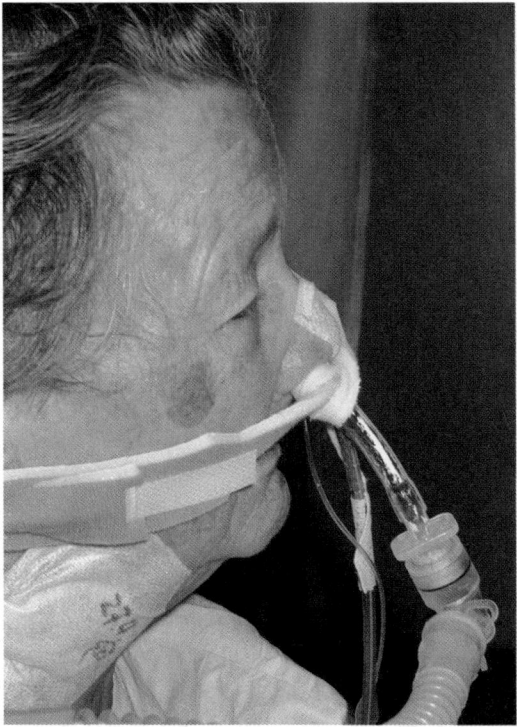

- Zur **Pflasterfixierung eines nasalen Tubus** gibt es verschiedene Möglichkeiten:
  - Schmalen Pflasterstreifen (ca. 15 cm lang) halbschräg über die Nase bis zum Tubus führen, Tubus zirkulär umwickeln und Pflasterstreifen auf der gegenüberliegenden Nasenseite befestigen. Ggf. zweiten Pflasterstreifen etwas oberhalb des ersten in gleicher Weise fixieren
  - Breiten Pflasterstreifen (ca. 10 – 12 cm lang) längs ungefähr bis zur Mitte einschneiden. Nicht eingeschnittenen Teil des Pflasterstreifens längs auf dem Nasenrücken befestigen, so dass der Tubus genau zwischen den beiden eingeschnittenen Teilen des Pflasterstreifens liegt. Zuerst den einen, dann den anderen Teil des eingeschnittenen Pflasterstreifens zirkulär um den Tubus führen und dann auf einem Nasenflügel aufkleben
  Besonders empfindliche oder bereits geschädigte Haut im Bereich von Nasenrücken oder Nasenflügeln ggf. mit Hautschutzplatten abdecken und Pflasterstreifen darauf befestigen
- Bei der **Fixierung nasaler Tuben mit klebefreien Fixierbändern** wird entweder mit TG-Schlauchverband oder speziellen Fixierbändern gearbeitet:
  - TG-Schlauchverband in der erforderlichen Länge zuschneiden (muss ausreichen, um das Band einmal um den Tubus und den Kopf des Patienten zu führen und um es seitlich mit einer Schleife zu schließen). TG-Schlauchverband am zirkulären Pflasterstreifen des Tubus befestigen (z.B. Schlinge legen, diese um den Tubus führen, TG-Schlauchverbandenden durchziehen und festziehen)
  - Spezielles, industriell vorgefertigtes Fixierband über dem zirkulären Pflasterstreifen am Tubus fixieren, z.B. indem das Band einmal zirkulär um den Tubus geführt und festgezogen wird
  - Bei beiden Methoden anschließend das Band so am Kopf des Patienten befestigen, dass es auf einer Seite über und auf der anderen Seite unter dem Ohr um den Kopf herum geführt wird, dies verhindert ein Abrutschen des Bandes in den Nacken bzw. nach oben – beides hätte eine Lockerung der Fixierung zur Folge. Um Druckstellen am Ohr, insbesondere im oberen

Abb. 8.21: Fixierung eines nasalen Tubus mit industriell vorgefertigtem klebefreiem Fixierband. [M 161]

Bereich der Ohrmuschel, zu verhindern, beim nächsten Fixieren des Tubus die Seiten wechseln, d.h. auf der Seite, an der das Band oberhalb des Ohres befestigt war, das Band unterhalb des Ohres um den Kopf führen.

8.5 Pflege bei Tracheotomie

Punktions- und konventionelle Tracheotomie ☞ *4.3.3, 4.3.4*
Bei tracheotomierten Patienten sind spezielle Pflegemaßnahmen erforderlich, die Schäden bzw. Komplikationen die durch die Tracheotomie, die Trachealkanüle bzw. deren Fixierung bedingt sind, zu verhindern bzw. frühzeitig erkennen und behandeln zu können.
Zu den speziellen Pflegemaßnahmen bei tracheotomierten Patienten gehören die regelmäßige Cuffkontrolle, die Lagekontrolle und Fixierung der Trachealkanüle sowie der regelmäßige Verbandwechsel am Tracheostoma. Auf vielen Intensivstationen gehört außerdem der regelmäßige Trachealkanülenwechsel zu den Aufgaben der Pflegenden (☞ 4.3.7). Auf die spezielle Pflege bei Dauerkanülen (Trachealkanülen ohne Cuff, die aus Innen- und Außenkanüle bestehen) wird hier nicht näher eingegangen, da über diese Kanülen nicht beatmet werden kann.
Sprechaufsatz und Sprechkanüle ☞ **.**
Komplikationen bei liegender Trachealkanüle ☞ *4.3.6*
Entfernen der Trachealkanüle (Dekanülierung) ☞ *4.3.8*

8.5.1 Cuffkontrolle bei Trachealkanülen

Auch beim tracheotomierten Patienten muss – wie beim intubierten Patienten auch – der Cuff der Kanüle regelmäßig auf Dichtigkeit und den Druck im Cuff kontrolliert werden. Die zur Cuffkontrolle eingesetzten Geräte sowie die Durchführung entsprechen der bei intubierten Patienten (☞ 8.4.1).
In seltenen Fällen werden beim tracheotomierten Patienten Doppelcuffkanülen verwendet. Diese verfügen über zwei direkt untereinander liegende Cuffs, die abwechselnd geblockt werden. Damit sollen Schädigungen der Trachealschleimhaut vermieden werden. Sind Doppelcuffkanülen im Einsatz, sorgen die Pflegenden

dafür, dass die Cuffs wechselweise in etwa 2-stündlichem Rhythmus ge- und entblockt werden. Jeweils zuerst den bisher entblockten Cuff blocken und erst danach den bisher geblockten Cuff entblocken. Wären beide Cuffs kurzzeitig entblockt, bestünde Aspirationsgefahr. Abschließend saugen sie den Patienten endotracheal ab und dokumentieren das „Umblocken" der Cuffs in der Patientenkurve.
Muss der tracheotomierte Patient nicht mehr beatmet werden, wird der Cuff gelegentlich zunächst entblockt, bevor die Trachealkanüle endgültig entfernt wird (Dekanülierung). Wie dabei vorgegangen wird, ist in ☞ 4.3.8 beschrieben. Muss der Patient auch nach der Beatmungstherapie tracheotomiert bleiben, wird anstelle der blockbaren Trachealkanüle eine Dauerkanüle eingesetzt.

8.5.2 Verbandwechsel am Tracheostoma

Auf den meisten Intensivstationen wird bei tracheotomierten Patienten der Verband am Tracheostoma mindestens einmal täglich und zusätzlich bei Bedarf, z.B. Durchfeuchtung der Kompressen, unter aseptischen Bedingungen gewechselt. Ziel ist es, das Tracheostoma und die unmittelbare Umgebung sauber und trocken zu halten, sowie Schäden der Haut um das Tracheostoma herum zu verhindern.

Vorbereitung des Verbandwechsels

- Benötigtes Material richten und so bereitlegen, dass es bequem mit einer Hand erreicht werden kann, während die andere Hand die Trachealkanüle fixiert:
  - Einmalhandschuhe (je nach Methode evtl. sterile)
  - Kompressen
  - Watteträger
  - NaCl-Lösung und/oder Hautdesinfektionslösung (je nach Methode bzw. Zustand des Tracheostomas)
  - Ggf. sterile Pinzette (je nach Methode)
  - Schlitzkompressen oder beschichtete Schlitzkompressen, z.B. Metalline®-Schlitzkompressen. Einfache Schlitzkompressen sind saugfähiger und werden daher vor allem in den ersten Tagen nach Anlage des Tracheostomas verwendet. Nachteilig ist, dass sie leichter mit dem Tracheostoma verkleben. Metalline®-Kompressen sind an

der Unterseite mit einer hauchdünnen Aluminiumschicht versehen, die ein Verkleben mit der Wunde verhindert. Sie werden daher bei geringer Sekretion des Tracheostomas verwendet. Nachteilig ist ihre geringere Saugleistung. Die Verwendung von selbst eingeschnittenen Kompressen ist nicht zu empfehlen, da sich Fäden lösen und in die Wunde gelangen können
– Fixierband
• Patienten informieren und so lagern, dass das Tracheostoma gut zugänglich ist
• Bei unruhigen Patienten wegen der Gefahr einer Dekanülierung zu zweit arbeiten.

Durchführung des Verbandwechsels

Nachfolgend ist das Vorgehen beim Verbandwechsel durch eine Pflegeperson beschrieben. Bei unruhigen Patienten empfiehlt es sich, zu zweit zu arbeiten.
• Hände desinfizieren, Einmalhandschuhe anziehen
• Mit einer Hand die Trachealkanüle fixieren (so lange bis die Kanüle wieder mittels Halteband fixiert ist), mit der anderen das Halteband lösen, die benutze Kompresse entfernen und mittels Watteträger (getränkt mit NaCl oder Hautdesinfektionsmittel, je nach klinikinterner Richtlinie) die Umgebung des Tracheostomas reinigen. Evtl. Blutkrusten mit NaCl-Lösung aufweichen und vorsichtig entfernen
• Haut um das Tracheostoma herum inspizieren. Bei unauffälliger Umgebung des Tracheostomas ist es in manchen Kliniken üblich, auf eine Hautdesinfektion zu verzichten. In anderen Kliniken wird grundsätzlich eine Hautdesinfektion durchgeführt. Bei Anzeichen für lokale Infektionen (z.B. Rötungen, Pustelbildung) ggf. Abstrich abnehmen und antiseptische Lösungen auftragen
• Neue Kompresse unterlegen. Auch hier werden klinikabhängig verschiedene Vorgehensweisen praktiziert. Entweder sterilen Handschuh anziehen, Kompresse damit fassen und unterlegen *oder* Kompresse mit steriler Pinzette fassen und unterlegen
• Halteband (bei Bedarf frisches) wieder an der Kanüle anbringen. Dabei darauf achten, dass das Band weder zu straff noch zu locker angebracht ist (☞ 8.5.3)
• Kontrolle der Trachealkanülenlage (☞ 8.5.3).

8.5.3 Lagekontrolle und Fixierung der Trachealkanüle

Lagekontrolle

Auch beim tracheotomierten Patienten muss regelmäßig (üblich z.B. jeweils zu Schichtbeginn) und immer nach Manipulationen an der Trachealkanüle die regelrechte Lage der Kanüle kontrolliert werden. Dies erfolgt wie beim intubierten Patienten durch
• Inspektion des Patienten auf seitengleiche Thoraxexkursionen und
• Auskultation der Lunge auf seitengleiche Atemgeräusche. Dazu den Patienten ggf. mit dem Beatmungsbeutel beatmen (Auskultationspunkte ☞ Abb. 4.23).

Fixierung von Trachealkanülen

Die Fixierung der Trachealkanüle soll unbeabsichtigte Lageveränderungen der Kanüle verhindern. Dazu dient die an der Trachealkanüle angebrachte Halteplatte, an der das Fixierband angebracht wird.
Viele Kanülen verfügen auch über eine Feststellschraube, mit der die Halteplatte auf einer bestimmten Höhe der Kanüle fixiert wird. Bei diesen Modellen wird nach dem Einsetzen der Trachealkanüle die Halteplatte so festgeschraubt, dass die der Haut unmittelbar aufliegt. In den meisten Kliniken ist es üblich, die Kanüle direkt oberhalb der Schraube mit einer Markierung zu versehen (z.B. mit wasserunlöslichem Filzstift), um Lageveränderungen der Kanüle rasch erfassen zu können.
Die Halteplatte weist an beiden Seiten Öffnungen zum Befestigen der Fixierbänder auf. Haut-

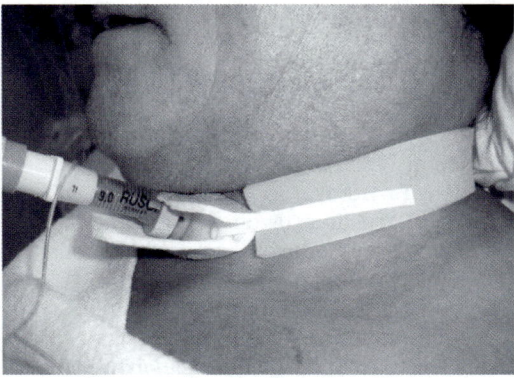

Abb. 8.22: Halteband für Trachealkanüle. [M 251]

freundliche Fixierbänder (überwiegend aus Schaumstoff) sind in den unterschiedlichsten Ausfertigungen auf dem Markt. Bei besonders empfindlicher oder ödematös geschwollener Haut sowie starker Schweißbildung am Hals kann es sinnvoll sein, das verwendete Fixierband mit saugfähigen Kompressen zu unterlegen, um Mazerationen der Haut zu verhindern.

 Fixierung weder zu locker noch zu fest anbringen.
Eine zu lockere Fixierung birgt die Gefahr einer versehentlichen Dekanülierung (☞ 4.3.8), eine zu feste Fixierung kann Hautläsionen und venöse Abflussbehinderungen verursachen.
Als **Richtlinie** gilt: 1 – 2 Finger sollte die Pflegende zwischen Haut und Fixierband durchschieben können.

8.6 Maßnahmen zur Verbesserung des passiven Schleimtransports

Die Maßnahmen zur Verbesserung des passiven Schleimtransports dienen dazu, Sekret aus den unteren Atemwegen zu lösen und in die großen Atemwege zu transportieren, von wo es dann abgesaugt werden kann. Beim beatmeten Patienten werden dazu häufig die Perkussion und die Vibrationsmassage eingesetzt, in ausgewählten Fällen kommen auch spezielle Abhusttechniken, Lagerungsdrainagen sowie die kinetische Therapie zur Anwendung.
Insbesondere bei frisch extubierten bzw. dekanülierten Patienten wird zur Pneumonieprophylaxe häufig intermittierend CPAP-Atemtrainig durchgeführt (☞ CPAP 5.3.5 und nicht-invasive Beatmung 5.4).

8.6.1 Abklopfen und Vibrationsmassage

Sowohl das Abklopfen des Brustkorbs mit den Händen als auch die Vibrationsmassage versetzen den Brustkorb in Schwingungen. Diese Schwingungen übertragen sich auf die Wände der Atemwege, wodurch dort festsitzendes Sekret gelöst werden kann.
Während bei der Vibrationsmassage relativ feine, schüttelnde Schwingungen erzeugt werden, verursacht das Abklopfen vergleichsweise grobe Bewegungen. Daher existieren für das Ab-

klopfen zahlreiche Kontraindikationen, während die Vibrationsmassage nur sehr selten kontraindiziert ist. In manchen Kliniken wird zur Prophylaxe einer Sekretretention daher nur noch die Vibrationsmassage, nicht mehr das Abklopfen des Thorax praktiziert.

 Bei der Vibrationsmassage und beim Abklopfen beachten
- Der Lungenflügel bzw. der Lungenbereich, aus dem Sekret gelöst und abtransportiert werden soll, liegt oben (so kann das gelöste Sekret in Richtung der großen Atemwege ablaufen)
- Rücken und Brust grundsätzlich von unten nach oben und von peripher nach zentral (zum Lungenhilus hin) vibrieren bzw. abklopfen
- Nierengegend, Wirbelsäule und Sternum sowie die Region um Thoraxdrainagen herum aussparen (Verletzungsgefahr, zudem sind diese Bereiche schmerzempfindlich)
- Jeweils nur während der Exspiration vibrieren bzw. abklopfen (Sekret könnte ansonsten mit der Inspirationsluft in die tieferen Atemwege gelangen). In manchen Kliniken gilt diese Regel nur für die Vibrationsmassage
- Absaugung bereithalten und Vibrationsmassage bzw. Abklopfen ggf. unterbrechen, um gelöstes Sekret abzusaugen
- Patienten wenn möglich nach der Vibrationsmassage bzw. dem Abklopfen noch einige Zeit (ca. 15 – 30 Min.) in Seitenlage belassen. Häufig löst sich Sekret noch im Anschluss an die Behandlung.

Vibrationsmassage
Die Vibrationsmassage kann manuell (mit der Hand) oder mit dem Vibrationsgerät erfolgen.
Auf vielen Intensivstationen ist es üblich, beim beatmeten Patienten, sofern keine Kontraindikationen vorliegen, zur Prophylaxe einer Sekretretention einmal pro Schicht eine Vibrationsmassage des rechten und des linken Lungenflügels durchzuführen.

Vorbereitung
- Maßnahme zeitlich einplanen und mit anderen Pflegemaßnahmen (z.B. Umlagerung des Patienten) koordinieren. Wichtig: Vibrationsmassage *nicht* unmittelbar nach Sondenkost-

gabe bzw. Nahrungsaufnahme durchführen (sollte mind. 30 Min. zurückliegen)
- Patienten über die Maßnahme informieren
- Patienten so lagern, dass der Lungenflügel bzw. Lungenbereich, aus dem Sekret gelöst und abtransportiert werden soll, oben liegt. Ggf. Lagerungsdrainage (☞ 8.6.3) durchführen.

Durchführung
Durchführung der **Vibrationsmassage mit Vibrationsgerät:**
- Massageplatte des Vibrationsgerätes abdecken (z.B. mit Einmalüberschuh oder dünnem Tuch)
- Massagestufe einstellen. Die Geräte verfügen vielfach über zwei Stufen, eine mit schnelleren und eine mit langsameren Massageintervallen. Letztere soll besser auf die tiefer liegenden Lungenbereiche einwirken. Vielfach richten sich die Pflegenden bei der Einstellung nach dem Befinden des Patienten (Patienten fragen, welche Massagestufe angenehmer ist)
- Gerät jeweils mit Beginn der inspiratorischen Pause bzw. der Exspiration mit leichtem Druck auf die Thoraxwand aufsetzen und von unten nach oben sowie von peripher nach zentral führen. Während der Inspiration keinen Druck auf den Thorax ausüben.

Durchführung der **manuellen Vibrationsmassage:**
- Beide Hände flächig auf den Thorax auflegen (z.B. eine Hand Richtung Wirbelsäule und oben, eine Hand Richtung Sternum)
- (Be)Atmungsrhythmus erspüren
- Während der inspiratorischen Pause bzw. mit Beginn der Exspiration bis zum Beginn der nächsten Inspiration mit beiden Händen feine, schüttelnde Bewegungen durchführen, die den Brustkorb in Schwingungen versetzen
- Während der gesamten Dauer der Vibrationsmassage Hautkontakt halten.

Für beide Techniken gilt:
- Betroffene Thoraxseite jeweils für 3–5 Minuten behandeln
- Patienten während der Vibrationsmassage beobachten (Schmerzen? Endotracheale Absaugung notwendig?)
- Abschließend Patient endotracheal absaugen (☞ 8.7).

Kontraindikationen
Für die Vibrationsmassage gibt es bislang keine einheitlich gültigen Kontraindikationen. In vielen Kliniken wird eine Vibrationsmassage auch dann durchgeführt, wenn ein Abklopfen des Thorax kontraindiziert ist (☞ unten). In manchen Kliniken gelten für die Vibrationsmassage dieselben Kontraindikationen wie für das Abklopfen des Thorax. Im Zweifelsfall besprechen sich die Pflegenden mit dem zuständigen Arzt.

Abklopfen

Vorbereitung
- Maßnahme zeitlich einplanen und mit anderen Pflegemaßnahmen (z.B. Umlagerung des Patienten) koordinieren. Wichtig: Abklopfen *nicht* unmittelbar nach Sondenkostgabe bzw. Nahrungsaufnahme durchführen (sollte mind. 30 Min. zurückliegen)
- Patienten über die Maßnahme informieren
- Patienten so lagern, dass der Lungenflügel bzw. Lungenbereich, aus dem Sekret gelöst und abtransportiert werden soll, oben liegt. Ggf. Lagerungsdrainage (☞ 8.6.3) durchführen
- Ggf. als Hautschutz dünnes Stoffhandtuch o.ä. über die zu behandelnde Thoraxregion legen
- Ggf. Analgetikagabe vor Beginn des Abklopfens (nach Arztrücksprache).

Durchführung
Das eigentliche Abklopfen kann entweder mit der hohlen Hand, der Kleinfingerkante oder der Faust erfolgen. Am gebräuchlichsten ist das Abklopfen mit der hohlen Hand:
- Hände schüsselförmig wölben und während des Abklopfens geschlossen halten. Durch diese Handhaltung entsteht zwischen der gewölbten Hand und dem Thorax des Patienten beim Klopfen jeweils ein Luftkissen
- Vorsichtig aus dem Handgelenk heraus die betreffende Thoraxregion für ca. 3–5 Min. abklopfen
- Patienten währenddessen beobachten (Zeichen für Schmerzen? Hörbare Sekretansammlung in den Atemwegen, die abgesaugt werden muss?).

Als **Kontraindikationen** für das Abklopfen des Thorax gelten:
- Schädel-Hirn-Traumata
- Thoraxtraumen und Operationen im Thoraxbereich
- Frakturen, Tumoren oder Metastasen der Wirbelsäule sowie ausgeprägte Osteoporose (Gefahr von Spontanfrakturen)
- Akute Herz-Kreislaufstörungen, passagerer Herzschrittmacher (Gefahr der Dislokation)
- Lungenembolie
- Erhöhte Blutungsneigung und akute Blutungen (z.B. Ösophagusvarizenblutung).

8.6.2 Hustentechniken bei beatmeten Patienten

Der physiologische Hustenvorgang setzt den kurzzeitigen Verschluss der Stimmritze voraus. Dies ist beim beatmeten Patienten nicht möglich, daher kann der intubierte bzw. tracheotomierte Patient i.d.R. nicht selbständig und effektiv husten (manchen Patienten gelingt es mittels forcierter Ausatmung Sekret abzuhusten).

Früher verwendete Geräte zum Erzeugen von Hustenstößen werden bei beatmeten Patienten nicht mehr verwendet. Selten eingesetzt wird noch die Technik des Abhustens mit Hilfe eines Beatmungsbeutels.

Abhusten mit Hilfe eines Beatmungsbeutels
Dazu wird der Patient mit dem Beatmungsbeutel manuell beatmet (☞ 3.2). Nach einer tiefen Inspiration wird der Beatmungsbeutel schlagartig entlastet. Diese „Hustentechnik" ahmt den physiologischen Hustenstoß nach: Aufbau eines intrathorakalen Überdruckes und schlagartiger Druckausgleich. Ggf. kann eine zweite Pflegende den Effekt der Maßnahme durch Vibrationsmassage während der schlagartigen Ausatmung fördern. Abschließend wird das gelöste Sekret endotracheal abgesaugt (☞ 8.7).

Das Erzeugen künstlicher Hustenstöße mit dem Beatmungsbeutel kann die Bildung von Atelektasen fördern. Deshalb ist es in vielen Kliniken üblich, im Anschluss an die Maßnahme die Lunge nochmals leicht zu blähen (umstritten wegen unkontrolliert hohem Beatmungsdruck mit Gefahr des pulmonalen Barotraumas).

8.6.3 Lagerungsdrainagen

Lagerungsdrainagen (auch *Drainagelagerung*) werden vorgenommen, wenn aus einem ganz bestimmten Lungenbereich (meist einem Lungenlappen) Sekret entfernt werden soll. Der Patient wird dazu so gelagert, dass der betroffene Lungenabschnitt oben liegt, d.h. so liegt, dass das darin befindliche Sekret entlang der Schwerkraft zu den großen Atemwegen hin ablaufen und dann abgehustet bzw. abgesaugt werden kann.

Die Anwendung von Lagerungsdrainagen setzt differenzierte anatomische Kenntnisse des Tracheobronchialsystems voraus. In vielen Kliniken gehört die Anwendung von Lagerungsdrainagen in den Aufgabenbereich der Physiotherapeuten.

In der Regel ordnet der Arzt abhängig vom Befund des Röntgen-Thorax bestimmte Lagerungsdrainagen an. Diese werden dann meist 3- bis 4-mal täglich für jeweils 20 – 30 Minuten vorgenommen.

Grundsätzlich gelten auch bei Lagerungsdrainagen die in ☞ 8.3.1 dargestellten allgemeinen Maßnahmen vor, während und nach einer Umlagerung. Darüber hinaus beachten die Pflegenden:

- Bei sehr zähem Sekret oder Bronchospasmus kann vor bzw. während der Lagerungsdrainage eine Inhalationsbehandlung durchgeführt werden (Medikamente zur Inhalation nach ärztlicher Anordnung). Ggf. sind weitere Maßnahmen zur Verflüssigung des Sekrets indiziert, z.B. ausreichende Flüssigkeitszufuhr oder medikamentöse Behandlung. Die Pflegenden besprechen dies mit dem zuständigen Arzt bzw. setzen die Maßnahmen entsprechend der ärztlichen Anordnungen um
- Bevor der Patient erneut umgelagert wird, muss das drainierte Sekret abgesaugt werden.

Als „relative" **Kontraindikationen** für Lagerungsdrainagen gelten:
- Rippen- und Wirbelfrakturen
- Thoraxtraumen
- Akute Herz-Kreislaufstörungen
- Operationen im Thoraxbereich
- Schädel-Hirn-Traumata
- Akute Blutungen.

Diese Kontraindikationen sind „relativ", da einzelne Lagerungsdrainagen, z.B. die Oberlappen Drainage beidseits, problemlos auch bei den genannten Zuständen eingesetzt werden können, während z.B. die Unterlappen-Drainage beidseits, die eine Bauchlagerung des Patienten erfordert, bei den genannten Zuständen i.d.R. nicht durchgeführt werden sollte.

8.6.4 Kinetische Therapie

Kinetische Therapie (kinetisch = die Bewegung bzw. Bewegungsabläufe betreffend): Spezielle Lagerungstherapie, bei der der Patient in einem speziellen Bett kontinuierlich bzw. in sehr kurzen Intervallen in seiner Längsachse bewegt wird. Vorwiegend eingesetzt bei Patienten mit massiver, nicht-kardial bedingter respiratorischer Insuffizienz (meist im Rahmen eines ARDS ☞ 2.3.6).

Manche Autoren zählen auch die intermittierende 135°-Seiten- bzw. Bauchlagerung zur kinetischen Therapie (☞ 8.3.1).

Betten zur kinetischen Therapie
Die zur kinetischen Therapie eingesetzten Spezialbetten (auch *Rotationsbetten*, *Drehbetten* oder *Schwenkbetten* genannt) ermöglichen den automatischen axialen Lagewechsel des Patienten in Rückenlage.
Seit kurzem sind Betten zur kinetischen Therapie auf dem Markt, die einen kontinuierlichen axialen Lagewechsel in Bauchlage ermöglichen (☞ Abb. 8.27).
Die verschiedenen Modelle lassen eine unterschiedlich starke Seitwärtsneigung zu, z.B. 42° im Luftkissendrehbett Pulmonair® und bis zu 62° im Rotorest®-Bett. Damit der Patient beim Seitwärtskippen des Bettes stabil in Rücken- bzw. Bauchlage bleibt, sind die Betten mit verschiedenen Haltevorrichtungen ausgestattet (☞ Abb. 8.27).

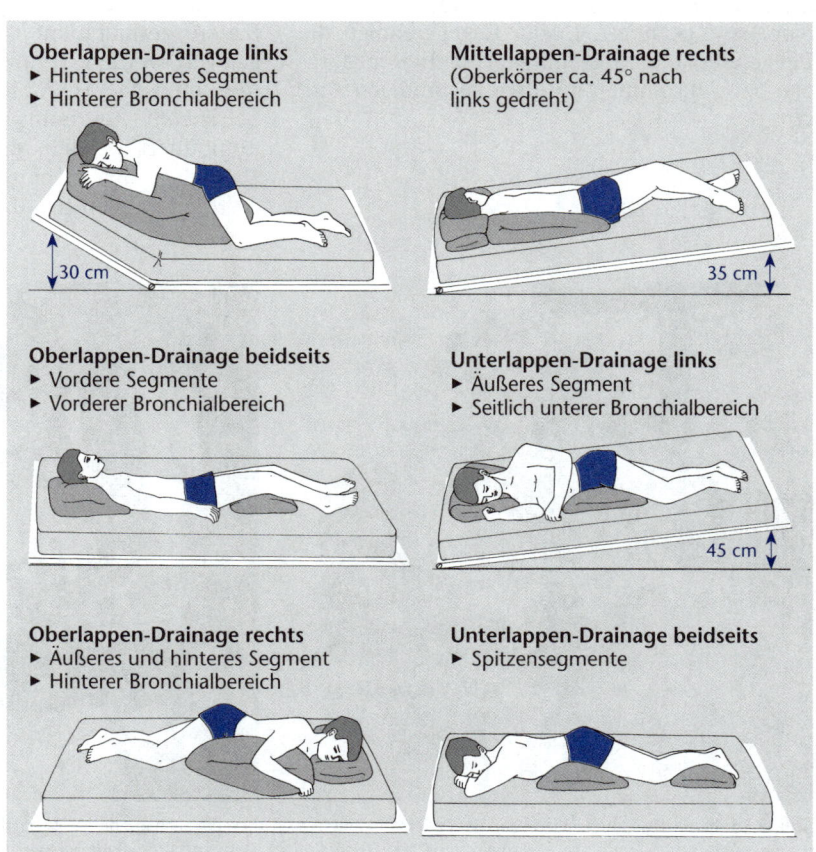

Oberlappen-Drainage links
▸ Hinteres oberes Segment
▸ Hinterer Bronchialbereich

30 cm

Mittellappen-Drainage rechts
(Oberkörper ca. 45° nach links gedreht)

35 cm

Oberlappen-Drainage beidseits
▸ Vordere Segmente
▸ Vorderer Bronchialbereich

Unterlappen-Drainage links
▸ Äußeres Segment
▸ Seitlich unterer Bronchialbereich

45 cm

Oberlappen-Drainage rechts
▸ Äußeres und hinteres Segment
▸ Hinterer Bronchialbereich

Unterlappen-Drainage beidseits
▸ Spitzensegmente

Abb. 8.23: Lagerungsdrainagen. [A 400-215]

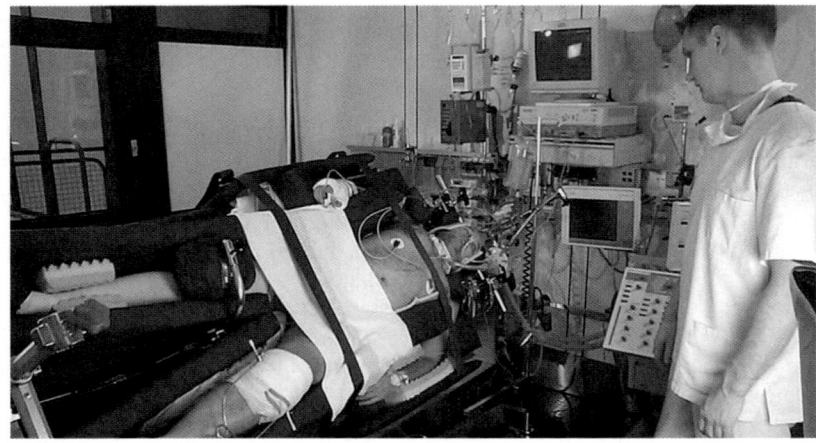

Abb. 8.24: Kinetische Therapie, hier ein beatmeter Patient im RotoRest-Bett. [U 133]

Am Bett kann eingestellt werden, wie stark der Neigungswinkel nach rechts bzw. links sein und in welchen Zeitintervallen der Lagewechsel erfolgen soll, d.h. wie lange der Patient jeweils auf der rechten bzw. linken Seite liegen soll. Die Einstellungen werden jeweils abhängig von der Situation des Patienten vorgenommen bzw. geändert. In der Regel nehmen die Pflegenden die Einstellungen nach Rücksprache bzw. zusammen mit dem zuständigen Arzt vor.

Wirkweise der kinetischen Therapie im Drehbett

Die Wirkweise der kinetischen Therapie beim Patienten in Rückenlage entspricht im Wesentlichen der der 135°-Seiten- bzw. Bauchlagerung (☞ 8.3.1), ist jedoch nicht ganz so effektiv, da die dorso-basalen Lungenabschnitte durch die Seitenlagerung nicht im selben Maß nach oben gelagert werden. In ausgewählten Fällen kann die kinetische Therapie im Drehbett für einen befristeten Zeitraum mit der Bauchlagerung kombiniert werden, d.h. der Patient liegt in Bauchlagerung in einem speziell dafür konzipierten Drehbett (☞ Abb. 8.27) und wird in die-

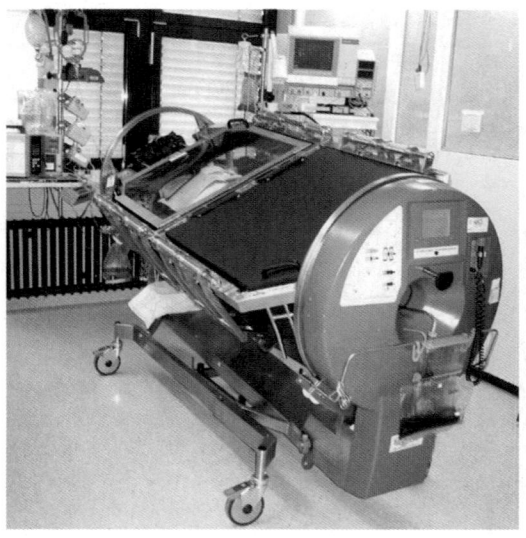 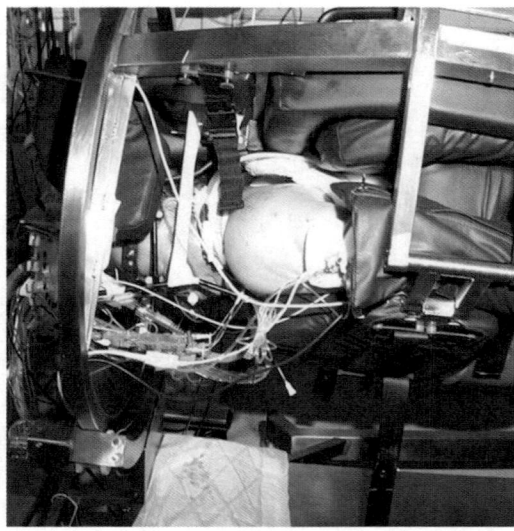

Abb. 8.25: In ausgewählten Fällen kann der Patient zur kinetischen Therapie auch auf dem Bauch gelagert werden. Hierzu sind dann spezielle Betten zur kinetischen Therapie erforderlich. Dieser Patient ist im RotoProne-Bett gelagert. [U 133]

ser Lage kontinuierlich bzw. in sehr engen Zeitabständen zur Seite geschwenkt.

Vorteile und Nachteile kinetischer Therapie:
Hauptvorteil der kinetischen Therapie ist, dass sie oft auch dann durchgeführt werden kann, wenn die intermittierende 135°-Seiten- oder Bauchlagerung kontraindiziert ist (8.3.1). Zudem sind der Tubus bzw. die Trachealkanüle während der Therapie immer gut zugänglich. **Nachteilig** sind:

- Transporte des Patienten sind nur sehr eingeschränkt möglich, da die Betten zur kinetischen Therapie sehr schwer zu bewegen sind
- Andere Lagerungen als die Rückenlage sind in Drehbetten kaum möglich bzw. nur sehr schwierig durchführbar
- Die Kontrakturgefahr steigt, da der Patient ständig flach auf dem Rücken liegt.

Komplikationen
Tab. ☞ 8.28 zeigt die möglichen Komplikationen beim Einsatz eines Drehbettes sowie die Maßnahmen zu deren Prävention.

8.7 Bronchialtoilette

Bronchialtoilette: Absaugen von Bronchialsekret bei Patienten, deren bronchiale Selbstreinigungsmechanismen (vor allem mukoziliäre Clearance und Husten) gestört sind. Kann blind erfolgen oder unter Sicht (bronchoskopisch). Beim blinden Absaugen intubierter oder tracheotomierter Patienten zwei Methoden:
- **Offene Absaugung.** Unterbrechung der Beatmung und Absaugen mit einem Einmalabsaugkatheter

Mögliche Komplikationen	Maßnahmen zur Verhinderung bzw. frühen Erkennung und Behandlung von Komplikationen
• Dislokation des Tubus/der Trachealkanüle bzw. versehentliche Extubation/Dekanülierung • Reflux von Kondenswasser aus den Beatmungsschläuchen in die Atemwege • Abknicken des Tubus bzw. der Beatmungsschläuche	• Sichere Fixierung des Tubus/der Trachealkanüle sicherstellen • Beatmungsschläuche so am Bett fixieren, dass sie beim axialen Lagewechsel nicht unter Zug geraten (bei jeder Neueinstellung „Test", um zu prüfen, ob die Schläuche beim Seitwärtskippen zugfrei bleiben) • Kondenswasserabscheider regelmäßig entleeren und darauf achten, dass sie sich am tiefsten Punkt des Beatmungsschlauchsystems befinden • Auf Abfall oder Anstieg des Beatmungsdruckes bzw. des Atemminutenvolumens achten
• Diskonnektion bzw. Dislokation von Gefäßzugängen • Abknicken und evtl. Verstopfen (durch Blutgerinnsel) von Gefäßzugängen (z.B. der CVVH) • Verschlechterung der Kreislaufsituation (Kreislaufinstabilität)	• Sichere Fixierung aller Zugänge sicherstellen • Grenzwerte für Herzfrequenz und Blutdruck so einstellen, dass Veränderungen rasch erkannt werden • Neigungswinkel des Bettes nach Kreislaufsituation einstellen
• Druckschäden durch die Haltevorrichtungen und Fixierbänder des eingesetzten Drehbettes	• Bei Verwendung von Luftkissenbetten Druck in den Luftkissen entsprechend den Gegebenheiten beim Patienten einstellen (Einstellung nimmt meist Firmenvertreter vor; Pflegende variieren den Druck in den Luftkissen bei Bedarf) • Hautstellen über oberflächlich verlaufenden Nerven, z.B. am Fibulaköpfchen, ggf. gesondert polstern • In Seitenlagerung prüfen, ob an Körperregionen besonders hoher Druck ausgeübt wird (diese ggf. gesondert polstern) und auf Einschnürungen durch die Fixierbänder achten (ggf. Fixierbänder gesondert unterpolstern oder anders platzieren)

Tab. 8.26: Komplikationen während kinetischer Therapie und Maßnahmen zu deren Vorbeugung bzw. Früherkennung und Behandlung.

- **Geschlossene Absaugung.** Platzieren eines geschlossenen Absaugsystems (Absaugkatheter in steriler Hülle) zwischen Beatmungsschläuchen und Tubus/Trachealkanüle. Absaugung durch Vorschieben und unter Sog Setzen des Absaugkatheters während der Beatmung.

In Kombination mit dem Einbringen von physiologischer Kochsalzlösung, z.B. zum Lösen von stark eingetrocknetem Bronchialsekret, auch als **Bronchiallavage** bezeichnet.

Beim nicht-intubierten oder -tracheotomierten Patienten kann zur Bronchialtoilette ein Absaugkatheter über Nase oder Mund (nasal bzw. oral) in die Trachea vorgeschoben werden. Auf dieses auch auf Allgemeinpflegestationen gebräuchliche Verfahren wird hier nicht eingegangen. Informationen hierzu entnehmen sie bitte der entsprechenden Pflegeliteratur.

Auf den meisten Intensivstationen ist die offene Absaugung die Methode der Wahl bei unkomplizierter Beatmung. Die geschlossene Absaugung wird i.d.R. nur bei Patienten eingesetzt, bei denen die kurzfristige Unterbrechung der Beatmung eine Gefährdung für den Patienten darstellt oder eine offenen Absaugung wegen einer bestimmten Lagerung (z.B. überdrehte Seiten- oder Bauchlagerung ☞ 8.3.1) nicht durchgeführt werden kann.

8.7.1 Indikationen zur Bronchialtoilette beim intubierten/tracheotomierten Patienten

Der intubierte bzw. tracheotomierte Patient kann Bronchialsekret nicht aushusten, weil er den zum Hustenstoß notwendigen hohen intrathorakalen Druck nicht aufbauen kann, da durch den Tubus bzw. die Trachealkanüle ständig eine Öffnung des Tracheobronchialsystems zur Außenwelt hin besteht (Hustenstoß physiologisch: Nach dem Einatmen zunächst Ausatmen gegen die geschlossene Stimmritze. Dann plötzliche Öffnung der Stimmritze und Ausstoßen der Luft).

Hauptindikation für eine Bronchialtoilette ist die Notwendigkeit, angesammeltes Sekret aus den Atemwegen zu entfernen. Daneben kann

eine endotracheale Absaugung erforderlich sein, um Bronchialsekret für Untersuchungszwecke zu gewinnen, z.B. zur bakteriologischen Untersuchung im Rahmen des bakteriologischen Monitorings (☞ 8.10.1).

Häufigkeit der Bronchialtoilette
Wie häufig ein intubierter bzw. tracheotomierter Patient abgesaugt werden muss, ist von Patient zu Patient sehr verschieden. Eine endotracheale Absaugung ist notwendig bei:
- Rasselnden Atemgeräuschen
- Veränderungen der Beatmungsparameter, insbesondere Anstieg des Beatmungsdrucks und Abfall des Tidalvolumens, die nicht auf offensichtlich andere Ursachen zurückzuführen sind, z.B. Abknickungen der Beatmungsschläuche oder Wasseransammlungen im Beatmungsschlauchsystem
- Klinische Zeichen der Hypoxie und Verschlechterung der Sauerstoffsättigung.

Zudem führen die Pflegenden eine endotracheale Absaugung durch, wenn der Patient dies wünscht (in manchen Fällen spürt der Patient eine Sekretansammlung, bevor diese klinische Auswirkungen wie z.B. rasselnde Atemgeräusche hervorruft).

Soviel wie nötig – so wenig wie möglich!
Viele Patienten erleben das endotracheale Absaugen als äußerst bedrohlich, weil es für sie mit Schmerzen, massiver Atemnot und Erstickungsängsten verbunden ist. Besonders ausgeprägt sind diese Empfindungen, wenn die Absaugung mit einer Bronchiallavage verbunden ist. Die Pflegenden achten deshalb darauf, endotracheale Absaugungen so schonend wie möglich vorzunehmen.
In vielen Kliniken ist es üblich, Patienten die über längere Zeit keine Anzeichen für die Notwendigkeit einer Bronchialtoilette zeigen zumindest einmal pro Schicht abzusaugen. Damit soll verhindert werden, dass unbemerkte Sekretansammlungen im Tracheobronchialsystem des Patienten verbleiben.

8.7.2 Offene endotracheale Absaugung

Bei der offenen Absaugung werden Einmal-Absaugkatheter verwendet. Die Pflegenden achten darauf, dass ein ausreichender Vorrat an passenden Absaugkathetern am Patientenbett bevorratet ist, um den Patienten im Bedarfsfall umgehend absaugen zu können.

Absaugkatheter

Bei den Einmal-Absaugkathetern wird unterschieden zwischen den konventionellen und den sog. „atraumatischen" Absaugkathetern. Die beiden Katheterarten unterscheiden sich im Aufbau und in der Anwendung:

- Die Katheterspitze konventioneller Absaugkatheter ist vorn geöffnet, seitlich davon befindet sich i.d.R. eine zusätzliche größere Öffnung (☞ Abb. 8.29)
- An der Katheterspitze atraumatischer Absaugkatheter befindet sich eine zentrale Öffnung, die von einem ringförmigen Wulst umgeben ist. Rings um diesen Wulst finden sich zusätzliche kleine Öffnungen, die dafür sorgen, dass sich – sobald der Katheter unter Sog steht – rings um die Katheterspitze ein Luftkissen bildet, das Schädigungen der Trachealschleimhaut verhindern soll.

Ob atraumatische Absaugkatheter Schleimhautläsionen tatsächlich verhindern können, wird derzeit kontrovers diskutiert. Wahrscheinlich entstehen Schleimhautschäden in erster Linie abhängig von der Häufigkeit und der Sogstärke der Absaugungen (je häufiger abgesaugt wird und je stärker der Sog, desto größer die Gefahr von Schleimhautschäden). Der Kathetertyp scheint eine untergeordnete Rolle zu spielen.

 Faustregel für die Größe der Absaugkatheter: Der Innendurchmesser des Absaugkatheters soll etwa halb so groß sein wie der Innendurchmesser des Tubus bzw. der Trachealkanüle.
Bei zu groß gewähltem Absaugkatheter besteht die Gefahr, dass ein starker intrapulmonaler Sog entsteht, der die Entstehung von Atelektasen (☞ 2.2.4) begünstigen kann, zu kleine Absaugkatheter können das visköse Sekret nicht oder nur unzureichend entfernen.

Vorbereitung der Absaugung
- Patienten über die geplante Absaugung informieren

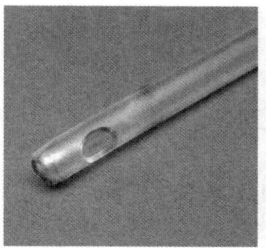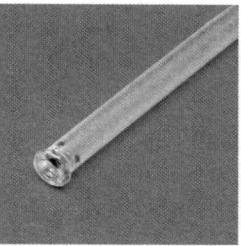

Abb. 8.27: Konventionelle und atraumatische Absaugkatheter unterscheiden sich im Aufbau der Katheterspitze. [K 183]

- Beatmungsbeutel (mit Sauerstoffanschluss und ggf. -Reservoir) bereithalten
- Zur akustischen Überwachung ggf. Herzfrequenzton am Überwachungsmonitor einstellen, dadurch kann z.B. eine Bradykardie infolge eines Vagusreiz beim Absaugen frühzeitig erkannt werden
- Hohe PEEP-Werte (> 6 mbar) vor der Absaugung ggf. schrittweise reduzieren. Dies ist in den meisten Kliniken üblich, um eine schlagartige Erhöhung des venösen Rückstroms mit evtl. Rechtsherzbelastung sowie Gefahr der Atelektasenbildung durch plötzliche Wegnahme eines hohen PEEP zu verhindern
- Bei Bedarf Patienten für 1 – 2 Minuten präoxygenieren, um eine Hypoxie während des Absaugvorgangs zu vermeiden. An manchen Respiratoren gibt es dafür eine spezielle Einstellung. Bei Aktivierung beatmet der Respirator für eine definierte Zeit mit 100 % Sauerstoff. Ein Präoxygenieren vor dem Absaugen wird i.d.R. erst ab einem benötigten FiO_2 von > 0,6 durchgeführt.

Durchführung der Absaugung

- Hände desinfizieren, ggf. Mundschutz und Schutzbrille anlegen (je nach klinikinterner Regelung sowie Erkrankung des Patienten), unsterile Handschuhe anziehen
- Verpackung des Absaugkatheters öffnen, Katheterende mit Fingertip des Absaugschlauches verbinden, Absauganlage einschalten (Sogstärke maximal 0,4 bar)
- Ggf. den Beatmungsschlauchkonnektor am Tubus- bzw. Trachealkanülenansatz etwas lockern
- Sterilen Handschuh an die katheterführende Hand anziehen, steriles Handschuhpapier als Unterlage zum Ablegen des Beat-

mungschlauchs nutzen (auf einer Freifläche des Bettes ablegen)

- Alarm des Respirators inaktivieren
- Absaugkatheter mit der „sterilen" Hand aus der Verpackung nehmen, Katheterspitze ggf. mit etwas Gleitmittel versehen
- Mit der „unsterilen" Hand Beatmungsschlauch vom Tubus/Trachealkanüle diskonnektieren und Schlauchende entweder auf der sterilen Fläche (Handschuhpapier) ablegen oder so am Haltearm des Respirators

aufhängen, dass der Beatmungsschlauchansatz steril bleibt. Dabei darauf achten, dass die Luft aus den Beatmungsschläuchen weder dem Patienten noch den Pflegenden direkt „ins Gesicht bläst" (Kontaminationsgefahr)

- Tubus bzw. Trachealkanüle mit der „unsterilen" Hand festhalten oder durch assistierende Pflegende halten lassen
- Absaugkatheter vorsichtig und zügig einführen bis leichter Widerstand spürbar wird:

Abb. 8.28 – 8.31: Offene endotracheale Absaugung. [M 251]

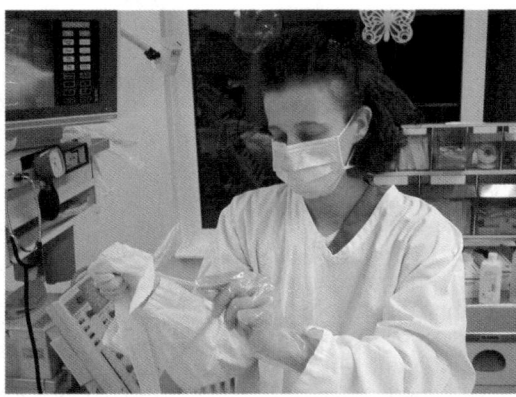

Abb. 8.28: Verpackung des Absaugkatheters öffnen, Absaugschlauch anschließen und Katheter mit der "sterilen" Hand entnehmen. Absaugung einschalten.

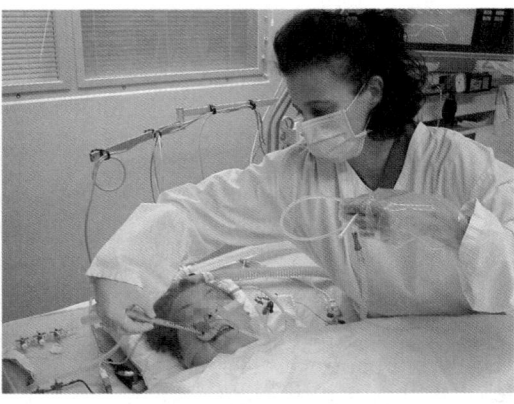

Abb. 8.29: Patienten mit der "unsterilen" Hand vom Respirator diskonnektieren und Beatmungsschlauchansatz auf steriler Fläche (Handschuhpapier) ablegen. Mit der „unsterilen" Hand den Tubus festhalten.

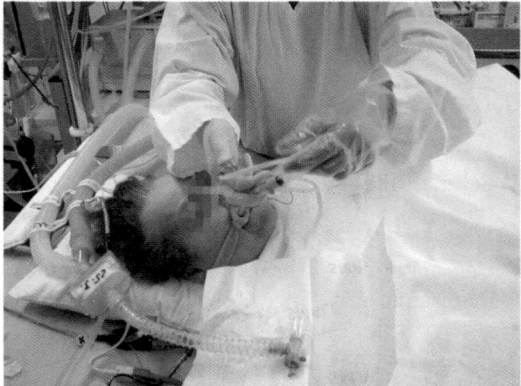

Abb. 8.30: Absaugkatheter (hier konventioneller Katheter ☞ Text) ohne Sog vorsichtig und zügig einführen bis leichter Widerstand spürbar ist. Dann den Absaugkatheter langsam unter Sog zurückziehen.

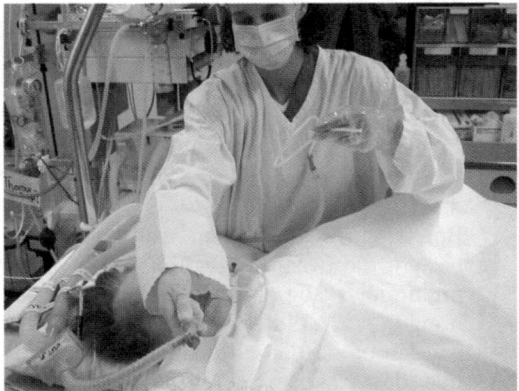

Abb. 8.31: Absaugkatheter aus dem Tubus entfernen und Patienten wieder an den Respirator anschließen. Gegebenenfalls (z.B. falls weiterhin deutliche Rasselgeräusche zu hören sind) nach kurzer Pause Vorgang mit frischem Absaugkatheter wiederholen. Ansonsten Absaugkatheter entsorgen und Absaugschlauch durchspülen.

– Atraumatische Absaugkatheter (mit wulst-förmiger Öffnung an der Katheterspitze und seitlichen Öffnungen, die ein „Luftkissen" um die Katheterspitze bilden) werden **mit Sog** eingeführt (nur so wird das „Luftkissen" wirksam)

– Konventionelle Absaugkatheter werden **ohne Sog** eingeführt

• Katheter mit Sog zurückziehen (konventionelle Absaugkatheter ggf. mit langsam drehenden Bewegungen, atraumatische Absaugkatheter ohne Drehbewegungen)

• Patienten wieder an Respirator anschließen

• Absaugkatheter entsorgen (z.B. locker um die „sterile" Hand wickeln, Handschuh über den Absaugkatheter ziehen und beides verwerfen)

• Absaugschlauch mit Spüllösung (i.d.R. Leitungswasser oder Desinfektionslösung) durchspülen

• Alarme des Respirators wieder aktivieren, Herzfrequenzton wieder ausschalten

• Kontrollieren, ob die Maßnahme den gewünschten Erfolg gebracht hat (Atemgeräusche und Beatmungsparameter sind wieder unauffällig, Hypoxiezeichen sind rückläufig, Sauerstoffsättigung bessert sich). Ggf. Lunge auskultieren

• Ggf. nach kurzer Pause erneut absaugen (gesamten Vorgang wiederholen)

• Patient über das Ende der Maßnahme informieren

• Hände desinfizieren

• Maßnahme sowie besondere Vorkommnisse (z.B. Bradykardie während des Absaugens) dokumentieren.

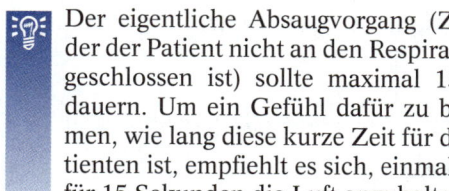 Der eigentliche Absaugvorgang (Zeit, in der der Patient nicht an den Respirator angeschlossen ist) sollte maximal 15 Sek. dauern. Um ein Gefühl dafür zu bekommen, wie lang diese kurze Zeit für den Patienten ist, empfiehlt es sich, einmal selbst für 15 Sekunden die Luft anzuhalten.

In manchen Kliniken ist es üblich, unmittelbar nach dem endotrachealen Absaugen die Lunge kurzzeitig zu „blähen", um Atelektasen, die durch den Sog während des Absaugens entstanden sind, wieder zu eröffnen. Dies kann entweder durch manuelle Beatmung erfolgen (2 – 3 tiefe Atemzüge mit dem Beatmungsbeutel;

Nachteil: Beatmungsdruck und -volumen können nicht überwacht werden, Patient muss anschließend vom Beatmungsbeutel diskonnektiert und an den Respirator angeschlossen werden. Dadurch entfällt der PEEP und die Alveolarwände können wieder kollabieren) oder durch 2 – 3 vertiefte Beatmungen durch den Respirator. Dem fraglichen Nutzen dieser Maßnahme steht die Gefahr einer kurzfristigen Überblähung der Lunge entgegen, daher wird sie in vielen Kliniken nicht mehr routinemäßig durchgeführt.

Bronchiallavage

Bei sehr zähem oder blutig-borkigem Bronchialsekret kann eine Bronchiallavage durchgeführt werden. Dabei werden vor dem Absaugen 5 – 10 ml sterile NaCl-Lösung in den Tubus bzw. die Trachealkanüle appliziert (Verabreichung möglichst mit der Inspiration des Patienten). Danach wird der Patient kurzzeitig mit dem Beatmungsbeutel beatmet. Während dieser Zeit soll das eingetrocknete Bronchialsekret durch die Spüllösung aufgeweicht und gelöst werden. Anschließend wird der Patient endotracheal abgesaugt.

Insbesondere wache Patienten empfinden die Bronchiallavage als sehr unangenehm, da sie mit massiver Atemnot, starkem Hustenreiz und Erstickungsgefühlen verbunden ist. Zudem besteht bei häufiger Bronchiallavage die Gefahr einer Auswaschung des Surfactant (☞ 1.1.2). Daher sollte diese Maßnahme nur wenn unbedingt nötig und ggf. nach vorheriger Sedierung des Patienten (Arztrücksprache) durchgeführt werden. Wenn möglich ist die gezielte bronchoskopische Absaugung (☞ 8.7.4) der ungezielten Bronchiallavage vorzuziehen.

 Eine kontinuierliche Atemgasklimatisierung (☞ 5.6) trägt wesentlich dazu bei, dass das Bronchialsekret nicht eintrocknet. Damit kann eine gute Atemgasklimatisierung dem Patienten eine Bronchiallavage in vielen Fällen ersparen.

8.7.3 Geschlossene endotracheale Absaugung

Zur geschlossenen Absaugung wird ein spezielles Absaugsystem zwischen die Beatmungsschläuche bzw. die Tubusverlängerung und den Tubus bzw. die Trachealkanüle eingebaut.

Komplikation	Symptome	(Sofort-)Maßnahmen
Vagusreiz	Bradykardie, im Extremfall Asystolie (optisch und akustisch am Überwachungsmonitor angezeigt)	• Absaugung sofort unterbrechen, Absaugkatheter aus der Trachea entfernen • Arzt benachrichtigen, falls sich die Störung nicht umgehend bessert • Ggf. (auf Arztanordnung) Medikamente verabreichen, z.B. Atropin® ; Reanimation einleiten
Hypoxie	Symptome der Hypoxie ☞ 2.4.1	• Absaugung sofort unterbrechen, für ausreichende Beatmung sorgen • Ggf. FiO_2 vorübergehend erhöhen • Vor der Absaugung jeweils präoxygenieren (☞ unten), Absaugdauer kurz halten • Ggf. geschlossenes Absaugsystem verwenden
Schleimhaut-läsionen	• Blutiges Trachealsekret • Bronchoskopisch sichtbare Läsion	• Sehr vorsichtig und so wenig wie möglich absaugen • Bronchoskopie zur Kontrolle der Läsion

Tab. 8.32: Die wichtigsten Komplikationen der endotrachealen Absaugung, ihre Symptome und entsprechende Maßnahmen.

Geschlossene Absaugsysteme

Geschlossene Absaugsysteme bestehen aus:
- Einem Ansatzstück mit zwei Öffnungen (jew. eine für Tubus/Trachealkanüle und Beatmungsschläuche)
- Einer Katheterschutzhülle, in der sich der sterile Absaugkatheter befindet
- Einem Saugventil mit Anschlussstutzen zum Anschluss des geschlossenen Absaugsystems an die Saugquelle.

Ein Zugang für Spülungen befindet sich meist am Ansatzstück oder beim Saugventil.

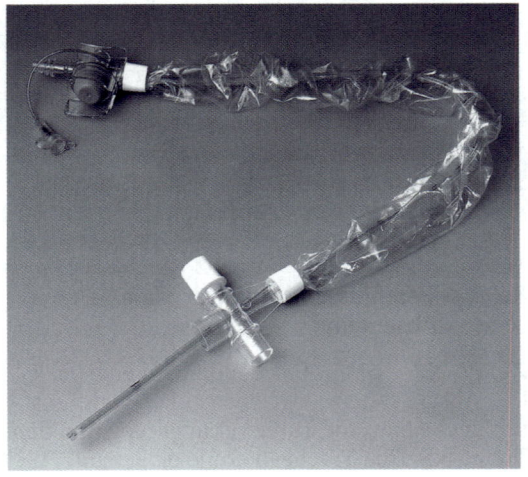

Abb. 8.33 (links): Beispiel für ein geschlossenes Absaugsystem. [V 090]

Geschlossenes Absaugsystem anschließen
- Absaugsystem aus der Verpackung nehmen, dabei darauf achten, dass die Anschlüsse für Tubus/Trachealkanüle und für das Beatmungssystem steril bleiben
- Patienten vom Respirator diskonnektieren, Beatmungsschläuche an den dafür vorgesehenen Anschluss des geschlossenen Absaugsystems anschließen
- Geschlossenes Absaugsystem an den Tubus/ die Trachealkanüle anschließen
- Datum und Uhrzeit des Systemwechsels auf dem Absaugsystem und in der Patientenkurve vermerken.

Geschlossene Absaugsysteme können meist bis zu 24 Stunden benutzt werden (Herstellerangaben beachten).

Mit dem geschlossenen System absaugen

Vorbereitung
Die Vorbereitung entspricht der bei der offenen Absaugung, eine Reduktion des PEEP ist jedoch nicht erforderlich. Auch auf das Präoxygenieren kann i.d.R. verzichtet werden. Zum Durchspülen des Katheters nach dem Absaugen werden ca. 5 – 10 ml sterile NaCl-Lösung (in eine Spritze aufgezogen) benötigt.

Durchführung

- Absaugschlauch an das Verbindungsstück des geschlossenen Absaugsystems anschließen, Sog einstellen
- Konnektionsstelle Tubus/Trachealkanüle – Absaugsystem mit einer Hand festhalten
- Mit der anderen Hand den Absaugkatheter ohne Sog einführen bis ein leichter Widerstand spürbar ist
- Falls Bronchiallavage erforderlich ist etwas Spülflüssigkeit in den Spüleinsatz instillieren. Dabei nicht absaugen
- Saugventil drücken (dadurch wird der Katheter unter Sog gesetzt) und Absaugkatheter vorsichtig in die Ausgangsposition zurückziehen. Ggf. nur intermittierend Sog erzeugen, um zu verhindern dass der PEEP zu stark absinkt
- Absaugkatheter durchspülen. Dazu Spritze mit steriler NaCl-Lösung an den Spülzugang anschließen, NaCl langsam einspritzen und gleichzeitig Saugventil gedrückt halten
- Abschließend Spülzugang wieder verschließen, Absaugschlauch vom System diskonnektieren und Sog abschalten
- Maßnahme sowie besondere Vorkommnisse dokumentieren.

Indikationen, Vorteile und Nachteile der geschlossenen Absaugung

Vorteile und Nachteile

Hauptvorteil der geschlossenen Absaugsysteme ist die Tatsache, dass das Beatmungssystem nicht diskonnektiert werden muss, d.h. der positive Atemwegsdruck bleibt auch während des Absaugens aufrecht erhalten. Dadurch bleibt die Sauerstoffsättigung während des Absaugens weitgehend konstant (bei konventioneller Absaugung sinkt sie i.d.R. ab, und zwar umso mehr, je invasiver die Beatmung ist), Bradykardien treten seltener aus und der Patient erholt sich insgesamt schneller vom Absaugmanöver. Weitere Vorteile im Vergleich zur konventionellen Absaugung sind:

- Erleichtertes Absaugen bei speziellen Lagerungen, insbesondere bei überdrehter Seiten- und Bauchlagerung ist nur mit dem geschlossenen Absaugsystem ein hygienisch einwandfreies Absaugen möglich
- Schutz vor Kreuzinfektionen
- Schutz des Personals bei Infektionskrankheiten des Patienten (bei der offenen Absaugung

Abb. 8.34 – 8.36: Absaugen mit dem geschlossenen System [M 251]

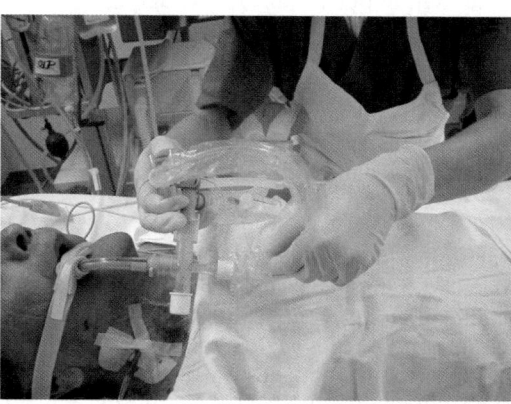

Abb. 8.34: Den Absaugkatheter in der Hülle vorschieben bis ein leichter Widerstand spürbar ist.

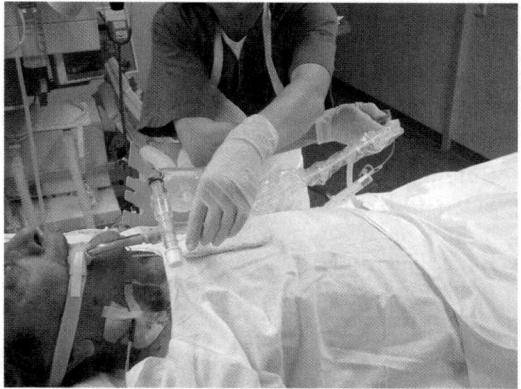

Abb. 8.35: Dann das Saugventil betätigen (Absaugkatheter wird dadurch unter Sog gesetzt) und den Katheter langsam zurückziehen.

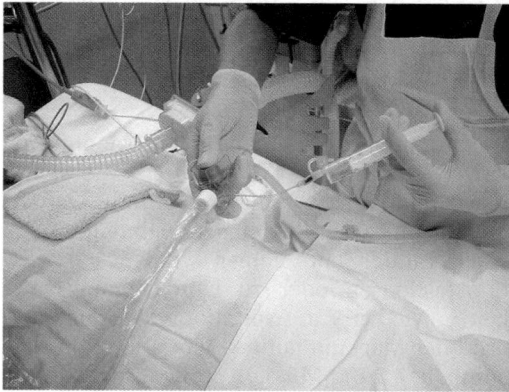

Abb. 8.36: Abschließend den Absaugkatheter mit sterilem Wasser durchspülen.

können Keime weit in der Umgebung verbreitet werden z.B. wenn der Patient während des Absaugens hustet)

- Bei häufig notwendiger Absaugung Reduktion der Müllmenge und der Kosten
- Schneller (weniger zeitaufwändig)
- Wird vom Patienten i.d.R. besser toleriert
- PEEP bleibt weitgehend aufrecht erhalten, nach konventioneller Absaugung kann es sehr lange dauern, bis der PEEP in allen Lungenbereichen wieder aufgebaut ist.

Nachteilig sind das relativ hohe Gewicht des Absaugsystems, das Zug auf den Tubus bzw. die Trachealkanüle verursachen kann, die Einschränkung der Beweglichkeit (System ist z.B. bei der Mobilisation des Patienten hinderlich) sowie die relativ hohen Kosten, falls der Patient nicht sehr häufig abgesaugt werden muss.

Indikationen
Aus den o.g. Vorteilen der geschlossenen Absaugsysteme ergeben sich die Indikationen:
- Massive respiratorische Insuffizienz und invasive Beatmung (hoher PEEP-Bedarf, hoher FiO_2, IRV)
- Bradykardie und/oder massiver Abfall der Sauerstoffsättigung bei bzw. sehr langsame Erholung nach vorangegangenen Absaugungen
- Bauchlagerung bzw. überdrehte Seitenlage
- Infektionen (HIV, Hepatitis C, Tuberkulose, multiresistente Keime).

8.7.4 Bronchoskopische Absaugung

Bei der **bronchoskopischen Absaugung** wird ein flexibles Bronchoskop (☞ 4.2.5) über den Tubus oder die Trachealkanüle in die unteren Atemwege des Patienten eingeführt und das Bronchialsekret unter Sicht abgesaugt.

Eine bronchoskopische Absaugung ist indiziert, wenn Bronchialsekret nicht durch eine offene oder geschlossene Absaugung entfernt werden kann, wenn gezielt Sekret aus bestimmten Lungenabschnitten entnommen werden soll, z.B. bei Atelektasen oder zu Untersuchungszwecken, sowie bei V.a. Aspiration von Fremdkörpern oder Mageninhalt (☞ Aspiration von Mageninhalt 4.2.8). Müssen große Fremdkörper entfernt werden, ist evtl. der Einsatz eines starren Bronchoskops vorteilhaft.

Vorbereitung der bronchoskopischen Absaugung

Vorbereitung des Patienten
- Patienten über die geplante Maßnahme informieren und auf den Rücken mit leicht erhöhtem Oberkörper lagern
- Herzfrequenzton am Überwachungsmonitor einstellen
- Falls nicht bereits vorhanden Überwachung der Sauerstoffsättigung anschließen
- Ggf. Sedierung des Patienten nach Arztanordnung
- Anpassung der Beatmungsparameter nach Arztrücksprache. Ziel: Sicherung einer ausreichenden Oxygenierung während der Bronchoskopie (i.d.R. Beatmung mit 100% Sauerstoff, häufig druckkontrollierte Beatmung. Bei volumenkontrollierter Beatmung evtl. Beatmungsfrequenz und obere Druckgrenze erhöhen). Alternativ Patienten ggf. manuell beatmen.
  Insbesondere bei kleinen Tuben bzw. Trachealkanülen füllt das Bronchoskop fast das gesamte Tubus- bzw. Trachealkanülenlumen, dadurch wird die Beatmung sehr schwierig. Eine Umintubation (☞ 4.2.6) auf einen größeren Tubus/Trachealkanüle kann vorteilhaft sein.

Material zur bronchoskopischen Absaugung
Die Pflegenden bereiten das notwendige Material vor und prüfen ggf. die Funktionstüchtigkeit der Materialien:
- Absauganlage mit Absaugschlauch
- Bronchoskop und Lichtquelle (☞ 4.2.5)
- Schutzkittel, Kopfhaube, Mundschutz
- Sterile Handschuhe, steriles Lochtuch
- Spezieller Tubuskonnektor (Swivel-Konnektor), der ein Einführen des Bronchoskops während der Beatmung ermöglicht
- Material für die Bronchiallavage: 100 ml physiologische Kochsalzlösung, Spritzen und Aufziehkanülen
- Steriles Aqua dest. oder sterile Kochsalzlösung zum Spülen des Bronchoskops während und nach der bronchoskopischen Absaugung
- Spezielles Gleitmittel sowie Antibeschlagmittel für das Bronchoskop
- Ggf. Medikamente, z.B. Sedativa, Analgetika, Muskelrelaxantien sowie Notfallmedikamente; Notfallwagen in Reichweite

- Ggf. Probengefäß für Trachealsekret das zu Untersuchungszwecken entnommen wird (spezielles Absaugset, wird zwischen Absauganschluss des Bronchoskops und Absaugschlauch eingefügt).

Durchführung der bronchoskopischen Absaugung

Der Arzt führt das Bronchoskop ein, betrachtet die einzelnen Lungenabschnitte und saugt gezielt Bronchialsekret ab. Die Pflegenden assistieren dem Arzt (z.B. Injektion von Spüllösung oder Medikamenten) und überwachen den Patienten. Dabei achten sie insbesondere auf Puls, Blutdruck, Sauerstoffsättigung und Atemminutenvolumen des Patienten. Sobald gravierende Veränderungen auftreten, z.B. Herzrhythmusstörungen oder ein Abfall der Sauerstoffsättigung, informieren sie umgehend den bronchoskopierenden Arzt. Ggf. muss die bronchoskopische Absaugung unterbrochen (d.h. Bronchoskop weitgehend aus dem Tracheobronchialsystem zurückziehen und abwarten, bis sich der Patient erholt hat) oder im Extremfall abgebrochen werden.

Nachsorge

Der Arzt oder die Pflegenden informieren den Patienten darüber, dass die Maßnahme beendet ist. Anschließend entsorgen die Pflegenden das benötigte Material, sorgen für den Transport entnommener Sekretproben ins Labor und für die Wiederaufbereitung des Bronchoskops. Arzt oder Pflegende stellen die Beatmungsparameter wieder auf die Ausgangswerte bzw. entsprechend der aktuellen Situation des Patienten ein. Sind die Vitalzeichen stabil, wird die Überwachung auf das übliche Maß reduziert.

8.8 Kommunikation mit dem beatmeten Patienten und seinen Angehörigen

Im Folgenden wird nur auf die speziellen Aspekte eingegangen, die die Kommunikation zwischen den Pflegenden und dem beatmeten Patienten betreffen. Grundlagen zu Kommunikationsarten, -modellen und -theorien etc. entnehmen sie bitte der entsprechenden Fachliteratur.

8.8.1 Mit dem beatmeten Patienten kommunizieren

Kommunikation, d.h. das In-Verbindung-treten von Mensch zu Mensch, ist ein Grundbedürfnis des Menschen. Der Wunsch zu kommunizieren ist besonders ausgeprägt bei Menschen, die sich in Extremsituationen befinden. Daher ist es nur allzu verständlich, dass das Kommunikationsbedürfnis des beatmeten Intensivpatienten enorm groß und sehr wichtig ist. Hier kann die Kommunikation der buchstäblich letzte Strohhalm sein, an den der Mensch sich klammert. Gleichzeitig gestaltet sich die Kommunikation mit dem beatmeten Patienten häufig durch vielfältige Einschränkungen und Hindernisse sehr schwierig.

Situation des beatmeten Patienten auf der Intensivstation

Insbesondere Patienten, die unvorhergesehen auf einer Intensivstation behandelt und beatmet werden müssen, z.B. nach einem Unfallgeschehen oder einer akuten Erkrankung, wissen oft zunächst nicht, wo und in welcher Situation sie sich befinden. Die Intensivstation trägt viel dazu bei, die Orientierungslosigkeit des Patienten noch zu verstärken: Viele, dem Patienten völlig fremde Menschen, die oft in einer ihm unverständlichen Fachsprache miteinander reden, eine gänzlich ungewohnte Geräuschkulisse, unbekannte Räumlichkeiten sowie ein mitunter kaum erkennbarer Tag-Nacht-Rhythmus u.v.m. Oft werden die Patienten im Lauf eines Tages von sehr vielen verschiedenen Menschen unangekündigt und auf unterschiedliche Art und Weise berührt. Dies kann beim Patienten Abwehrreaktionen hervorrufen und dazu führen, dass er sich mehr und mehr aus dieser „unangenehmen" und „feindlichen" Welt zurückzieht in eine Traumwelt, die für ihn dann „real" und „wirklich" ist. In dieser Situation versucht der Patient dann, seine Umgebung, also beispielsweise die Räumlichkeiten der Intensivstation, diverse Geräusche (z.B. auch Alarme) und Empfindungen in seine Traumwelt einzuweben. In dieser Situation kommt den Pflegenden eine Schlüsselrolle zu. Sie verbringen i.d.R. die meiste Zeit am Patientenbett und haben damit mehr als Ärzte und Angehörige Gelegenheiten zur Kommunikation mit dem Patienten. Sie sind es, die ihm wieder Orientierungshilfen geben können. Häufig sind sie die Bezugsperson für den Kranken und damit auch diejenigen, die ihm erklären, was geplant ist bzw. gerade geschieht.

Basale Stimulation als Möglichkeit der Kommunikation mit dem bewusstlosen Patienten
Das Konzept der Basalen Stimulation (von A. Fröhlich entwickelt und zusammen mit C. Bienstein in die Pflege übertragen) bietet insbesondere für die Pflege von Patienten, deren Kommunikationsfähigkeit extrem beeinträchtigt ist, zahlreiche gute Möglichkeiten, um mit dem Patienten zu kommunizieren, seine Reaktionsfähigkeit zu fördern und ihn sanft aus seiner Bewusstseinseinschränkung heraus zu „locken". Das Konzept geht zum einen davon aus, dass es eine völlige Bewusstlosigkeit nicht gibt, sondern dass die Betroffenen vielmehr über ein zwar extrem eingeschränktes, aber dennoch gewisses Maß an Wahrnehmungsfähigkeit verfügen, und zum andern, dass Kommunikation, Wahrnehmung und Bewegung eng miteinander zusammenhängen: „Wahrnehmung ist nur durch Bewegung möglich und Kommunikation baut auf Wahrnehmung auf".
Es würde den Rahmen dieses Buches sprengen, das Konzept der Basalen Stimulation und die daraus abgeleiteten Möglichkeiten für die Intensivpflege umfassend darzustellen. Es sei auf das Buch Nydahl, Bartoszek: „Basale Stimulation. Neue Wege in der Intensivpflege" verwiesen.
An dieser Stelle finden sich daher nur einige Hinweise auf basal stimulierende Pflegemaßnahmen, die im Zusammenhang mit dem Gespräch mit dem beatmeten Patienten stehen (in aller Kürze und ohne Anspruch auf Vollständigkeit):
- Verbale Kommunikation, z.B. Information des Patienten über eine geplante Maßnahme, mit Berührung (am besten am Körperstamm, also z.B. im Bereich der Schulter, da sich hier die Wahrnehmung konzentriert) unterstützen. Dies verstärkt bei Patienten das Gefühl „ich bin gemeint"
- Pflegemaßnahmen mit einer deutlichen Berührung am Körperstamm beginnen (Initialberührung) und beenden.

Kommunikationshindernisse erkennen und einschätzen

Um mit dem beatmeten Patienten angemessen kommunizieren zu können, ist es sehr wichtig, dass die Pflegenden die Kommunikationshindernisse des Patienten, aber auch seine Ressourcen erkennen und einschätzen können, dass sie geeignete Kommunikationshilfsmittel kennen und sie entsprechend der Situation des Patienten einsetzten, um es ihm zu ermöglichen, sich auszudrücken.

 Die Kommunikationsfähigkeit beatmeter Patienten variiert stark. Während sich manche Patienten mit Hilfe von Kommunikationshilfsmitteln präzise ausdrücken können, ist anderen beispielsweise nur ein Stirnrunzeln als Zeichen des Missfallens oder ein entspannter Gesichtsausdruck als Zeichen des Wohlbefindens möglich.

Nicht sprechen können
Das wesentliche Kommunikationshindernis des beatmeten Patienten ist die Unfähigkeit zu sprechen, bedingt durch den Tubus bzw. die Trachealkanüle. Bei tracheotomierten Patienten kann der Einsatz einer Sprechkanüle (☞ 4.3.2) oder eines Sprechaufsatzes (☞ 4.3.2) erwogen werden.
Viele Patienten versuchen trotz Intubation oder Tracheotomie zu sprechen, was nicht nur sehr anstrengend ist und der maschinellen Beatmung oft zuwider läuft, sondern für den Patienten auch sehr frustran sein kann, da er i.d.R. nicht verstanden wird. Insbesondere Patienten, die unvorhergesehen beatmet werden müssen, etwa nach einem Unfallgeschehen, müssen ggf. mehrfach erklärt bekommen, weshalb sie nicht sprechen können und wie sie sich alternativ verständlich machen können. Bei einer geplanten Intubation oder Tracheotomie kann dies schon im Vorfeld erfolgen (☞ 4.2.4).

Bewusstseinslage und Auffassungsgabe
Ein sehr häufiges Hindernis bei der Kommunikation mit dem beatmeten Patienten sind Veränderungen der Bewusstseinslage und/oder der Auffassungsfähigkeit des Patienten. Beide – Bewusstseinslage und Auffassungsfähigkeit – können sowohl erkrankungsbedingt (z.B. Schädel-Hirn-Trauma, vorbestehende neuro-psychiatrische Erkrankung) als auch durch eine evtl. notwendige medikamentöse Therapie (z.B. mit Sedativa oder Analgetika) beeinträchtigt sein. Dies kann sich im Verlauf der Beatmungstherapie ändern, daher ist es wichtig, dass die Pflegenden in regelmäßigen Abständen die Be-

wusstseinslage des Patienten kontrollieren und überprüfen, inwieweit er orientiert ist (zu Person und Situation, zeitlich und örtlich) und ob er auf Fragen/Ansprache angemessen reagiert. Wichtig dabei: Eventuelle Schwerhörigkeit ausschließen bzw. entsprechende Hilfsmittel, z.B. Hörgerät, einsetzen.

Sprache
Bei Patienten, deren Muttersprache nicht Deutsch ist, klären die Pflegenden, ob der Patient zumindest etwas Deutsch sprechen oder verstehen kann (viele Patienten können zwar fast kein Deutsch sprechen, aber recht gut verstehen). Weiter klären sie ab, welches die Muttersprache des Patienten ist und welche weiteren Sprachen der Patient evtl. spricht. Günstig ist es, wenn sich ein Dolmetscher findet, der bei Bedarf zwischen dem Patienten und den Behandelnden übersetzen kann. Eventuell können dies Angehörige des Patienten übernehmen. Wichtig ist, dass der Dolmetscher eine sowohl für die Behandelnden als auch für den Patienten vertrauenswürdige Person ist, der unvoreingenommen handelt. Da der Dolmetscher i.d.R. nicht immer verfügbar ist, kann es sinnvoll sein, sich einzelne Worte oder Sätze übersetzten und aufschreiben zu lassen, so dass man dem Patienten im Bedarfsfall ein Minimum an Erklärung geben bzw. ihn etwas fragen kann, z.B. „Wir werden sie jetzt auf die Seite lagern", „Haben sie Schmerzen?" oder „Ich bringe sie zu einer Untersuchung".

Lesen und Schreiben
Die wichtigste Kommunikationsmöglichkeit des Patienten, der nicht sprechen kann, ist das Schreiben. Deshalb ist es wichtig zunächst abzuklären, ob der Patient in der Lage ist, zu lesen und zu schreiben. Viele Patienten benötigen dazu Hilfsmittel, etwa eine Brille.
Die Fähigkeit zu lesen und zu schreiben kann zum einen unabhängig von der aktuellen Erkrankung beeinträchtigt sein, zum anderen können (Vor-)Erkrankungen ursächlich sein für eine Beeinträchtigung der Lese- oder Schreibfähigkeit, z.B. Lähmungen.

Motorik
Bei manchen Patienten reichen die feinmotorischen Fähigkeiten nicht aus, um schreiben zu können, die Grobmotorik ist jedoch soweit vorhanden, dass der Betroffenen z.B. auf bereits

geschriebene Sätze oder Worte deuten kann oder dass ihm zumindest einfache Bewegungen möglich sind, die als Antworten auf Fragen verwendet werden können, z.B. Kopfnicken oder die Hand drücken bedeutet „ja", Kopfschütteln oder Hand ausstrecken bedeutet „nein".

Ziele der Kommunikation mit dem beatmeten Patienten

Die Kommunikation mit dem beatmeten Patienten hat zum einen das Ziel, dem Patienten etwas mitzuteilen, z.B. Informationen über geplante Maßnahmen, aber auch Emotionen wie z.B. Anteilnahme, Verständnis, zum anderen soll sie ihm die Möglichkeit geben, sich mitzuteilen, also z.B. Bedürfnisse auszudrücken oder Fragen zu stellen.
Manche Patienten sind selbst nicht mehr zur Kommunikation fähig, d.h. sie reagieren nicht auf Fragen oder Ansprache. Vieles spricht dafür, dass auch diese Patienten sowohl verbale als auch nonverbale Kommunikation wahrnehmen. Deshalb ist es auch dann, wenn der Patient keinerlei Reaktion zeigt, enorm wichtig, mit ihm zu kommunizieren. Die Grundregeln für das Gespräch mit dem beatmeten Patienten gelten daher ohne Einschränkung auch für diese Patienten.
In jedem Fall achten die Pflegenden darauf, die Kommunikation mit dem beatmeten Patienten so zu gestalten, dass sie:

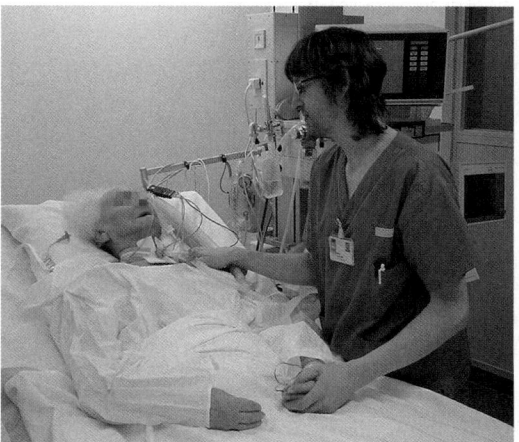

Abb. 8.37: Viele Patienten zeigen zwar keine deutlich wahrnehmbare Reaktion, können aber dennoch hören und spüren. Deshalb ist gerade für diese Patienten sowohl verbale als auch nonverbale Kommunikation sehr wichtig. [M 251]

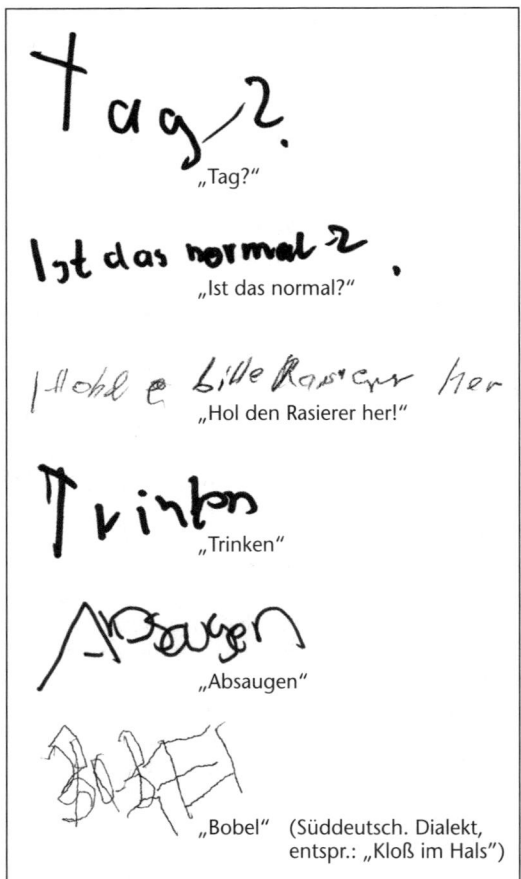

"Tag?"

"Ist das normal?"

"Hol den Rasierer her!"

"Trinken"

"Absaugen"

"Bobel" (Süddeutsch. Dialekt, entspr.: „Kloß im Hals")

Abb. 8.38: Schriftliche Mitteilungen von verschiedenen beatmeten Patienten auf der Intensivstation. Das Aufschreiben gibt dem Patienten die Möglichkeit, differenziert und unmissverständlich auszudrücken, was er fragen oder mitteilen möchte.

- Dem Patienten Orientierung gibt und ihm Sicherheit und Geborgenheit vermittelt
- Dazu beiträgt, die Ängste des Patienten abzubauen
- Das Selbstwertgefühl des Patienten stärkt
- Dem Patienten Hoffnung vermittelt und ihm Mut macht.

Grundregeln für die Kommunikation mit dem beatmeten Patienten

Den Patienten mit seinem Namen ansprechen

„Wer mich mit meinem Namen anspricht, der kennt mich, der weiß was mir fehlt". Mit dem eigenen Namen angesprochen zu werden, kann dem Patienten sehr viel Sicherheit geben. Er fühlt sich dann nicht als „namenloser Fall" oder als „Nummer", sondern als Mensch, der den Behandelnden bekannt ist. Dies baut das Gefühl der Anonymität ab und bestärkt im Patienten das Gefühl, als Individuum wahrgenommen und behandelt zu werden. Nicht zuletzt nimmt ihm die namentliche Anrede die Angst, im häufig hektischen Alltag einer Intensivstation mit einem anderen Patienten verwechselt zu werden.

Sich selbst vorstellen

Die Organisation einer Intensivstation bringt es mit sich, dass der Patient im Lauf eines Tages mit sehr vielen verschiedenen Menschen in Kontakt kommt. Dies kann ihm die meist ohnehin beeinträchtigte Orientierung zusätzlich erschweren. Hilfreich ist es, wenn die Behandelnden leicht lesbare Namenschilder tragen und sich jeweils mit Namen und Funktion vorstellen, die für den Patienten zuständigen Pflegenden z.B. jeweils zu Schichtbeginn. Dies hilft dem Patienten, sich zu orientieren und trägt wesentlich dazu bei, die Anonymität der Intensivstation bzw. der Klinik abzubauen.

Einfach und verständlich sprechen

Jede unverständliche oder missverständliche Information kann die Angst des Patienten verstärken, insbesondere dann, wenn sie in medizinischer Fachsprache gegeben wurde. Es ist deshalb sehr wichtig, mit dem Patienten in einer ihm verständlichen und einfachen Sprache zu reden. Dies ist besonders wichtig bei Patienten, deren Auffassungsgabe beeinträchtigt ist.

Ein Problem in diesem Zusammenhang stellen (Fach-)Gespräche am Patientenbett dar, z.B. Übergabegespräche (☞ 8.1.3). In manchen Fällen ist es sinnvoll, ein solches Gespräch am Patientenbett zu führen und es nicht in einen Bereich außerhalb der Hörweite des Patienten zu verlegen. In diesem Fall achten die Pflegenden darauf, dass der Patient die Gesprächsinhalte entweder verstehen und einordnen kann, oder sie informieren ihn über das, was jetzt in einer ihm weitgehend unverständlichen Sprache besprochen wird, z.B. „Ich erkläre Schwester S. jetzt, wie bei Ihnen das Beatmungsgerät eingestellt ist" oder „wir besprechen, wie ihre Wunde am Bein am besten versorgt werden kann".

Dem Patienten Orientierungshilfen geben

Bei vielen beatmeten Patienten ist insbesondere zu Beginn der Respiratortherapie, also beispielsweise nach einem Unfallgeschehen oder einem umfangreichen chirurgischen Eingriff, das Zeitgefühl stark gestört. Die Atmosphäre einer Intensivstation, wo oft unabhängig vom Tag-Nacht-Rhythmus eine konstante Betriebsamkeit herrscht, trägt dazu bei, dass das Zeitgefühl oft lange gestört bleibt. Daher ist es insbesondere anfangs wichtig, den Patienten immer wieder über Ort, Tag und Zeit, ggf. auch die Ursache der Beatmungstherapie, zu informieren. Wenn möglich sollte der Patient auf eine Uhr (z.B. eine gut sichtbare Wanduhr oder die eigene Uhr des Patienten) und einen Kalender schauen können, um sich bei Bedarf über die Tageszeit zu informieren. Evtl. informieren die Pflegenden den Patienten auch über den Zweck der Behandlung, die voraussichtliche Dauer der Beatmung und den Therapieverlauf (z.B. „Sie konnten wegen der Lungenverletzung anfangs nicht selbst atmen, inzwischen werden sie nur noch teilweise beatmet und atmen einen Teil selbst mit dem Beatmungsgerät. Wie lange sie noch beatmet werden müssen ist unklar, wir hoffen aber, dass es nur noch wenige Tage dauert"). Dabei achten die Pflegenden darauf, dass sie nur fachlich richtige und ehrliche Auskünfte geben (keine falschen Hoffnungen wecken) und nur solche Informationen geben, zu deren Weitergabe sie befugt sind, also z.B. *keine* Informationen über medizinische Diagnosen.

Erklären, was geplant ist bzw. was geschieht
Jede Maßnahme am oder in der unmittelbaren Umgebung des Patienten, auch „kleine" Pflegetätigkeiten wie z.B. Routinekontrollen am Monitor oder Respirator, sollte dem Patienten in einfacher Weise erklärt werden, um Missverständnissen (z.B. „irgendetwas stimmt nicht mit mir") und evtl. damit verbundenen Ängsten vorzubeugen. Vor und während pflegerischer Maßnahmen achten die Pflegenden darauf, dem Patienten zu erklären, wie er bei der entsprechenden Maßnahme mithelfen kann bzw. wie er sich verhalten soll.

Auf nonverbale Reaktionen des Patienten achten
Viele Patienten können sich präzise verbal ausdrücken, etwa indem sie etwas aufschreiben oder auf geschriebene Sätze oder Bilder deuten. Bei Patienten, die dazu nicht in der Lage sind, ist es besonders wichtig, auf nonverbale Reaktionen zu achten. Dies können neben Veränderun-

gen der Mimik (z.B. Stirnrunzeln, ängstlicher oder schmerzverzerrter Gesichtsausdruck) oder der Körperhaltung (z.B. entspannte oder angespannte Körperhaltung) auch Veränderungen der Vitalparameter sein, z.B. eine Tachykardie oder Hyperventilation als Ausdruck des Unbehangens oder der Angst. Um derlei Reaktionen einschätzen zu können ist es wichtig, dass die Pflegenden sich möglichst umfassend über die Gewohnheiten, Vorlieben und Abneigungen des Patienten informieren und ihn sehr genau beobachten. Wichtig: Bei Veränderungen der Vitalparameter immer auch evtl. erkrankungsbedingte Ursachen berücksichtigen. So kann beispielsweise eine Tachykardie Ausdruck von Angst oder Schmerz sein, sie kann aber auch durch einen Abfall des pO_2 infolge einer Verschlechterung des Gasaustausches bedingt sein.

Hoffnung vermitteln
Kleinste Fortschritte können für den Patienten das sprichwörtliche „Licht am Horizont" sein. Deshalb ist es sehr wichtig, Verbesserungen – auch minimale – nicht nur zu registrieren, sondern den Patienten auch darüber zu informieren. Dies kann ihn bestärken, die weitere evtl. schmerzhafte oder langwierige Behandlung durchzustehen.

 Kommunikation hat Auswirkung auf die Schmerzempfindung!
- Angst, Einsamkeit, Sorgen, Orientierungslosigkeit, Schlaflosigkeit und das Gefühl, die Kontrolle über das eigene Leben zu verlieren, **verstärken** die Schmerzen
- Zuwendung, Verständnis, Ablenkung und das Gefühl, gut informiert zu sein und sich zurechtzufinden, **lindern** die Schmerzen.

Hilfsmittel, die es dem beatmeten Patienten ermöglichen zu kommunizieren

Sprechkanülen und Sprechaufsätze ☞ 4.3.2
Eine ganze Reihe unterschiedlicher Hilfsmittel können es dem Patienten, der nicht sprechen kann, ermöglichen, sich auszudrücken. Da sich die Fähigkeiten des Patienten im Behandlungsverlauf ändern können, achten die Pflegenden darauf, dem Patienten immer die für ihn geeigneten Hilfsmittel zur Verfügung zu stellen. Diese sollten jeweils am Patientenbett griffbereit

liegen, da die Patienten oft rasch etwas mitteilen möchten, z.B. Übelkeit, Atemnot oder Schmerzen.

- **Papier und Stift** sind die am häufigsten verwendeten Hilfsmittel. Günstig sind eine feste Unterlage und Filzstifte (schreiben auch wenn sie nicht nach unten, sondern z.B. waagrecht gehalten werden; Patient muss zum Schreiben keinen großen Druck ausüben). *Vorteil:* Papier und Stifte sind praktisch überall verfügbar. Zudem sind schriftliche Informationen i.d.R. einfach zu verstehen. *Voraussetzung:* Patient muss lesen und schreiben können und über die notwendige körperliche Kraft verfügen
- **Buchstabentafel.** Dabei handelt es sich um Magnettafeln, auf denen aus einem gewissen Vorrat von Buchstaben Worte bzw. Sätze gebildet werden können. *Vorteil:* Patienten, denen das Schreiben sehr schwer fällt oder deren Handschrift extrem schlecht lesbar ist, können mit Hilfe solcher Tafeln „schreiben". *Voraussetzung:* Patient muss lesen und schreiben können
- **Kommunikationstafeln.** Diese beinhalten häufige Zustände oder Fragen, die der Patient ausdrücken möchte, z.B. Durst, Juckreiz, Atemnot; in einfachen Worten oder in Bildern
  - Kommunikationstafeln, auf denen Sachverhalte in Worten ausgedrückt sind (☞ Abb. 8.41), haben den *Vorteil*, dass sich auch relativ einfach individuell für den Patienten hergestellt werden können. *Voraussetzung:* Der Patient muss lesen und auf die jeweilige Aussage/Frage deuten können
  - Kommunikationstafeln, auf denen Sachverhalte in Bildern ausgedrückt sind, haben den *Vorteil*, dass sie auch benutzt werden können, wenn der Patient nicht lesen oder mit den Pflegenden nicht in einer gemeinsamen Sprache kommunizieren kann. *Voraussetzung:* Der Patient muss ausreichend gut sehen und die i.d.R. unmissverständliche Aussage der Bilder verstehen können
- **Elektronische Kommunikationshilfsmittel.** Durch Berühren von Buchstabentasten können hiermit Worte und Sätze aufgeschrieben werden. *Vorteil:* Mitteilung kann effektiv und rasch erfolgen. *Voraussetzung:* Patient kann lesen und schreiben und ist in der Lage, mit

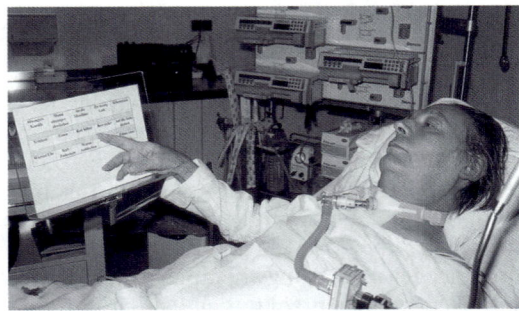

Abb. 8.39: Kommunikationstafeln enthalten häufige (evtl. individuell für den Patienten zugeschnittene) Fragen und Wünsche. Durch Deuten auf die entsprechende Mitteilung kann sich der Patient rasch verständlich machen. [M 161]

dem Hilfsmittel umzugehen. *Nachteil:* Elektronische Kommunikationshilfsmittel sind relativ teuer und i.d.R. nicht routinemäßig auf den Intensivstationen verfügbar
- **Körpersignale.** Mittels vereinbarter Körpersignale (z.B. Kopfnicken, Augenzwinkern) kann der Patient z.B. aus Kommunikations-Bildtafeln eine Mitteilung auswählen. Zudem können auf diese Weise Fragen geklärt werden, z.B. „Haben Sie Schmerzen?", nachdem zuvor Signale für „ja" und für „nein" vereinbart wurden. *Vorteil:* Ohne Hilfsmittel einsetzbar. *Voraussetzung:* Patient muss einfachste Bewegungen kontrolliert durchführen können. *Nachteil:* Erfordert häufig viel Geduld und Zeit, bis die der Patient die gewünschte Mitteilung machen kann.

Die Kommunikation über Körpersignale scheint anfänglich schwierig und sehr zeitaufwendig. Einmal geduldig eingeübt, eröffnet sie dem Patienten jedoch die Möglichkeit, sich ganz präzise und auch umfangreich mitzuteilen. So hat beispielsweise der Autor Jean-Dominique Bauby das Buch *Schmetterling und Taucherglocke* „geschrieben", obwohl er sich lediglich durch Augenzwinkern verständlich machen konnte.

8.8.2 Umgang mit Angehörigen

Situation der Angehörigen

Für die meisten Angehörigen ist allein die Tatsache, dass der Patient auf der Intensivstation behandelt werden muss, enorm belastend. Eine notwendige maschinelle Beatmung steigert dies i.d.R., insbesondere wenn die Intensivbehandlung bzw. die Beatmungstherapie unvorhergesehen notwendig wurden. Meist sind Angst, Hilflosigkeit, Unsicherheit und Trauer vorherrschende Gefühle der Angehörigen. Abhängig davon, in welcher Beziehung der Angehörige zum Patienten steht, kommen in manchen Fällen auch Vorwürfe gegen den Patienten („Wärst du früher schon zum Arzt gegangen") oder gegen sich selbst („Hätte ich besser auf meine Mutter achten müssen?") dazu. Nicht selten sind die Gefühle der Angehörigen mit geprägt vom überwiegend negativen Bild der Intensivmedizin in der Öffentlichkeit („seelenlose Apparatemedizin") und in den Medien (hier wird häufig die „totale Machbarkeit" suggeriert).

Nicht zuletzt sind viele Angehörige physisch stark belastet, etwa weil sie ein völlig verändertes Familienleben, häufige Krankenbesuche und den Berufsalltag miteinander vereinbaren müssen und kaum mehr Zeit für sich und die eigene Erholung haben. So sind insbesondere Angehörige von langzeitbeatmeten Patienten nicht selten nach einer gewissen Zeit „am Ende ihrer Kraft".

Bedeutung der Angehörigen für den Patienten

Für den Patienten sind die Angehörigen enorm wichtig. Sie stellen die Brücke dar zwischen seiner aktuellen Situation und seinem bisherigen Leben. Häufig sind es die Angehörigen, die dem Patienten Mut zusprechen, ihm während der gesamten Behandlung zur Seite stehen und ihm Perspektiven für sein weiteres Leben aufzeigen. Abhängig davon, wie die Angehörigen die Behandlung des Patienten empfinden und einschätzen, können sie den Behandlungsverlauf sowohl positiv als auch negativ beeinflussen: Haben die Angehörigen das Gefühl, dass der Patient gut behandelt wird, haben sie Vertrauen zu den Pflegenden und den Ärzten, überträgt sich das i.d.R. auch auf den Patienten, dessen Angst dadurch verringert wird. Umgekehrt können Angehörige, die das Gefühl haben, dass der Patient nicht ausreichend oder gar fehlerhaft behandelt wird die Unsicherheit und Angst des Patienten verstärken.

Hilfen im Umgang mit den Angehörigen

Häufig ist der erste Kontakt mit dem Patienten emotional sehr belastend für den Angehörigen. Oft erkennt er seinen Angehörigen kaum wegen

erkrankungs- oder verletzungsbedingter Veränderungen sowie all den Kabeln und Schläuchen. Auch die vielen technischen Geräte rund um den Patienten wirken meist zunächst sehr beängstigend auf die Angehörigen. Deshalb ist es sehr wichtig, die Angehörigen insbesondere vor dem ersten Kontakt mit dem Patienten sorgfältig und einfühlsam in einer verständlichen Art und Weise auf das evtl. stark veränderte Aussehen des Kranken und seine unmittelbare Umgebung zu informieren. Sinnvoll ist es auch, dass die Pflegenden in den ersten Minuten, nachdem sie die Angehörigen zum Patienten begleitet haben, im Zimmer bleiben, um eventuell sofort auftretende Fragen beantworten zu können. Nicht selten bekommen Angehörige auch trotz umfassender Vorinformation beim ersten Kontakt mit dem Patienten Beschwerden, etwa Kreislaufprobleme. Dann achten die Pflegenden darauf, den Angehörigen geeignete Hilfen anzubieten, z.B. einen bequemen Stuhl oder einen Platz an frischer Luft.

Wird ein Patient in der Akutphase einer Erkrankung, z.B. in den ersten Stunden nach einem schweren Polytrauma oder unmittelbar nach einer Reanimation, intensivmedizinisch versorgt, haben i.d.R. weder die Pflegenden noch die Ärzte Zeit für ausführliche Gespräche mit den Angehörigen. Gleichzeitig benötigen die Angehörigen des Patienten oft gerade in diesen „bangen Stunden" der Angst und Ungewissheit menschlichen Beistand, Zuspruch, Hilfe, Trost oder einfach nur einen Menschen, der für sie da ist und ihnen zuhört. Hier kann es hilfreich sein, professionelle Hilfe in Anspruch zu nehmen. Die Pflegenden informieren die Angehörigen darüber, dass sie selbst momentan wegen der aufwändigen Versorgung des Patienten kaum Zeit zu Gesprächen haben und bieten ihnen an, z.B. den zuständigen Klinikseelsorger oder den Seelsorger der Heimatgemeinde zu benachrichtigen.

Auch im weiteren Verlauf kann es hilfreich sein, Seelsorger, Psychologen oder den Sozialdienst hinzu zu ziehen, etwa wenn der Patient langfristig auf der Intensivstation behandelt werden muss oder wenn absehbar ist, dass die Erkrankung unheilbar ist und der Patient in absehbarer Zeit sterben wird.

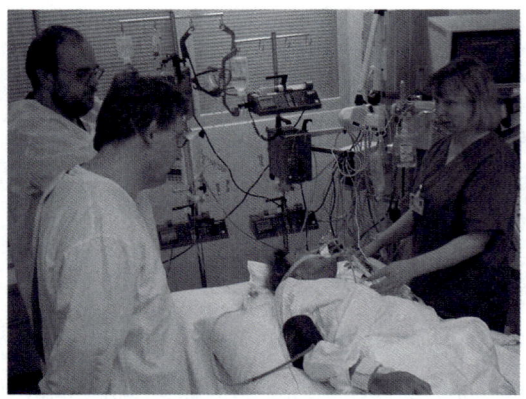

Abb. 8.40: Der erste Kontakt mit dem beatmeten Patienten ist für die Angehörigen oft schockierend. Um dies zu mildern informieren die Pflegenden den Angehörigen in einer ihm verständlichen Weise über den Zustand des Patienten, bevor sie ihn ins Patientenzimmer begleiten, und bleiben nach Möglichkeit in der Anfangszeit des ersten Besuches bei ihnen. [M 251]

Im weiteren Verlauf achten die Pflegenden darauf, dass die Angehörigen regelmäßig und angemessen über die Situation des Patienten informiert sind. Wichtig dabei: Die Information über medizinische Sachverhalte, z.B. Therapieverlauf, Untersuchungsergebnisse oder geplante diagnostische oder therapeutische Maßnahmen ist Aufgabe des Arztes. Ggf. vermitteln die Pflegenden Gespräche mit dem zuständigen Arzt.

Im Alltag einer Intensivstation kommt es immer wieder vor, dass sich Angehörige mit Fragen, die erst nach dem Gespräch mit dem Arzt aufgekommen sind, an die Pflegenden wenden (z.B. „Was bedeutet diese Diagnose?" oder „Ist der Luftröhrenschnitt wirklich notwendig?"). Dies bringt die Pflegenden in eine rechtlich schwierige Situation, da sie lediglich dazu berechtigt sind, die Informationen des Arztes in anderen Worten wiederzugeben. Ist dies für die Angehörigen nicht ausreichend, sorgen die Pflegenden für ein neuerliches Gespräch der Angehörigen mit dem Arzt.

Um die Angehörigen auf einem gleich bleibend guten Informationsstand halten zu können, sind i.d.R. Absprachen zwischen den Pflegenden und den Ärzten erforderlich (Wer informiert wen über was?). Keinesfalls sollten die Angehörigen sich widersprechende Informatio-

nen erhalten, da dies Unsicherheit und Angst auslösen kann.

Hat ein Patient mehrere Angehörige, die regelmäßig informiert werden möchten, ist es sinnvoll, einen Hauptansprechpartner unter den Angehörigen zu benennen, der dann jeweils die weiteren Angehörigen informiert. Dadurch sind alle Angehörigen auf demselben Informationsstand, und Verunsicherungen in Folge ungleicher Informationen werden vermieden.

8.9 Transport beatmeter Patienten

Inner- und außerklinische Transporte, geplante und Notfalltransporte

Nicht selten müssen beatmete Patienten **innerhalb der Klinik** transportiert werden, etwa zu Untersuchungen oder therapeutischen Eingriffen, z.B. zum CT oder in den Operationssaal. Gelegentlich sind auch Transporte **in ein anderes Krankenhaus** erforderlich, z.B. in eine Spezialklinik bei bestimmten Verletzungen.

Bei innerklinischen Transporten sind die Pflegenden i.d.R. sowohl für die Vorbereitung des Transportes als auch (zusammen mit dem Arzt) für die Durchführung zuständig. Wird der Patient in eine andere Klinik transportiert, bereiten die Pflegenden lediglich den Transport vor. Durchgeführt wird er dann i.d.R. vom zuständigen Rettungsdienst.

Der Transport eines beatmeten Patienten kann sowohl **geplant** erfolgen, etwa zu einem vorhersehbaren operativen Eingriff (z.B. Etappenlavage bei Peritonitis) oder **notfallmäßig** notwendig werden, etwa wenn bei massivem Hirndruckanstieg ein Kontroll-CT angefertigt werden muss. Im Folgenden ist das Vorgehen bei einem geplanten innerklinischen Transport beschrieben. Im Notfall muss die Vorbereitung des Transportes so rasch wie möglich erfolgen, daher entfallen in diesem Fall dann nicht unbedingt lebensnotwendige Maßnahmen, etwa die Information der Angehörigen des Patienten. Was im Einzelfall entfallen kann, hängt von der Dringlichkeit des Transports ab und wird vom Arzt abhängig von der Patientensituation entschieden.

Wird der beatmete Patient zur Weiterbehandlung in eine andere Klinik verlegt, verfassen die Pflegenden einen Pflegeverlegungsbericht und bereiten die persönlichen Dinge des Patienten (z.B. Kleidung, Schuhe, Utensilien zur

Körperpflege, Wertgegenstände) vor. Die Krankenunterlagen (ärztlicher und pflegerischer Verlegungsbericht, i.d.R. auch eine Kopie der Krankenakte) werden den Transport-Begleitpersonen übergeben. Die persönlichen Dinge des Patienten können ebenfalls den Transport-Begleitpersonen oder den Angehörigen mitgegeben werden.

8.9.1 Vorbereitung des Transports

Die Pflegenden oder der Arzt informieren den Patienten und ggf. auch seine Angehörigen über den bevorstehenden Transport. Die Aufklärung und evtl. das Einholen einer Einverständniserklärung zur geplanten Untersuchung bzw. zum geplanten Eingriff ist Aufgabe des Arztes.

 Den Transport so vorbereiten, dass während des Transports
- Die notwendige Therapie (z.B. Beatmung, medikamentöse Behandlung) weitergeführt werden kann
- Die Überwachung des Patienten sichergestellt ist
- Auftretende Komplikationen sicher beherrscht werden können.

Zunächst klären die Pflegenden ab, wann der Patient am Untersuchungs- bzw. Behandlungsort sein soll. Sind genaue Zeitangaben nicht möglich, etwa bei einem geplanten operativen Eingriff, vereinbaren sie mit den zuständigen Klinikmitarbeitern, z.B. den Pflegenden im OP oder in der Anästhesie, eine genügend lange Vorlaufzeit für die Organisation des Transports (z.B. Pflegende im OP bitten, den Patienten ca. 30 Minuten früher abzurufen). Um die zur Vorbereitung des Transports notwendige Zeit abschätzen zu können benötigen die Pflegenden viel Erfahrung im Umgang mit dem Transport beatmeter Patienten. Pflegende, die über diese Erfahrung noch nicht verfügen, sollten sich mit erfahrenen Pflegenden beraten bzw. diese um Mithilfe bitten. Sinnvoll ist es, einen kleinen „Zeitpuffer" einzuplanen, da die Vorbereitung oft längere Zeit in Anspruch nimmt, als anfangs abzusehen war.
Die weiteren Vorbereitungen umfassen die Vorbereitung der Beatmung, der Überwachung und der weiteren Therapie während des Transports.

Beatmung während des Transports
Die Pflegenden klären mit dem Arzt, wie (Beatmungsform? Respirator?) der Patient während des Transportes beatmet werden soll.

Beatmung mit Transportrespirator
Bei unkomplizierter Beatmungssituation kann der Patient i.d.R. während des Transports mit einem **Transportrespirator** (☞ 6.6) beatmet werden. Diese Geräte bieten eine mehr oder weniger geringe Auswahl an möglichen Beatmungsformen (bei manchen ist z.B. nur volumenkontrollierte Beatmung möglich). Ihr **Vorteil** liegt darin, dass sie relativ klein sind und daher bequem am Patientenbett angebracht werden können, und meist pneumatisch angetrieben werden, d.h. unabhängig von einer Stromquelle arbeiten (☞ 6.1.2). Wegen dieser Vorteile wird der Patient wenn möglich mit einem Transportrespirator beatmet, da dies den gesamten Transport wesentlich vereinfacht.
Die Pflegenden bereiten den Transportrespirator wie folgt vor:
- Falls nicht bereits geschehen: Beatmungsschläuche und ggf. passiven Atemgasanfeuchter am Transportrespirator anschließen
- Funktionskontrolle des Transportrespirators (nach Herstellerangaben bzw. klinikinternen Standards) durchführen
- Frischgasvorrat kontrollieren (Flascheninhalt errechnen: Flascheninhalt = Flaschenvolumen x Druck)
- Frischgasbedarf errechnen (Frischgasbedarf/Minute = Atemminutenvolumen des Patienten plus Frischgasbedarf, der zum Betreiben des Gerätes benötigt wird). Wichtig: Muss der Patient auch während der Untersuchung/Behandlung mit dem an die Sauerstoffflaschen angeschlossenen Transportrespirator beatmet werden oder ist es möglich, den Transportrespirator am Untersuchungs-/Behandlungsort an die zentrale Gasversorgung anzuschließen? Abhängig davon variiert der Frischgasbedarf enorm
- Ggf. Sauerstoffflasche vor dem Transport austauschen (wenn nur noch sehr wenig Frischgas enthalten ist) oder zusätzliche Sauerstoffflasche mitnehmen und bei Bedarf während des Transports austauschen
- Transportrespirator am Patientenbett befestigen, i.d.R. am Kopfende (Arzt oder Pfleger, der das Bett am Kopfende schiebt, hat dadurch immer die Sicht auf den Respirator)

- Beatmungsform und -parameter sowie Sauerstoffkonzentration einstellen (Arztrücksprache), Alarmgrenzen einstellen.

Berechnung von Frischgasvorrat und Frischgasbedarf (Beispiel)
Berechnungsgrundlage: Betriebszeit Beatmung [Min] = Sauerstoffvorrat [l]/Sauerstoffbedarf (l/Min., entspr. Minutenvolumen [l/min] x Sauerstoffkonzentration)
Beispiel: Der Patient wird mit dem Transportrespirator Medumat Standard (Weinmann) beatmet. Einstellung: Air-mix (entspr. FiO_2 0,6), AMV 6,0 l/Min. Die angeschlossene Sauerstoffflasche (5 l Rauminhalt) zeigt einen Flaschendruck von 80 bar. Der Sauerstoffvorrat beträgt 5 l x 80 bar = 400 l
Der Sauerstoffbedarf beträgt 6,0 l/Min. x 0,6 = 3,6 l/Min., d.h. der Patient kann 111 Min. bzw. 1,8 Std. (400 : 3,6) beatmet werden. Wird der Respirator auf No-Air-Mix (FiO_2 1,0) umgestellt, reicht der Sauerstoffvorrat nur für 66 Min. bzw. 1,1 Stunden.
Die Sauerstoffmenge, die das Gerät zum Antrieb benötigt (laut Herstellerangaben), muss jeweils dazugerechnet werden.

 Transportrespiratoren verfügen meist nur über sehr geringe Überwachungsmöglichkeiten und haben i.d.R. keine Alarmfunktion. Daher ist beim Einsatz von Transportrespiratoren eine sehr genaue Überwachung des Patienten während des Transports erforderlich.

Beatmung mit Intensivrespirator
Ist es wegen der Notwendigkeit einer speziellen Beatmungsform (z.B. druckkontrollierte Beatmung) nicht möglich einen Transportrespirator zu verwenden, muss der Patient mit einem entsprechend ausgerüsteten Intensivrespirator transportiert werden (geeignet sind z.B. Evita 4® ☞ 6.4.1, Servo 300 oder Servo i® ☞ 6.4.5). Dazu wird der entsprechende Respirator an einen Akku sowie an Druckluft- und Sauerstoffflaschen angeschlossen. Auch hier müssen der Frischgasvorrat und der Frischgasbedarf errechnet werden (zum Berechnen des Frischgasbedarfs klären, ob des Respirator am Untersuchungs-/Behandlungsort an die zentrale Gasversorgung angeschlossen werden kann).

 Beim Transport eines beatmeten Patienten immer einen Beatmungsbeutel mitführen, um den Patienten bei Bedarf, z.B. technische Defekte am Respirator, manuell beatmen zu können. Den Beatmungsbeutel ggf. mit einem Sauerstoffreservoirbeutel versehen (abhängig von der bisher benötigten Sauerstoffkonzentration). In vielen Kliniken ist es auch üblich, eine Beatmungsmaske und Intubationszubehör mitzuführen, um bei versehentlicher Extubation oder Dekanülierung eine Masken-Beutel-Beatmung vornehmen bzw. sofort wieder intubieren zu können.

Überwachung während des Transports

Für die Überwachung während des Transports sind verschiedene Überwachungsmonitore verfügbar, die die Überwachung verschiedener Parameter ermöglichen. Welche Parameter überwacht werden müssen ist von Patient zu Patient sehr verschieden. So kann es beispielsweise bei einem Patienten mit schwerem Schädel-Hirn-Trauma notwendig sein, während des Transports neben der Herzfrequenz und dem arteriellen Blutdruck auch den ICP (Hirndruck), die Sauerstoffsättigung, die exspiratorische CO_2-Konzentration (Kapnographie) und die Körpertemperatur zu überwachen, während bei anderen Patienten eine Überwachung von EKG, Blutdruck und Sauerstoffsättigung ausreichend ist. Die Pflegenden klären, welche Parameter beim Patienten überwacht werden müssen, und bereiten den Transportmonitor entsprechend vor (Grenzwerte für den jeweiligen Überwachungsparameter einstellen).
Außerdem sorgen sie dafür, dass während des Transports ein Stethoskop verfügbar ist, damit der Patient notfalls abgehört werden kann.

Weiterführen der Therapie während des Transports

Zum Transport sollte die Infusionstherapie sowie die kontinuierliche Verabreichung von Medikamenten über Infusionsspritzenpumpen auf ein Minimum reduziert werden, um während des Transports die Übersicht zu wahren. Die Pflegenden besprechen mit dem Arzt, welche Infusionen bzw. Medikamente weiter gegeben werden müssen und welche für die Dauer des Transports pausiert werden können. Werden kontinuierlich verabreichte Infusionen oder Medikamente für die Dauer des Transports abgesetzt, empfiehlt es sich, diese rechtzeitig vor Transportbeginn abzuschalten. Dadurch ist es möglich, gravierende Veränderungen des Zustands des Patienten (z.B. Blutdruckabfall nach Reduktion der Katecholaminzufuhr) vor Beginn des Transports bemerken und behandeln zu können.

Wenn geklärt ist, wie viele Infusions- und Infusionsspritzenpumpen mitgeführt werden müssen, sorgen die Pflegenden dafür, dass geeignete Halterungen am Patientenbett angebracht werden, und befestigen die Geräte daran. Außerdem prüfen sie, ob die Infusions- bzw. Medikamentenlösungen für die voraussichtliche Dauer des Transports ausreichen und wechseln sie ggf. vor dem Transport.

Außerdem kontrollieren die Pflegenden alle Drainagen und Ableitungen des Patienten und wechseln ggf. vor dem Transport die Drainagebeutel. Saugdrainagen, z.B. Thoraxdrainagen, müssen ggf. für die Dauer des Transports mit einer transportablen Saugeinrichtung verbunden werden.

Materialien für den Notfall

Welche Materialien für einen eventuellen Notfall mitgenommen werden, ist von Klinik zu Klinik und oft auch von Fall zu Fall verschieden. Häufig werden die gängigen Notfallmedikamente (z.B. Adrenalin) sowie Sedativa, Opioide und Relaxantien gerichtet und mitgenommen. In manchen Kliniken ist es auch üblich, Intubationsbesteck mitzuführen. Alternativ bietet sich das Mitführen eines Notfallkoffers an, der alle Materialien für den Notfall enthält.

Transportable Absauganlage

Transportable Absauganlagen arbeiten meist nach dem Venturi-Prinzip, d.h. Druckluft erzeugt einen Sog, indem sie umgebende Luft „mitreißt". In vielen Kliniken sind transportable Absauganlagen mit dem Transportrespirator kombiniert, d.h. eine Sauerstoffflasche speist beide Geräte. Wichtig: Das Absaugen mit diesen Systemen verbraucht sehr viel Frischgas! Deshalb darauf achten, den Patienten nur wenn unbedingt nötig mit der transportablen Absauganlage abzusaugen und nach Möglichkeit eine an die zentrale Gasversorgung angeschlossene Absauganlage zu benutzen.

Beatmung	• Transportrespirator oder transportabler Intensivrespirator (Beatmungsform, -parameter und Alarme einstellen), ausreichende Sauerstoffversorgung (voraussichtlicher Bedarf plus Reserve) • Beatmungsbeutel mit Sauerstoffanschluss, ggf. mit Reservoir • Transportables Absauggerät, Absaugkatheter, sterile Handschuhe • Evtl. Beatmungsmaske • Evtl. Materialien zur Intubation
Überwachung	• Transportmonitor (Alarmgrenzen der einzelnen Überwachungsparameter einstellen) • Protokoll o.ä. zur Dokumentation der Überwachung während des Transports (evtl. Ausdruck aus Überwachungsmonitor) • Evtl. Material zur nichtinvasiven Blutdruckmessung • Evtl. Taschenlampe zur Pupillenkontrolle • Stethoskop
Therapie	• Infusionspumpen, Infusionsspritzenpumpen in ausreichender Anzahl • Infusionslösungen (kristalline, kolloidale), ggf. auch Blut oder Blutprodukte • Evtl. Druckinfusionsbeutel
Materialien für den Notfall	• Medikamente (z.B. Notfallmedikamente, Sedativa, Analgetika, Muskelrelaxantien) • Evtl. Defibrillator • Evtl. Notfallkoffer

Tab. 8.41: Checkliste Ausrüstungsgegenstände für den Transport beatmeter Patienten. Zusätzlich wird i.d.R. auch die Krankenakte des Patienten mitgeführt sowie ggf. Hilfsmittel zur Umlagerung des Patienten auf den Untersuchungs- oder Behandlungstisch.

8.9.2 Durchführung des Transports

Der Transport eines beatmeten Patienten sollte immer von mindestens einem Arzt und einer Pflegenden (idealerweise die für den Patienten zuständige Pflegende) durchgeführt werden. Soll der Patient unterwegs und am Bestimmungsort mit einem Intensivrespirator beatmet werden, ist meist eine zusätzliche Person für den Transport des Respirators erforderlich.

Unmittelbar vor Beginn des Transports stellen die Pflegenden sicher, dass am Bestimmungsort alles bereit ist für den sofortigen Beginn der Untersuchung bzw. des Eingriffs. Keinesfalls sollten Wartezeiten entstehen, etwa in der OP-Schleuse. Anschließend wird wie folgt vorgegangen:

- Infusionspumpen und -spritzenpumpen auf Batteriebetrieb umstellen
- Patient an Transportmonitor anschließen
- Patient an Transportrespirator anschließen oder entsprechend umgerüsteten Intensivrespirator auf Transportbetrieb umstellen (Anschluss an externe Stromquelle sowie Sauerstoff- und ggf. auch Druckluftflaschen). Auf vielen Stationen ist es üblich, den Patienten eine gewisse Zeit mit dem Transportrespirator zu beatmen und dann eine BGA-Kontrolle durchzuführen. Sind die BGA-Werte akzeptabel, kann der Transport weiter vorbereitet bzw. durchgeführt werden. Bei dieser Vorgehensweise erfolgt dann der Anschluss des Patienten an den Transportrespirator als erstes (vor umstellen der Infusionspumpen etc.)
- Kurze Phase der Beobachtung. Dabei prüfen, ob die Beatmung wie gewünscht erfolgt und die Kreislaufparameter weiter stabil sind (Ausnahme: Oft muss ein Patient trotz oder wegen instabilem Allgemeinzustand transportiert werden, etwa ein Patient mit Schädel-Hirn-Trauma oder massiver Blutung. In diesem Fall entscheidet der Arzt, ob der Patient trotz instabilem Zustand transportiert wird oder ob zunächst versucht wird, den Zustand des Patienten zu stabilisieren; gelegentlich müssen Patienten auch unter Reanimationsbedingungen transportiert werden)
- Wird zum Transport ein Aufzug benötigt, diesen von einem Helfer bereithalten lassen
- Patienten über den Beginn des Transports informieren
- Patient zum Bestimmungsort transportieren, dabei Beatmung und Kreislaufparameter engmaschig überwachen
- Patienten am Bestimmungsort ggf. umlagern, z.B. auf Untersuchungstisch
- Wenn möglich Respirator, Infusionspumpen und -spritzenpumpen und Monitor an Stromversorgung und zentrale Gasversorgung anschließen
- Abhängig davon, ob der Patient zu einer Untersuchung oder zu einem therapeutischen Eingriff gebracht wurde
  - Patienten an die Mitarbeiter der weiterbehandelnden Abteilung übergeben, z.B. an die Pflegenden der Anästhesie
  - Während der Untersuchung beim oder in der Nähe des Patienten bleiben, um bei Bedarf intervenieren zu können. Ob der Arzt oder die Pflegenden beim Patienten bleiben, hängt vor allem von der Situation des Patienten ab
- Während der Untersuchung oder Behandlung ggf. das Bett des Patienten richten oder frisches Bett bereitstellen
- Nach der Untersuchung bzw. dem Eingriff den Patienten ggf. zurück ins Bett umlagern
- Sämtliche Transportgeräte wieder auf Transportbetrieb umstellen (z.B. Transportrespirator wieder von der zentralen Gasversorgung nehmen und an die Sauerstoffflasche anschließen)
- Patienten zurück auf die Station oder einer weiteren Untersuchung/Behandlung (z.B. OP) transportieren
- Auf der Station alle Geräte wieder ans Netz bzw. die zentrale Gasversorgung anschließen. Bei Verwendung eines Transportrespirators den Patienten wieder an den stationären Intensivrespirator anschließen
- Transport dokumentieren (Zustand des Patienten vor und nach Transport, Beatmung und Vitalparameter während des Transports, besondere Ereignisse und ggf. entsprechende Maßnahmen).

8.10 Maßnahmen zur Infektionsprophylaxe

Patienten auf der Intensivstation und hier insbesondere beatmete Patienten sind besonders gefährdet für nosokomiale Infektionen (Krankenhausinfektionen).

:: **Nosokomiale Infektionen** (kurz *NI*, auch *Krankenhausinfektion*, kurz *KI*) sind Infektion mit lokalen oder systemischen Infektionszeichen als Reaktion auf vorhandene Erreger oder deren Toxine, die im kausalen Zusammenhang mit einem Krankenhausaufenthalt stehen (die Infektion bestand vor dem Krankenhausaufenthalt nicht).
Eine *epidemische Krankenhausinfektion* liegt dann vor, wenn Krankenhausinfektionen eines einheitlichen Erregertypus örtlich gehäuft auftreten.

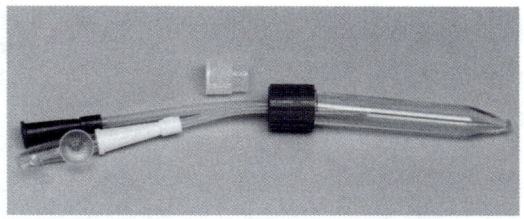

Abb. 8.42: Das Probengefäß zur bakteriologischen Untersuchung von Trachealsekret wird unter aseptischen Bedingungen zwischen den Absaugkatheter und den Absaugschlauch platziert. Beim Absaugvorgang wird das Trachealsekret dann in den Behälter gesaugt. [K 183]

Die Gründe für die besondere Gefährdung beatmeter Patienten sind vielfältig: Zum einen ist die Immunabwehr des Patienten häufig auf Grund seiner schweren Erkrankung geschwächt, zahlreiche künstliche Zu- und Ableitungen, allen voran der Endotrachealtubus bzw. die Trachealkanüle, aber auch beispielsweise ZVKs, arterielle Kanülen, suprapubische Blasenkatheter, Magensonden, Wund- und Thoraxdrainagen etc. stellen mögliche Eintrittspforten für Keime dar. Darüber hinaus ist das Risiko einer direkten Keimübertragung über kontaminierte Hände sehr hoch wegen der sehr häufigen Kontakte des Patienten mit Pflegenden und Ärzten (zahlreiche Untersuchungen und Behandlungen, sehr viele Pflegehandlungen).
Um nosokomiale Infektionen beim beatmeten Patienten zu verhindern bzw. frühzeitig erkennen und behandeln zu können, sind besondere Maßnahmen erforderlich. Dazu zählen das bakteriologische Monitoring und Hygienemaßnahmen im Zusammenhang mit der Beatmungstherapie.

8.10.1 Bakteriologisches Monitoring

Das bakteriologische Monitoring stellt eine Art „Frühwarnsystem" dar. Es dient dazu, mögliche Infektionsquellen und -verbreitungswege rasch zu erkennen und ggf. entsprechende Maßnahmen einzuleiten.
Um dies zu ermöglichen werden beim beatmeten Patienten in festgelegten Zeitabständen bestimmte bakteriologische Untersuchungen vorgenommen. Dazu gehören die mikrobiologische Untersuchung von:
• Trachealsekret
• Urin
• Stuhl

• Katheter- bzw. Drainagespitzen
• Ggf. Wundsekret, Blut, Liquor sowie sonstige Körpersekrete.

Welche Untersuchungen in welchen Zeitabständen vorgenommen werden, legt die zuständige Hygienefachkraft der Klinik zusammen mit dem Krankenhaushygieniker fest.
Die Durchführung der einzelnen Untersuchungen muss standardisiert ablaufen, damit die Ergebnisse vergleichbar sind.

 Bei der Durchführung bakteriologischen Untersuchungen beachten:
• Zum Eigenschutz bei der Probenentnahme Einmalhandschuhe tragen
• Das jeweilige Untersuchungsmaterial in ein geeignetes steriles Gefäß geben und dieses sofort verschließen
• Zeitpunkt bzw. Häufigkeit entsprechend der klinikinternen Richtlinien
• Untersuchungsmaterial korrekt lagern (z.B. Kühlschrank oder Brutschank) bzw. ins Labor transportieren.

Tabelle ☞ 8.48 zeigt die Besonderheiten bei den einzelnen Untersuchungen.

8.10.2 Hygieneaspekte bei der Beatmungstherapie

Nachfolgend sind wichtige Aspekte der Hygiene im Zusammenhang mit der Beatmungstherapie aufgeführt. Grundlagenwissen in Bezug auf hygienisch einwandfreies Arbeiten ist dabei vorausgesetzt bzw. der entsprechenden Fachliteratur zu entnehmen.
Hygienerichtlinien bei Beatmungstherapie
☞ *10.3*

Unter-suchungs-material	Zeitpunkt, Häufigkeit und Besonderheiten bei der Entnahme	Lagerung des Unter-suchungsmaterials
Tracheal-sekret	• Möglichst in den frühen Morgenstunden, vor der nächsten Antibiotikagabe entnehmen • Spezielles Probengefäß (☞ Abb. 8.49) zwischen Absaugka-theter und Absaugschlauch platzieren, Absaugung vorneh-men (ggf. mit steriler NaCl-Lösung spülen, um Sekret in Auffangbehälter zu spülen) und Gefäß steril verschließen • Ggf. gezielte bronchoskopische Probenentnahme aus röntge-nologisch auffälligen Lungenarealen (☞ 8.7.4) • Häufigkeit: Nach der Intubation, danach i.d.R. zweimal wöchentlich sowie bei unklarem Fieber und V.a. pulmonale Infektionen	Wenn möglich sofort ins Labor, ansonsten für max. 4 – 6 Stunden im Kühlschrank bei ☞ 4 °C lagern
Urin	• Urin unter sterilen Bedingungen aus dem Ableitungssystem des transurethralen bzw. suprapubischen Blasenkatheter ent-nehmen (Entnahmestelle desinfizieren, Urin mittels Spritze und Kanüle aspirieren, unter aseptischen Bedingungen in das Probengefäß füllen). Bei Patienten mit geringer Urinproduk-tion ggf. zuvor Urinableitung kurzzeitig abklemmen • Häufigkeit: Nach Legen des Blasenkatheters, danach ca. zwei-mal wöchentlich bzw. nach klinikinterner Regelung	
Stuhl	• Etwa erbsengroße Menge (bevorzugt aus eitrigen, schleimi-gen oder blutigen Stuhlanteilen) in Untersuchungsgefäß geben • Häufigkeit: Bei Bedarf, vor allem bei unklarer Diarrhoe oder bei V.a. auf bestimmte Erkrankungen	Im Kühlschrank bei +4 °C (bei Verdacht auf Viren, Wurmeier), sonst Raumtemperatur
Wund-sekret	• Vor der Materialentnahme keine antiseptische Wundspülung durchführen • Bei tiefen Wunden das oberflächliche Sekret entfernen und das Material für die Diagnostik aus tieferen Regionen ent-nehmen • Wundabstrich mit sterilem Watteträger entnehmen und diesen sofort in das Transportmedium einführen • Häufigkeit: Bei V.a. Kontamination bzw. Infektion einer Wunde. Bei manifester Wundinfektion ggf. zweimal wöchentlich	Im Kühlschrank bei +4 °C für max. 48 Stunden

Blut	• Unter sterilen Kautelen werden jeweils 5 – 10 ml (aerob und/oder anaerob) entnommen, i.d.R. mittels peripher-venöser Punktion, in Ausnahmefällen aus einem neu gelegten Gefäß-zugang (z.B. ZVK)
	• Entnahme:
	  – Vor Beginn einer Antibiotikatherapie bzw. vor der nächsten Antibiotikagabe
	  – Zu Beginn eines Fieberschubes, da die Bakteriämie dem Fieber meist eine Stunde vorausgeht
	• Häufigkeit: Bei Bedarf, z.B. bei unklarem Fieber, V.a. Infekti-onserkrankung (z.B. Meningitis, Pneumonie, Endokarditis)
	• *Wichtig:* Bei bereits begonnener Antibiotikabehandlung ist die Wahrscheinlichkeit, Erreger im Blut zu erfassen, größer, wenn innerhalb von 48 Stunden ca. 4 – 6 Proben aus unterschiedli-chen Stellen entnommen werden
		Umgehender Transport ins Labor, dort Lagerung im Brutschrank bei +37 °C

Unter-suchungs-material	Zeitpunkt, Häufigkeit und Besonderheiten bei der Entnahme	Lagerung des Unter-suchungsmaterials
Katheter- und Drainage-spitzen	• In vielen Kliniken ist es üblich, beim beatmeten Patienten Spitzen von Kathetern, Sonden, Drainagen etc., die entfernt werden, grundsätzlich mikrobiologisch untersuchen zu lassen • Vor Entfernung des Katheters das umgebende Hautareal desinfizieren. Die Katheterspitze unter sterilen Bedingungen in die Nährbouillon geben (um aseptisches Vorgehen zu gewährleisten am besten zu zweit arbeiten) • *Wichtig:* Bei Untersuchungen einer ZVK-Spitze erschweren Reste einer Fettlösung die Diagnostik, deshalb Katheter ggf. zuvor mit fettfreier Infusionslösung spülen	Umgehender Transport ins Labor, dort Lagerung im Brutschrank bei +37 °C
Sekret aus Thorax-drainagen	• Entnahme des Sekrets an der vorgesehenen Stelle des Drainagensystems • Desinfektion der Punktionsstelle • Ca. 5 ml Sekret aspirieren und in das Untersuchungsgefäß geben • Häufigkeit: Solange Sekret über die Drainage gefördert wird i.d.R. zweimal wöchentlich	Umgehender Transport ins Labor und Lagerung im Brutschrank bei +37 °C

Tab. 8.43: Beispiel für ein bakteriologisches Monitoring beim beatmeten Patienten.

Intubation und Tracheotomie

• Vor der Intubation/Tracheotomie sollte eine sorgfältige Reinigung des Mund-Nasen-Rachen-Raumes erfolgen (falls genügend Zeit zur Verfügung steht)
• Zur Intubation immer Einmalhandschuhe tragen (Durchführung Intubation ☞ 4.2.5)
• Eine Tracheotomie erfolgt unter sterilen Bedingungen (Durchführung Tracheotomie ☞ 4.3.4)
• Vor Manipulationen am Tubus/Tracheostoma bzw. vor einer Diskonnektion des Beatmungsschlauchsystems hygienische Händedesinfektion durchführen und Einmalhandschuhe anziehen
• Die Pflege des Tracheostomas entspricht einer Wundbehandlung. Der Verband am Tracheostoma sollte mindestens zwei- bis dreimal täglich und zusätzlich bei Bedarf gewechselt werden (Verbandwechsel am Tracheostoma ☞ 8.5.2)
• Das Wechselintervall von Tubus-/Kanülenwechsel hängt u.a. von der Materialbeschaffenheit (siehe Herstellerangaben) und der jeweiligen Anlage des Tubus/der Trachealkanüle und klinikinterner Regelungen ab. In vielen Kliniken ist der routinemäßige Wechsel z.B. nach einer Woche üblich.

Endotracheales Absaugen

Bronchialtoilette ☞ 8.7

• Eine Absaugeinheit darf nur für einen Patienten verwendet werden
• Für jeden Absaugvorgang einen sterilen Handschuh anziehen und einen neuen sterilen Absaugkatheter verwenden
• Intubierte/tracheotomierte Patienten mindestens einmal pro Schicht und zusätzlich bei Bedarf endotracheal absaugen
• Während Absaugung Tubuskonnektor auf steriler Fläche (z.B. sterile Innenfläche der Verpackung des Einmalhandschuhs) ablegen
• Zur Verflüssigung von Trachealsekret nur sterile NaCl-Lösung aus Einmalampullen verwenden
• Nach Entfernen des Absaugkatheters das Schlauchsystem der Absaugvorrichtung mit einer eiweißlösenden Desinfektionslösung, Aqua dest. oder mit Leitungswasser durchspülen
• Bei Verwendung einer Desinfektionslösung muss gewährleistet sein, dass kein Reflux der Lösung über den Absaugschlauch in den Absaugkatheter erfolgen kann (z.B. durch erhöhte Fixierung des Absaugschlauchendes an einer Schiene)
• Ein Wechsel des Absaugsystems sollte mindestens einmal täglich erfolgen. Bei Verwen-

dung von Einmalbehältnissen (z.B. Receptal®-Absaugbehälter) kann das Wechselintervall verlängert werden (dann mindestens alle 14 Tage). Der Vakuummeter mit Verbindungsschlauch zum Sekretsammelgefäß wird einmal wöchentlich gewechselt
• Bei infektiösen Patienten empfiehlt sich der Einsatz von geschlossenen Absaugsystemen (☞ 8.7.3).

Beatmungsschlauchsystem
• Bei der Atemgasklimatisierung mit aktiven Befeuchtern (☞ 5.6.2) wird der Einsatz von Einmal-Sterilwassersystemen empfohlen
• Das Kondenswasser in den Beatmungsschläuchen sollte ungehindert in die Wasserfallen abfließen können. Die Wasserfallen befinden sich am tiefsten Punkt des Beatmungsschlauchsystems, um die Bildung von Wasseransammlungen in den Schläuchen zu verhindern (Gefahr, dass Wasseransammlungen ins Tracheobronchialsystem fließen)
• Wasserfallen mehrmals täglich entleeren. Flüssigkeit gilt als kontaminiert und muss unmittelbar entsorgt werden
• Beatmungsschlauchsystem regelmäßig wechseln (Wechselintervalle abhängig von Art der Atemgasbefeuchtung ☞ 5.6 und klinikinternen Richtlinien; RKI empfiehlt wöchentlichen Wechsel ☞ 10.3.1)
• Aus hygienischen Gründen ist der Einsatz von integrierten Schlauchheizungen wegen deutlich geringerer Kondenswasserentwicklung von Vorteil

• Die Oberflächen der Respiratoren inklusive der Bedienungsarmaturen werden zwangsläufig häufig von den Pflegenden und Ärzten berührt und sollten deshalb mindestens einmal täglich mit einer geeigneten Desinfektionslösung gereinigt werden.

 Das konsequente hygienegerechte Verhalten der Pflegenden auf der Intensivstation kann lebensentscheidend für den beatmeten Patienten sein. Insbesondere der Händehygiene kommt hier eine tragende Bedeutung zu, da die Übertragung von Erregern über kontaminierte Hände nach wie vor einen Hauptübertragungsweg darstellt. Eine hygienische Händedesinfektion muss auch dann erfolgen, wenn zu einzelnen Tätigkeiten Einmalhandschuhe getragen werden, da die Handschuhe während der Tätigkeit beschädigt und damit durchlässig für Erreger werden können.

Literaturhinweise
Bauby, Jean-Dominique: Schmetterling und Taucherglocke. DTV 1998
Claussen, Peter Cornelius: Herzwechsel. Ein Erfahrungsbericht. Verlag Carl Hanser, 1996
Moesmand/Kjollesdal: Pflege von Akutkranken – Psychosoziale Breuung von Notfall- und Intensivpatienten, Patienten vor/nach OP und ihrer Angehörigen. Verlag Urban & Fischer, 2002
Nydahl, Peter und Bartoszek, Gabriele: Basale Stimulation. Neue Wege in der Intensivpflege. 3. Aufl., Verlag Urban & Fischer, 2000

9 Heimbeatmung

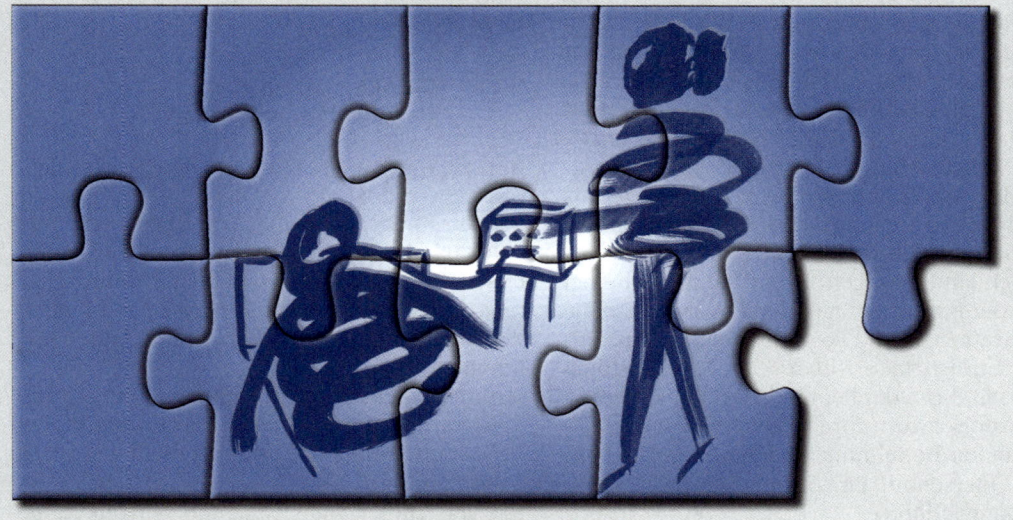

Eine **Heimbeatmung** ist die vorübergehende oder dauerhafte Beatmung eines Patienten *außerhalb* einer Klinik, also im „Zuhause" des Patienten. Dies kann die Wohnung des Patienten, aber beispielsweise auch ein Pflegeheim sein.

Intermittierende und permanente Heimbeatmung

In vielen Fällen ist eine Heimbeatmung nur intermittierend erforderlich, meist während der Nacht. Dies gilt insbesondere für Patienten mit **S**chlafa**p**noe**s**yndrom (kurz SAS), aber auch für Patienten mit drohender Erschöpfung der Atempumpe. Diese Patienten können die Heimbeatmung oftmals selbständig durchführen (daher auch die Bezeichnung intermittierende Selbstbeatmung, kurz ISB). Die intermittierende Heimbeatmung ist in aller Regel als nicht-invasive Beatmung (☞ 5.4) über Nasen- oder Gesichtsmasken möglich.

Seltener sind dagegen Heimbeatmungen, bei denen der Patient permanent, d.h. „rund um die Uhr" beatmet wird. Die permanente Heimbeatmung erfolgt meist über ein Tracheostoma (☞ 4.3) und ist vor allem indiziert bei Patienten mit chronisch fortschreitenden neuromuskulären oder kardiopulmonalen Erkrankungen, z.B. hoher Querschnitt, amyotrophe Lateralsklerose oder Lungenfibrose.

Indiziert ist eine Heimbeatmung bei chronischer respiratorischer Insuffizienz (☞ 2.1), die anderweitig nicht kompensiert werden kann.

Die Heimbeatmung ermöglicht es dem Patienten, so „normal" wie möglich zu leben, d.h. die Lebensqualität wird durch die Heimbeatmung optimiert. Der Patient ist in aller Regel wesentlich mobiler als in der Klinik; gelegentlich ist es dem beatmeten Patienten sogar möglich, Reisen zu unternehmen.

Nicht zuletzt ist das Infektionsrisiko bei Heimbeatmungen erheblich geringer als bei Beatmungen in der Klinik, zudem ist die Heimbeatmung erheblich preiswerter als eine Beatmungstherapie auf einer Intensivstation.

Aus Kostengründen unterstützen die Kostenträger verstärkt die Heimbeatmung von Patienten.

9.1 Geräte zur Heimbeatmung

In der Anfangszeit wurden zur Heimbeatmung vor allem Geräte eingesetzt, bei denen der Patient mittels Unterdruck beatmet wird (vorwiegend Weiterentwicklungen der „eisernen Lunge" ☞ 5.1.2, z.B. der Beatmungsponcho). Heute werden auch zur Heimbeatmung überwiegend Respiratoren eingesetzt, die eine Überdruckbeatmung (☞ 5.1.2) bewirken. Diese Geräte sind kleiner, leichter und handlicher, und ermöglichen dem Patienten ein größeres Maß an Mobilität.

9.1.1 Besonderheiten von Heimbeatmungsgeräten

Anforderungen an ein Heimbeatmungsgerät

So verschieden wie die Krankheitsbilder, die eine Heimbeatmung notwendig machen, so unterschiedlich sind auch die Heimbeatmungsgeräte, d.h. die beatmungstechnischen Möglichkeiten sind an den verschiedenen Geräten sehr unterschiedlich.

Grundsätzlich sollte ein Heimbeatmungsgerät
- Klein und kompakt sein, um im häuslichen Bereich problemlos untergebracht werden zu können
- Übersichtlich aufgebaut und einfach zu bedienen sein (der Patient selbst bzw. seine An-

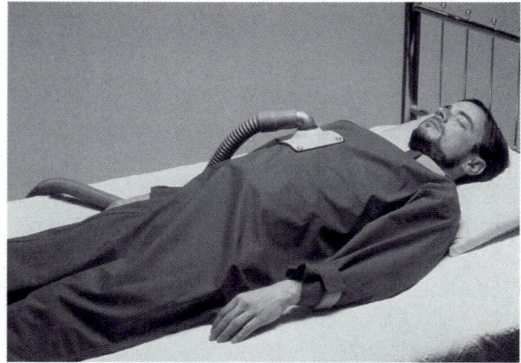

Abb. 9.1: Der Beatmungsponcho, eine Weiterentwicklung der eisernen Lunge (☞ 5.1.2), umschließt lediglich den Körperstamm und erzeugt hier einen Unterdruck, der bewirkt, dass sich die Lunge mit Luft füllt. Auch im Bereich der Heimbeatmung wurde die Unterdruckbeatmung weitgehend verlassen, da die Geräte relativ groß und unflexibel sind, eine erschöpfte Atempumpe weniger effizient entlasten können als Überdruckbeatmungsgeräte und eine vergleichsweise große Immobilität des Patienten mit sich bringen. [TO95]

gehörigen sollten die Funktionsweise des Geräts verstehen und Einstellungen selbständig vornehmen können)
• Eine geringstmögliche Geräuschbelästigung verursachen.

Je mobiler ein Patient ist, desto wichtiger sind Größe, Gewicht und Flexibilität des Respirators: Geräte für diese Patienten sollten möglichst leicht und handlich sein und problemlos mitgeführt werden können, also beispielsweise sicher am Rollstuhl fixiert werden können und über eine ausreichende Batteriekapazität verfügen.

Technische Besonderheiten

Gas- und Stromversorgung
Da sowohl Privatwohnungen als auch Pflegeheimen in aller Regel keine zentrale Gasversorgung zur Verfügung steht, sind Heimbeatmungsgeräte so aufgebaut, dass sie die benötigte Druckluft selbst generieren. Um eine Sauerstoffkonzentration der Inspirationsluft über 21 % verabreichen zu können, verfügen die meisten Heimbeatmungsgeräte über sog. *Sauerstoffkonzentratoren*. Diese entziehen der Raumluft Sauerstoff und führen ihn dem Patienten zu.
Die meisten Heimbeatmungsgeräte sind elektrisch betrieben, d.h. sie arbeiten netzabhängig. Für notwendige Transporte des Patienten bzw. für den Fall eines Stromausfalls müssen sie auch mittels eines Akkus betrieben werden können. Wird über 21 % Sauerstoff benötigt, ist für diese Fälle eine mobile Sauerstoffeinheit (Sauerstoffflaschen) bereit zu halten.

Bedienteil
Um versehentliche Änderungen der Einstellungen am Respirator zu verhindern, verfügen viele Heimbeatmungsgeräte über entsprechende Sicherheitsfunktionen am Bedienteil des Respirators, z.B. eine einstellbare Sperrfunktion, ein verschließbares Bedienfeld oder ein vom Gerät trennbares Bedienteil.

Sonderfunktionen
An vielen Heimbeatmungsgeräten kann eine **Rampenzeit** (auch *Softstart*, *Smartstart* oder *Vent Ramp* genannt) eingestellt werden. Dann wird der eingestellte Beatmungsdruck nicht sofort, sondern innerhalb einer bestimmten Zeitdauer aufgebaut. Diese Funktion ist vor allem

für intermittierende Beatmungen während der Nacht konzipiert. Sie soll dem Patienten das Einschlafen erleichtern.
Für den Fall einer Apnoe (Atemstillstand) bieten manche Geräte einen S/T® Modus, bei dem das Gerät aus dem Spontanatmungsmodus in einen kontrollierten Modus wechselt oder eine **Apnoeventilation** (backup-ventilation ☞ 5.3.8) startet.

Beatmungsschlauchsystem und Atemgasbefeuchtung
Bei vielen Heimbeatmungsgeräten wird die Exspirationsluft nicht durch das Gerät geleitet. Bei diesen Geräten wird lediglich ein Inspirationsschlauch am Respirator angeschlossen. An der Konnektionsstelle vom Inspirationsschlauch zur Maske bzw. zur Trachealkanüle befindet sich ein Exspirationsventil, durch das die Ausatemluft abgegeben wird. Ein evtl. notwendiger PEEP wird über ein am Exspirationsventil angebrachtes PEEP-Ventil aufrecht erhalten.
Bei Bedarf, insbesondere bei permanenter Heimbeatmung, erfolgt eine aktive oder passive Atemgasklimatisierung (☞ 5.6).
Da das Heimbeatmungsgerät sowie das Gerätezubehör immer vom selben Patienten verwendet werden, unterscheidet sich die Aufbereitung der Beatmungsschläuche und der aktiven Atemgasbefeuchter bei der Heimbeatmung oft erheblich von der Aufbereitung des Gerätezubehörs in der Klinik. So empfehlen manche Gerätehersteller beispielsweise, die Beatmungsschläuche bzw. aktiven Atemgasbefeuchter in Spülwasser zu reinigen. Detaillierte Informationen zur Aufbereitung des Gerätezubehörs sind den jeweiligen Gebrauchsanweisungen zu entnehmen.

9.1.2 Geräte der Firma Breas

Breas PV 100

Das Gerät Breas PV 100 wurde speziell zur Therapie der obstruktiven Schlafapnoe konzipiert.

Beatmungsformen
• CPAP

Besonderheiten
• Mikroprozessor gesteuert
• Überwachung, Kontrolle und Einstellung der Beatmungsparameter über Fernbedienung

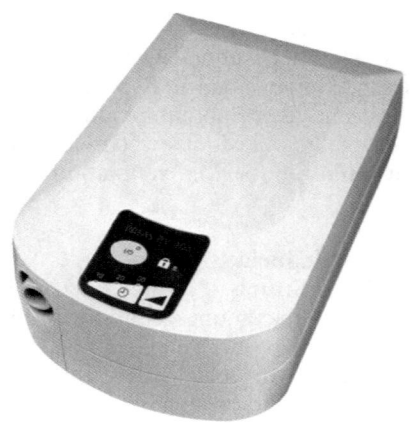

Abb. 9.2: Breas PV 100. [V082]

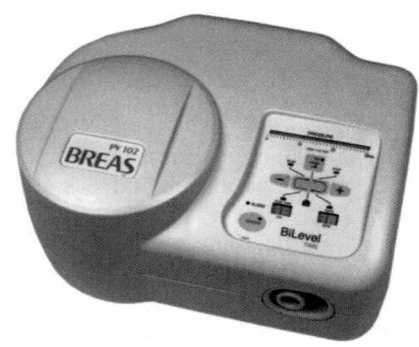

Abb. 9.3: Breas PV 102. [V082]

möglich (günstig für die Einstellung des Gerätes im Schlaflabor)
- Speichert diverse Beatmungs- bzw. Patientendaten
- Rampenzeit wählbar in drei Stufen (10, 20 oder 30 Minuten)
- Externe Batterie
- Gewicht: 2,4 kg
- Maße: 18 x 10 x 27,5 cm.

Breas PV 102

Der Respirator Breas PV 102 (auch Breas BiLevel CPAP) ermöglicht lediglich die Einstellung von Inspirations- und Exspirationsdruck.

Beatmungsformen
- Bilevel CPAP (entspr. inspiratorische Druckunterstützung plus PEEP)

Besonderheiten
- Back-up Atemfrequenz einstellbar
- Rampenzeit 5 bis 30 Minuten
- Inspiratorischer und exspiratorischer Trigger einstellbar
- Analysesoftware
- Fernbedienung
- Externe Batterie
- Gewicht: 3,2 kg
- Maße: 29 x 14 x 22 cm.

Breas PV 403

Der Respirator Breas PV 403 ermöglicht vier (teils kontrollierte, teils assistierte) Beatmungsformen.

Beatmungsformen
- Druckkontrollierte Beatmung (PCV)
- Volumenkontrollierte Beatmung (VCV)
- SIMV
- Inspiratorische Druckunterstützung (PSV).

Besonderheiten
- Interne und externe Batterie optional
- Fernbedienung
- Inspiratorischer Druck- und exspiratorischer Flowtrigger einstellbar

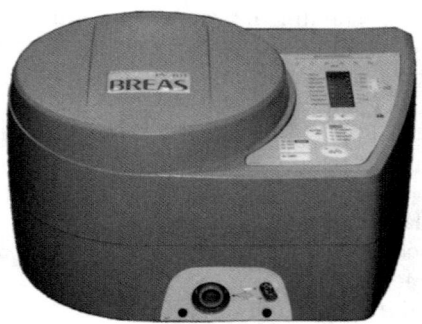

Abb. 9.4: Breas PV 403. [V082]

- Analysesoftware
- Gewicht: 5,5 kg
- Maße: 35 x 17,5 x 26 cm.

Breas PV 501-2

Der Respirator Breas PV 501-2 ermöglicht die volumenkontrollierte Beatmung in relativ hohen Druckbereichen (bis 60 mbar).

Beatmungsformen
- Volumenkontrolliert (CMV)
- CMV assistiert/kontrolliert (entspr. Volumenkontrollierte Beatmung mit Trigger ☞ 5.3.1)

Besonderheiten
- Interne (3 Stunden) und externe Batterie
- Gewicht: 9,8 kg
- Maße: 36 x 24 x 29 cm.

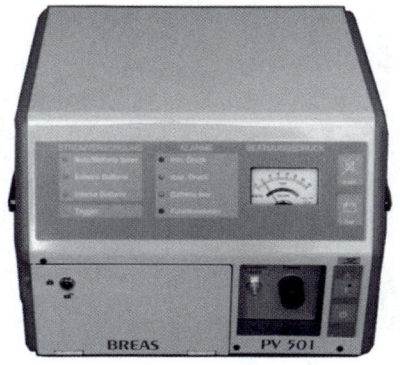

Abb. 9.5: Breas PV 501-2. [V082]

9.1.3 Geräte der Firma Dräger

RespiCare® CV

Beim Respirator RespiCare® CV sind das Grundgerät und das Bedienmodul (RespiControl) voneinander trennbar. Dies schützt den Patienten vor unbeabsichtigten Änderungen der Einstellungen.

Beatmungsformen
- CPAP
- Inspiratorische Druckunterstützung plus PEEP (CPAP/ASB)
- CPAP/ASB mit Apnoe-Ventilation, d.h. im Fall einer Apnoe zeitgesteuerte Beatmung bis Patient wieder atmet (nach maximal 1 Minute prüft das Gerät die Atemzüge des Patienten)
- Druckkontrollierte Beatmung (PCV, wahlweise assistiert/kontrolliert oder kontrolliert).

Besonderheiten
- Interne Batterie bei Netzausfall, mit externer Batterie zu betreiben
- Softstart: Rampenzeit bis 30 Minuten einstellbar
- Inspiratorischer und exspiratorischer Flowtrigger
- Inspiratorische Anstiegszeit
- Gewicht: 3,7 kg (Grundgerät)
- Maße: 25.5 x 21.7 x 28,8 cm.

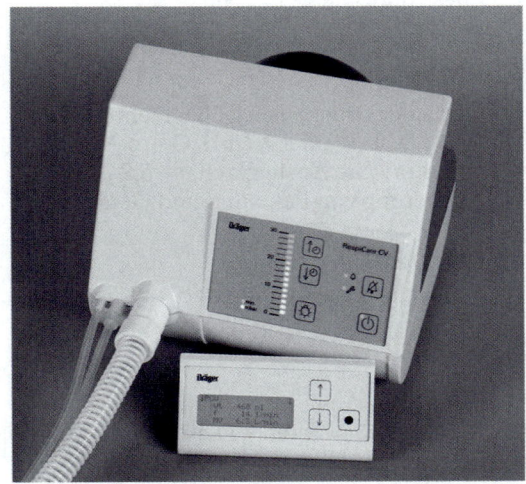

Abb. 9.6: RespiCare® CV. [V162]

9.1.4 Geräte der Firma Heinen und Löwenstein

BiPAP® Synchrony

Das Heimbeatmungsgerät BiPAP® Synchrony ermöglicht diverse druckregulierte Beatmungsformen.

Beatmungsformen
- Inspiratorische Druckunterstützung plus PEEP (BiPAP spontan)
- BiPAP spontan/zeitgesteuert, entspr. S/T-Modus, d.h. Atemhübe werden in einer vor-

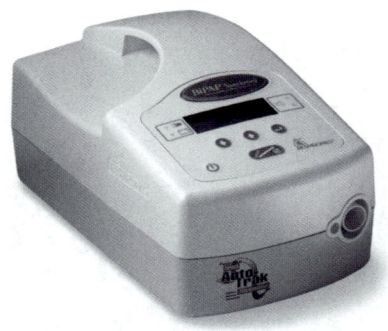

Abb. 9.7: BiPAP Synchrony. [V084]

gegebenen Frequenz verabreicht, falls der Patient nicht spontan atmet
- BiPAP zeitgesteuert
- Druckkontrollierte Beatmung (PCV)
- CPAP.

Besonderheiten
- Langsamer Druckanstieg über mehrere Atemzüge (1/2, 1, 2, oder 3 cmH₂O pro Atemzug)
- Inspiratorische Anstiegszeit (☞ 5.2.2)
- Speicherung von Patienten und Gerätedaten.

9.1.5 Geräte der Firma Nellcor Puritan Bennett

Achieva PS

Der Respirator Achieva PS ist auch als *Achieva* und *Achieva X* erhältlich. Diese beiden Modell verfügen jeweils über geringere Spezifikationen. Achieva PS kann zur Beatmung von Erwachsenen und Kindern eingesetzt werden (Tidalvolumen mindestens 50 ml).

Beatmungsformen
- Druckkontrollierte Beatmung (PVC, [S]-PCV)
- Volumenkontrollierte Beatmung (CMV, (S)-CMV)
- SIMV, wahlweise plus inspiratorische Druckunterstützung (SIMV/ASB)
- CPAP
- Druckunterstützte Beatmung
- Spontanatmung.

Besonderheiten
- Flow- oder Drucktrigger
- PEEP-Einstellung am Gerät

- Interner Datenspeicher zur Dokumentation der Beatmungsparameter
- Interne Batterie ca. 4,5 Stunden (Netzausfallsicherung), externe Batterie 20 Stunden
- Gewicht: < 14,5 kg
- Maße: 27,3 x 33,8 x 39,6 cm.

O´NYX Plus (Hersteller Fa. Mallinckrodt)

O´NYX Plus wurde speziell für die invasive und nicht-invasive druckunterstützte Beatmung entwickelt.

Beatmungsformen
- Spontanatmung mit Druckunterstützung
- Spontanatmung mit Druckunterstützung und Mindestatemfrequenz mit Option des garantierten minimalen Atemzugvolumen. Die Druckunterstützung berechnet sich aus dem eingestellten Tidalvolumen
- Assistiert-kontrollierte druckunterstützte Beatmung mit Option des garantierten minimalen Atemzugvolumen. Die Druckunterstützung berechnet sich aus dem eingestellten Tidalvolumen
- Assistiert-kontrollierte PCV.

Besonderheiten
- Einstellung der Inspirationsanstiegszeit
- Einstellung der inspiratorischen und exspiratorischen Triggerempfindlichkeit
- Gewicht: 9,5 kg
- Maße: 31 x 31 x 22,7 cm.

REM+duo (Hersteller Fa. Mallinckrodt)

Der Respirator REM+duo wurde speziell für die Therapie des obstruktiven Schlafapnoesyndroms entwickelt.

Beatmungsformen
- Bilevel, d.h. CPAP mit inspiratorischer Druckunterstützung (der Inspirationsdruck ist maximal 10 mbar höher als das CPAP-Niveau)

Besonderheiten
- Mindestatemfrequenz und Inspirationszeit können vorgeben werden (Backup-rate)
- Einstellung wahlweise am Gerät, an der Fernbedienung oder mittels angeschlossenem Computer
- Rampenzeit bis 30 Minuten einstellbar

- Inspiratorischer und exspiratorischer Trigger einstellbar
- Auswertung der Beatmungs- Patientendaten über PC möglich
- Gewicht: 3,7 kg
- Maße: 30 x 22 x 15 cm.

9.1.6 Geräte der Firma ResMed

ResMed S6 CPAP

Auch der Respirator ResMed S6 CPAP wurde für die Behandlung von Patienten mit Schlafapnoesyndrom entwickelt.

Beatmungsformen
- CPAP

Besonderheiten
- Rampenzeit einstellbar (5, 10 oder 20 Minuten)
- Speicherung diverser Daten bis zu 365 Tage
- Gewicht: ca. 1,7 kg
- Maße: 10,5 x 24 x 28 cm.

9.1.7 Geräte der Firma VitalAire

Lifecare PLV 100 (Hersteller Fa. Respironics)

Der Respirator Lifecare PLV 100 kommt bei Erwachsenen und Kindern zum Einsatz (Tidalvolumen mindestens 50 ml).

Beatmungsformen
- CMV (kontrolliert/assistiert oder kontrolliert)
- SIMV volumenkontrolliert.

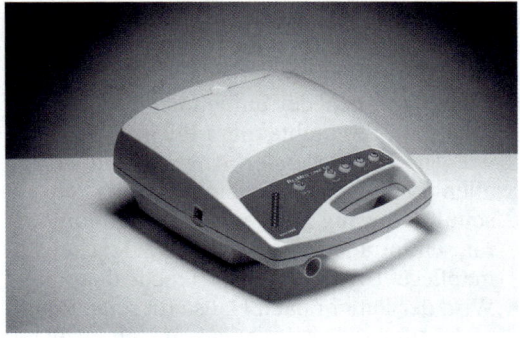

Abb. 9.8: ResMed S6 CPAP. [V081]

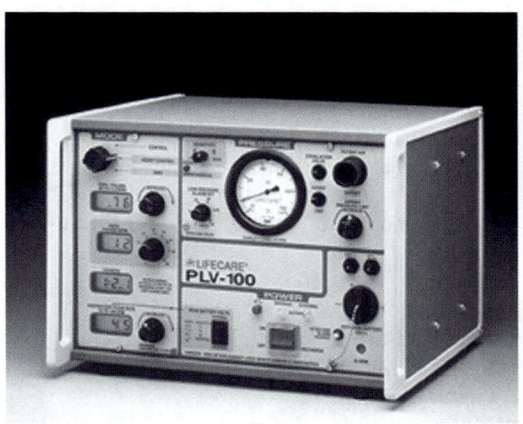

Abb. 9.9: Lifecare PLV 100. [V 080]

Besonderheiten
- Kann mit interner Batterie für 1 Stunde, mit externer Batterie 24 Stunden betrieben werden
- Gewicht: 12,8 kg
- Maße: 31 x 23 x 31 cm.

Hélia 2 (Hersteller Fa. Saime)

Das Heimbeatmungsgerät Hélia 2 kann sowohl für Erwachsene als auch für Kinder benutzt werden.

Beatmungsformen
- PCV (assistiert/kontrolliert oder kontrolliert)
- CMV (kontrolliert oder assistiert/kontrolliert)
- Inspiratorische Druckunterstützung (PSV)
- PS.Tv (inspiratorische Druckunterstützung mit Volumensicherung, d.h. ein eingestelltes Hubvolumen wird bei jedem Atemzug verabreicht).

Besonderheiten
- Ein- oder Zweischlauchbetrieb
- Druck- oder Flowtrigger
- Heliascope-Software (PC) zur Darstellung der Beatmungskurven sowie zur Speicherung eingestellter und gemessener Werte
- Interne und externe Batterie
- Gewicht: 10 kg
- Maße: 21 x 34 x 26,5 cm.

Hélia S (Hersteller Fa. Saime)

Der Respirator Hélia S kann zur Beatmung von Erwachsenen und Kindern eingesetzt werden.

Beatmungsformen
- PCV (assistiert/kontrolliert oder kontrolliert)
- Inspiratorische Druckunterstützung (PSV), wahlweise mit einstellbarer Minimalfrequenz.

Besonderheiten
- Externe Batterie möglich
- Spitzenflow bis 240 Liter/Minute
- Gewicht: 7 kg
- Maße: 21 x 34 x 26,5 cm.

9.1.8 Geräte der Firma Weinmann

SOMNOvent®S

Der Respirator SOMNOvent®S wurde insbesondere zur Behandlung der Schlafapnoe entwickelt.

Beatmungsformen
- CPAP
- BiLevel (CPAP plus inspiratorische Druckunterstützung).

Besonderheiten
- Backup-Ventilation bei Apnoe
- Softstartautomatik: Rampenzeit bis 30 Minuten
- Gewicht: ca. 4 kg
- Maße: 18 x 9 x 32 cm.

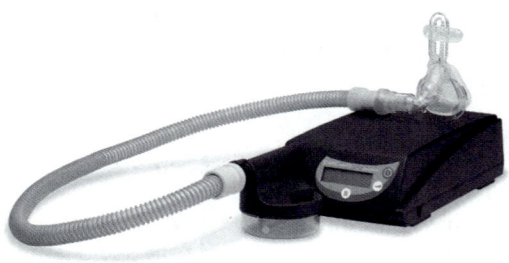

Abb. 9.10: SOMNOvent® S. [V083]

9.2 Praxis der Patientenheimbeatmung

9.2.1 Einleitung einer Patientenheimbeatmung

Ist bei einem Patienten mit Schlafapnoesyndrom eine intermittierende Heimbeatmung während der Nacht erforderlich, wird die Einstellung der Beatmung sowie die Einweisung des Patienten bzw. seiner Angehörigen in den Umgang mit dem Heimbeatmungsgerät meist in einem Schlaflabor vorgenommen. Detaillierte Informationen zur Symptomatik, Diagnostik und Therapie des Schlafapnoesyndrom sind der entsprechenden Fachliteratur sowie den Veröffentlichungen diverser Schlaflabors zu entnehmen. Im Folgenden lediglich auf die Einleitung einer Heimbeatmung bei zuvor (langzeit-) beatmeten Patienten auf der Intensivstation eingegangen.

Voraussetzungen

Soll ein beatmeter Patient nach Hause bzw. in ein Pflegeheim verlegt werden, müssen zahlreiche Voraussetzungen seitens des Patienten sowie des häuslichen Umfeldes erfüllt sein.

Patientenbezogene Voraussetzungen
- Die Grunderkrankung, die die Beatmungstherapie notwendig gemacht hat, muss ausreichend diagnostiziert und therapiert sein (keine weitere Diagnostik und Therapie erforderlich bzw. möglich)
- Eine weitere Intensivpflege bzw. intensive Überwachung des Patienten ist nicht mehr notwendig
- Der Patient ist mit der Heimbeatmung einverstanden.

Voraussetzungen im häuslichen Umfeld bzw. in der Pflegeeinrichtung
- Die Pflegenden der aufnehmenden Einrichtung bzw. des ambulanten Pflegedienstes sowie ggf. die pflegenden Angehörigen sind in allen Belangen der Heimbeatmung gut geschult (Umgang mit dem Heimbeatmungsgerät, endotracheales Absaugen, Tracheostomapflege, Umgang mit der Trachealkanüle)
- Wird der Patient nach Hause (in seine Privatwohnung) verlegt, muss geklärt sein, welcher ambulante Pflegedienst und welcher Arzt den Patienten versorgt, den Verlauf der Beat-

mung regelmäßig kontrolliert sowie bei Komplikationen zur Verfügung steht
- Die erforderlichen *Geräte* (Heimbeatmungsgerät, Ersatzschlauchsystem, ggf. aktiver Atemgasbefeuchter, Cuffdruckmesser, Absauggerät, Beatmungsbeutel mit passender Maske um im Fall eines technischen Defekts am Respirator eine Beutel-Masken-Beatmung vornehmen zu können, ggf. Sauerstoffflaschen, externe Batterie, und Pulsoximeter) und *Verbrauchsmaterialien* (Ersatz-Trachealkanülen, ggf. Verbandmaterial für Tracheostomaversorgung, Absaugkatheter, ggf. passive Atemgasbefeuchter, Desinfektions- und Reinigungsmittel für Respirator und Zubehör) sind verordnet und stehen in ausreichender Menge zur Verfügung.

Ist eine permanente Beatmung erforderlich, kann es sinnvoll sein, dass dem Patienten für den Fall eines technischen Defekts am Respirator ein zweites Heimbeatmungsgerät bereit gestellt wird. Häufig ist es darüber hinaus erforderlich, dass dem Patienten ein Pflegebett sowie ggf. Umbett- bzw. Mobilisationshilfen (z.B. einen Rollstuhl) zur Verfügung gestellt werden. In manchen Fällen sind auch Umbaumaßnahmen notwendig, z.B. Verbreiterung von Türrahmen oder eine rollstuhlgerechte Einrichtung des Badezimmers.

Organisation

Bei der Einleitung einer Patientenheimbeatmung arbeitet der Sozialdienst der Klinik (alternativ Überleitungs- oder Brückenpflege) nach Möglichkeit mit einem *Heimbeatmungskoordinator* zusammen. Gemeinsam klären sie die Finanzierung der Heimbeatmung, prüfen die räumlichen Gegebenheiten, den Materialbedarf sowie den Schulungs- und Unterstützungsbedarf der Angehörigen.

Heimbeatmungskoordinator

Heimbeatmungskoordinatoren sind Ärzte oder Pflegende, die über umfangreiche Erfahrung in allen Belangen der Heimbeatmung verfügen und entweder in einer Klinik oder bei einem ambulanten Pflegedienst angestellt sind.
Nach den Empfehlungen der bayrischen Muskelzentren in der Deutschen Gesellschaft für Muskelkranke (DGM) umfassen die Aufgaben des Heimbeatmungskoordinators:

- Schulung des Patienten, seiner Angehörigen und ggf. weiterer Pflegender in
  - Der speziellen Pflege des Patienten (z.B. endotracheales Absaugen, Tracheostomapflege)
  - Der Funktionsweise und Bedienung des Heimbeatmungsgerätes. Wichtig: Die Geräteeinweisung muss auch bei der Heimbeatmungen nach den Richtlinien des MPG erfolgen (☞ 10.1), also durch den Hersteller selbst oder eine beauftragte Person
  - Der Pflege des Respirators sowie des Zubehörs
  - Vorgehen im Notfall (insbesondere manuelle Beatmung mit dem Beatmungsbeutel)
- Verantwortung für die Grundausstattung des Heimbeatmungsplatzes mit entsprechender Hardware und ausreichend Verbrauchsmaterial. Beurteilung der häuslichen Verhältnisse und der Hygiene
- Ermittlung des Pflegebedarfs und Sicherstellung einer ausreichenden pflegerischen Versorgung des Patienten sowie Schaffen hinreichender Entlastungsmöglichkeiten für die pflegenden Angehörigen
- Sicherstellung einer ausreichenden ärztlichen Versorgung (durch Hausarzt und evtl. zusätzlichen Spezialisten vor Ort). Einweisung des Hausarztes in die medizinisch-technische Versorgung des Patienten
- Sicherstellung der medizintechnischen Versorgung durch entsprechende Abmachungen mit einer in der Heimbeatmung erfahrenen Medizintechnikfirma
- Medizinische und psychologische Betreuung des Patienten und der Angehörigen während der ersten 3 Monate
- Krisenintervention und 3-monatige Check-ups der genannten Punkte im Rahmen eines Hausbesuchs oder ambulant in der Klinik.

9.2.2 Durchführung der Heimbeatmung

Einstellung der Beatmung

Die Beatmung muss bereits in der Klinik so eingestellt werden, dass der Gasaustausch des Patienten ausreichend sicher gestellt ist, ohne dass im weiteren Verlauf ständig Änderungen der Beatmungsparameter vorgenommen werden müssen. Mittels BGA-Kontrollen wird überprüft, ob die Beatmung ausreichend ist.

Nicht zuletzt ist das Wohlbefinden des Patienten ausschlaggebend für die Einstellung der Beatmung.

Im Verlauf der Heimbeatmung dürfen Änderungen der Beatmungsparameter nur unter der Verantwortung eines lt. MPG eingewiesenen Arztes erfolgen.

Günstig ist es, wenn eine qualifizierte Pflegende den Transport des Patienten von der Klinik in die Pflegeeinrichtung bzw. die Wohnung des Patienten begleitet und dann in den ersten Stunden permanent und in den folgenden Tagen und Wochen häufig anwesend ist. Insbesondere zu Beginn der Heimbeatmung ist die Unsicherheit des Patienten und seiner Angehörigen besonders groß und es tauchen die meisten Fragen auf.

Wird die Pflege des Patienten überwiegend von den Angehörigen des Patienten übernommen, sollten im weiteren Verlauf regelmäßige Hausbesuche durch einen Pflegedienst erfolgen, der auch im Notfall von den Angehörigen rasch herbeigerufen werden kann.

Maskenbeatmung

Nichtinvasive Beatmung ☞ 5.4
Eine Heimbeatmung über eine Beatmungsmaske (☞ Masken zur nichtinvasiven Beatmung 5.4.1) ist möglich, wenn der Patient nicht länger als ca. 12 – 15 Stunden täglich beatmet werden muss und wenn keine Kontraindikationen für eine Maskenbeatmung (☞ 5.4.3) vorliegen. Die Beatmung erfolgt dann vorwiegend nachts sowie in Ruhephasen während des Tages. Die Vorteile, Nachteile und Komplikationen der Maskenbeatmung sind in 5.4.2 beschrieben.

In der Heimbeatmung werden häufig individuell angefertigte Beatmungsmasken verwendet, z.B. die „Münchner Maske", die aus einem Mund-Nasenteil und einem vom Zahnarzt angefertigten Bissteil besteht. Dies soll die Dichtigkeit und den Tragekomfort der Maske erhöhen.

Beatmung über ein Tracheostoma

Muss der Patient länger als ca. 12 – 15 Stunden täglich beatmet werden, erfolgt die Beatmung i.d.R. über ein Tracheostoma (☞ 4.3). Dazu wird eine konventionelle Tracheotomie durchgeführt, d.h. der Patient erhält ein operativ angelegtes Tracheostoma (☞ 4.3.3).

Zur Überdruckbeatmung können nur Trachealkanülen mit Cuff verwendet werden (☞ 4.3.2). Bei der Auswahl der Trachealkanüle maßgeblich sind vor allem ein ausreichend großes Lumen der Kanüle (reduziert den Atemwiderstand), eine möglichst gute Verträglichkeit des Materials sowie ggf. Vorrichtungen, die dem Patienten das Sprechen ermöglichen (Sprechkanülen und Sprechaufsätze ☞ 4.3.2).

Bei Patienten, die im häuslichen Bereich beatmet werden, wird der regelmäßige Wechsel der

Komplikationen	Maßnahmen zur Prophylaxe bzw. Behandlung
Undichtigkeit der Maske mit ineffizienter Beatmung	• Ggf. individuell angefertigte Maske einsetzen • Ggf. Hilfsmittel verwenden, z.B. spezielles Band, dass den Unterkiefer dicht gegen den Oberkiefer drückt • Je nach Beatmungsgerät und Beatmungsform kann die Undichtigkeit evtl. vom Respirator kompensiert werden (automatisch oder durch entsprechende Einstellung)
Druckstellen im Gesicht im Auflagebereich der Maske	• Wechselweise verschiedene Masken benutzen • Gefährdete Areale unterpolstern, z.B. mit Hydrogelplatten
Bindehautentzündung (bei undichter Maske und ständigem Luftstrom Richtung Auge)	• Für korrekten dichten Sitz der Maske sorgen • Ggf. Behandlung durch Augenarzt
Verstopfte Nase (insbesondere zu Beginn der Maskenbeatmung)	• Symptomatische Behandlung mit Nasensalbe oder -spray
Komplikationen durch die Beatmung ☞ 5.4.2	

Tab. 9.11: Komplikationen bei der Heimbeatmung über eine Beatmungsmaske und entsprechende Maßnahmen.

Trachealkanüle (nach Herstellerangaben und zusätzlich bei Bedarf) in aller Regel vom Arzt oder vom ambulanten Pflegedienst durchgeführt. Für den Notfall sollten die pflegenden Angehörigen jedoch in der Durchführung des Trachealkanülenwechsels geschult sein.

Weitere Betreuung

Während der Heimbeatmung sind regelmäßige ärztliche Kontrollen durch den Hausarzt des Patienten (vom Heimbeatmungskoordinator eingewiesen) sowie ggf. durch einen Facharzt erforderlich. Im Fall einer akuten Verschlechterung der Beatmungssituation entscheiden der Haus- oder Facharzt über eine evtl. Klinikeinweisung. Auch Routineuntersuchungen (z. B. Überprüfung der Indikation, des Therapieeffektes und der korrekten Einstellung des Beatmungsgerätes, i.d.R. alle drei Monate) führen Haus- oder Facharzt durch bzw. weisen den Patienten dazu in die Klinik ein.

 Angehörige, die einen beatmeten Patienten zu Hause pflegen, setzen sich sowohl physisch als auch psychisch einer großen Belastung aus und geraten im Lauf der oft langwierigen Pflege häufig an ihre Grenzen. Hilfreich können hier Selbsthilfegruppen sein sowie eine Entlastung durch einen ambulanten Pflegedienst. Evtl. ist auch eine zwischenzeitliche Kurzzeitpflege in einer stationären Pflegeeinrichtung sinnvoll, die dem Angehörigen die Möglichkeit verschafft, für eine gewisse Zeit aus dem Pflegealltag herauszukommen und neue Kraft zu tanken. Kontakte vermittelt der behandelnde Arzt oder das ambulante Pflegeteam.

10 Rechtliche Grundlagen und Richtlinien

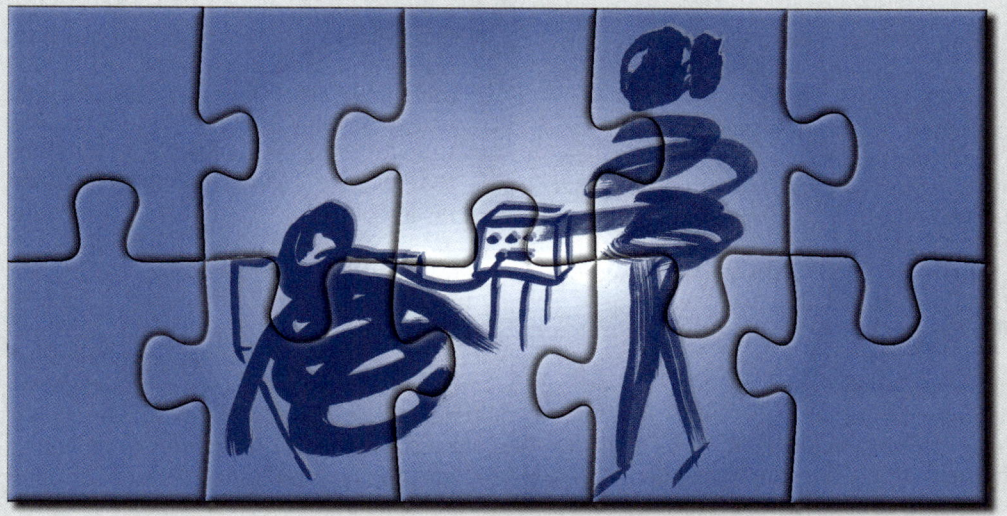

Für alle pflegerischen und therapeutischen Maßnahmen sind die hier aufgeführten und aktuell gültigen Gesetze und Richtlinien verbindlich und einzuhalten.

Die Verantwortlichen der Klinik müssen hierzu beachten, dass regelmäßig Fortbildungen angeboten werden, um die Mitarbeiterinnen und Mitarbeiter über den aktuellen Stand zu informieren und sie zu schulen. Für die Pflegenden ist es unerlässlich, durch Teilnahme an Schulungen, Fort- und Weiterbildungen und durch regelmäßiges Informieren mittels Fachliteratur, Zeitschriften etc., sich auf dem aktuellen Stand über Gesetze und Richtlinien zu halten, um die Patienten auf hohem Niveau versorgen zu können und sich selbst im rechtlich einwandfreien Rahmen zu bewegen. Da im Bereich der Beatmungstherapie besonders viele Geräte (Respirator, Defibrillator, Monitor, Spritzen- und Infusionspumpen, Dialysegeräte, etc.) eingesetzt werden und viele unterschiedliche Therapiemaßnahmen durchgeführt werden, müssen bei allen Tätigkeiten die entsprechenden Gesetze und Richtlinien eingehalten werden.

Wichtige Gesetze, Richtlinien und Vorschriften sind:

- Medizinproduktegesetz und Medizinbetreiberverordnung
- Berufsgenossenschaftliche Vorschriften für Sicherheit und Gesundheit bei der Arbeit (u.a. Unfallverhütungsvorschriften, Technische Regeln für Gefahrstoffe – TRGS)
- Hygienerichtlinien zur Beatmung (Empfehlungen für die Krankenhaushygiene vom Robert Koch-Institut – RKI)
- Infektionsschutzgesetz
- DIN-Normen und Bestimmungen des Verbandes deutscher Elektrotechniker (VDE-Bestimmungen)
- Normen von der EU (z.B. CE-Kennzeichen, ein europaweit gültiges Gütesiegel)
- Eichgesetz
- Arzneimittelgesetz
- Gesetz über technische Arbeitsmittel
- Arbeitsschutzgesetz
- Arbeitsstättenverordnung.

In den folgenden Ausführungen wird nur jeweils ein Überblick der wichtigsten praktisch relevanten Gesetze und Richtlinien der ersten drei der oben genannten Bereiche gegeben, die insbesondere für die Betreuung von intubierten bzw. tracheotomierten und beatmeten Patien-

ten relevant sind. Ausführlichere Details können in der vorhandenen Grundlagenliteratur nachgelesen werden.

10.1 Medizinproduktegesetz und Medizinprodukte-Betreiberverordnung

Das **Medizinproduktegesetz** (kurz **MPG**) von 1995 und die **Medizinprodukte-Betreiberverordnung** (kurz **MPBetreibV**) von 1998 haben die Medizingeräteverordnung (MedGV) abgelöst. Das MPG regelt den Verkehr mit Medizinprodukten (kurz MP) und sorgt dadurch für Sicherheit, Eignung und Leistung sowie Schutz von Patienten, Anwendern und Dritten. Die MPBetreibV hingegen regelt das Errichten, Betreiben und Anwenden von Medizinprodukten.

Das MPG und die angegliederte MPBetreibV gilt für das Produzieren, Inverkehrbringen, Inbetriebnehmen, Ausstellen, Errichten, Betreiben und Anwenden von Medizinprodukten sowie deren Zubehör, das auch als Medizinprodukt behandelt wird. Zweck dieses Gesetzes ist es, für die Sicherheit, die Eignung und die Leistung der Medizinprodukte sowie die Gesundheit und den erforderlichen Schutz aller Beteiligten zu sorgen. Zusätzlich sind hier die Verpflichtungen der Hersteller, Betreiber und Anwender zur Einhaltung der Sorgfaltspflichten festgelegt. Die Pflegenden müssen wissen, welche Verantwortung sie im Rahmen des MPG und der MPBetreibV haben und welche Sanktionen bei Zuwiderhandlungen zu erwarten sind.

10.1.1 Medizinprodukte im Sinne des MPG

Unter Medizinprodukten wird folgendes zusammengefasst:

- Alle Produkte, die zu Zwecken der Prävention, Diagnostik, Therapie oder Rehabilitation an Menschen angewendet werden, z.B. vom Pflaster bis zum Kernspintomographen
- Sie erzielen ihre Hauptwirkung primär physikalisch, nicht pharmakologisch, immunologisch oder metabolisch
- Zu den Medizinprodukten gehört auch die zum einwandfreien Funktionieren der Produkte eingesetzte Software.

Keine Medizinprodukte sind
- Arzneimittel
- Kosmetische Mittel
- Blut oder Blutbestandteile
- Transplantate, Gewebe oder Zellen menschlichen oder tierischen Ursprungs
- Persönliche Schutzausrüstungen.

Unterscheidung von aktiven und passiven Medizinprodukten

Aktive Medizinprodukte (nach § 3 MPG) sind Geräte, deren Betrieb auf eine Strom- oder eine andere Energiequelle (z.B. Druckluft) als die unmittelbar durch den menschlichen Körper oder die Schwerkraft erzeugte Energie angewiesen ist.

Passive Medizinprodukte dienen zur Übertragung von Energie, Stoffen oder Parametern zwischen einem aktiven MP und dem Patienten. Dabei tritt keine wesentliche Änderung der Energie, Stoffen oder Parametern ein, z.B. Infusionsbestecke oder Katheter.

10.1.2 Begriffsdefinitionen zum MPG

Die Pflegenden sollten die folgenden Begriffe zum MPG kennen und differenzieren können.

Hersteller

Die Hersteller sind diejenigen, die ein Medizinprodukt (MP) herstellen. Sie müssen den Nachweis liefern (z.B. eine Gebrauchsanweisung), wozu ein Produkt geeignet ist und zu welcher Zweckbestimmung es eingesetzt werden darf. Wenn z.B. ein Einmalartikel vom Betreiber/Anwender resterilisiert wird, wird dieser zum Hersteller mit allen Pflichten.

Anwender

Anwender sind die Personen, die ein Medizinprodukt berufsmäßig nutzen (ist noch nicht klar im MPG definiert), vor allem Pflegende, Ärzte, medizintechnische Assistenten, Mitarbeiter von Gesundheitsberufen etc.
Die Anwender müssen durch eine für das jeweilige MP vorgesehene Einweisung vor dem Einsatz des Medizinproduktes geschult werden. Eine Einweisung darf nur der Hersteller oder eine vom Betreiber „Beauftragte Person" durchführen (☞ unten).

Betreiber

Wer vom Hersteller ein Medizinprodukt erwirbt und in seinem Betrieb einsetzt, ist Betreiber im Sinne der MPBetreibV (Besitzer).
Der Betreiber ist z.B. der Inhaber einer Praxis (natürliche Person) oder der Träger eines Krankenhauses, vertreten durch den Verwaltungsdirektor (juristische Person). Er ist verantwortlich dafür, dass die Vorschriften der MPG und der MPBetreibV über das Errichten, Betreiben und Anwenden von Medizinprodukten richtig umgesetzt werden.

„Beauftragte Person"

Die vom Betreiber „Beauftragte Person" (auch Produkte- oder Geräteverantwortlicher) muss anhand der Gebrauchsanweisung sowie beigefügter sicherheitsbezogener Informationen und Instandhaltungshinweise vom Hersteller in die sachgerechte Handhabung, Anwendung und den Betrieb des Medizinproduktes sowie in die zulässige Verbindung mit anderen Medizinprodukten, Gegenständen und Zubehör eingewiesen sein.
Die Aufgaben der „Beauftragten Person" können, je nach Festlegung der Einrichtung, folgende Verantwortungsbereiche umfassen:
- Sicherstellen der gesetzlich vorgeschriebenen Regelungen
- Einweisungsbedarf ermitteln
- Neu eingeführte Geräte bzw. MP einweisen und die Einweisungen weitermelden
- Für den ordnungsgemäßen Zustand und regelmäßige Wartung (in Zusammenarbeit mit der Medizingeräteabteilung der jeweiligen Klinik) sorgen
- Den ordnungsgemäßen Umgang mit Gerätebüchern sichern
- Geräte-Funktionssicherheit, Warneinrichtung und Gerätekennzeichnung überwachen
- Für Auffrischungseinweisungen sorgen
- Den Einsatz von Geräten nicht zu gestatten, wenn gravierende Gründe vorliegen
- Schadensfälle bzw. „Vorkommnisse" (☞ 10.1.6) mit Personenschäden an die Verantwortlichen bzw. an die zuständige Behörde melden.

Es empfiehlt sich, die Verantwortung für spezielle aufwendige Geräte (Respiratoren, Dialysegeräte, etc.) auf mehrere „Beauftragte Personen" zu übertragen, damit es auch bei dem Ausfall einer Person immer einen Ansprechpartner gibt.

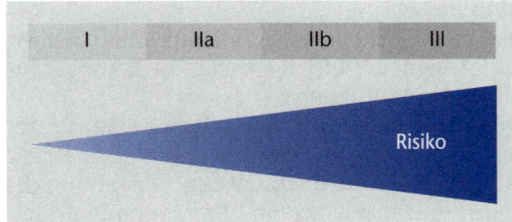

Abb. 10.1: Klassifizierung von Medizinprodukten in vier Risikogruppen.

Klassifizierung von Medizinprodukten

Medizinprodukte werden in vier Risikoklassen eingeteilt. Risikoklasse I (niedrigste Klasse, z.B. Stethoskop), II a, II b und III (höchste Klasse, z.B. Herzschrittmacher). Das Risiko liegt im erhöhten Gefährdungspotential für den Patienten, der mit dem Gerät in Kontakt kommt. Je höher die Risikoklasse, desto potentiell gefährlicher ist das eingesetzte Gerät.

Der Hersteller teilt seine Produkte einer Risikoklasse zu, wobei er sich an von der EU aufgestellten Regelsätzen orientiert. Eine autorisierte Einrichtung des jeweiligen EU-Landes überprüft dann die korrekte Klassifizierung des tatsächlichen Risikos.

Die in der Anlage 1 (☞ Tab. 10.2) aufgeführten Geräte bedürfen einer besonders intensiven Aufwand in Einweisung und Wartung, da von diesen MP (durch den invasiven Einsatz) eine erhöhte Gefahr für die Patienten ausgeht. Es sind entgegen der MedGV nicht die einzelnen Geräte bzw. Produkte aufgeführt, sondern es werden Sachverhaltskomplexe gebildet.

 Eine Anwendung von Medizinprodukten der Anlage1 (☞ Tab. 10.2) darf nur nach einer Einweisung durch den Hersteller oder die vom Betreiber „Beauftragte Person" erfolgen.

10.1.3 Sachgerechte Handhabung von Medizinprodukten

Die Pflegenden müssen die verlangten Voraussetzungen für die sachgerechte Handhabung von Medizinprodukten beachten. Folgende

Sachverhalts-gruppen	Definition
Nr. 1	Medizinprodukte (MP) zur Erzeugung und Anwendung elektrischer Energie zur unmittelbaren Beeinflussung der Funktion von Nerven und/oder Muskeln bzw. der Herztätigkeit (z.B. Defibrillatoren, batteriebetriebene Reizstromgeräte)
Nr. 2	MP zur intrakardialen Messung elektrischer Größen oder Messung anderer Größen unter Verwendung elektrisch betriebener Messsonden in Blutgefäßen bzw. an freigelegten Blutgefäßen (z.B. Hirndrucksonden, invasive Blutdruckmessung)
Nr. 3	MP zur Erzeugung und Anwendung jeglicher Energie zur unmittelbaren Koagulation, Gewebezerstörung oder Zertrümmerung von Ablagerungen in den Organen (z.B. Lithotripsie-Geräte, HF-Chirurgiegerät, Photo- und Laserkoagulatoren)
Nr. 4	MP zur unmittelbaren Einbringung von Substanzen und Flüssigkeiten in den Blutkreislauf unter potentiellem Druckaufbau, wobei die Substanzen und Flüssigkeiten auch aufbereitete oder speziell behandelte körpereigene Substanzen sein können, deren Einbringung mit einer Entnahmefunktion direkt gekoppelt ist (z.B. Spritzenpumpen, Infusionspumpen, Dialysegerät)
Nr. 5	MP zur maschinellen Beatmung mit oder ohne Anästhesie; damit sind alle Beatmungsgeräte erfasst, die zur Erhaltung, Unterstützung und Wiederherstellung der Spontanatmung dienen
Nr. 6	MP zur Diagnose mit bildgebenden Verfahren nach dem Prinzip der Kernspinresonanz
Nr. 7	MP zur Therapie mit Druckkammern
Nr. 8	MP zur Therapie mit Hypothermie

Tab. 10.2: Sachverhaltsgruppen von Medizinprodukten nach MPBetreibV (Anlage 1)

Kenntnisse werden vom Anwender zum jeweiligen MP erwartet:

- Theoretische Grundlagen
- Alle Bedienungselemente und dazugehörige Funktionen
- Alarmeinrichtungen
- Ordnungsgemäßer Zustand und Wartungsintervalle
- Vorgeschriebene Funktionsprüfung
- Anwendungsregeln
- Bedienung
- Patientengerechte Einstellung
- Alarmbeseitigung und Notfallmaßnahmen
- Reinigung und Aufbereitung
- Gerätespezifische Fehlerquellen
- Erkennen von Anwendungsverboten (bei Vorliegen von sicherheitsrelevanten Mängeln).

Hier wird deutlich, dass der Anwendereinweisung und -schulung sehr große Bedeutung zukommt. Für den Anwender reicht es nicht aus z.B. nur den einzelnen Bedienungsknopf von der SIMV-Beatmung zu kennen, sondern er muss auch über die SIMV-Funktion informiert sein und wie der Wechsel von Eigenatmung mit der Beatmung funktioniert.

Zusätzlich ist es erforderlich, dass die Pflegenden die „Zweckbestimmung" bzw. den „bestimmungsgemäßen Gebrauch" der MP beachten. Diese ist in der Gebrauchsanweisung des Herstellers definiert. So muss z.B. bei verschiedenen Respiratoren beachtet werden, ab welchem Körpergewicht das Gerät eingesetzt werden darf.

Die Verwendung von Fremdzubehör ist nur dann zulässig, wenn dafür eine Bescheinigung über die sicherheitstechnisch unbedenkliche Verwendbarkeit (**SUV**- oder Kompatibilitätsbescheinigung) vorliegt oder das Grundgerät und das Zubehör mit einem CE-Kennzeichen versehen sind.

Seit dem 14.6.1998 dürfen nur noch Medizinprodukte erstmalig in den Verkehr gebracht werden, die grundlegende Anforderungen erfüllen. Vom europäischen Gesetzgeber sind hierfür Richtlinien für verschiedene Klassen definiert worden. Der Hersteller von Medizinprodukten ist zum Anbringen des so genannten CE-Kennzeichens verpflichtet. Dadurch ist ein freier, einheitlicher Warenverkehr in Europa gewährleistet.

Bei allen Zubehörteilen bei MP und insbesondere bei Einmalprodukten muss strikt auf das Verfalldatum geachtet werden. Es ist zudem nicht erlaubt, sterile Einmalartikel aus beschädigten Verpackungen zu verwenden oder sie zwecks erneuter Verwendung wieder aufzubereiten.

Einkauf von Medizinprodukten

Schon bei Auswahl und Einkauf von MP werden die Weichen für einen effektiven und kostengünstigen Geräteeinsatz gestellt. Besonders wichtig für den Betreiber und Anwender ist es, festzulegen, welche Kriterien das neue Gerät erfüllen muss. Die zukünftigen Anwender müssen in die Beschaffung von MP entscheidend einbezogen werden, damit evtl. Anwendungsprobleme vor dem Kauf geklärt werden können.

Folgende Fragen sollten vor dem Kauf von neuen MP (z.B. Respiratoren, Dialysegeräte) geklärt werden:

- Ist das MP bzw. Gerät leicht zu bedienen bzw. leicht zu erlernen?
- Entspricht das MP hinsichtlich der Zweckbestimmung den aktuellen und zukünftigen Erfordernissen?
- Ist das MP auf dem aktuellen technischen Stand und können leicht Updates erfolgen?
- Führt der Hersteller auch nach der vorgeschriebenen Ersteinweisung weitere Schulungen und Einweisungen durch?
- Ist der technische Service innerhalb kurzer Zeit erreichbar und zuverlässig?
- Wer kann die geforderten sicherheitstechnischen Kontrollen (STK) und Wartungsmaßnahmen durchführen und welche Kosten entstehen dadurch?
- Kann das MP mit vorhandenen MP kombiniert werden?
- Sind ähnliche MP schon vorhanden und somit das Neue leicht einzuführen?
- Können Ersatzteile rasch beschafft werden und sind sie über einen längeren Zeitraum beziehbar?

Da neue komplizierte Medizinprodukte aufwändig bei der Einführung auf der Intensivstation sind, sollten die genannten Fragen sorgfältig geprüft werden. So müssen z.B. die erforderlichen Einweisungen frühzeitig für die „Beauftragte Person" und alle Anwender systematisch geplant werden.

10.1.4 Medizinproduktebuch

Bei bestimmten Medizinprodukten (z.B. Anlage 1-MP) muss der Betreiber ein Medizinproduktebuch führen. Folgendes ist ins Medizinproduktebuch einzutragen:

- Bezeichnung zur Identifikation des MP
- Standort und die betriebliche Zuordnung des MP
- Beleg über Funktionsprüfung vor erstmaliger Inbetriebnahme
- Beleg über die Einweisung der vom Betreiber „Beauftragten Person"
- Zeitpunkt der Einweisung sowie Namen der eingewiesenen Personen
- Fristen und Datum der Durchführung sowie das Ergebnis von vorgeschriebenen sicherheits- und messtechnischen Kontrollen und Datum von Instandhaltungen sowie der Name der verantwortlichen Person oder der Firma, die diese Maßnahme durchgeführt hat
- Datum, Art und Folgen von Funktionsstörungen und wiederholten gleichartigen Bedienungsfehlern
- Meldungen von Funktionsausfällen und -störungen an Geräten, die zu einem Personenschaden geführt haben an Behörden und Herstellern.

Für die Aufbewahrung von Gebrauchsanweisungen und Medizinproduktebüchern sowie für die Dokumentation bestehen u.a. folgende Regelungen:

- Gebrauchsanweisungen und die dem MP beigefügten Hinweise sind so aufzubewahren, dass die für die Anwendung des Medizinproduktes erforderlichen Angaben dem Anwender jederzeit zugänglich sind
- Nach der Außerbetriebnahme des MP ist das Medizinproduktebuch noch 5 Jahre aufzubewahren
- Dokumentationspflicht besteht für alle Einweisungen von Personen mit Daten der Einweisung und Namen der eingewiesenen Personen.

10.1.5 Ordnungswidrigkeiten und Straftaten

Die Anwenderpflichten sind im MPG und der MPBetreibV festgelegt. Im Vergleich zur vorher gültigen MedGV sind sie deutlich erweitert worden. Die mit der Verletzung der Anwenderpflichten einhergehenden Ordnungswidrigkei-

ten und Straftatbestände sind verschärft worden bzw. neu hinzugekommen.

Beispiele für Ordnungswidrigkeiten
- Verwendung trotz des abgelaufenen Verfalldatums
- Anwendung ohne Gewähr für eine sachgerechte Handhabung
- Anwendung ohne Einweisung
- Anwendung trotz Überschreitung der Fehlergrenzen
- Reinigung, Desinfektion und Sterilisation entgegen den Herstellerempfehlungen.

Ordnungswidrigkeiten können mit Geldstrafen geahndet werden.

Beispiele für Straftatbestände
- Anwendung bei Verdacht auf Gefährdung
- Anwendung mit sicherheitsrelevanten Mängeln
- Handlungen, die die Gesundheit einer großen Zahl von Menschen gefährden
- Handlungen, die einen anderen in die Gefahr des Todes oder einer schweren Schädigung an Körper oder Gesundheit bringt.

Straftatbestände können mit Freiheitsstrafen bis zu 5 Jahren geahndet werden.
Ein Betriebsverbot von Medizinprodukten ist einzuhalten, wenn folgende sicherheitsrelevante Mängel erkennbar sind:
- Defekte Wandanschlüsse
- Defekte Netzstecker und Netzkabel
- Sichtbare und unsichtbare Sturzschäden
- Nicht funktionierende Alarm- und Sicherheitseinrichtungen
- Fehlende Zubehörteile
- Fehlende Zusatzgeräte
- Fehlfunktionen des Gerätes.

10.1.6 Empfehlung zur Vorgehensweise bei „Vorkommnissen"

 „Vorkommnisse" sind Funktionsausfälle und -störungen an Geräten, die zu einem Personenschaden geführt haben.

Auch bei sorgfältigem Vorgehen kann es durch Medizinprodukte insbesondere durch Anlage 1-Geräte (☞ Tab. 10.2) zu unterschiedlich schwerwiegenden Schädigungen des Patienten oder gar Tod des Patienten kommen. Bei derart beschriebenen Vorkommnissen muss sofort der zuständige Arzt hinzugezogen werden.

Weitere Maßnahmen, die nach einem „Vorkommnis" geschehen müssen:

- Versorgung des Patienten
- Dokumentation der räumlichen Situation (kann z.B. fotographisch erfolgen)
- Feststellung der beteiligten Personen
- Sicherstellen der Medizinprodukte (Geräte und vollständiges Zubehör) bis Gutachter kommt (der Hersteller darf erst nach dem Gutachter an das betroffene Gerät und zudem darf das Gerät nicht vorher aufbereitet werden)
- Anfertigen einer persönlichen Aktennotiz (an den Dienstvorgesetzten weiterleiten)
- Meldung entsprechend der klinikinternen Dienstanweisung
- Einhaltung der Schweigepflicht gegenüber Dritten
- Einhaltung des Datenschutzes
- Abwarten der Entscheidung der örtlich zuständigen Behörde.

Es sollte nichts unternommen werden, was nach Vertuschung der Ereignisse bzw. Vorkommnisse gewertet werden könnte, wie z.B. Absprachen der Betroffenen oder gemeinsames Erstellen einer Aktennotiz.

10.2 Berufsgenossenschaftliche Vorschriften

Die Berufsgenossenschaft für Gesundheitsdienst und Wohlfahrtspflege hat zum Schutz von Mitarbeitern **Unfallverhütungsvorschriften** (kurz **UVV**) und zusätzlich berufsgenossenschaftliche Richtlinien, Grundsätze, Sicherheitsregeln und Merkblätter erarbeitet.

Die Ausführungen der genannten Vorschriften sind als Rechte von Mitarbeitern und als Pflichten für die jeweiligen Einrichtungen zu sehen. Alle Mitarbeiter sind verpflichtet, die geltenden Vorschriften einzuhalten. Über diese Regelungen wird indirekt auch ein zusätzlicher Patientenschutz erzielt.

10.2.1 UVV für den Gesundheitsdienst

Wichtige Unfallverhütungsvorschriften für Arbeitnehmer sind in den **Berufsgenossenschaftli**-

§ 3 Behandlungsgeräte	Der Unternehmer darf mit der Bedienung von medizinischen Geräten, die bei der Anwendung zu einer Gefährdung von Beschäftigten oder Patienten führen können, nur Personen beschäftigen, die in der Bedienung des jeweiligen Gerätes unterwiesen sind. Der Unternehmer hat dafür zu sorgen, dass die Betriebsanleitungen für die Geräte jederzeit von den Beschäftigten eingesehen werden können
§ 3 Händedesinfektion	Leicht erreichbare Händewaschplätze mit hautschonenden Waschmitteln, Händedesinfektionsmitteln und geeigneten Hautpflegemitteln sind vom Unternehmer zur Verfügung zu stellen
§ 7 Schutzkleidung	Der Unternehmer hat Schutzkleidung (auch Handschuhe, Gesichts- oder Kopfschutz) in ausreichender Menge zur Verfügung zu stellen
§ 9 Hygieneplan	Jede Einrichtung des Gesundheitswesens hat für die verschiedenen Arbeitsbereiche Maßnahmen zur Desinfektion, Reinigung und Sterilisation sowie die Ver- und Entsorgung schriftlich zu fixieren und deren Durchführung zu überwachen
§ 22 Tragen von Schmuck	In Arbeitsbereichen mit erhöhter Infektionsgefährdung dürfen an Händen und Unterarmen keine Schmuckgegenstände, Uhren und Ringe (auch Eheringe) getragen werden
§ 23 Lebens- und Genussmittel	In Arbeitsbereichen mit erhöhter Infektionsgefahr ist Essen, Trinken und Rauchen nicht erlaubt
§ 29 Heben von Patienten	In Unternehmen sind zum Heben und Umlagern von Patienten leicht bedienbare, stand- und sichere Hebevorrichtungen oder sonstige geeignete Hilfsmittel bereitzustellen und zu verwenden

Tab. 10.3: Unfallverhütungsvorschriften der Berufsgenossenschaft.

chen **V**orschriften für Sicherheit und Gesundheit bei der Arbeit (**BGV**) und insbesondere für Arbeitnehmer in Kliniken im Heft Gesundheitsdienst C 8 festgelegt. Die wichtigsten Paragraphen sind in Tab. 10.3 aufgeführt, wobei nur einige relevante Details aufgeführt werden.

Führungskräfte in Betrieben haben die Pflicht, für den wirtschaftlichen Erfolg des Unternehmens zu sorgen. Der wirtschaftliche Erfolg wird unterstützt durch Maßnahmen zur Arbeitssicherheit und zum Gesundheitsschutz. Dies gilt auch, wenn die Pflicht zur Durchführung der Maßnahmen nicht im Arbeitsvertrag enthalten sein sollte. Diese Pflicht ergibt sich z.B. aus dem Arbeitsschutzgesetz.

10.2.2 Umgang mit Sauerstoff

Sauerstoffanreicherung der Luft, auch wenn es nur wenige Prozent sind, erhöht die Brandgefahr erheblich. Zudem können Materialien, die sonst in der Luft nicht brennen, spontan in mit Sauerstoff angereicherter Luft entflammen (einschließlich feuerhemmend imprägnierter Stoffe). Die Flammen sind wesentlich heißer und breiten sich mit großer Geschwindigkeit aus.

Vorschriften für den Umgang mit Sauerstoff sind von der Berufsgenossenschaft (BG) geregelt in:
- Unfallverhütungsvorschriften (UVV)
- Druckbehälterverordnung mit Technischen Regeln (TRB,TRG)
- Gefahrstoffverordnung (GefStoffV)
- **T**echnische **R**egeln für **G**efahrstoffe (z.B. **TRGS** für Druckbehälter 280).

Folgende Punkte sollten beim Umgang mit Sauerstoff beachtet werden:
- Leitungen für Sauerstoff, Anschluss- sowie Entnahmestellen müssen als sauerstoffführend farblich gekennzeichnet sein
- Öl und Fett sind in Gegenwart von Sauerstoff besonders gefährlich, weil sie mit explosiver Heftigkeit brennen können. Sie dürfen niemals zum Schmieren von Geräten für Sauerstoff und angereicherter Luft verwendet werden
- In mit Sauerstoff angereicherten Räumen und im Freien darf nicht geraucht und nicht mit offenem Feuer (z.B. Kerzen) umgegangen werden
- Wartungs- und Instandsetzungsmaßnahmen werden von erfahrenem und geschultem Personal ausgeführt

- Anschlüsse für die Sauerstoffversorgung werden vor ihrer Inbetriebnahme und in regelmäßigen Abständen einer Dichtigkeitsprüfung unterzogen
- Nach einem Aufenthalt in möglicherweise mit Sauerstoff angereicherter Atmosphäre ist die Kleidung sehr sorgfältig zu lüften, denn Sauerstoff haftet sehr gut in der Kleidung. Eine Zündquelle (z.B. eine Zigarette) könnte dann einen Kleiderbrand verursachen
- Gasflaschen müssen vor dem Transport gesichert werden. Das Flaschenventil muss geschlossen und dicht sein.

Der sichere Umgang mit Sauerstoff ist nur möglich, wenn seine spezifischen Eigenschaften bekannt sind und bewusst genutzt werden. Unsachgemäß angewandter Sauerstoff kann zu Unfällen führen.

10.3 Hygienerichtlinien zur Beatmung

Die Empfehlungen für die Krankenhaushygiene vom **R**obert **K**och-**I**nstitut (**RKI**) sind maßgeblich für die korrekte Durchführung aller pflegerischen und therapeutischen Maßnahmen. Sie dienen u.a. der allgemeinen **Qualitätssicherung.**

 Zur rechtlichen Bedeutung dieser Empfehlungen ist festzuhalten, dass diese Empfehlungen allgemein als Standard gelten und nur im begründeten Einzelfall davon abgewichen werden darf.

Hierzu dienen die durch die Hygienekommission der jeweiligen Klinik festgelegten Richtlinien, die in den Hygieneplänen für die einzelnen Bereiche fixiert werden müssen. Diese Pläne sind verbindlich für eine korrekte und standardisierte Durchführung von Hygienemaßnahmen. Ergeben sich rechtlich nicht geklärte Fragestellungen, muss der Krankenhausbetreiber die Abweichungen zu den Empfehlungen des Robert-Koch-Institutes begründen.

Nachfolgend sind die wichtigsten Punkte zur Prävention der beatmungsassoziierten Pneumonie aufgeführt. Diese Empfehlungen wurden im Auftrag der Kommission für Krankenhaushygiene und Infektionsprävention am Robert Koch-Institutes von K. Unertl, Leiter der Arbeitsgruppe (Tübingen), A. Heininger (Tübingen) und G. Unger (RKI) erarbeitet. Sie sind mit Kategorisierungen versehen, die sich an die **CDC**-Kategorien (**C**enters for **D**isease **C**ontrol Zentrum für Gesundheitsüberwachung) I A, I B, II und III anlehnen und durch die Kategorie IV erweitert wurde (☞ Tab. 10.4).

Die Grundlagen für die Kategorisierung sind
- Wissenschaftlich abgesicherte Beweiskraft
- Theoretisch nachvollziehbare Begründung
- Praktische Anwendbarkeit
- Ökonomische Auswirkungen.

Zudem werden geltende Gesetze, Richtlinien und Verordnungen beachtet.

10.3.1 Prävention der beatmungs-assoziierten Pneumonie nach der RKI-Empfehlung

Die hygienische Händedesinfektion ist nach wie vor die wichtigste Präventivmaßnahme zur Verhütung von Beatmungspneumonien.

Eine hygienische Händedesinfektion ist durchzuführen
- Vor und nach jedem Kontakt mit Trachealtubus, Tracheostoma oder Beatmungszubehör **(IA)**

- Nach jedem Kontakt mit Schleimhäuten, respiratorischem Sekret oder Gegenständen, die mit respiratorischem Sekret kontaminiert sind **(IA)**
- Bei Kontakt mit Schleimhäuten, respiratorischem Sekret oder Gegenständen, die mit respiratorischem Sekret kontaminiert sind, sind keimarme Einmalhandschuhe zu tragen **(IV)**.

Intubation

Auswahl des Endotrachealtubus
Eine Empfehlung für oder gegen die Verwendung eines Trachealtubus mit der Möglichkeit zur subglottischen Sekretabsaugung kann nicht gegeben werden **(III)**.

Die meisten derzeit im Handel erhältlichen Trachealtuben bieten nicht die Möglichkeit einer subglottischen Sekretabsaugung oberhalb des Cuffs, obwohl der Mikroaspiration von kontaminiertem subglottischem Sekret eine wesentliche Rolle für die Pathogenese der Beatmungspneumonie zugeschrieben wird. In einer Studie konnte durch kontinuierliche subglottische Sekretabsaugung eine signifikante Reduktion der frühzeitig erworbenen Beatmungspneumonien durch Pneumokokken und Hämophilus influenzae

Kategorie	Empfehlung zur Umsetzung	Besonderheiten
Kategorie IA	Nachdrückliche Empfehlung für alle Krankenhäuser	Empfehlungen basieren auf gut konzipierten experimentellen oder epidemiologischen Studien
Kategorie IB	Nachdrückliche Empfehlung für alle Krankenhäuser	Empfehlungen werden von Experten und aufgrund eines Konsens-Beschlusses der Kommission für Krankenhaushygiene und Infektionsprävention am RKI als effektiv angesehen und basieren auf gut begründeten Hinweisen für deren Wirksamkeit (evtl. auch, wenn keine wissenschaftlichen Studien vorliegen)
Kategorie II	Zur Einführung/Umsetzung in vielen Kliniken	Empfehlungen basieren teils auf hinweisenden klinischen oder epidemiologischen Studien, teils auf nachvollziehbaren theoretischen Begründungen oder Studien, die in einigen, aber nicht in allen Kliniken anzuwenden sind
Kategorie III	Keine Empfehlungen oder ungelöste Fragen	Maßnahmen, über deren Wirksamkeit nur unzureichende Hinweise vorliegen oder bislang kein Konsens besteht
Kategorie IV		Anforderungen, Maßnahmen und Verfahrensweisen in Krankenhäusern, die aufgrund gesetzlicher Bestimmungen, durch autonomes Recht oder Verwaltungsvorschriften geregelt sind

Tab. 10.4: Kategorien von RKI-Empfehlungen.

erzielt werden. Im Gegenzug nahmen die Pneumonien mit Pseudomonas aeruginosa und Enterobacteriaceae zu, so dass die Letalität unverändert blieb.

Intubationsvorgang

- Bei der Narkoseeinleitung sind die erforderlichen Maßnahmen zur Vermeidung einer Aspiration zu ergreifen **(IA)**
- Eine hygienische Händedesinfektion ist vor und nach Intubation vorzunehmen **(IA)**
- Zur Intubation sind keimarme Einmalhandschuhe zu tragen **(IA/IV)**
- Der Trachealtubus ist unter aseptischen Kautelen anzureichen **(IA)**.

Intubationsweg

Wenn klinisch-anästhesiologische Gründe nicht dagegen sprechen, ist die orale Intubation zu bevorzugen, auch wenn der präventive Effekt dieser Maßnahme für die Beatmungspneumonie bisher noch nicht eindeutig belegt ist **(II)**; die Tracheotomie und das Auswechseln der Trachealkanüle muss unter aseptischen Bedingungen erfolgen. Es sind desinfizierte oder sterile Trachealkanülen zu verwenden **(IB)**.

Üblicherweise wird zunächst der orale Zugangsweg gewählt, um die Irritation der Patienten durch den Tubus gering zu halten. Später wird jedoch häufig auf nasalem Weg umintubiert (☞ Konsensuskonferenz Kap. 4.1). Im Fall der Langzeitbeatmung kommt oft die Tracheotomie zur Anwendung. Die Zeitdauer der nasalen Intubation korreliert mit der Häufigkeit der Sinusitis maxillaris. Die am häufigsten aus dem Sinus maxillaris isolierten Erreger wie Pseudomonas aeruginosa, Acinetobacter spp. und Staphylococcus aureus sind gleichzeitig die maßgeblichen Verursacher der Beatmungspneumonie. Bei oral intubierten, langzeitbeatmeten Patienten wurde in einer Studie eine Reduktion der Pneumonierate nachgewiesen, doch fehlt bisher eine Bestätigung dieser Ergebnisse durch weitere Untersuchungen.

Beatmungszubehör

Beatmungsfilter

Eine Empfehlung für oder gegen die Verwendung von Beatmungsfiltern kann nicht gegeben werden **(III)**.

In einer kürzlich veröffentlichten Studie konnte die Rate der Beatmungspneumonien durch Verwendung von HME-Filtern im Vergleich zu konventionellen Atemgasbefeuchtungssystemen gesenkt werden. Die Anzahl der Beatmungspneumonien wurde jedoch nicht wie üblich auf die Beatmungsdauer bezogen (beatmungsabhängige Inzidenzdichte), und es fehlen Angaben zur Charakterisierung der endogenen Risikofaktoren in beiden Gruppen; die Wirksamkeit von Beatmungsfiltern (HME-Filter, Bakterienfilter) zur Prävention der Beatmungspneumonie ist also nicht eindeutig belegt.

Das Wechselintervall von Beatmungsschläuchen (☞ unten) kann durch die Anwendung von Beatmungsfiltern nicht verlängert werden. Beatmungsfilter sind jedoch geeignet, die Bildung von Kondenswasser in den Beatmungsschläuchen und damit das Risiko der Aspiration von kontaminiertem Kondenswasser zu minimieren.

Beatmungsschläuche

Der Einsatz von beheizten Beatmungsschläuchen ist nicht obligat **(III)**.

Kondenswasser sollte regelmäßig aus den Schläuchen und Wasserfallen entfernt werden; auf das Tragen von Einmalhandschuhen und strikte Händehygiene ist zu achten **(IB/IV)**.

Eine Verlängerung des Wechselintervalls von Beatmungsschläuchen und Kaskadenbefeuchtern von 48 Stunden auf sieben Tage ist auch ohne Einsatz von Beatmungsfiltern möglich **(IB)**.

Beheizte Beatmungsschläuche verhindern weitgehend die Bildung von Kondenswasser, das häufig mit Keimen in hoher Zahl kontaminiert ist, und die damit verbundene Gefahr einer Kondenswasseraspiration. Bisher gibt es jedoch keine Studien, die zeigen, dass durch den Einsatz von beheizten Beatmungsschläuchen die Pneumonierate gesenkt werden kann.

Ein täglicher Wechsel der Beatmungsschläuche im Vergleich zu einem zweitägigen Wechselintervall ist mit einer höheren Pneumonierate verbunden, so dass in der Vergangenheit ein Wechsel frühestens nach 48 Stunden empfohlen wurde. Weitere Untersuchungen konnten zeigen, dass die Pneumonierate nicht ansteigt, wenn der Wechsel der Schläuche erst nach sieben Tagen vorgenommen wird. Hinsichtlich einer Verlängerung des Wechselintervalls über sieben Tage hinaus bedarf es weiterer Untersuchungen.

Absaugsysteme

Zum Absaugen von endotrachealem Sekret existieren das sogenannte geschlossene Verfahren mit einem wiederverwendbaren Absaugkatheter, der in das Beatmungssystem integriert wird, und das konventionelle offene Absaugverfahren mit sterilen Einwegkathetern. Folgende Punkte sind zu beachten:

- Hygienische Händedesinfektion und das Tragen von keimarmen Handschuhen (☞ oben) sind bei beiden Verfahren zu beachten **(IA)**

- Bei Verwendung eines geschlossenen Systems kann der Absaugvorgang mehrfach mit demselben Katheter wiederholt werden **(IA)**
- Zur Entfernung von Sekret muss ausschließlich sterile Spüllösung verwendet werden **(IA)**
- Empfehlungen für eine maximale Verwendungsdauer der Systeme können anhand der vorliegenden Daten nicht gegeben werden
- Bei Anwendung des offenen Absaugverfahrens sind sterile Einmalkatheter zu verwenden **(IB)**
- Das Absaugsystem ist nach Gebrauch mit Leitungswasser durchzuspülen **(IB)**
- Um eine Umgebungskontamination durch das Ansatzstück des Absaugschlauches zu vermeiden, ist dieser in senkrechter Position aufzuhängen **(IB)**
- Tägliche thermische Desinfektion von Absaugschlauch und Sekretauffangbehälter **(II)**
- Der Absaugschlauch und der Sekretauffangbehälter sind patientenbezogen zu verwenden **(IB)**.

Eine Überlegenheit eines der beiden Verfahren hinsichtlich der Pneumonieprävention konnte bisher nicht gezeigt werden. Hinsichtlich der maximalen Verwendungsdauer eines geschlossenen Absaugsystems liegt bisher eine Studie vor; diese erbrachte bei Verzicht auf einen routinemäßigen Wechsel des geschlossenen Absaugsystems keinen Anstieg der Pneumonierate.

Medikamentenvernebler

Zur Inhalationsbehandlung werden beim beatmeten Patienten Medikamentenvernebler in den Inspirationsschenkel des Beatmungssystems eingesetzt; dabei besteht das Risiko einer Kontamination mit Bakterien, die sich rasch in evtl. in den Beatmungsschläuchen stehendem Kondenswasser vermehren. Folgende Punkte sind zu beachten:
- Vor dem Befüllen des Verneblers ist das Kondenswasser aus den Beatmungsschläuchen zu entfernen **(IA/IV)**
- Eine hygienische Händedesinfektion und das Tragen von Einmalhandschuhen sind erforderlich **(IA)**
- Eine hygienische Händedesinfektion ist vor Einfüllen von Medikamenten in den Vernebler durchzuführen **(IA)**
- Medikamente sollten aus Einzelampullen verwendet werden **(II)**

- Nach Gebrauch der In-line-Medikamentenvernebler ist entweder eine thermische oder chemische Desinfektion vorzunehmen **(IA)**
- Nach einer chemischen Desinfektion ist der Vernebler mit sterilem Wasser zur Beseitigung von Desinfektionsmittelrückständen auszuspülen und trocken zu lagern **(IB)**.

Bei der Verneblung können dann Aerosole mit hoher Keimdichte direkt in die tiefen Atemwege gelangen.

Wiederaufbereitung von Beatmungszubehör

Zwischen dem Gebrauch bei verschiedenen Patienten ist das Beatmungszubehör wieder aufzubereiten:
- Zur Wiederaufbereitung sind alle Gegenstände vor Desinfektion gründlich zu reinigen **(IA)**. Sofern von den zu reinigenden Gegenständen eine Verletzungsgefahr ausgeht, ist vor der mechanischen Reinigung eine Vordesinfektion angezeigt **(IV)**
- Gegenstände, die direkt oder indirekt mit den Schleimhäuten des Respirationstrakts in Berührung kommen, sind zu desinfizieren **(IB)**
- Thermische Desinfektionsverfahren sind zu bevorzugen **(IB)**
- Nach chemischer Desinfektion muss mit sterilem Wasser zur Beseitigung von Desinfektionsmittelrückständen nachgespült werden **(IB)**
- Die Lagerung von desinfizierten und sterilisierten Gegenständen muss trocken erfolgen **(IB)**.

Lagerung des Patienten

Die Hochlagerung des Oberkörpers um 30 bis 45° ist zu empfehlen, wenn keine Kontraindikationen bestehen **(IB)**.

Durch Oberkörperhochlagerung um 30 bis 45° kann einer Aspiration des Mageninhalts entgegengewirkt und damit eine Reduktion der Pneumonierate erzielt werden. Die Bedeutung des gastropulmonalen Refluxes für die Pathogenese der Beatmungspneumonie ist jedoch nicht eindeutig geklärt.

Der routinemäßige Einsatz kinetischer Betten ist nicht erforderlich, kann jedoch bei schwerstkranken oder polytraumatisierten Patienten sinnvoll sein **(III)**.

Ein positiver Effekt auf die Inzidenz pulmonaler Komplikationen inklusive tiefer Atemwegsinfektionen konnte in zwei Studien durch den Einsatz kinetischer Betten bei schwerkranken Patienten erzielt werden.

Ernährung

Folgende Punkte sind zu beachten:
* Es ist möglichst frühzeitig die enterale Ernährung anzustreben **(II)**
* Die vorliegenden Daten genügen nicht, um die Platzierung von Ernährungssonden distal des Pylorus zu fordern **(III).**

Unter enteraler Ernährung über eine Jejunostomie wurde in einer Studie eine niedrigere Sepsis- und Pneumonierate gefunden als unter totaler parenteraler Ernährung. Das distale Ende von Ernährungssonden wird üblicherweise im Magen platziert. In einer Studie wurde versucht, durch eine Platzierung der Sonden im Jejunum die Pneumonierate zu reduzieren. Eine Beeinflussung der Pneumonierate durch kontinuierliche oder intermittierende Zufuhr der Nahrung konnte bislang nicht gezeigt werden.

Nicht-invasive Beatmungsverfahren

Bei einer nicht-invasiven Beatmung dreht es sich um ein alternatives Beatmungsverfahren, bei dem die Beatmung ohne endotrachealen Tubus durchgeführt wird (☞ 5.4). Es konnte in verschiedenen Untersuchungen verdeutlicht werden, dass ein Pneumonierisiko im Vergleich zur konventionellen mechanischen Beatmung deutlich reduziert war.

10.3.2 Hygieneplan

Jede Einrichtung des Gesundheitswesens hat für die verschiedenen Arbeitsbereiche Maßnahmen zur Desinfektion, Reinigung und Sterilisation sowie die Ver- und Entsorgung schriftlich zu fixieren und deren Durchführung zu überwachen.
Näheres dazu ist im Infektionsschutzgesetz (§ 36) und in den Unfallverhütungsvorschriften nachzulesen.
In den Kliniken sind für die Erstellung und Einhaltung der Hygienepläne der Krankenhaushygieniker, die Hygienefachkraft und die Hygienekommission zuständig.

 Für jede Mitarbeiterin und jeden Mitarbeiter der Klinik sind die Hygienepläne verbindlich einzuhalten.

Literatur

Braun; Preuss: Klinikleitfaden Intensivmedizin. 4. Aufl., Urban & Fischer, 1998

Empfehlungen des RKI Bundesgesundheitsblatt 43, 2000

Henze, D.; Menzel, M.; Radke, J.: [Artificial humidification of inspired gas-status of knowledge and technique], Die artifizielle Atemgasklimatisierung – Stand der Wissenschaft und Technik. Anaestesiol. Reanim. 1997; 22(6): 153 – 8, Klinik für Anästhesiologie und operative Intensivmedizin, Medizinische Fakultät der Martin-Luther-Universität Halle-Wittenberg.

Hintzenstern, U. von: Notarztleitfaden. 3. Aufl., Urban & Fischer, 2001

Koch, F.: Klinikleitfaden Intensivpflege. 2. Aufl., Urban & Fischer, 1999

Larsen, R.: Anästhesie. 7. Aufl., Urban & Fischer, 2002

Larsen, R.; Ziegenfuß, T.: Beatmung: Grundlagen und Praxis. 2. Aufl., Springer 1999

Latasch, L.; Ruck, K.; Seiz, W.: Anästhesie Intensivmedizin Intensivpflege. Urban & Fischer, 1999

Laube, I.; Bloch, K.E.: Peer reviewed article. Schweiz. Med. Wochenschr. 1999; 129: 1 013 – 24

Meyer, G.; Friesacher, H.; Lange, R.: Handbuch der Intensivpflege. 6. Erg. Lfg. 5/99, Ecomed

Müller, E. (Hrsg.): Beatmung: wissenschaftliche Grundlagen, aktuelle Konzepte, Perspektiven. Thieme, 2000

Oczenski, W.; Werba, A.; Andel, H.: Atmen – Atemhilfen. 5. Aufl., Blackwell-Wissenschaftsverlag, 2001

Schmidt, D.; Zimmer, M.: Pflege konkret Chirurgie, Orthopädie, Urologie, 1. Aufl., Urban & Fischer, 2000

Schäfer, R.; Eberhardt, M.: Klinikleitfaden Anästhesie. 4. Aufl., Urban & Fischer, 2002

Pneumologie. Heft 01, 54. Jahrgang, Januar 2000

Wigger, T.; Knipfer, E.: Pflegeleitfaden Anästhesie/Intensivpflege. Urban & Schwarzenberg, 1998

Index

A

AaDO$_2$ 10
Abklopfen 229
Absaugen
  bronchoskopisches 240
  endotracheales 233
Absaugen, endotracheales
  Hygienerichtlinien 278
Absaugkatheter 235
Absaugung
  offene 234
  geschlossene 237
Achieva PS 262
Airtrapping 106
Airway-Tubus 71
Alarmgrenzen
  Einstellung 194
Alkalose 16
  metabolische 17
  respiratorische 16
Alveoläre Ventilation 9
Alveolokapilläre Membran 4
Ambu
  Transportrespiratoren 178
Ambu Matic 178
Ambubeutel 44
Angehörige, beatmeter Patient 246
Apnoebeatmung 125
APV 111
ARDS
  Auslöser 32
  Beatmungsstrategien 144
  Stadien 33
ASB (assisted spontaneous breathing) 117
Aspiration
  Mageninhalt 77
Asthma bronchiale 25
ATC (automatische Tubuskompensation) 163
Atelektasen 22
Atemgasklimatisierung 135
  aktive 137
  passive 139
  Hygienerichtlinien 278
Atemgaskonditionierung 135
Atemhubvolumen 98
Ateminsuffizienz 20
Atemminutenvolumen 98
Atemnotsyndrom des Erwachsenen
(ARDS) 32

Atemwegserkrankungen, 24
Atemwegsokklusionsdruck 164
Atemzeitverhältnis 99
Atemzentrum 5
Atmung
  Steuerung 4
Atmung, paradoxe 27
Aufnahme beatmeter Patienten 191
Auskultation 204
Automode 126
Auto-PEEP 106
Azidose
  metabolische 15
  respiratorische 15

B

baby lung concept 144
backup-Beatmung 125
Bakteriologisches Monitoring 253
Barotrauma
  pulmonales 140
Basale Stimulation 242
Bauchlagerung, beatmeter Patient 211
Beatmung
  Überwachung 192
Beatmung
  assistierte kontrollierte 113
  BIPAP 122
  CPAP 120
  Dokumentation 208
  druckbegrenzte 108
  druckkontrollierte 109
  druckunterstützte 117
  Formen 104
  Grundlagen 98
  Indikationen 96
  IRV 105, 106
  Komplikationen 140
  kontrollierte 105
  lungenprotektive 144
  manuelle 44
  Maske-Beutel 44
  MMV 124
  Nebenwirkungen 140
  nichtinvasive 127
  seitengetrennte 132
  SIMV 114
  Überdruck 97
  Unterdruck 98
  volumenkontrollierte 106
  volumenunterstützte 119
Beatmungsbeutel 44

283